Gisela Brünner

Gesundheit durchs Fernsehen

Linguistische Untersuchungen zur Vermittlung medizinischen Wissens und Aufklärung in Gesundheitssendungen

Universitätsverlag Rhein-Ruhr, Duisburg

Umschlaggestaltung Kirsten Pick
Umschlaggrafik Kirsten Pick

Bibliografische Information der Deutschen Nationalbibliothek:
Die Deutsche Nationalbibliothek verzeichnet diese Publikation in der Deutschen Nationalbibliografie; detaillierte bibliografische Daten sind im Internet über http://www.ddb.de abrufbar.

Paschacker 77
47228 Duisburg
www.uvrr.de

ISBN 978-3-940251-96-1

Satz UVRR

Druck und Bindung GGP media on demand, Pößneck

Printed in Germany

Danksagung

An diesem umfangreichen Buch haben viele Menschen mitgewirkt und ihren Teil zu seinem Entstehen beigetragen – ihnen allen möchte ich an dieser Stelle ganz herzlich danken.

… allen voran Johanna Lalouschek für unerschrockene Diskussionsbereitschaft und Unterstützung während der Jahre der Verfertigung.

… Elisabeth Gülich und Reinhard Fiehler, die mir zum Gegenlesen von Vorfassungen großzügig Zeit geschenkt und viele Anregungen und Kommentare beigetragen haben.

… Sabine Walther vom UVRR für ihre Hilfe bei der Fertigstellung des Buches und für die hervorragende Betreuung, die sie als Verlegerin ihren Autorinnen und Autoren zuteil werden lässt.

Schließlich danke ich meinen studentischen Hilfskräften, die mir über die Jahre bei der Erhebung, Transkription und Bearbeitung der Daten sowie den Korrekturarbeiten geholfen haben.

Inhalt

Teil C: Gesund durchs Fernsehen? Wirkungen und Nebenwirkungen des Mediums

1 Einleitung

Gesundheitsfragen haben Konjunktur: In Politik und Gesellschaft wird um die Reform des Gesundheitssystems gerungen, die Medizin warnt vor der Lawine der Zivilisationskrankheiten, die unser Lebensstil auslöst, und die Menschen interessieren sich mehr denn je für ihre persönliche Fitness und Gesundheit. Diese Entwicklung hat viele Ursachen, von der sich verändernden Altersstruktur der Gesellschaft bis hin zur hohen Bedeutung der Leistungsfähigkeit in unserer Kultur. Einen auffälligen Ausdruck findet diese Entwicklung darin, dass Gesundheitsthemen in den öffentlichen Medien einen sehr hohen Stellenwert gewonnen haben. Dies gilt zum einen für das Fernsehen, das nach wie vor das Leitmedium unter den Massenmedien und ein zentrales Informationsmittel für breite Bevölkerungsschichten darstellt. Zum anderen gilt es auch für das viel modernere Medium Internet, in dem Gesundheitsinformationen eine überaus bedeutende Rolle spielen.

In diesem Buch stehen *Gesundheitssendungen im Fernsehen* im Zentrum – das Spektrum reicht von klassischen Gesundheitsmagazinen wie *Praxis* bis hin zu Talkshows und Diskussionssendungen zu medizinischen oder gesundheitsbezogenen Themen. Sie bilden jedoch nur ein Segment innerhalb eines breiten Feldes mündlicher und schriftlicher, medialer und nicht-medialer Formen der Gesundheitskommunikation und -aufklärung. Diese verschiedenen Formen sind zum Teil miteinander vernetzt, z. B. im Rahmen von Aufklärungskampagnen über bestimmte Krankheiten. Ich werde ausgehend von den TV-Sendungen gelegentlich auch einen kurzen Seitenblick auf solche benachbarten oder konkurrierenden Formen werfen.

Gesundheitssendungen zielen darauf ab, einem breiten Laienpublikum medizinisches und gesundheitsbezogenes Wissen zu vermitteln, Rat zu geben und zu gesundheitsbewusstem Handeln anzuleiten – neben der Unterhaltungsfunktion, die Fernsehen ja immer auch wahrnimmt. Die Sendungen wollen also zur aktuellen Information und gesundheitlichen Aufklärung, zur Prävention von Krankheiten und zu Motivation und Hilfe im Hinblick auf eine gesunde Lebensführung beitragen.

Mein *Ziel* ist es, solche Gesundheitssendungen vorzustellen und zu untersuchen, wie sie diesen Ansprüchen und Aufgaben gerecht zu werden suchen und in welcher Weise sie ihre Ziele verfolgen. Es handelt sich um eine sprachwissenschaftliche Untersuchung, deshalb stehen im Zentrum die kommunikativen Verfahren und sprachlichen Mittel, die Moderatoren, Experten oder Betroffene anwenden, um sich miteinander zu verständigen, insbesondere aber den Fernsehzuschauern medizinisches Wissen zu vermitteln, gesundheitsbezogenen Rat und Handlungsmöglichkeiten nahe zu bringen.

Da das angesprochene Publikum aus medizinischen Laien besteht, handelt es sich um *Experten-Laien-Kommunikation*. Jeder, der die entsprechenden Bemühungen in Gesundheitssendungen oder in anderen Formen der Experten-Laien-Kommunikation beobachtet hat oder der solche Vermittlungsaufgaben schon selbst wahrnehmen musste, weiß, dass hier Vieles misslingen kann. Neben gelungenen Erklärungen, erhellenden Vergleichen oder anschaulichen Handlungsanleitungen treten immer wieder Schwierigkeiten und Misserfolge dabei auf, sich verständlich zu machen und seine Anliegen sprachlich überzeugend zu präsentieren. Ich werde die gelungenen Formen der Kommunikation ebenso wie die problematischen oder misslungenen darstellen und aufzeigen, was ihre besonderen Eigenschaften sind und warum einige gut funktionieren, andere dagegen nicht.

Die Untersuchung stützt sich auf die qualitativen Methoden der *linguistischen Diskurs- und Gesprächsanalyse*, die für mündliche Kommunikation entwickelt wurden. Audiovisuelle Aufnahmen und präzise Verschriftungen (Transkriptionen) des Gesprochenen bilden die empirische Grundlage für die Analysen. Die Interpretation der Daten richtet sich nicht isoliert auf einzelne sprachliche Verfahren oder gar Ausdrücke, sondern auf den Handlungs- und Interaktionscharakter mündlicher Kommunikation, darauf, was die Kommunikationspartner unternehmen, um ihre Ziele zu erreichen bzw. die institutionellen und medialen Zwecke zu verwirklichen. Es geht hier also um Medienanalyse, allerdings unter sprachlichen und kommunikativen Aspekten. Es geht um medizinische Kommunikation und Gesundheitsaufklärung, die aber stellvertretend auch für andere Bereiche der Experten-Laien-Kommunikation stehen. Es geht um die sprachwissenschaftliche Beschreibung von Kommunikationsverfahren, aber zugleich auch darum, ihre Leistungen und Wirkungen im Kontext von Gesundheitsinformation im Fernsehen einzuschätzen und Hinweise für die Praxis zu gewinnen.

Deshalb sind die *Adressaten* dieses Buches nicht nur LinguistInnen, sondern auch JournalistInnen, Medienfachleute und -interessierte sowie alle Angehörigen von Gesundheitsberufen. Darüber hinaus soll das Buch auch all denen nützlich sein, die mit der Vermittlung von Fachwissen an Laien zu tun haben, mit didaktischen Aufgaben im weitesten Sinne. Aufgrund dieser breit gefassten Zielgruppe stelle ich nicht die linguistischen Theorien, sondern die konkreten empirischen Analysen des Datenmaterials in den Vordergrund. Auf eine ausführliche Darstellung der theoretischen Grundlagen und eingehende Auseinandersetzungen mit der Forschungsliteratur wird verzichtet, linguistische Fachbegriffe werden eher sparsam eingeführt und soweit wie möglich erläutert statt vorausgesetzt.

Zum *Aufbau* des Buches:

In *Teil A* stelle ich Gesundheitssendungen im Fernsehen als Bestandteile der öffentlichen Gesundheitsinformation dar. In Kapitel 2 verorte ich zunächst die Gesundheitssendungen in zwei ihrer „Umfelder“, erstens innerhalb der Gesundheitskommunikation und öffentlichen Gesundheitsinformation und zweitens in Bezug auf die Sendungsformate im Fernsehen. In Kapitel 3 wird das Datenmaterial vorgestellt und der theoretisch-methodische Zugang der Untersuchung beschrieben. Kapitel 4 stellt zwei sehr unterschiedliche Sendungen zum selben Thema in ihrem Verlauf dar und gibt einen Einblick in die differierenden Sendungstypen. Das Spektrum dessen, was in Gesundheitssendungen üblich ist, aber auch das jeweils Besondere werden sichtbar gemacht und daraus Fragen und Problemstellungen für die Analyse entwickelt. Kapitel 5 behandelt das Personal der Sendungen, die Rollen, die typischerweise in ihnen vorkommen, ihre Aufgaben und Funktionen. In Kapitel 6 beschreibe ich die immer wiederkehrenden Bausteine, d. h. die charakteristischen kommunikativen Handlungseinheiten, aus denen die Sendungen sich zusammensetzen (z. B. das Experteninterview), und untersuche, welche Interaktionsformen in ihnen auftreten und welche Schwierigkeiten mit ihnen verbunden sind.

Teil B befasst sich mit Vermittlungsstrategien medizinischen Wissens. Ich untersuche hier ausgewählte Themen- und Problemkomplexe, die für die Ziele der Gesundheitssendungen, ihren Erfolg oder Misserfolg von besonderer Bedeutung sind. Fachliches Wissen zu vermitteln erfordert immer auch die Verwendung von Fachbegriffen sowie Erklärungen fachlicher Sachverhalte. In Kapitel 7 behandle ich deshalb die Art und Weise, in der medizinische Fachbegriffe verwendet, verständlich gemacht oder von vornherein umschrieben werden. Um neues an altes Wissen anzuschließen, dafür sind Verfahren der Veranschaulichung besonders geeignet. Kapitel 8 befasst sich daher mit solchen Verfahren, wie z. B. Metaphern und Vergleichen, die ein Anknüpfen an gemeinsame Alltagserfahrungen und Vertrautes ermöglichen, jedoch nicht voraussetzungslos funktionieren. In Kapitel 9 werden Erklärungsstrategien analysiert, Verfahren, um fachliche Sachverhalte für ein Laienpublikum verstehbar zu machen. Das in den Sendungen neu zu vermittelnde Wissen muss in das bei den Zuschauern schon vorhandene Wissen passend „eingehängt“ und integriert werden. Deshalb untersuche ich in Kapitel 10, wie und zu welchen Zwecken vorhandene Vorstellungen und Laienwissen der Zuschauer aufgenommen, thematisiert und bearbeitet werden und welches Bild vom Laien dabei entsteht.

Teil C beleuchtet anhand von zwei ausgewählten Themen exemplarisch *Wirkungsaspekte* von Gesundheitssendungen und zeigt spezifische Probleme und Risiken von Gesundheitssendungen auf. In den untersuchten Gesundheitssendungen geschieht die Wissensvermittlung teilweise durch die Vorstellung konkreter Personen, die Präsentation Betroffener als Fallbeispiele. Deshalb wird in Kapitel 11 die Inszenierung von Vorbildern am Beispiel unterschiedlicher Typen von Diabetikern gezeigt und diskutiert, welche Wirkungen dies auf betroffene Fernsehzuschauer haben könnte. Kapitel 12 behandelt den besonderen Fall von Call-in-Sendungen, in denen Anrufer individuellen Rat suchen. Hier geraten Arzt-Moderatoren in Konflikt zwischen ihren verschiedenen Rollen und zwischen einer Orientierung am Anrufer oder am Publikum.

Die Kapitel sind in sich relativ abgeschlossen und können je nach Interessenschwerpunkt für sich gelesen werden. Der Präsentation und Analyse des Datenmaterials ist bewusst breiter Raum gewidmet worden, um das Spektrum der sprachlich-kommunikativen Formen und Verfahren, ihrer Funktionen und Probleme in seiner Reichhaltigkeit zu entfalten. Am Ende der einzelnen Kapitel findet sich meist ein resumierender Abschnitt, der die Analyseergebnisse zusammenfasst, einordnet und kritisch wertet. Er soll es erlauben, einen strukturierenden und akzentuierenden Überblick über die gefundenen zentralen Formen und Funktionen, über die sichtbar gewordenen Probleme und möglichen Lösungen zu gewinnen, und eine rasche Orientierung in der Vielfalt bieten.

Teil A

Öffentliche Gesundheitsinformation und Gesundheitssendungen im Fernsehen

2 Die Rolle der öffentlichen Gesundheitsinformation für medizinisches Wissen und Gesundheitshandeln

Inhaltsverzeichnis

Um die gesellschaftliche Rolle und die Bedeutung von Gesundheitssendungen für das Gesundheitswissen und -handeln von Menschen einschätzen zu können, muss man den komplexen medialen, gesundheitspolitischen und allgemeinen Wissenskontext betrachten, in dem solche Sendungen stehen. Ich werde im Folgenden zunächst den Wissenskontext in den Blick nehmen und fragen, aus welchen Quellen Menschen im Allgemeinen ihr Wissen über Krankheit und Gesundheit gewinnen. Danach werde ich die Position von Gesundheitssendungen innerhalb des Spektrums öffentlicher Gesundheitsinformation bestimmen, das aktuelle gesundheitspolitische Umfeld, in dem sie stehen, skizzieren und die Bandbeite und Vielfalt der Sendungen darstellen.

2.1 Quellen des Gesundheitswissens

Wenn man fragt, woher medizinische Laien ihr Wissen über Krankheit und Gesundheit gewinnen, dann erscheint das *Erfahrungswissen* als der unmittelbarste und nächstliegende Zugang. Jeder Mensch verfügt von vorneherein über solches Erfahrungswissen, das aus seinem persönlichen Erleben von Krankheit, Schmerzen oder Missempfindungen und von Wieder-Genesung resultiert. Dieses Erfahrungswissen aus dem eigenen Umgang mit Krankheit tauschen Menschen auch untereinander aus, entweder in direkter Interaktion oder medial vermittelt. Ab der frühen Kindheit findet ein Austausch über solches Erleben statt und wird dessen Bedeutung sozialisatorisch geformt. Menschen erzählen, berichten, beschreiben einander, was sie erlebt haben, und gleichen ihre Erfahrungen mit dem Krank- und Gesundwerden untereinander ab – privat wie auch in Selbsthilfegruppen oder Internetforen – und gelangen auf diese Weise zu verallgemeinerten und sozial akzeptierten Vorstellungen und Konzepten von Krankheiten, Krankheitsursachen und Heilungsmöglichkeiten. Die Vermittlung von Erfahrungswissen wird also zu einem Element der *Gesundheitskommunikation.*

Eine andere Quelle, Wissen über Krankheits- und Gesundheitshandeln zu erhalten, stellen *Arzt-Patient-Gespräche* dar (z. B. Löning 2001, Spranz-Fogasy 2005), also Kontakte mit medizinischen Experten. Diese finden im Allgemeinen nur bei Vorliegen einer Krankheit statt und Patienten erwerben v. a. auch nur das auf ihre jeweilige Krankheit bezogene Wissen. Im Lauf der Konsultationen und Behandlungen vermitteln die Ärzte ihnen sowohl Teile des allgemeinen medizinischen Fachwissens im Zusammenhang mit der jeweiligen Erkrankung als auch das spezielle Fall-Wissen, das sie aus Anamnese, körperlichen Untersuchungen, Laborwerten usw. gewinnen. Dieses Patientenwissen über die eigene Krankheit kann besonders bei langwierigen und chronischen Erkrankungen gezielt erweitert werden, z. B. durch Patientenschulungen oder Beratung in Selbsthilfegruppen.

Eine dritte Quelle bildet schließlich die öffenliche Gesundheitsinformation. Diese speist sich aus dem allgemeinen gesellschaftlich verfügbaren medizinischen Wissen, das durch Experten aus Medizin, Gesundheitswissenschaften, Journalismus usw. einer Auswahl und Bewertung unterzogen und für Laien aufbereitet und bereitgestellt wird – meist in medialen Wissensspeichern, wie z. B. medizinischer Ratgeberliteratur, Zeitschriften und anderen Printmedien oder in elektronischen Massenmedien. Zielgruppen sind nicht nur Erkrankte oder vom jeweiligen Thema potenziell Betroffene (Risikogruppen, Angehörige), sondern die gesamte breite Öffentlichkeit. Dieses Gesundheitswissen und seine Vermittlung an Laien steht hier im Zentrum der Untersuchung.

Die angesprochenen Elemente des gesundheitsbezogenen Wissens und Handelns sowie der Gesundheitskommunikation sind in der *Übersichtsgrafik* (Abb. 2.1) dargestellt.

Zu den Beziehungen und Einflüssen der einzelnen Elemente aufeinander gibt es keine generellen und verlässlichen Untersuchungsergebnisse, dennoch möchte ich dazu einige hypothetische Überlegungen anstellen. Die Transformation und Übertragung von Wissen wird durch Linienpfeile [1] bis [5] symbolisiert, die hypothetischen Wirkungen auf das Handeln durch Flächenpfeile [6] bis [10]. Jeder Pfeil ist durch eine Ziffer gekennzeichnet.

Beginnen wir mit dem oberen Teil der Grafik. Durch medizinische Forschung wird wissenschaftliches medizinisches Wissen produziert. Ein Teil davon findet vermittelt über die Aus- und Fortbildung Eingang in die Praxis der Ärzte – in das ärztliche Fallwissen und die Arzt-Patient-Kommunikation [1]. Vermittelt über diese geht es auch in das Laienwissen über Gesundheit und Krankheit ein [2]. Allerdings wird das medizinische Wissen bei dieser Übertragung stark selektiert, vereinfacht und auf die jeweiligen konkreten Erkrankungen der einzelnen Patienten zugeschnitten. Es führt zu einer selektiven Vertiefung des Laienwissens.

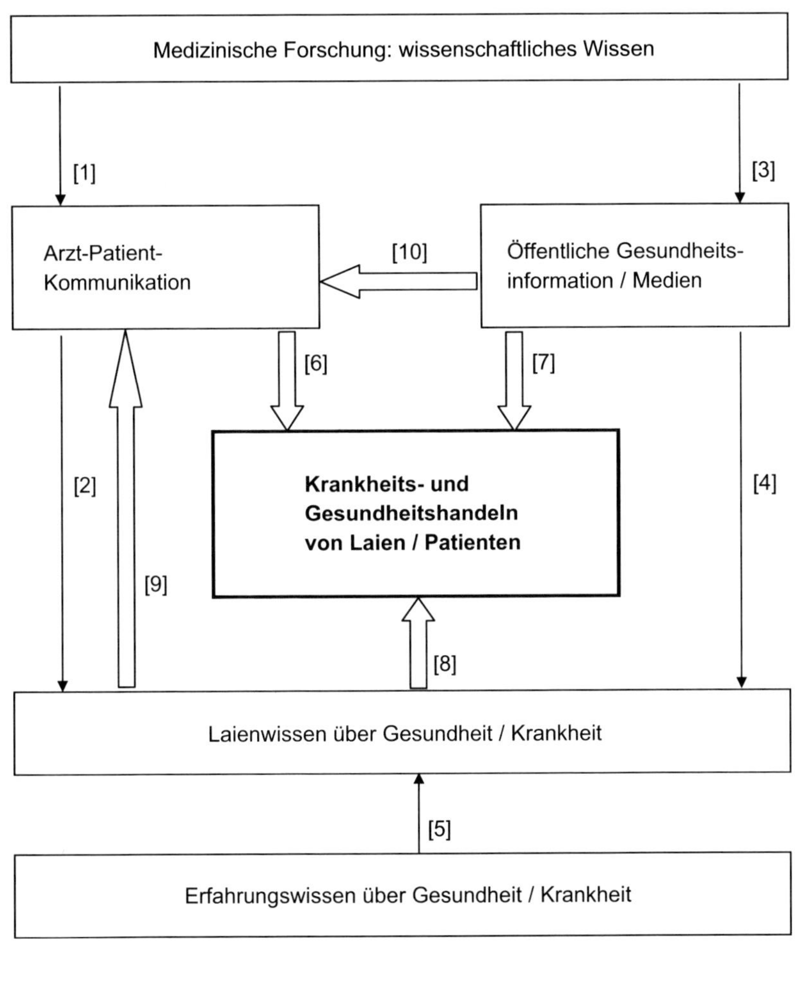

Abb. 2.1: Elemente der Gesundheitskommunikation und ihre Beziehungen

Auf der anderen Seite findet das wissenschaftliche Wissen in selektierter und journalistisch aufbereiteter bzw. didaktisierter Form Eingang in die öffentliche Gesundheitsinformation und ihre Medien [3]. Vermittelt durch diese geht es ebenfalls in das Laienwissen über Gesundheit und Krankheit ein [4]. Es führt zu einer Verbreiterung des Laienwissens, weil dieses Gesundheitswissen gerade nicht auf die individuellen Erkrankungen und Erfahrungen reduziert und zugeschnitten ist. Basis des Laienwissens bildet das Erfahrungswissen über Gesundheit und Krankheit [5], sei es eigenes oder kommunikativ vermitteltes Erfahrungswissen anderer Personen aus dem unmittelbaren sozialen Umfeld.

Was die Wirkungen auf das Handeln betrifft (s. Flächenpfeile), so haben die Arzt-Patient-Kommunikation und – zumindest teilweise – auch die öffentliche Gesundheitsinformation jeweils direkten Einfluss auf das Krankheits- und Gesundheitshandeln von Laien bzw. Patienten. [6] und [7] repräsentieren unmittelbare, unreflektierte Umsetzungen von Empfehlungen. Dabei haben Ratschläge und Anweisungen von Ärzten an ihre Patienten sicher bessere Chancen auf Befolgung als solche, die unpersönlich im Rahmen öffentlicher Gesundheitsinformation gegeben werden. Wie groß und direkt der Einfluss tatsächlich ist, ist nach wie vor umstritten (Brünner/ Lalouschek 2010). Pfeil [8] repräsentiert den langfristig entscheidenden Einfluss des Laienwissens über Gesundheit und Krankheit auf das individuelle Gesundheitshandeln. In welcher Gewichtung und in welchen Wechselbeziehungen die Wissenselemente aus den verschiedenen Quellen wirken, ist ebenfalls eine offene Frage.

Das Laienwissen über Gesundheit und Krankheit eines Patienten beeinflusst in mehrfacher Hinsicht das Verhältnis zum Arzt und die stattfindende Arzt-Patient-Kommunikation [9]. Gut informierte, gesundheitsbewusste Patienten können z. B. besser mit ihren Ärzten reden, gezieltere Fragen stellen, differenziertere Erklärungen und Begründungen einholen und verarbeiten, Entscheidungsprozesse mitsteuern usw. Ebenso gibt es aber auch Berichte von Ärzten, dass Patienten aufgrund von Fernsehsendungen über bestimmte Krankheiten am nächsten Tag mit den entsprechenden (wirklichen oder vermeintlichen) Beschwerden in die Praxis kommen oder eine Behandlung mit im Fernsehen gezeigten neuen Therapieformen verlangen – unabhängig davon, ob diese schon allgemein verfügbar sind oder sich überhaupt für sie eignen.

Öffentliche Gesundheitsinformation kann sich auch auf die Ärzte und ihre Gespräche mit den Patienten auswirken [10], und zwar nicht so sehr in Bezug auf medizinisches und Gesundheitswissen, sondern als gesundheitspolitisches und Medienwissen, etwa welche Kampagnen aktuell auf die öffentliche „Agenda" gesetzt werden, wie Krankheitszusammenhänge und Ursachen dargestellt und welche Verhaltensweisen und Therapien als gesundheitsförderlich formuliert werden. Ärzte können diese Informationen, die bei größeren Kampagnen oft auch in Informationsbroschüren für Wartezimmer zur Verfügung gestellt werden, z. B. für ihre Beratungstätigkeit in der Arzt-Patient-Kommunikation übernehmen oder sich auf ein vermehrtes Patientenbedürfnis nach Information oder Untersuchungen einstellen und vorbereiten.

Zu der Rolle, die das medial gewonnene Wissen der Patienten für die Arzt-Patient-Kommunikation spielt, möchte ich einen aufschlussreichen Diskussionsbeitrag wiedergeben, den eine Ärztin aus dem Publikum in einer öffentlichen Abendveranstaltung (*Medizin und Medien*, Dortmund 10/2002) äußerte:[1]

> *Ärztin*: Ich wollte nur noch mal auf die Fragen der beiden Mitdiskutantinnen eingehen. Also weil ich Hausärztin bin und (   ). Meine Wahrnehmung ist, dass erstaunlich viele Patientinnen und Patienten im Internet surfen, und äh (   ) mit den Informationen aus dem Internet kommen die morgens in die Praxis. Frisch ausgedruckt. Und ich bin auch immer froh darüber, weil ich a) kein Fernsehen gucke und b) nicht das Internet bedienen kann. Ich lass mich auf diese Weise von den Patienten weiterbilden. Ich finde das einen sehr produktiven Prozess, und ich glaube, ob die Patienten das tun oder nicht, hängt auch mit einem selbst zusammen. Dass sie das Gefühl haben, sie können einem was bringen, was ich eventuell noch nicht weiß. Vieles weiß ich häufig noch nicht, manches weiß ich schon, ja. Und ähm das finde ich schon erstaunlich, dass man so n Stückchen auch n neuen/ ne neue Qualität in der Beziehung heute zwischen Arzt und Patient. Das hat es früher in dem Sinne wie vor zehn, zwölf Jahren einfach wirklich nicht gegeben. Und das wissen auch/ äh es geht auch/ zeigen auch andere Ärzte, die einfach auch wissen, dass grade auch sehr hoch/ sehr kranke Patienten, wie AIDS-Patienten und so weiter, einfach wirklich wirklich häufig besser Bescheid wissen als die behandelnden Ärzte (es wissen können.)
>
> *Arzt-Moderator*: Definitiv.
>
> *Ärztin*: Ich hab das wirklich.
>
> *Arzt-Moderator*: Ja.
>
> *Ärztin*: Ähm mit dem Fernsehen kann ich nix zu sagen, ist nicht meine Wahrnehmung, weil ich sonst kein Fernsehen gucke. Ich weiß nur, dass es zu AIDS-Zeiten so war, dass man da eigentlich wirklich jeden Tag hätte gucken müssen, weil am nächsten Tag tausend Fragen dann in der Beratungsstelle aufkamen. Das hatte aber dann/ das find ich schon eine ganz andere Qualität. [MED_MEDIEN]

Hier wird aus der Sicht einer Hausärztin ungewöhnlich deutlich und positiv formuliert, wie die aktive und eigenständige Informationssuche von Patienten zu einem *produktiven Prozess* führt, zu einer *neuen Qualität in der Beziehung* von Arzt und Patient und zu einer Bereicherung der Arzt-Patient-Kommunikation.

1 Transkriptionskonventionen s. Anhang

Dies ist auch ein Fazit der von der EU geförderten Studie „eHealth Trends 2005-2007“ am Institut für Medizinische Informatik der Universität Erlangen-Nürnberg zur Internetnutzung in Gesundheitsfragen,[2] dass „die Ärzteschaft sich darauf einstellen muss, dass die Anzahl der informierten und mündigen Bürger, die sich zu ihren Gesundheitsproblemen im Internet informieren, bevor sie einen Arztbesuch wahrnehmen, immer größer wird“.

Im Gegensatz zu dieser Position stehen ältere, kritische Sichtweisen. So wurde der Moderator Hans Mohl, der 30 Jahre lang das *Gesundheitsmagazin Praxis* des ZDF moderierte, zum Namensgeber des „Morbus Mohl“ – ein spöttischer, von Hausärzten geprägter Begriff, weil angeblich am Tag nach der Sendung viele Patienten in der Sprechstunde über die in der Sendung gezeigten Krankheiten klagten.[3] In der Ärzteschaft werden Gesundheitssendungen auch deshalb teilweise kritisch beurteilt, weil – besonders bei den Privatsendern – eine Tendenz zum Sensationsjournalismus bestehe und falsche Ängste oder unberechtigte Hoffnungen auf Heilung durch neue Behandlungsmethoden geweckt würden:

> „Die Medizin in den Medien dient am meisten den Medien selbst. Sie greifen nicht die ständigen, alltäglichen Themen auf, die eigentlich viel wichtiger sind. Sie suggeriert dem Zuschauer, eine neue Methode sei bereits im Krankenhaus ‚um die Ecke‘ oder beim ‚Hausarzt um die Ecke‘ schon erhältlich. Sie produziert beim Kranken Angst und unberechtigte Hoffnung. Weckt und erzeugt Hypochonder. Medien-Medizin eignet sich kaum für wirklich Kranke. Die eigentliche Laienaufklärung, wie man ein gesundes Leben führen soll, kommt zu kurz; diese ist auch nicht sehr sensationell. Wichtig wäre Erziehung zur Vorsorge, d. h. nicht ärztliche Vorsorgeuntersuchung, sondern gesunde Lebensgewohnheiten. Da dies Banalitäten sind, wäre die Zuschaltquote bald auf dem Nullpunkt! Für mich ist die Medien-Medizin Selbstzweck der Redakteure.“ (Merschheim 1984, 418f.)

Mag solche Kritik nun im Blick auf die je einzelne Sendung wirklich zutreffen oder nicht, mag sie Ausdruck ärztlichen Hochmuts oder tatsächlicher schlechter Erfahrungen sein, auf jeden Fall zeigt sich auch in solchen negativen Einschätzungen ein deutlicher Einfluss, den medizinische Sendungen im Fernsehen auf das Gesundheitsverhalten der Zuschauer sowie auf die Arzt-Patient-Kommunikation haben.

---

2 http://www.egms.de/de/journals/mibe/2008-4/mibe000065.shtml (15.9.2009)

3 http://www.aerztlichepraxis.de/rw_4_Archiv_HoleArtikel_341653_Artikel.htm (15.9.2009)

2.2 Das Spektrum der öffentlichen Gesundheitsinformation

Die öffenliche Gesundheitsinformation ist Teil der *Gesundheitskommunikation* (*health communication*), also der Kommunikation in Prozessen der Gesundheitsförderung, wie z. B. auch des *Public Health*, das im offiziellen EU-Gesundheitsportal als „Wissenschaft und Praxis der Gesundheitsförderung und der Systemgestaltung im Gesundheitswesen" definiert wird.[4] Öffentliche Gesundheitsinformation soll über Krankheiten, ihre Entstehung, Wege zu ihrer Vermeidung bzw. Therapiemöglichkeiten aufklären und zugleich die Bereitschaft und Fähigkeit des Einzelnen fördern, eigenverantwortlich für Krankheitsverhütung und die eigene Gesunderhaltung zu sorgen. Sie ist oft medial vermittelt und richtet sich nicht nur an schon erkrankte Patienten, sondern an eine breite Öffentlichkeit. [5]

Das *Spektrum* der öffentlichen Gesundheitsinformation ist breit: Zur ihr zählen die hier untersuchten Gesundheitssendungen im Fernsehen (und vergleichbare Sendungen im Hörfunk) sowie Gesundheitsportale und medizinische Online-Dienste im Internet, einschließlich Experten-Chats und Diskussionsforen von Selbsthilfe- oder Angehörigengruppen.[6] Dazu zählen weiter einschlägige Zeitschriften bzw. Artikel in Zeitschriften und Zeitungen (z. B. Zeitschriften medizinischer Verbände, Krankenkassen und Apotheken-Verbände), Aufklärungsbroschüren und -bücher, Vortrags- und Diskussionsveranstaltungen (wie z. B. das jährliche „Dortmunder Diabetes-Forum") für die breite Öffentlichkeit oder für Patienten. Dazu zählen schließlich koordinierte Aufklärungsaktionen und Gesundheitskampagnen, z. B. der „Welt-Hypertonie-Tag", die alljährliche „Herzwoche" oder die Schlaganfall-Kampagne „Kennen Sie Ihr Risiko?" und in den letzten Jahren vermehrt Kampagnen zum Thema gesunde Ernährung und Übergewicht (Brünner/Lalouschek 2010).[7]

Gesundheitssendungen sind also nur ein Element innerhalb eines ganzen Feldes mündlicher und schriftlicher, medialer und nicht-medialer Formen der

4 s. EU-Gesundheitsportal http://ec.europa.eu/health-eu/index_de.htm

5 Für einen Forschungsüberblick zur öffentlichen Gesundheitsinformation s. Kreps (2003) und Brown et al. (2006), zur Diskussion der verschiedenen Begriffe und Konzepte in diesem Feld siehe auch Public Health Forschung in Deutschland (1999), Jazbinsek (2000) und Lalouschek (2005, Kap. 5).

6 Einen aktuellen Überblick über nationale und internationale Gesundheitsportale bietet http://www.medknowledge.de/patienten/gesundheitsportale.htm, einen aktuellen Test von Gesundheitsseiten im Internet bietet Stiftung Warentest (5.6.2009).

7 Eine Monographie zu massenmedialen Kampagnen im Gesundheitsbereich ist Bonfadelli/Friemel (2006); sie geben einen Forschungsbericht über die theoretischen Perspektiven und den empirischen Forschungsstand zur Effektivität von Kampagnen, formulieren darüber hinaus auch praxisorientierte Empfehlungen und Leitlinien für ihre Optimierung.

Gesundheitsinformation und -aufklärung. Diese stehen zum Teil in intertextuellen Beziehungen zueinander, nehmen bewusst aufeinander Bezug und können – etwa im Rahmen von Gesundheitskampagnen – systematisch miteinander *vernetzt* sein. So werden beispielsweise im Rahmen der „Herzwoche“ Gesundheitssendungen thematisch passend ausgerichtet, Verbände und Stiftungen richten Straßen-Informationsstände ein, verteilen Informationsbroschüren und geben Presseerklärungen, Ärzte halten Vorträge für Betroffene oder die interessierte Öffentlichkeit zum Thema Herzerkrankungen. Wie diese koordinierten Aktivitäten im Einzelnen aussehen, hängt wesentlich von Thema und Zielgruppen ab, so dass sich etwa Nichtraucher- oder AIDS-Kampagnen von Herz- oder Schlaganfall-Kampagnen deutlich unterscheiden können.

Die verschiedenartigen mündlichen bzw. schriftlichen Formen und Medien der öffentlichen Gesundheitsinformation haben je spezifische Vorzüge bzw. Nachteile, z. B. hinsichtlich der Ziele, die verfolgt, und der Zielgruppen, die erreicht werden können, im Hinblick auf die Aktualität der Informationen, der Informationstiefe und -qualität, aber auch z. B. hinsichtlich der Anonymität der sich Informierenden oder ihrer affektiven Involviertheit, Betroffenheit und Motivation.

Das *Internet* ist hier das komplexeste Medium und vermag die anderen Formen und Medien der Gesundheitsinformation miteinander zu vernetzen. Es bietet die Möglichkeit, die große Reichweite massenmedialer Kommunikation mit der Interaktivität interpersonaler Kommunikation zu verbinden (z. B. Beratung und Austausch mit anderen Nutzern oder mit medizinischen Experten per E-Mail, Chat und Diskussionsforen). Die besondere Qualität des elektronischen Mediums erlaubt eine um Potenzen größere Menge und Vielfalt an Information, aus der die Nutzer leichter und gezielter die gewünschten – und gerade auch die aktuellen – Informationen auswählen können als bei den zeitlich linearen Produktionen etwa des Fernsehens.

Auf der anderen Seite ist das Internet jedoch (bisher noch) alters-, einkommens- und bildungsabhängigen Beschränkungen unterworfen und verlangt ein aktives Nutzungsverhalten. Trotz Initiativen zur Qualitätssicherung, wie z. B. das „Aktionsforum Gesundheitsinformationssystem (*afgis*)“ unterliegen Gesundheits- und Medizin-Websites noch keiner ausreichenden Qualitätskontrolle und Zuverlässigkeit (Koc 2002, Busch 2005), nicht zu reden von den durch medizinische Laien ins Netz gestellten Informationen in Blogs, Chat- und Diskussionsforen.

Trotz solcher Probleme gewinnen mit der zunehmenden Verbreitung des Internetzugangs in der Bevölkerung die Angebote im Internet immer stärkere Bedeutung. Während in den 90er Jahren die Sender zu den Gesundheitssendungen im Fernsehen häufig zusammenfassende oder ergänzende schriftliche Informationstexte (z. B. per Faxabruf) anboten, sind es heute vor allem die Homepages der Sender im Internet, über die mit den Sendungen vernetzte Informationen und Materialien verbreitet werden: Kurzfassungen, zusätzliche Informationen, Links auf relevante Websites, aber auch zeitnahe Angebote für interaktive Formen wie Chats oder E-Mail-Korrespondenz mit Experten zum jeweiligen Thema. Diese zuletzt genannten spezifischen Vernetzungen stellen eine neue Entwicklung und qualitative Veränderung dar, die Aufmerksamkeit verdient. Die Zukunft gehört hier sicherlich dem Internet, nicht den Printmedien. Diese interessanten neuen, mit den TV-Sendungen verknüpften und alternativen Formen haben sich in jüngster Zeit rasant entwickelt. Sie haben keinen Eingang in die vorliegende Untersuchung gefunden, da sie einer gesonderten, ausführlichen Analyse wert sind.

Das *Fernsehen* ist trotz dieser Entwicklungen jedoch noch immer das *Leitmedium* unter den Massenmedien und eine außerordentlich mächtige Institution. In den Industriestaaten verfügen praktisch alle Haushalte über ein oder mehrere Fernsehgeräte. Das Fernsehen stellt das traditionelle Informationsmittel für breite Bevölkerungsschichten dar und erreicht, anders als Zeitungen, Bücher oder das Internet, gerade auch ärmere, ungebildetere oder ältere Bevölkerungsgruppen. Es wird im Schnitt mehrere Stunden täglich genutzt und strukturiert oft den gesamten Tagesablauf der Menschen. Anders als Lesen oder das Surfen im Internet verlangt es nicht unbedingt ein aktives Nutzungsverhalten.

Eine im Jahr 2008 veröffentlichte Studie des Instituts für Demoskopie Allensbach (ACTA) zeigt folgende Entwicklung: Je älter Menschen sind, desto eher greifen sie auf traditionelle Medien wie Zeitung und Fernsehen als Informationsquellen zurück, je jünger, desto eher auf das Internet. Dennoch bietet für die unter 40-Jährigen das Fernsehen – wenn auch mit jährlich sinkenden Zahlen – das Hauptinformationsmedium (67%) vor dem Internet (51%) mit seinen jährlich steigenden Werten. Das Internet scheint dabei aber weniger dem Fernsehen als den Tageszeitungen den Rang abzulaufen und vor allem für Informationen, die persönlich wichtig und nützlich sind, eingesetzt zu werden, während das Fernsehen verstärkt für tagesaktuelle Informationen und für Unterhaltung genutzt wird.[8] Das kann auch die scheinbar widersprechenden Ergebnisse anderer Studien erklären, wie z. B. des Berliner „(N)onliner Atlas 2007", nach denen die Zahl der Internetnutzer stetig zunimmt, vor allem in der Gruppe 50 plus mit 27%, interessanterweise ein ähnlicher Prozentsatz wie in der Gruppe der 14-29-Jährigen mit 29%.[9] Offensichtlich geht eine Zunahme der Internet-Nutzung nicht unbedingt zu Lasten des TV-Konsums.

8 http://www.acta-online.de/ und http://www.spiegel.de/netzwelt/web (16.9.2009)

9 Zahlen des „(N)onliner Atlas 2007" in Süddeutsche Zeitung vom 26.6.2007

Nach wie vor handelt es sich beim Fernsehen also um das wirkmächtigste unter den gegenwärtigen Massenmedien und es wird auf absehbare Zeit seine Bedeutung für die öffentliche Gesundheitsinformation behalten. Mit der bleibend hohen Nutzung ist das Fernsehen für die öffentliche Gesundheitsinformation und für das Setzen und Bekanntmachen von Gesundheitsthemen gut geeignet. Denn dabei geht es ja darum, einer breiten Öffentlichkeit Informationen über Krankheits- und Gesundheitsthemen zu vermitteln und Bewusstsein für Gesundheitsprobleme und -fragen zu wecken, die den Einzelnen nicht oder zu wenig bekannt sind und die sie auch bei intensiver Internetnutzung dort nicht unbedingt aktiv suchen würden. Dagegen kann das Internet begleitend und vertiefend von den Einzelnen dazu eingesetzt werden, ganz spezifische Information zu erhalten, z. B. zu Fragen, die durch die allgemeine Gesundheitsinformation erst entstanden sind.

2.3 Das aktuelle gesundheitspolitische Umfeld

Betrachtet man das gesellschaftliche und gesundheitspolitische Umfeld, in das die öffentliche Gesundheitsinformation eingebunden ist, so lassen sich einige Tendenzen in den aktuellen Auseinandersetzungen benennen.

- Steigende gesellschaftliche Bedeutung des Gesundheitswesens

Der Bereich Gesundheit und Medizin spielt eine immer größere Rolle in der Wirtschaft. Jeder 9. Erwerbstätige arbeitet mittlerweile im Gesundheitswesen. Die Branche ist mit 4,2 Millionen Arbeitsplätzen der größte Arbeitsgeber in Deutschland und übertrifft inzwischen die Automobilindustrie. Noch nicht einmal berücksichtigt sind dabei die Beschäftigten im Wellness- und Fitness-Bereich. Mit 240 Milliarden Euro Umsatz ist der Anteil des Gesundheitsmarktes am Bruttoinlandsprodukt auf 11% gewachsen (Automobilindustrie: 3%).[10]

- Zunehmende Kritik an der technisch orientierten, nicht-sprechenden Medizin

Empirische Studien zeigen, dass PatientInnen mehr Autonomie und mehr Gespräche mit den Ärzten wünschen und dass insbesondere chronisch Kranke hier hohe Ansprüche haben (Wasem/Güther 1999, 20). Eine repräsentative europäische Vergleichsstudie kommt zu dem Ergebnis, dass nur 29% der deutschen Patienten positive Erfahrungen mit der „kommunikativen Kompetenz der Mediziner" gemacht haben. Die schlecht funktionierende Kommunikation zwischen Ärzten und Patienten wird in Studien als wesentlicher Schwachpunkt im deutschen Gesundheitswesen herausgestellt (Picker Institute 2006).

10 http://de.news.yahoo.com/30122005/359/gesundheitswesen-boomt-information-oeffentlichkeit-gefordert.html (2.1.2005)

Auch in der Ärzteschaft selbst hat unter dem Eindruck der kritischen öffentlichen Diskussion das Interesse an mehr Kommunikation mit den Patienten zugenommen. Mehr und bessere Kommunikation wird von Ärzten als Voraussetzung auch für eine größere compliance und Mitarbeit der Patienten gesehen.

- Forderungen nach besserer gesundheitlicher Aufklärung

Angesichts der explodierenden Gesundheitskosten wird der Ruf nach einer verbesserten gesundheitlichen Aufklärung der Bevölkerung und einer besseren Prävention von Krankheiten immer lauter. So fordert eine internationale Expertenkommission, die im Auftrag der Bertelsmann Stiftung Vorschläge für bessere Vorbeugung erarbeitet hat, ein nationales Präventionsprogramm, besonders für Krankheiten, die auf einen ungesunden Lebensstil zurückzuführen sind. Durch gezielte Prävention, für die in Deutschland zur Zeit 4% der Gesundheitsausgaben zur Verfügung stehen (bei 33% für die Krankenhausausgaben), ließen sich 25% der Kosten einsparen.[11] Dabei spielen gerade bei den sogenannten Zivilisationskrankheiten salutogene Aspekte eine zunehmende Rolle, also Fragen der Entstehung, Erhaltung und Förderung von Gesundheit im sozialen Alltag. Durch Vermittlung medizinischen Wissens informierte Patienten zu schaffen ist von großem öffentlichen Interesse.

- Bemühungen um „patient empowerment"

In der Gesundheitsförderung bezeichnet man mit *empowerment* die Befähigung zu selbstbestimmtem Handeln, zu mehr Kontrolle der Menschen über ihre gesundheitsrelevanten Entscheidungen und Handlungen (vgl. World Health Organization 1998). Die „Ermächtigung" durch mehr Wissen, größere Autonomie und Eigenverantwortung sowie stärkere institutionelle Mitwirkungs- und Einflussmöglichkeiten im Gesundheitssystem gehört zu den Zielen der Gesundheitspolitik. PatientInnen sollen mündige, entscheidungsfähige PatientInnen und ExpertInnen in eigener Sache werden; sie sollen zu einer bewussten Wahl zwischen Therapieformen aufgrund angemessener Informationen *(informed choice)* in der Lage sein und von ihren Ärztinnen und Ärzten im Sinne einer partnerschaftlichen Medizin in gemeinsame Entscheidungsfindung *(shared decision making)* eingebunden werden (Klusen et al. 2009). Gerade chronisch Kranke, wie z. B. Diabetiker, sollen zur eigenständigen und kompetenten Handlungsplanung und Selbsttherapie befähigt werden (Anderson/Funell 2005). Dafür ist gute Information für und Kommunikation mit Patienten eine zentrale Voraussetzung: Ohne Wissen kein empowerment.

Diese Tendenz wird durch das gestiegene Gesundheitsbewusstsein in der Bevölkerung und zunehmend kritischere Einstellungen zum Medizinsystem unterstützt. Dass Patienten „mündig sein wollen" (Nebling/Fliessgarten 2009)

11 Pressemeldung der Bertelsmann-Stiftung (9.4.2003)

und wirklich mitentscheiden, zeigen auch Untersuchungen: So antworteten auf die Frage, wer über die Behandlung entscheiden sollte, 17% „der Patient", 58% „Arzt und Patient gemeinsam" und nur 25% „der Arzt" (Apotheken Umschau 1/2006, 28).

- Wachsende Bereitschaft zur Eigenverantwortung für die Gesundheit

Es gibt Indikatoren, die auf eine wachsende Bereitschaft in der Bevölkerung hindeuten, Eigenverantwortung für ihre Gesundheit zu übernehmen. Von ihnen seien nur zwei genannt, die Selbstmedikation und die steigende Nutzung von Gesundheitsportalen im Internet.

Laut dem Gesundheitsbericht für Deutschland (2006, Kap. 5) liegt die *Selbstmedikation* „im Trend". 2003 behandelte sich mehr als die Hälfte der Deutschen selbst mit rezeptfreien Medikamenten und ebenfalls mehr als die Häfte verzichtete bei kleineren Beschwerden ganz auf einen Arztbesuch und holte sich Rat beim Apotheker.12 Nach Angaben der Bundesvereinigung Deutscher Apothekerverbände stieg die Zahl der Arzneimittelpackungen, die Patienten eigenständig in öffentlichen Apotheken kauften, von 450 Millionen Stück im Jahr 1992 auf 638 Millionen im Jahr 2003. Im selben Zeitraum erhöhten sich die jährlichen Pro-Kopf-Ausgaben für die Selbstmedikation von 38,5 auf 47,9 Euro. Im Jahr 2001 entfielen 18% aller abgegebenen Arzneimittelpackungen auf ärztlich verordnete rezeptfreie Medikamente. 38% der Packungen wurden von den Patientinnen und Patienten eigenständig gekauft, bei 44% der Arzneimittelpackungen handelte es sich um rezeptpflichtige Mittel. 2008 betrugen die Ausgaben für rezeptfreie Medikamente schon mehr als 1/10 der Ausgaben für Medikamente insgesamt,13 was ca. ein Viertel aller verordneten und rezeptpflichtigen Medikamente ausmacht (wegen ihres geringeren Preises machen rezeptfreie Medikamente einen entsprechend niedrigeren Anteil am Gesamtumsatz aus).

Die wachsende Zahl von *Gesundheitsportalen* im Internet wird immer stärker genutzt und spiegelt den zunehmenden Informationsbedarf. Im März 2006 verzeichnete das Portal *NetDoktor* 2,2 Millionen Zugriffe,[14] im Juli 2009 das Gesundheitsportal des Springer-Verlags *Onmedia*, das sich speziell an Frauen wendet, 2,55 Millionen.[15] Mittlerweile gibt es auch schon Differenzierungen zwischen den Gesundheitsportalen, zum Beispiel Portale speziell für alterna-

12 nach einer repräsentativen Umfrage von psychonomics (Köln) und Consodata Marketing (München), vgl. http://de.news.yahoo.com/031029/180/3pzo4.html (30.10.2003)

13 Gesundheitsberichterstattung des Bundes, ad-hoc-Tabelle für den Arzneimittelumsatz in Deutschland für das Jahr 2008 (http://www.gbe-bund.de)

14 http://www.NetDoktor.de/sponsoring.html (4.4.2006)

15 laut IVW Juli 2009 auf http://www.axelspringer-mediapilot.de/portrait/Onmeda-onmeda.de_673834.html (17.9.09)

tive Heilmethoden und Diagnoseverfahren, oder Meta-Gesundheitsportale, um über die stetig steigende Menge an Informationen und Anbietern einigermaßen den Überblick zu behalten.[16] Entsprechend einer dreijährigen, von der EU geförderten Studie „eHealth Trends 2005-2007"[17] stieg die Internetnutzung in Gesundheitsfragen in Deutschland zwischen 2005 und 2007 um 13% von 44 auf 57% an. Fast jeder dritte Deutsche (32%) nutzte das Internet im Jahr 2007 mindestens einmal monatlich zur Informationsrecherche zu Gesundheitsthemen, 2005 lag dieser Anteil noch bei 23%. Derzeit betrachten über 37% der Deutschen das Internet als wichtiges Informations- und Kommunikationsmedium im Kontext ihrer Gesundheitsversorgung. Im Vergleich mit den europaweiten Ergebnissen liegt Deutschland bei der Internetnutzung in Gesundheitsfragen an dritter Stelle, die stärkste Nutzung haben unter den Projektpartnern die Dänen mit aktuell 72% der Bevölkerung vor Norwegen mit 68%. Bemerkenswert ist in diesem Kontext auch die deutliche Zunahme des Online-Kaufs von Arzneimitteln in Deutschland (Anstieg um 6% auf 18% der Bevölkerung in 2007). Auch dieses Informationsverhalten lässt sich als Ausdruck aktiver Bemühungen um die eigene Gesundheit interpretieren.

2.4 Das Spektrum der Gesundheitssendungen im Fernsehen

Gesundheitssendungen im Fernsehen haben – neben der Unterhaltung, die im Fernsehen ja immer auch eine Rolle spielt – das Ziel, einem Laienpublikum medizinisches und gesundheitsbezogenes Wissen zu vermitteln, Rat zu geben und zu gesundheitsbewusstem Handeln anzuleiten. Insofern sie dies tun, wollen sie zur gesundheitlichen Aufklärung und Information der Menschen beitragen, zur Prävention von Krankheiten und zur Motivation für eine gesunde Lebensführung.

2.4.1 Die Nutzung von Gesundheitssendungen

Gesundheitssendungen im Fernsehen sind außerordentlich populär. Bereits die Untersuchung von Appel im Jahre 1996 konnte 14 regelmäßige Gesundheits- und Medizinsendungen im deutschen Fernsehen berücksichtigen. Die Einschaltquoten für diese Sendungen betrugen 1-10% (GFK-Zuschauerforschung, zit. in Appel 1996), was im Vergleich mit anderen Informationsprogrammen

---

16 z. B. das Gesundheitsportal über alternative Heilmethoden und Diagnoseverfahren (http://www.das-gesundheitsportal.com), das Meta-Gesundheitsportal medinfo (http://www.medinfo.de)

17 Diese Studie wurde am Institut für Medizinische Informatik der Universität Erlangen-Nürnberg mit sechs anderen Kooperationspartnern unter der Leitung des Norwegischen Zentrums für Telemedizin durchgeführt. Ein Bericht ist online publiziert auf http://www.egms.de/de/journals/mibe/2008-4/mibe000065.shtml.

und Spezialthemensendungen als hohe Quote gilt. Den größten Anteil der Zuschauer stellen laut Appel Ältere. Etwa ein Drittel der Sendungen wurde durch Mediziner bzw. medizinisch ausgebildete Wissenschaftsjournalisten moderiert.

Die große Beliebtheit der Sendungen beim Publikum lässt sich z. T. als Ausdruck des Wunsches interpretieren, bessere Information über die eigenen Krankheiten und damit auch mehr Autonomie gegenüber den Ärzten zu gewinnen. Das Bedürfnis nach verständlicher, ausführlicher Information und Rat ist eines, das in der Arzt-Patient-Kommunikation ja oft unbefriedigt bleibt. Hier geht es vor allem um den Informationsaspekt der Sendungen. Die große Beliebtheit speist sich aber auch aus dem Bedürfnis von Zuschauern, etwas über unbekannte oder seltene Krankheitsbilder zu Gesicht zu bekommen, neue, eventuell spektakuläre Operationstechniken gezeigt zu bekommen oder von einer besonderen Krankheits- oder Heilungsgeschichte zu erfahren. Hier wird der Unterhaltungsaspekt relevant, dem die Sendungen in mehr oder minder großem Ausmaß nachkommen (Lalouschek 2005, Kap. 5.2.).

Einige Reihen, wie der *ARD-Ratgeber Gesundheit,* laufen seit etwa 30 Jahren. *Die Sprechstunde* des Bayerischen Rundfunks wurde 34 Jahre lang ausgestrahlt (von 1973 bis 2007), mit ca. einer halben Million Zuschauer pro Woche. *Praxis – das Gesundheitsmagazin* des ZDF lief gar 40 Jahre lang (von 1964 bis 2004), mit zeitweilig 3,1 Millionen Zuschauern, zuletzt immer noch durchschnittlich 1,75 Millionen Zuschauern und einem Marktanteil von 9%.[18]

2.4.2 Spektrum und Formate von Gesundheitssendungen

Gesundheitssendungen lassen sich nach verschiedenen *Sendungsformaten* unterscheiden, d. h. nach ihrer medialen Gestaltung, nach den verschiedene „Bausteinen“ (Kap. 6) bzw. Diskurstypen, die in ihnen vorkommen und jeweils spezifisch miteinander kombiniert sind. Eine *Ratgebersendung* z. B. ist ein Sendungstyp, der in verschiedenen Formaten umgesetzt sein kann: als Aneinanderreihung von Filmbeiträgen oder Filmbeiträgen plus Experteninterviews – zu verschiedenen Themen oder monothematisch (Magazinformat) –, als Gesprächsrunden aus Betroffenen und Experten im Studio (Talkshowformat) oder als telefonisches Ratgeben (Call-in-Format). Es gibt eine breite Vielfalt von Mischungen aus solchen Formen.

Lalouschek (2005, 168ff.) gibt einen Überblick über medizinische Informationssendungen und ihre Formate. Zum einen gibt es die klassischen Gesundheits- und Medizinsendereihen mit festem Sendeplatz wie medizinische Ratgebersendungen (*ARD Ratgeber Gesundheit*, *Gesundheit LIVE* – n-tv oder *Servicezeit: Gesundheit* – WDR), vermischte Gesundheitsmagazine (z. B. *Praxis täglich* – ZDF; *Hauptsache Gesund* – MDR, *Visite* – NDR) und an das

18 http://www.aerztlichepraxis.de/artikel?number=1095338158 (14.4.06)

Talkshowformat angelehnte Medizin-Talks (z. B. *Gesundheit!* – ZDF).[19] Zum anderen gibt es eine große Bandbreite von ganz unterschiedlichen Sendungen und Sendungsformaten, in denen in unregelmäßigen Abständen auch medizinische oder gesundheitsrelevante Beiträge untergebracht werden oder die einem bestimmten Krankheits- oder Gesundheitsthema gewidmet sind. Dazu gehören allgemeine Magazinformate und Ratgebersendungen wie *ARD-Buffet* oder *Volle Kanne – Service täglich, Verbrauchertipps* (ZDF) oder vermischte Wissenschaftsmagazine wie *Abenteuer Forschung* (ZDF) oder *nano* (3sat). Auch Diskussionssendungen oder Reportagen können sich einem Gesundheitsthema widmen, meist motiviert durch ein gerade aktuelles Thema oder eine laufende Gesundheitskampagne oder aufgehängt an einer Falldarstellungen, wie z. B. die Diskussionsrunde *scobel* (3sat) oder die Reportageserien *Menschen hautnah* (WDR) und *37°* (ZDF). Zu manchen Themen bieten Sender in unregelmäßigen Abständen auch sogenannte Thementage oder Themenabende an, eine mehrstündige Mischung aus Reportagen, Spielfilmen, Dossiers und Expertenrunden, z. B. „Unser Gehirn im Alter“ (arte, 8.4.2008). Des Weiteren gibt es Zielgruppen-Sendungen mit z. B. frauen- oder familienspezifischen Gesundheitsthemen (z. B. *Mona Lisa*, ZDF oder *frau-tv*, WDR).

Zum Spektrum von Fernsehsendungen zu Krankheits- und Gesundheitsthemen gehören auch entsprechende Spielfilme und Krankenhausserien. Sie sind der relativ neuen Form des *Edutainment* (aus *entertainment* und *education*) zuzurechnen, also der gezielten Integration gesundheitsfördernder Themen in mediale Unterhaltungsangebote (Lampert 2003, Lalouschek 2005, 173ff., Bonfadelli/Friemel 2006).

> „Unter dem Stichwort Edutainment wird seit jüngstem die Strategie diskutiert, Kampagnenbotschaften via Sponsoring in populäre Unterhaltungsserien einzubetten. Vorteil: Beachtung und Involviertheit sind hoch und die Glaubwürdigkeit ist im Unterschied zur Werbung größer“ (Bonfadelli/Friemel 2006, 39).

Die Autoren betonen, „dass nicht nur dokumentarische Informationsbeiträge, sondern auch *fiktionale Medieninhalte* eine Wirkung erzielen können“ (Bonfadelli/Friemel 2006, 97), und verweisen auf einschlägige Literatur.

Die Krankenhausserie *Emergency Room* z. B. konnte beachtliche Steigerungen des Wissens über AIDS bewirken, führte bei über der Hälfte der Zuschauer zu interpersonaler Kommunikation über das Thema und bei einem Drittel zu einer Verhaltensänderung (Tannen 2003). Einen ähnlichen Erfolg zeigte eine Studie der LMU München (Endres 2006, Brosius et al. 2007): Einer

19 Die Sendung *Praxis täglich* ist die Nachfolgerin der Sendung *Gesundheit!*, mit demselben Moderator, aber in verändertem Format.

Testgruppe wurde eine Folge der *Lindenstraße* (ARD) gezeigt, in der es um die HIV-Infektion des Pflegekinds Felix ging und Informationen zum Thema Aids, Übertragungswege u. Ä. in den Handlungsstrang eingewoben wurden. Diese Testpersonen wussten anschließend mehr über Aids als die Vergleichsgruppe, die lediglich eine Informationssendung über Aids und HIV gezeigt bekommen hatte.[20] Entsprechende Soap Operas für Radio und Fernsehen werden vor allem für Entwicklungsländer produziert. Evaluationsstudien bescheinigen solchen Sendungen fast einhellig ein gesundheitsförderndes Potenzial; sie fördern die Sensibilität der Rezipienten für bestimmte Gesundheitsthemen und die Peer-Kommunikation über diese (Lampert 2003).

Als weitere Variante von Edutainment lassen sich auch Sendungen wie die *Große Erste Hilfe Show* (RTL 23.4.2006) verstehen, in der der bekannte Moderator und Quizmaster Günther Jauch durch entsprechend zugeschnittene Quizfragen und praktische Übungen mit prominenten Gästen das Erste Hilfe-Wissen der Zuschauer auffrischen sollte. Die Einschaltquoten (immerhin 13,5%) blieben allerdings deutlich hinter den Erwartungen zurück (3,91 Millionen Zuschauer, davon 1,96 Millionen zwischen 14 und 49 Jahren).[21]

Seit Mitte 2006 ist im deutschsprachigen Fernsehen zu den klassischen Gesundheitssendungen ein weiteres neuartiges Format hinzugekommen, das verstärkt Elemente des Unterhaltungsfernsehens berücksichtigt: die sogenannten *Doku-Soaps*. Dazu gehören die Sendungsreihen *Du bist was du isst* (RTL2), *Der große Gesundheits-Check* (WDR, NDR), *Liebling, wir bringen die Kinder um* (RTL2) oder *Schlank und gesund – Wer isst am besten?* (NDR). Sie werden auch als *Ernährungs-Dokus* bezeichnet. In diesen Sendungen werden stark übergewichtige Personen Dokumentarfilm-ähnlich begleitet und es wird gezeigt, wie professionelle ErnähungsberaterInnen und PsychologInnen sie über einen mehrwöchigen Zeitraum hinweg zu einem gesünderen Essverhalten und einer Umstellung des Lebensstils im Bereich Ernährung, Bewegung und Gesundheitsvorsorge anleiten. Diese speziellen Sendungsformate werden hier nicht mit berücksichtigt (ausführlich in Brünner/Lalouschek 2010 und Lalouschek/Brünner 2010).

Zusätzlich zu einzelnen Sendungen gängiger Sender gibt es – sowohl frei empfangbare als auch im Programmangebot kostenpflichtiger Satelliten- oder Kabelbetreiber ausgestrahlte – Kanäle, die rund um die Uhr ausschließlich Informationen zu Medizin, Gesundheit, Forschung, Fitness, Schönheit und Ernährung ausstrahlen. Frei zu empfangen über Astra digital ist z. B. das *Deutsche Gesundheitsfernsehen – DGF*, das seit 2007 einen „Themen-Mix aus Medizin,

20 Forschungsgruppe Hans-Bernd Brosius, LMU München (Süddeutsche Zeitung 12.11.2007)

21 http://www.quotenmeter.de/index.php?newsid=14224 (24.4.2006)

Wellness, Ernährung, aus allem, was Körper, Geist und Seele zusammenhält" anbietet.[22] Im Februar 2009 wurde der ebenfalls frei empfangbare Kanal *terra-tao-TV* zugelassen, der Zuschauer ansprechen soll, die ganzheitlich und nachhaltig denken und handeln:

> „Zu den Programmformaten gehören u. a. Reiseformate, Kids- und Jugendformate, Wellness-Formate, Magazine wie z. B. das Industriemagazin, Gesundheitsmagazin, ein Magazin über Zoos und Tiere, eine Musiksendung, eine Bewegungsschule (Tai Chi, Yoga), verschiedene Formen von Talks und Berichte aus Veranstaltungen und Events mit Bezug auf Nachhaltigkeit und Gesundheit. In einem monatlichen Magazin soll über die Ergebnisse und Erkenntnisse nationaler/internationaler Forschung informiert werden."[23]

Der TV-Sender *Focus Gesundheit* des Nachrichtenmagazins Focus ist über die Pay-TV-Plattform von Sky zu empfangen. Im Selbstportrait auf der sendereigenen Website wird seine an emotionalisierter Unterhaltung orientierte Ausrichtung deutlich:

> „Die Dokumentationen und Doku-Reihen wie ‚Kraftwerk Mensch' und ‚Gegen jede Chance' geben erstaunliche Einblicke in die Entwicklung des Menschen und die Funktionsweise von Körper und Geist und zeigen in fesselnden Bildern Extremsituationen des menschlichen Daseins. Die Reportagen und Doku-Soaps wie ‚Baby-Station', ‚Mystery Diagnosis' und ‚Trauma' schildern hautnah bewegende Momente, mysteriöse medizinische Fälle oder die Erstversorgung von Verletzten. Serien wie ‚Extreme: Celebrity' und ‚Sex Education' beleuchten wissenschaftliche Themen auf amüsante und unterhaltsame Weise."[24]

Allerdings bietet *Focus Gesundheit* auch ernsthaften Anliegen einen Platz, z. B. dem Magazin der Deutschen Krebshilfe *in vivo* und der Vereinigung „Ärzte für die Dritte Welt". Einige Inhalte des Senders werden auch bei verschiedenen Free-TV-Stationen ausgestrahlt, wie etwa beim Nachrichtensender n-tv und bei dem österreichischen Privatsender Austria 9 TV. Zur Vervollständigung des Angebots wird ein Internetportal betreut, in dem Teile des Programmangebots als Videos zur Verfügung stehen.

Gesammelte Programminformationen zu den medizin- und gesundheitsbezogenen Sendungen werden in manchen Fernsehzeitschriften angeboten, z. B. aber auch in der Apothekenzeitschrift *Ratgeber* des Verlags für Apothekenwerbung als gezielte Dienstleistung für ein Publikum, das speziell an diesen The-

22 DFG (http://www.dgf-tv) (15.9.2009)

23 Bericht der Multimedia-Illustrierten InfoSat (http://www.infosat.de) (17.9.2009)

24 http://www.focusgesundheit.tv/über_uns/Portrait/Übersicht/de

men Interesse hat. Einen regelmäßig aktualisierten Überblick über die wichtigsten Gesundheitssendungen im Fernsehen findet man aber am besten auf den Websites diverser Gesundheitsportale: *Onmeda*, das Gesundheitsportal des Axel-Springer Verlags speziell für eine weibliche Zielgruppe, bietet einen Überblick über die wöchentlichen Sendungen zu Gesundheit, Medizin und Wellness, ebenso *physio.de*, ein Informationsdienst für PhysiotherapeutInnen, sowie das Gesundheitsportal *gesundheit.de* des Pharmagroßhandels ANZAG. Das Informationsportal der Apothekenzeitschrift *Gesund & Leben* verlinkt neben dem Sendungsüberblick auch direkt zu den jeweiligen Sendern.[25] Den zur Zeit informativsten Überblick bietet *themen tv*, ein Serviceportal für Special-Interest Programme in Fernsehen und Hörfunk unter der Sparte „Gesundheit".[26]

Am Donnerstag, dem 17. September 2009, umfasste das Angebot beispielsweise 13 Fernsehsendungen mit einem ausgewiesenen Bezug zum Thema Gesundheit. Die Formate der aufgeführten Sendungen sind ganz unterschiedlich: So wird in den frühen Morgenstunden viermal unterschiedliche Gymnastik und Entspannung in *Tele-Gym* (BR) angeboten, im Vormittagsmagazin *Volle Kanne* (ZDF) gibt es Ratschläge zur Behandlung von Kopfschuppen, im Mittagsmagazin *ARD-Buffet* einen Bericht über Lebensmittelintoleranz. Die Gesundheitssendungen, die regelmäßig donnerstags am Nachmittag gesendet werden, wie *Servicezeit: Gesundheit* (ARD), *Hauptsache gesund* (MDR) und *service: gesundheit* (HR), beschäftigen sich an dem Tag mit den Themen Therapie von Schulterschmerzen, Hormonstörungen und Erste Hilfe. Am Abend zeigt eine Reportage (*Hessen Reporter*) ein praktisches Modell ehrenamtlicher häuslicher Pflege von Demenzkranken und nachts schließlich gibt es in der Late-Night-Talkshow *Johannes B. Kerner* (ZDF) zufällig einen inhaltlichen Schwerpunkt: Im Gespräch mit einem Lebensmittelchemiker und Verbraucherschützer geht es um die Problematik fehlender Nährwertangaben auf Lebensmitteln, ein Model erzählt von der Bewältigung ihrer Brustkrebserkrankung und schließlich geht es um das Thema Frühgeburt und Entwicklungschancen gemeinsam mit einem Elternpaar, seinem vor einigen Jahren extrem frühgeborenen Kind und dem behandelnden Arzt. Einige der Sendungen sind Wiederholungen, andere werden am selben Tag – im selben oder einem anderen Sender – wiederholt.

Das Sendungsangebot im Fernsehen ist schnellen Veränderungen unterworfen. Ausschließlich mit dem Thema Gesundheit beschäftigen sich im Frühjahr 2006 im deutschen Fernsehen etwa folgende Fernsehsendungen bzw. -reihen: *Praxis – das Gesundheitsmagazin* (ZDF), *ARD Ratgeber Gesundheit*, *Die*

25 „*Onmeda*" (http://www.onmeda.de/tv-programm.html), „*physio.de*" (http://www.physio.de/php/tv.php3), „*gesundheit.de*" (http://www.gesundheit.de/specials/gesundheit-im-fernsehen/index.html), „*Gesund & Leben*" (http://www.tv-gesund.de/)

26 „themen tv" (http://www.themen-tv.de/gesundheit-fernsehprogramm/)

Sprechstunde (BR), *Visite* (NDR), *Hauptsache Gesund* (MDR), *quivive* (rbb), *natürlich gesund* (MDR), *Service: Gesundheit* (HR), *Gesundheit live* (n-tv), *Teletipps vom Hausarzt* (3sat), *Gesund & Schön* (n-tv), *Praxis Dr. Weiss* (SWR), *Hippokrates* (arte), *Servicezeit: Gesundheit* (WDR), *Praxis vor 10* (ZDF), *Was Großmutter noch wusste* (SWR).

Inzwischen eingestellt wurden die Sendungen *Praxis – das Gesundheitsmagazin* (ZDF), *Teletipps vom Hausarzt* (3sat), *Die Sprechstunde* (BR), *Praxis Dr. Weiss* (SWR) und *Was Großmutter noch wusste* (SWR). Neu hinzugekommen sind *Focus Report Gesundheit* (n-tv), ein Magazin für Gesundheit, Sport, Ernährung und Wellness, *daheim & unterwegs* (WDR) mit der regelmäßigen Rubrik *fit & gesund* oder *einfach gesund!* (HR), aber auch die Sendung *Gesundheit!* im bayerischen Rundfunk, die im Internet auch als Video abrufbar ist. Hier vermischen sich die Grenzen zwischen Fernsehen und Internet deutlich. (Diese Sendung ist nicht identisch mit der inzwischen eingestellten, namensgleichen Sendung *Gesundheit!* des ZDF, die einen großen Teil des Datenmaterials der vorliegenden Studie bildet).

Das Informationsangebot ist wegen der Ähnlichkeit der Sendungsbezeichnungen und der steten Veränderungen der Sendungen und ihrer Formate oft mehr als verwirrend. Dies sei am Beispiel der Sendung *Praxis vor 10* (ZDF) aufgezeigt: Im ZDF wurden die folgenden drei Sendereihen gezeigt: *Praxis – Das Gesundheitsmagazin*, *Praxis täglich* und *Praxis vor 10*. Die letzte Sendung wird regelmäßig innerhalb der vormittäglichen Verbrauchersendung *Volle Kanne – Service täglich* ausgestrahlt. In Fernsehzeitschriften findet man meist nur den Hinweis auf *Volle Kanne – Service täglich*, die Sendung *Praxis vor 10* und das jeweilige Thema werden nicht genannt. Im Internet hingegen wird die Sendung unter dem Titel *Praxis vor 10* angekündigt, folgt man dem Link, dann gelangt man auf die Seite *Volle Kanne – Service täglich*. Dies betrifft auch andere vermischte Informationssendungen wie *ARD-Buffet* oder *Hier ab Vier* (MDR) mit regelmäßigen Gesundheits“slots“. Leicht verwechselbare Sendungsnamen wie *Servicezeit: Gesundheit*, *service: gesundheit*, *Hauptsache gesund!*, *natürlich gesund*, *Gesundheit!* und *einfach gesund* verstärken die relative Undurchsichtigkeit dieser Programmsparte für die Zuschauer.[27]

An dieser Stelle sei auf die Zielrichtung der vorliegenden Untersuchung verwiesen, nämlich die Darstellung der Vermittlungsformen in Gesundheitssendungen, z. B. der Erklärungsstrategien oder Veranschaulichungen. Aufgrund der schnellen Fluktuation und Veränderung der einzelnen Sendungen hat es sich als sinnvoll erwiesen, nicht so sehr zwischen bestimmten einzelnen Sendungen, Sendungsreihen oder -formaten und ihren je spezifischen Vermitt-

27 Seit 2006 bietet die Website TVWiki.de gesammelte Informationen über Fernsehsendungen, Programme, Einschaltquoten etc.

lungsstrategien zu unterscheiden, sondern zwischen Typen der Vermittlung – wie z. B. zwischen dem wissensorientierten und dem unterhaltungsorientierten Vermittlungstypus (Brünner/Lalouschek 2010) –, denen bestehende oder neu entwickelte Sendungen jeweils zugeordnet werden können. Es geht hier also primär um die Vermittlungsformen, weniger um die Sendungsformate.

2.5 Ziele der Gesundheitssendungen

Im Folgenden möchte ich darstellen, welche Ziele und Konzepte die Fernsehanstalten mit ihren Sendungen zum Thema Gesundheit verfolgen. Ich konzentriere mich zunächst auf die medizinischen Gesundheitssendungen, also auf die gerade genannten regelmäßig gesendeten Reihen. Selbstbeschreibungen zu diesen Sendungen wurden einerseits auf den Webseiten der Sender recherchiert, andererseits wurden in den Gesundheitssendungen selbst entsprechende Äußerungen und Kommentare der Moderatoren untersucht.

2.5.1 Von den Sendern formulierte Ziele

Will man sich im Internetangebot der einzelnen Sender über Ziele und Absichten ihrer regelmäßigen Gesundheitssendungen informieren, findet man zunächst oft ausführliche Informationen zu den Inhalten der aktuellen und vergangenen Sendungen, mitunter gibt es Hinweise zum Sendungsformat (z. B. Gesundheitsmagazin oder Ratgebersendung), selten aber zum Sendungskonzept, zu den intendierten Zielen oder den anvisierten Zielgruppen – und wenn, dann wenig explizit, wie z. B. in der Information zur Sendung *natürlich gesund* (MDR):

> „Dr. med. Thomas Höhn beschäftigt sich in ‚natürlich gesund' mit dem menschlichen Körper und seiner Psyche. Eine Einheit, die Bedingung dafür ist, gesund zu sein."[28]

Es gibt auf den Websites also keine einfach anzuklickenden Links mit Angaben wie „Zielgruppen" oder „Sendungsziele", diese Informationen finden sich eher verdeckt mitformuliert an anderen Stellen, z. B. bei der Darstellung des Sendungsinhalts, bei der Vorstellung der Moderatoren, in Programmhinweisen, in einem Fall sogar im Bericht über einen der Sendung verliehenen Preis und die Begründung der Jury. Einfacher findet man diese Hinweise zu Sendungszielen und Zielgruppen interessanterweise in den Programminformationen der Gesundheitsportale, die sich meist wortwörtlich auf die Angaben der Sender-Websites stützen.

Die meisten Gesundheitssendungen werden als „Ratgeber" bezeichnet bzw. sind auf ihren Websites der Rubrik „Ratgeber" zugeordnet. Mit diesem Sendungsformat ist das Ziel verbunden, den Zuschauern Rat, praktische Tipps und

28 http://www.mdr.de/hier-ab-vier/natuerlich-gesund/ (3.4.2006)

(Lebens-)Hilfe zu geben, im speziellen Fall in Krankheits- und Gesundheitsfragen. Die Produzenten von *Praxis Dr. Weiss* (SWR) möchten daher „aufmerksam machen und beraten“ und wollen, dass ihre Zuschauer „wissen, was ‚innen drin‘ vor sich geht und warum“.[29] Die Sendereihe *Visite* (ZDF) möchte u. a. „praktische Lebenshilfe“ bzw. „praktische Tipps zu alltäglichen Gesundheitsproblemen sowie zur Erhaltung der Fitness geben“.[30] Die Moderatorin der Sendung *Gesund & Schön* informiert über „Medizin und Wellness und berichtet über alles Wissenswerte rund um die körperliche und seelische Fitness“.[31]

Die Ziele, die mehr oder weniger explizit von den einzelnen Sendern formuliert werden, unterscheiden sich kaum voneinander. In allen Gesundheitssendungen, egal welchen Formats, geht es darum, Zuschauer über Gesundheit und deren Erhaltung bzw. über Krankheit und deren Ursachen und Behandlungsmöglichkeiten zu informieren; ihnen sollen Wissen und Handlungsalternativen vermittelt werden, auf deren Basis sie ihr Wohlbefinden und ihre Gesundheit verbessern können oder verhindern, dass Krankheit und Beeinträchtigungen überhaupt entstehen. Diese Zieldefinitionen entsprechen ziemlich genau denen der allgemeinen öffentlichen Gesundheitsinformation (s. Kap. 2.2.). Die Unterschiede zwischen den Sendungen liegen in ihren thematischen Schwerpunkten, also stärker medizinische und krankheitsbezogene Information (*Gesundheit!*, *Die Sprechstunde*) oder stärker Gesundheitserhaltung, Fitness und Wellness (*Gesund & Schön*, *quivive*) – wobei jedoch in *Die Sprechstunde* ebenso über Fitness berichtet werden kann wie in *quivive* über erste Maßnahmen bei Herzinfarkt.

Regelmäßig wird in den Programmankündigungen nicht nur auf Wissenswertes, sondern auf „Interessantes“, „Spannendes“ und „Aktuelles“ hingewiesen. So beschäftigt sich laut ihrer Website die Sendung *Servicezeit: Gesundheit* (WDR) auch mit „gesamtgesellschaftlichen Phänomenen und Trends wie z. B. Stress oder Fitness- und Esssucht“.[32] Häufig finden sich Hinweise auf die besondere Aktualität der gezeigten Informationen, auf „neue Therapieansätze“ und „neueste Studien“ – im Zusammenhang mit der Medizin ein relevanter, der Publikumserwartung entsprechender Punkt. So verspricht die Sendung *Visite* (NDR):

> „Informationen über neueste Entwicklungen in der Medizinforschung, über aktuelle wissenschaftliche Erkenntnisse, über moderne Diagnose-

29 http://www.swr.de/praxis-doktor-weiss/ueberuns/index.html (3.4.2006)

30 http://www3.ndr.de/ndrtv_pages_moderatoren (3.4.2006)

31 http://www.tv-gesund.de/tv-programm-gesundheit.htm (3.4.2006)

32 http://www.wdr.de/tv/service/gesundheit/sendung (3.4.2006)

möglichkeiten und Therapiemethoden, die sich noch in der klinischen Erprobung befinden."[33]

Die Sendungen werden aber nicht nur als aktuell charakterisiert, sondern auch als offen und modern: In allen wird sowohl über herkömmliche, schulmedizinische Therapieverfahren wie über alternative Heilmethoden und Naturheilverfahren berichtet, wie z. B. in *Die Sprechstunde* (BR).

> „Die Sprechstunde ist ein Fernseh-Gesundheitsmagazin mit Beiträgen zu Vorsorge, Diagnose, Therapie und alternativen Heilmethoden bei verschiedenen Krankheiten, seit 20.7.1973 im Bayerischen Fernsehen."[34]

Zu den beabsichtigten *Vermittlungsformen* findet man auf den Websites der Sender Charakterisierungen wie: verständlich, anschaulich, kompetent, vertiefend, publikumsnah und ohne erhobenen Zeigefinger. *Servicezeit: Gesundheit* (WDR) grenzt sich mit der Absichtsformulierung gleichzeitig von der Konkurrenz ab:

> „Gesundheit ist ein populäres Thema. Viele aktuelle Sendungen berichten über neue medizinische Entwicklungen und Erkenntnisse. Oft bleibt die Berichterstattung jedoch an der Oberfläche, viele Fragen bleiben unbeantwortet. Deshalb stellt das Format Servicezeit: Gesundheit eine sinnvolle, verbraucherorientierte Ergänzung im WDR Fernsehen dar."[35]

Dieser Überblick zeigt, dass alle Sender in den Konzeptionen ihrer Gesundheitssendungen versuchen, sowohl dem Bildungs- und Informationsauftrag wie dem Unterhaltungsauftrag des Fernsehens nachzukommen, der allgemein mit dem Begriff des *Infotainment* (*information* und *entertainment*) charakterisiert wird (z. B. Holly 1993) – also fachlich fundierte, aktuelle Information zu Krankheits-, Gesundheits- und Lifestyle-Themen, verständlich und modern aufbereitet, verknüpft mit unterhaltenden und zuschauerbindenden Elementen und der Inszenierung von Spannendem und Besonderem.

Auffallend ist, dass im Gegensatz zum Begriff „Information" der Begriff „Unterhaltung" niemals explizit als Ziel einer Gesundheitssendung genannt wird, vermutlich um unerwünschte Konnotationen wie mangelnde Ernsthaftigkeit oder geringe wissenschaftliche Fundierung zu verhindern (Lalouschek 2005, 209ff.). Hier zeigt sich der schmale Grat, auf dem Sendungsproduzenten balancieren müssen: wissenschaftlich fundierte Information, aber nicht unverständlich, unterhaltsam verpackt, aber nicht boulevardesk. Lediglich im durch und durch positiven Zusammenhang einer Preisverleihung zur „besten Gesund-

33 http://www3.ndr.de/ (3.4.2006)

34 http:// www.tv-gesund.de/tv-programm-gesundheit.htm (3.4.2006)

35 http://www.wdr.de/tv/service/gesundheit/sendung (3.4.2006)

heitssendung im deutschen Fernsehen" wird auch der Unterhaltungsaspekt zum Prädikat, so bei der Sendung *Hauptsache gesund* (MDR) in einem Zitat aus der Urteilsbegründung der Jury:

> „Die Sendung HAUPTSACHE GESUND erhält den Preis für ihren publikumsnahen Rat, gute Hilfe und Unterhaltung. Gelobt wurde vor allem das erfolgreiche Konzept der MDR-Ratgebersendung mit seiner gelungenen Mischung aus selbst für Laien gut verständlicher Information und charmanter Präsentation."[36]

Klare Zielgruppenbeschreibungen sucht man vergeblich. Die Hinweise auf die Adressaten bleiben ganz allgemein:

> „Die Sendung [*Servicezeit: Gesundheit*, GB] wendet sich an gesundheits- und ernährungsbewusste Frauen und Männer jeden Alters ..."[37]

> „Eine Sendung [*quivive*, GB] für alle, die an ihrer Gesundheit interessiert sind, die sich über neue Entwicklungen in der High-Tech-Medizin ebenso wie über Alternativ-Verfahren informieren wollen."[38]

2.5.2 Von Moderatoren und Gästen formulierte Ziele

Die Moderatoren der Sendungen sind immer auch Stellvertreter der Sendungsproduzenten. In vielen ihrer Handlungen – sei es die Sendung einzuleiten oder zu beenden, sei es die Gäste zu befragen, sei es anhand von Einblendungen oder Geräten Zusammenhänge und Funktionen zu erklären – vermitteln sie immer auch die Ziele der Sendungen. Solche Formulierungen oder Darstellungen unterscheiden sich von den schriftlichen im Internet besonders dadurch, dass sie spontaner, konkreter auf die einzelne Sendung und ihr Thema bezogen und stärker kontextbezogen sind, an die jeweilige Situation angepasst.

Das Ziel oder zumindest die Zielrichtung der Sendung wird meist in der Einleitung angesprochen, und zwar bei der Vorstellung des geplanten Themas und seiner Relevanz. Dr. Kühnemann, die Moderatorin der Sendung *Die Sprechstunde* (BR), führt das Thema Cholesterin z. B. folgendermaßen ein:

> MO: Guten Abend verehrte Zuschauer, ich begrüße Sie heute live zur Sprechstunde. Unser aktuelles Thema . Cholesterin. Wie hoch darf es denn nun wirklich sein? Und das muss ich schon ganz anders fragen, ich muss nämlich fragen, wie hoch ist mein Cholesterin. Wissen Sie,

36 http://www.mdr.de/hauptsache-gesund/1886672.html (3.4.2006)

37 http://www.tv-gesund.de/tv-programm-gesundheit.htm (3.4.2006)

38 http://www.rbb-online.de/_/quivive/redaktion_jsp.html (3.4.2006)

wie hoch <u>Ihr</u> . Cholesterin ist? Jeder siebte . weiß das <u>nicht</u>. Und das ist sehr bedenklich (CHOLESTl 1-7)[39]

Die Moderatorin wendet sich mit einigen Fragen direkt an die Zuschauer. Die Fragen machen deutlich, nicht der abstrakte maximale Cholesterinwert ist wichtig, sondern das Wissen um die Höhe des eigenen Werts. So entfaltet sie das erste Sendungsziel: bei den Zuschauern das Bewusstsein für die Relevanz des eigenen Cholesterinwerts zu wecken und sie dazu zu motivieren, ihn ggf. überprüfen zu lassen, also bewusste Gesundheitsvorsorge zu leisten. Auffallend ist, dass das Ziel bzw. die Zielrichtung sich durch die Äußerung der Moderatorin nur indirekt erschließt und nicht explizit als „Unsere Sendung hat das Ziel …" formuliert wird.

Am häufigsten thematisiert wird das Informieren der Zuschauer. Die Moderatoren sind bestrebt, Themen ein *bisschen transparenter* (ALLERGIS) zu machen und *Information mit aufm Weg* (ALLERGIS) zu geben. Sie betonen regelmäßig, wie wichtig es sei, sich auszukennen und zu wissen, was man wann wie tun muss. Über das Informieren hinausgehende Absichten und Ziele variieren, je nach dem Krankheitsthema, das in der Sendung behandelt wird.

Wenn Sendungen lebensbedrohliche Erkankungen wie Herzinfarkt oder Schlaganfall zum Thema haben, wird häufig betont, wie wichtig es ist, die Krankheitssymptome bei sich selbst so frühzeitig wie möglich richtig zu deuten, um seine Lebensführung entsprechend zu verändern oder sich ärztlich behandeln zu lassen. Wissen kann Krankheiten verhindern und „Leben schützen". Diesen Hinweis findet man unterschiedlich formuliert in allen Gesundheitssendungen über Herzinfarkt oder Schlaganfall. Die Moderatoren wollen die Zuschauer aufklären, was sie *tun können, damit Sie nicht [...] erkranken* (GPRAXISl), sie *wollen mithelfen, damit Sie besser Bescheid wissen, damit Sie Ihr Leben schützen können* (SCHLAG).

Um der Bedeutung dieses Wissens Nachdruck zu verleihen, wird von den Moderatoren in solchen Fällen gern das Gespräch mit Betroffenen eingesetzt, in dem diese – als Überlebende – betonen, wie wichtig es für sie gewesen wäre, diese Information schon früher besessen zu haben, oder wie gut es war, gewisse Informationen gehabt zu haben, andernfalls sie heute gar nicht an der Sendung teilnehmen könnten.

Dazu ein Beispiel aus der Sendung *Gesundheit!* (ZDF) zum Thema Schlaganfall mit dem Moderator Dr. Gerhardt (MO) und seinem Gast, dem Journalisten Dieter E. Zimmer (DZ) (s. auch Kap. 10.5.3):

39 Die Transkriptnamen der Sendungen sind in den Transkriptausschnitten in Kapitälchen dargestellt; ihnen folgt die Angabe der betreffenden Flächennummern. Ein Überblick über die zitierten Sendungen und die zugehörigen Transkriptnamen findet sich im Anhang.

MO: Eine ganz kurze Bemerkung noch zu Ihnen/ . äh . den Fehler, den Sie gemacht haben, was war Ihr Hauptfehler, was Sie jedem mit auf den Weg geben wollen?

DZ: Nichts zu wissen.

MO: Nichts zu wissen.

DZ: Nichts zu wissen . über diese Krankheit, die ja wirklich eine Volkskrankheit ist. Schon von den Zahlen her, und ich war völlig ahnungslos und ich stell immer wieder fest, dass es anderen genauso geht. Und deswegen äh . m/ . sollten wir vielleicht noch mehr solche Sendungen machen.

MO: ((lachend)) Ja, gut. (SCHLAGA2 421-427) (vereinfacht)

Dass es ein betroffener Gast ist, noch dazu ein prominenter, der die „Lebensgefährlichkeit" des Nicht-Wissens, der völligen Ahnungslosigkeit hervorhebt, verleiht dieser Aussage besondere Authentizität und Bedeutsamkeit. Diese Darstellung, die die Zielrichtung der Sendung am Ende nochmals verdeutlicht, wird vom Moderator ganz gezielt per Frage initiiert.

Das Wissen um die Krankheitssymptome ist auch wichtig für Angehörige, um im Falle z. B. eines eintretenden Herzinfarkts schnell zu handeln, zu wissen, welche Maßnahmen einzuleiten sind, um richtig und effizient zu helfen, um die Folgeschäden gering zu halten oder gar den Tod zu vermeiden. Auch dieses Wissen ist Teil des gesamten Wissens im Zusammenhang mit diesen Erkrankungen und wird als *Botschaft* vermittelt:

MO: [...] liebe Angehörige von Herzinfarktpatienten, die Botschaft, die wir heute vermitteln wollen, heißt . schnelle Hilfe . ist die beste Möglichkeit, Menschen vor dem Herztod zu retten. (INFARKT1 112-115)

Auch bei anderen Krankheiten und Gesundheitsbeeinträchtigungen steht das Informieren und Aufklären als Sendungsziel im Vordergrund. So kann eine Sendung einem vom Krankheitsthema betroffenen Zuschauer die Richtigkeit des eigenen Umgangs mit seiner Erkrankung bestätigen, ihm neue Tipps geben, aber auch seine Wissensdefizite aufzeigen. Die folgende Äußerung eines Asthmapatienten im Studiopublikum ist eines der wenigen im Datenmaterial vorkommenden direkten Feed-backs durch die Zuschauer:

ZU: Ich habe das Gefühl . dass ich zu wenig aufgeklärt bin, auch . wenn ich das jetzt so hör. (ASTHMAF3 3f.)

Die Äußerung zeigt, dass das Sendungsziel des Aufzeigens von Wissensdefiziten bei dem Zuschauer deutliche Wirkung erzielt hat, d. h., dass er etwas gelernt hat. Dieses Ziel, dass die Zuschauer etwas lernen bzw. gelernt haben sollen, wird häufig am Ende der Sendungen deutlich. Manchmal wird es explizit formuliert:

MO: Wir haben alle gelernt, Bluthochdruck <u>muss</u> nicht sein, und wenn er da ist, können wir selbst etwas tun, <u>und</u> es gibt Medikamente. (BLUT 422-424)

Oft werden die wichtigsten Aspekte noch einmal zusammenfassend – wie ein kurzer Merksatz – wiederholt:

MO: Aber was rüber kommen soll, zu hoch, große Gefahr, jeder muss wissen, wie <u>sein</u> Wert ist und wie <u>seine</u> Risikofaktoren sind, und nur <u>dann</u> kann man ihm auch richtig helfen und er sich hauptsächlich selber. (CHOLEST2 793-796)

Die Beispiele machen auch deutlich, warum die Beschreibungen der Zielgruppen seitens der Sender in ihren Programm- und Sendungsinformationen so allgemein bleiben: Das Spektrum von Zuschauern, an die sich die Sendungen wenden und auch wenden müssen, reicht von Gesunden, die ganz allgemein an Krankheits- und Gesundheitsthemen interessiert sind, über Personen, die an einzelnen Beschwerden oder Krankheiten leiden, die sehr gut informiert sind, sich aber noch neuere Informationen erhoffen, oder Kranke, die – ohne dass es ihnen bewusst ist – deutliche Wissensdefizite haben, bis hin zu Angehörigen, die mit Informationen versorgt werden sollen, wie sie die Erkrankten bei der Bewältigung ihrer Krankheit unterstützen können. Nicht alle Gruppen werden in jeder Sendung direkt angesprochen, aber jede Sendung sollte allen Interessierten und direkt oder indirekt Betroffenen etwas bieten und überhaupt ein möglichst breites Publikum anziehen, um gute Quoten zu erreichen.

2.5.3 Implizite Ziele und Botschaften

Informationen geben, Wissen vermitteln und Wichtiges und Neues lernen sind also die Sendungsziele, die von den Moderatoren als die zentralen formuliert werden. Nie benannt hingegen wird die *Unterhaltungsfunktion* der Sendungen. Dabei sind die Gesundheitssendungen durchaus unterhaltsam konzipiert und gestaltet, denn im Kampf der verschiedenen Sender um Einschaltquoten und Zuschauerbindung ist eine gewisse Orientierung an Unterhaltung unumgänglich. Es stellt sich die Frage, ob der Unterhaltungsaspekt nicht als explizites Ziel formuliert wird, weil er in bloß instrumenteller, nachrangiger Funktion gesehen wird oder weil dies den Eindruck der Seriosität der Sendungen gefährden könnte.

Es zeigt sich, dass in allen Gesundheitssendungen in mehr oder weniger großem Umfang Unterhaltung produziert wird: Betroffene erzählen im Studio oder in Form einer Filmeinspielung die Geschichte ihrer Erkrankung; Prominente werden eingeladen, sei es als Betroffene, wie z. B. die stark übergewichtige Soulsängerin Joy Fleming, die im Studio auch live singt, sei es als Experten, wie z. B. der bekannte Herzspezialist Christian Barnard; überraschende Arrangements werden aufgebaut, wie z. B. eine Flugzeugkabine, in der Dr. Gerhardt die Sendung zum Thema Thrombosegefahr beim Fliegen anmoderiert; unterhaltsame Übungen werden gezeigt, z. B. in einer Sendung zum Thema Inkontinenz, wie der Moderator mit einer Physiotherapeutin Beckenbodenübungen für Frauen demonstriert; in Sendungen zum Thema Ernährung werden im Studio Tische mit Nahrungsmitteln aufgebaut und Mahlzeiten zubereitet, gekostet und bewertet; schließlich werden in kurzen Filmen z. T. die bekannten dramatischen Szenen von OP-Sälen, Intensivstationen und Rettungswagen mit Blaulicht und Martinshorn eingespielt. Diese unterhaltenden Elemente dienen ganz klaren Zielsetzungen, z. B. die Zuschauer in die Sendung und das Thema zu involvieren, ihnen rasch die Relevanz und reale Dramatik einer Gesundheitsgefährdung zu verdeutlichen, Krankheitszusammenhänge unmissverständlich darzustellen oder auch die Vielfalt und Komplexität von Informationen aufzulockern und leichter verdaulich oder nachvollziehbar zu machen (ausf. in Lalouschek 2005, Kap. 6 und 7.).

Eine mit Krankheiten leicht aktivierbare Ebene ist die der *Dramatik* und der *Gefühle.* Die (dramatische) Präsentation bestimmter Krankheiten kann an sich schon einen unterhaltenden und zuschauerbindenden Effekt haben. Besonders bei lebensbedrohlichen Erkrankungen wie Herzinfarkt und Schlaganfall können bei den Zuschauern starke Gefühle erzeugt werden, wie im folgenden Beispiel aus der Sendung *Die Sprechstunde* zum Thema Herzinfarkt: Nachdem die Moderatorin in das Thema der Sendung eingeführt und mit Nachdruck betont hat, dass Wissen helfen kann, Leben zu retten, wird eine Filmsequenz eingeblendet, die mit den Worten beginnt:

SP: Herzinfarkt. Todesursache Nummer eins. Aber Angst ist ein schlechter Ratgeber. Besser ist es, sich zu informieren. (SPRECH 23ff.)

Diese Äußerungen des Filmsprechers stellen den Handlungsbezug in den Mittelpunkt (*Ratgeber, besser ist es*). Sie kontrastieren Gefühl (*Angst*) und Information (d. h. hier wohl auch: Rationalität) als handlungsleitende Instanzen. Plädiert wird für das *Informieren*, mit der Nahelegung, dass angemessene Information in angemessenes Handeln umgesetzt werden kann und dieses Wissen die Angst nimmt. Diese einfach scheinende Verbindung zwischen angemessener Information und eigenständigem Handeln ist in Wirklichkeit jedoch eine der größten Hürden der öffentlichen Gesundheitsinformation: Gesundheits*information* führt keineswegs zwangsläufig auch zu Gesundheits*handeln* (Brünner/Lalouschek 2010), (s. auch Kap. 3.3 zur Wirkungsforschung).

Besonders ausgeprägt ist die Inszenierung von Unterhaltung in Talkshows zu Krankheits- und Gesundheitsthemen, z. B. über die Auswahl von seltenen oder dramatischen Krankheitsbildern, ungewöhnlichen Einzelschicksalen, die aufühhrlich besprochen werden, oder ungewöhnlichen Therapieformen mit ihren Vertretern (Lalouschek 2005). Gerne werden auch skurrile Ausprägungen von bekannten Erkrankungen dargestellt, so in der Talkshow der inzwischen verstorbenen Moderatorin Ilona Christen zum Thema Allergien. Ein Gast hat eine gewöhnliche Nahrungsmittelallergie, die anderen Gäste leiden unter außergewöhnlichen Formen wie einer Luftallergie, einer Spermaallergie und eine Anglerin unter einer Madenallergie. In herkömmlichen Gesundheitssendungen würden die Allergien nicht nach Skurrilität, sondern vermutlich nach ihrer Vorkommenshäufigkeit oder Stärke der verursachten Beschwerden ausgewählt werden, eventuell mit einem Hinweis auch auf ungewöhnliche Ausprägungen.

Was ebenfalls in Gesundheitssendungen implizit mit-vermittelt wird, ist die *Eigenverantwortung* für die Gesundheit in ihrer Ambivalenz. Immer wieder wird in den Sendungen explizit die Wichtigkeit des Wissens betont und hervorgehoben, dass jeder Einzelne (fast) immer etwas tun kann, um Krankheiten vorzubeugen oder sie zu bekämpfen. Den Zuschauern wird Verantwortung für ihre Gesundheit zugeschrieben und sie werden motiviert, diese Verantwortung auch praktisch zu übernehmen. Unausgesprochen mit-vermittelt wird dabei aber auch, dass selbst schuld sei, wer sich trotz der vorhandenen Informationen nicht angemessen und konsequent verhält – eine sachlich und ethisch bedenkliche Botschaft, die die komplexen Probleme der Krankheitsverarbeitung ausblendet. Dieser Aspekt wird ausführlich in Kap. 10.5 am Beispiel der evozierten Bilder von Laien analysiert und in Kap. 11 am Beispiel der Inszenierung von Vorbildern anhand von Patienten, die an Diabetes leiden und ihre Erkrankung mehr oder weniger erfolgreich managen.

3 Die untersuchten Gesundheitssendungen: Datenmaterial und Analysemethoden

Inhaltsverzeichnis

3.1 Das Datenmaterial der Untersuchung

Die Untersuchung stützt sich auf ein breites Korpus von Datenmaterial. Es handelt sich – mit Ausnahme zweier österreichischer Sendungen des ORF – um Gesundheitssendungen im deutschen Fernsehen. Die große Mehrzahl davon sind medizinische Gesundheitssendungen, die ganz überwiegend von den öffentlich-rechtlichen Sendern ausgestrahlt wurden. Die frühesten stammen aus dem Jahr 1994, die letzten sind vom Frühsommer 2006; die Jahre 1996 bis 2001 sind am stärksten repräsentiert. Hinsichtlich der Zahl der Aufnahmen hat die Sendung *Gesundheit!* (ZDF) mit Dr. med. Günther Gerhardt das Übergewicht. Thematisch wurden bei der Auswahl zwei Schwerpunkte gesetzt, erstens Herz-Kreislauf-Erkrankungen, zweitens Allergien, Asthma und Hauterkrankungen (s. Kapitel 3.1.2).

3.1.1 Die untersuchten Sendungen

***Gesundheit! / Praxis vor 10* (ZDF)**

Die Sendereihe *Gesundheit!* (ZDF) ist mit 662 Sendungen stark überrepräsentiert. Sie wurde während ihrer gesamten Laufzeit (10/1996 – 12/00) zu großen

Teilen aufgezeichnet. *Gesundheit!* mit einem Charakter zwischen Magazinsendung und Talk-Show ist deshalb besonders interessant, weil dort außer medizinischen Experten fast immer auch zwei oder drei Patienten als Gäste im Studio anwesend waren – z. T. mit ihren behandelnden Ärzten – und zu ihrer Krankheit befragt wurden. Die Sendung hatte insofern einen stark interaktiven Charakter und war als medizinisches Talkformat konzipiert (ZDF-Pressemitteilung 1998 und www.zdf.de/gesundheit), weshalb Lalouschek sie auch als „Medizintalk" charakterisiert (2005, 181).[1] Dennoch handelt es sich nicht um eine auf Unterhaltung ausgerichtete Talkshow, sondern um eine Informations- und Ratgebersendung, die medizinisches Wissen im Studiogespräch mit Betroffenen und Experten vermitteln wollte und damit formal Neuland betrat.

Der Grund für den quantitativen Schwerpunkt dieser Sendung im Datenkorpus liegt in ihrem bis dahin neuen, hoch interaktiven Format, das sichtbar macht, wie Wissen aufgenommen und weiterverarbeitet wird, und das auch vielfältigere Vermittlungsweisen ermöglicht als herkömmliche Formate. Diese hohe Interaktivität der Wissensvermittlung findet sich jetzt aktuell wieder im schon genannten neuen Doku-Soap-Format zur Ernährungsumstellung (Brünner/Lalouschek 2010).

Gesundheit! wurde ursprünglich vier Mal pro Woche 25 Minuten lang am frühen Nachmittag (13.45 – 14.10 Uhr) vor Studiopublikum gesendet, in der Regel jeweils zu einem Gesundheitsthema. Mindestens einmal wöchentlich wurde die Sendung als themenspezifische oder themenneutrale Anrufsendung (Call-in-Sendung) gestaltet, in der Zuschauer live Fragen an den Moderator stellen konnten. Dieser Moderator, Dr. med. Günter Gerhardt, geboren 1947, ist praktizierender Allgemeinarzt mit psychotherapeutischer Qualifikation, also selbst medizinischer Experte, und damals wie heute dem Publikum aus anderen Gesundheitssendungen bekannt. Das ZDF begründete das Konzept damit, dass

> „Patienten die größte Hilfe oft bei anderen Erkrankten finden. Sie können authentisch von Beschwerden, Diagnosemethoden und Therapien berichten, hilfreiche Tips geben, aber auch von den Möglichkeiten erzählen, trotz Krankheit ein erfülltes Leben zu führen." (ZDF Pressemitteilung 1998; zit. nach Lalouschek 2005, 181)

1998 hatte die Sendung eine Einschaltquote von immerhin knapp 600.000 Zuschauern (Bailo 1998).

Die Sendung *Gesundheit!* hat im Verlauf ihrer Ausstrahlung verschiedene Modifikationen in Konzept, Sendezeit und -dauer erlebt. Zu Beginn der Reihe

1 Auch bei Lalouschek (2005) steht diese Sendereihe im Mittelpunkt der Analysen; ihre Untersuchung hat allerdings einen stark kulturwissenschaftlichen Fokus – auf Krankheitsbedeutungen, die Darstellung unterschiedlicher Medizinformen und die Macht der medialen Diskurse –, nicht einen Fokus auf der Wissensvermittlung.

im Herbst 1996 fand sie im Studio vor Zuschauern statt, ein Teil war mit Requisiten eines ärztlichen Sprechzimmers ausgestattet, an anderer Stelle saßen der Moderator und die geladenen Gäste im Halbrund, also in der für Talkshows typischen Form (s. ausführlich Kapitel 4.2). Ab Frühjahr 1998 wurde die Sendung neu gestaltet und auf 15 Minuten verkürzt. Es gab kein Studiopublikum mehr; Dr. Gerhardt saß hinter einem Schreibtisch und empfing dort seine Gäste – meist nur noch eine/n Betroffene/n und einen Experten oder eine Expertin. Der Eindruck einer ärztlichen Praxis wurde dadurch noch verstärkt. Die geladenen Experten konnten nach der Sendung noch eine Stunde lang angerufen werden.

Ab 2001 wurde die Reihe durch ein vormittägliches Gesundheitsmagazin *Praxis täglich* (ZDF) bzw. *Praxis vor 10* (ZDF) ersetzt, das mit 37 Sendungen im Datenkorpus ebenfalls stark vertreten ist. Diese Nachfolgesendungen wurden weiterhin von Dr. Gerhardt moderiert, enthielten aber mehr magazinartige Filmberichte und fanden ohne Betroffene statt; im Dezember 2004 wurde die Sendung eingestellt.

Die Sprechstunde (BR)

Unter den Magazin- und Ratgeberreihen nimmt weiterhin *Die Sprechstunde - Ratschläge für die Gesundheit* (BR) mit 11 Sendungen eine wichtige Rolle ein. Sie galt als Klassiker unter den Gesundheitssendungen und lief bereits seit 1973, und zwar einmal pro Woche von 20.15 – 21.00 Uhr mit unterschiedlichen Themen. Die Einschaltquote lag bei ca. 500.000 Zuschauern. Auch sie wurde von einer Ärztin moderiert, der praktizierenden Allgemeinmedizinerin Dr. med. Antje-Katrin Kühnemann. Kühnemann, wie Gerhardt 1947 geboren, war neben ihrer Tätigkeit als ärztliche Leiterin eines Sanatoriums journalistisch sehr aktiv und arbeitete regelmäßig auch für das Fernsehen. Die Reihe *Die Sprechstunde* ist im Herbst 2007 eingestellt worden.

Jede Sendung war normalerweise einem Thema oder Themenkomplex gewidmet. Das Format war flexibel, neben Filmbeiträgen wurden fast immer Experteninterviews bzw. Diskussionen mit mehreren Experten im Studio geboten, vereinzelt kamen auch Betroffene zu Wort (s. ausführlich Kap. 4.3).

Magazine und Talkshows

Das *Gesundheitsmagazin Praxis* (ZDF), das mit 11 Sendungen im Datenkorpus vertreten ist, ist ein typisches reines Magazinformat mit einer Sammlung von Filmbeiträgen und Kurzreportagen zu unterschiedlichen Themen.

Unter den Talkshows und Diskussionssendungen mit einem Gesundheitsthema besitzt die Talkshow *Fliege* (ARD) mit 10 Sendungen den größten Anteil. Der Moderator Jürgen Fliege, ein ehemaliger evangelischer Pfarrer, behandelte in seiner nachmittäglichen Talkshow regelmäßig auch Gesundheitsthemen mit

Ratgeber- und Lebenshilfe-Funktion, und zwar mit Experten wie auch Betroffenen im Studio. In den besten Zeiten hatte *Fliege* mehr als eine Million, in der letzten Ausgabe 860.000 Zuschauer.[2] Die Talkshow lief seit 1994 vier Mal wöchentlich und wurde endgültig 2005 (nach mehrfachen Versuchen der ARD, die durch Proteste der Zuschauer verhindert wurden) eingestellt.

Wie in Kap. 2.4 schon angemerkt, geht es in der vorliegenden Untersuchung nicht um die Aktualität der Formate, sondern um grundlegende Möglichkeiten und Probleme der Vermittlungs in Sendungen, die Informationen zu Krankheit und Gesundheit für wissenschaftliche Laien aufbereiten. Diese Vermittlungsstrategien sind im Wesentlichen für alle Sendungstypen und -formate relevant. Sie finden sich wiederkehrend sowohl in Sendungen, die inzwischen eingestellt oder konzeptuell stark verändert worden sind, als auch in Sendungen, die nach Abschluss der Datenerhebung neu entwickelt und ins Programm genommen wurden.

3.1.2 Die thematischen Schwerpunkte: Herz-Kreislauf-Erkrankungen und Allergien

Thematisch wurden in den Daten zwei Schwerpunkte gesetzt: Besonders stark repräsentiert ist der Schwerpunkt Herz-Kreislauf- und Gefäß-Erkrankungen – verstanden in einem weiten Sinne, also einschließlich ihrer Ursachen und Folgen sowie damit verbundener oder verwandter Störungen, Krankheiten und Risiken. Dazu gehören u. a. Herzinsuffizienz und koronare Herzkrankheit (KHK), Arteriosklerose, Herzinfarkt und Schlaganfall, Bluthochdruck, Fettstoffwechselstörungen, Diabetes und Hörsturz. Den zweiten Schwerpunkt bilden Allergien und Überempfindlichkeiten, Asthma und Hauterkrankungen wie Neurodermitis – einschließlich damit verbundener oder verwandter Themen.

Bei den genannten thematischen Schwerpunkten stehen chronische Erkrankungen deshalb im Mittelpunkt, weil deren Verlauf und Management in besonderem Maße durch ausreichende Information über die jeweiligen Krankheits- und Behandlungsaspekte und die Veränderung oder Anpassung der persönlichen Lebensgestaltung beeinflusst werden. Eine gewisse thematische Konzentration schien sinnvoll, weil dadurch bessere Vergleichsmöglichkeiten zwischen den Sendungen und den Vermittlungsstrategien bestehen; dennoch wurden darüber hinaus zahlreiche andere Themen ins Datenmaterial aufgenommen. Zum Thema Ernährung und Übergewicht, das in der öffentlichen Gesundheitsinformation und in allen Gesundheitssendungen eine immer größere Rolle spielt, finden sich in Brünner/Lalouschek (2010) und Lalouschek/Brünner (2010) weiterführende Analysen.

2 www.satundkabel.de (2.5.2006)

Im Folgenden möchte ich die wichtigsten medizinischen und epidemiologischen Informationen zu den beiden Schwerpunkten Herz-Kreislauf-Erkrankungen und Allergien skizzieren, um die Informations- und Vermittlungsschwerpunkte in den Sendungen leichter nachvollziehbar zu machen.

Herz-Kreislauf-Erkrankungen

Herz-Kreislauf-Erkrankungen stellen in Deutschland trotz verbesserter Therapiemöglichkeiten und sinkender Sterbezahlen auch weiterhin mit 44,2% die häufigste Todesursache dar. 300.000 Menschen haben in Deutschland jährlich einen Herzinfarkt; ein Drittel davon sterben, bevor sie in ärztliche Bandlung kommen, weitere 10-15% im Krankenhaus; die Hälfte davon sind Frauen; 93% wissen, dass ein Herzinfarkt tödlich sein kann, warten aber im Schnitt 3-6 Stunden bis sie den Notarzt rufen.[3]

Die hohe Sterblichkeit gerade bei Herzinfarkt ist eine Folge davon,

- dass Risikofaktoren nicht ausreichend bekannt sind bzw. in der Lebensgestaltung nicht berücksichtigt werden,
- dass von einem Infarkt Betroffene bzw. deren Angehörige die Gefährdung zu spät wahrnehmen bzw. nicht rechtzeitig darauf reagieren,
- und dass Infarkte bei bestimmten Personengruppen – jüngeren Menschen und insbesondere Frauen – von Ärzten nicht richtig diagnostiziert werden.

Dies sind auch die zentralen Informationen, die in den Gesundheitssendungen den Zuschauern vermittelt werden sollen: über die Risikofaktoren Bescheid zu wissen, sensibel zu werden für ihre ernst zu nehmende Gefährdung des eigenen Lebens und seinen Lebensstil in Richtung Gesundheitsförderung zu verändern; die Warnzeichen, Vorboten und Hauptsymptome eines Herzinfarkts kennen und erkennen, um sich frühzeitig in ärztliche Behandlung zu begeben oder als Angehöriger rasch Hilfe einleiten zu können, wenn ein Infarkt passiert; und besonders für Frauen (und deren Angehörige): auch auf andere als die als „typisch" geltenden Symptome zu achten und sich z. B. im Notfall von Ärzten nicht leichtfertig wieder nach Hause schicken zu lassen.

Dazu noch einige *Erläuterungen*: Die koronare Herzkrankheit (KHK) beruht auf einer Arteriosklerose („Verkalkung") und damit Verengung der Herzkranzgefäße. Durch sie ist die Versorgung des Herzmuskels mit Sauerstoff beeinträchtigt, so dass es zu Herzschmerzen, der Angina Pectoris, kommen kann

3 aktuelle Zahlen der Deutschen Herzstiftung (http://www.herzstiftung.de/bildmaterial_herzinfarkt.php) und des Statistischen Bundesamtes, Stichwort Herz-Kreislauf-Erkrankungen (http://www.gbe-bund.de) (21.9.2009)

und in der weiteren Folge auch zu Herzinfarkt, Herzinsuffizienz (Herzpumpschwäche) oder Herzrhythmusstörungen.

Die KHK ist durch ein komplexes Zusammenwirken sogenannter Risikofaktoren bedingt, u. a. Fettstoffwechselstörungen (ungünstige Cholesterinwerte), Bluthochdruck, Diabetes, Rauchen, Bewegungsmangel, aber auch psychosoziale Faktoren wie Stress und eine feindselige Einstellung gegenüber der Umwelt (Iribarren et al. 2000). So ergab eine aktuelle Untersuchung an der Psychosomatischen Medizin der TU München, dass auffällig viele Infarktpatienten Wochen vor ihrem Herzversagen ihre Ärzte mit Symptomen einer Depression aufgesucht hatten (Apotheken-Umschau 3/2008). Die Kontrolle über die Risikofaktoren und die Achtsamkeit auf belastende Begleitumstände setzt bei Patienten und potenziell Betroffenen sowohl Wissen und Verständnis der Zusammenhänge voraus als auch eine dauerhafte Motivation zur gesunden Lebensgestaltung. „Die Menschen verdrängen Gefahren wie Rauchen, Mangel an körperlicher Bewegung und Übergewicht, sie wollen ihr Wissen nicht wahrhaben." (Der Kardiologe Gerhard Schuler, Frankfurter Rundschau 26.10.98)

Für das Überleben nach einem Herzinfarkt bzw. die Prognose ist es wichtig, dass die Betroffenen schnell handeln, wenn sie einen Infarkt vermuten, d. h. sich sofort ins Krankenhaus begeben. Jedoch:

> „Weniger als jeder Zehnte ruft noch in der ersten Stunde nach dem Infarkt einen Arzt. (...) In der ersten goldenen Stunde könnte ein Großteil der Patienten sogar ohne dauerhafte Schäden am Herzmuskel gerettet werden." (Jochen Senges vom Herzzentrum Ludwigshafen, Süddeutsche Zeitung 22.5.01)

Eine neuere Studie mit mehr als 4.000 Teilnehmern ergab, dass ein Drittel der Herzanfälle bei Männern und mehr als die Hälfte bei Frauen nicht bemerkt wurde. Dafür gibt es zwei interessante Gründe: So zeigen die empirischen Daten, dass Patienten ihren Herzinfarkt sehr häufig als *Blitz aus heiterem Himmel* darstellen, d. h. keine Warnsymptome wahrgenommen haben: „Es ist ein gut dokumentierter Befund, dass Herzinfarktkranke die Arztkonsultation verzögern und initiale Beschwerden ‚übersehen'" (Faller 1989, 56). Kardiologen und Präventivmediziner vertreten die Theorie, dass – abgesehen von fehlendem Krankheitswissen – gerade solche Personen infarktgefährdet sind, die von sich das Selbstbild eines nie kranken Menschen haben und vorhandene Symptome systematisch ignorieren und verdrängen.

Der andere Grund ist, dass bei bestimmten Personengruppen wie jüngeren Menschen und insbesondere Frauen Herzinfarkte von Ärzten häufig nicht erkannt bzw. falsch diagnostiziert werden. Dies hängt einerseits mit stereotypen Vorstellungen über männliche Risikogruppen bzw. weibliche Nicht-Risikogruppen zusammen, andererseits damit, dass Frauen vor oder bei einem Herzinfarkt systematisch andere Leitsymptome erleben als Männer (Vollmer 1998, Legato 2002): „Typische" Beschwerden (von Männern) sind brennender Druckschmerz, enormer Druck in der Brustmitte, Schmerzausstrahlung in den linken Arm, Kiefer und Nacken; „atypische" Beschwerden (von Frauen) sind Schmerzen im Oberbauch und Rücken, Schweißausbrüche und extreme Kurzatmigkeit, die eher als Panikattacken, Depression oder psychosomatische Befindlichkeitsstörungen fehldiagnostiziert werden, vor allem, weil das Hauptsymptom des vernichtenden Brustschmerzes fehlt. Dies führt dazu, dass „weibliche Herzinfarktpatienten einer US-Studie zufolge medizinisch weniger gut versorgt werden als Männer mit dem gleichen Krankheitsbild und doppelt so häufig sterben" (Süddeutsche Zeitung 11.5.07).

Diese falsche Vorstellung in der Bevölkerung zu korrigieren ist ein besonderes Anliegen der Gesundheitssendungen (und auch der öffentlichen Gesundheitsinformation, z. B. der Deutschen Herzstiftung): Ein Herzinfarkt oder Schlaganfall ist kein Geschehen wie ein Blitz aus heiterem Himmel, dem man schicksalshaft ausgeliefert ist, weil es immer Warnzeichen, Signale und Vorboten gibt, die einfach übersehen oder nicht ernst genommen werden, ebenso wie die Tatsache, dass die Symptomatik alters- und geschlechtsabhängig variieren kann. Diesbezügliche falsche Vorstellungen werden in den letzten Jahren übrigens auch innerhalb der medizinischen Aus- und Fortbildung und in den medizinischen Lehrbüchern korrigiert.

Nach Berechnungen des Statistischen Bundesamtes (Zahlen von 2004) ist die Behandlung von Herz-Kreislauf-Erkrankungen im deutschen Gesundheitswesen mit 35 Milliarden Euro der größte Kostenfaktor, der Anteil der Herz-Kreislauf-Medikamente macht ein Viertel der Gesamtausgaben der Kassen für Arzneien aus.

Ähnliche Gesichtspunkte und Probleme gelten für den *Schlaganfall*, der in seiner Dramatik und Gefährlichkeit mit dem Herzinfarkt vergleichbar ist und auch ähnliche Ursachen hat. Nach Angaben der Stiftung Deutsche Schlaganfallhilfe erleiden 200.000 – 250.000 Deutsche pro Jahr einen Schlaganfall. Bluthochdruck ist der wichtigste Risikofaktor; weitere sind Diabetes, Rauchen, Übergewicht, Bewegungsmangel und Fettstoffwechselstörungen. An Bluthochdruck leiden in Deutschland etwa 40% der Erwachsenen. Eine Umfrage des Kompetenznetzes Schlaganfall unter 28.000 Deutschen, die älter als 50 Jahre waren, ergab, dass 32% dieser Älteren keinen einzigen Risikofaktor für Schlaganfall kennen (Apotheken Umschau 06/2006, 21).

Auch Schlaganfall ist kein Geschehen „aus heiterem Himmel". Wie beim Herzinfarkt gibt es z. T. lange vorher ganz bestimmte Signale, Alarmzeichen und Vorboten, die bei fehlendem Krankheitswissen übersehen oder bagatellisiert werden, so dass viele Betroffene zu spät in ärztliche Behandlung kommen.

Als Vorwarnsymptom gilt die sogenannte „TIA“ (transitorisch ischämische Attacke), eine durch ein Blutgerinsel ausgelöste, vorübergehende Durchblutungsstörung in Halsschlagader oder Hirnarterie, die sich von selbst wieder auflöst. Die Symptome einer TIA sind:

> Drehschwindel, Gangunsicherheit, Stürze
> Sprachstörungen, z. B. verwaschene Sprache
> Sehstörungen, z. B. Doppelbilder, Sehverlust
> Kopfschmerzen, erstmalig und sehr stark auftretend
> Kraftlosigkeit, Gegenstände fallen aus der Hand
> Lähmungen oder Schwäche einer Körperhälfte
> (Diabetiker Ratgeber 5/2006, 11)

Das „Verführerische“ ist, dass diese Symptome wieder abklingen. In jedem dritten Fall folgt aber einige Stunden oder Tage danach ein „richtiger“ Schlaganfall. Aus diesem Grund ist hier das Wissen und die angemesse, also sofortige Reaktion auf diese Symptome so bedeutsam. Auch beim Schlaganfall entscheidet der Zeitraum, der zwischen Ereignis und Akutbehandlung vergeht, über die Schwere der nachfolgenden Behinderung bzw. über Leben oder Tod. Denn je länger Hirngewebe von der Durchblutung abgeschnitten ist, desto geringer ist die Erholungsrate. „Zeit ist Hirn“ heißt darum auch das Motto der Notfallmediziner.

Ähnlich wie beim Herzinfarkt wird in Kampagnen der öffentlichen Gesundheitsinformation und damit auch in den Gesundheitssendungen deshalb regelmäßig eingefordert, solche Symptome bei sich selbst oder bei Angehörigen wahrzunehmen, sie ernstzunehmen und schnelle ärztliche Hilfe in Gang zu setzen. Nicht übersehen werden sollte der Aspekt, dass sich, bei aller epidemiologischen und volkswirtschaftlichen Relevanz, Erkrankungen wie Herzinfarkt und Schlaganfall aufgrund ihrer innewohnenden Dramatik besonders gut für die mediale Präsentation eignen.

Allergien

Allergien sind ebenfalls ein chronisches Leiden, das stark verbreitet ist und stetig zunimmt. Mindestens 20 Millionen Deutsche leiden unter Allergien. An der Spitze steht die Pollenallergie (Heuschnupfen) (15% der Bevölkerung). Es folgen Kontaktallergien (9% der Bevölkerung), danach Asthma, Nahrungsmittelallergien und Arzneimittelallergien (je 5% der Bevölkerung). Je 4% der Bevölkerung haben Neurodermitis bzw. Insektengiftallergien (Süddeutsche Zeitung 22.4.2006).

Eine Allergie[4] ist eine überschießende Abwehrreaktion des Immunsystems auf bestimmte und normalerweise harmlose Umweltstoffe (Allergene), die

4 Stichwort „Allergie“ auf www.netdoktor.de, www.das-gesundheitsportal.com, www.wikipedia.de

sich in typischen, durch entzündliche Prozesse ausgelösten Symptomen äußert. Diese können mild bis schwerwiegend und in einigen Fällen sogar akut lebensbedrohlich sein – z. B. bei einer Insektengift- oder Penicillinallergie. Die häufigsten Allergien sind sogenannte „Soforttyp-Allergien" auf Pollen, Nahrungsmittel, Insektengift, Schimmelpilze, Tierhaare und Hausstaubmilben; der Körper reagiert mit Hautausschlag, Niesen, Juckreiz, Schleimhautschwellung, Verengung der Atemwege und Blutdruckabfall. Die sogenannten „Spättyp- oder Kontaktallergien", bei denen die Reaktion erst nach 24 bis 72 Stunden einsetzt, sind Reaktionen auf Chemikalien und Reinigungsmittel, Metalle, Medikamente, Latex oder Licht, die nach Hautkontakt zu geröteten oder nässenden Ausschlägen führen.

Um eine allergische Reaktion in Gang zu setzen, muss das Immunsystem mindestens einmal in Kontakt mit einer allergieauslösenden Substanz (Allergen) kommen. Es stuft dabei die Substanz als fremd und gefährlich ein und aktiviert damit eine Abwehrreaktion, in den meisten Fällen die Ausschüttung des körpereigenen Botenstoffes Histamin. Bei erneutem Kontakt mit dem allergieauslösenden Stoff reagiert das Immunsystem immer wieder in dieser Weise. Manchmal steigert sich die Heftigkeit der Reaktion im Laufe der Zeit.

Die Symptome von Allergien und Hypersensitivität können sich an verschiedenen Organen des Körpers äußern, z. B. an den Schleimhäuten (Heuschnupfen), Konjunktivitis (Bindehautentzündung), an den Atemwegen (Asthma bronchiale), an der Haut (Neurodermitis, Kontaktekzem), im Magendarmtrakt (Erbrechen, Durchfälle, besonders bei Säuglingen und Kleinkindern) oder als akuter Notfall (anaphylaktischer Schock). Allergiker können an einer Form oder an Mischformen leiden. Während allergische Symptome an den Schleimhäuten typischerweise eher akut auftreten, können Symptome wie Asthma bronchiale und atopische Dermatitis einen chronischen Verlauf nehmen.

Typisch für Allergien ist auch der sogenannte „Etagenwechsel" (*allergic march*), ein Symptomwechsel, der im Laufe einer Allergieerkrankung stattfinden kann: Säuglinge mit Nahrungsmittelallergie können z. B. aus dieser Allergieform „herauswachsen", später aber allergisch auf Pollen reagieren (Wechsel von den Schleimhäuten des Verdauungssystems zu denen des Nasen-Rachenraumes). Bei einem Erwachsenen kann eine Pollenallergie, wenn sie unbehandelt bleibt, zu einer Asthmaerkrankung führen (Wechsel von den Schleimhäuten des Nasen-Rachen-Raumes zu denen der Bronchien).

Ein Hauptaugenmerk in den Sendungen liegt aufgrund der komplexen und wenig durchsichtigen Krankheitsform darauf, das „Rätsel" Allergie zu lösen und den Zuschauern die physiologischen Mechanismen des „Irrtums des Immunsystems" und den fehlgeleiteten „Kampf gegen vermeintliche Eindringlinge" zu verdeutlichen – Wissensbestände zum Thema Allergie, die in der Bevölkerung wenig verankert sind. Ein weiteres Augenmerk liegt auf der Vermittlung des Zusammenhangs zwischen den oft als unterschiedlich wahrgenommenen Erkrankungen wie Allergien, Asthma und Neurodermitis, dem „Etagenwechsel" und der Korrektur der Gleichsetzung von Allergie und Unverträglichkeit.

Am aufwändigsten für die Allergiekranken gestaltet sich oft die Suche nach dem Allergieauslöser, da einer unbegrenzten Anzahl von Auslösern nur eine Handvoll Symptome gegenüberstehen. Zur Diagnose stehen eine Reihe von Haut- und Labortests zur Verfügung, z. B. der bekannte „Prick-Test". Behandelt werden Allergien entweder symptomatisch durch Medikamente (Antihistaminika, Cortisone) oder ursachenbekämpfend durch Hyposensibilisierung, eine spezifische Immuntherapie, mit der versucht wird, den Körper weniger empfindlich gegen den Auslöser zu machen. Bei der Insektengiftallergie ist sie fast immer erfolgreich (in 80 bis 90% der Fälle), bei Allergien gegen Hausstaubmilben, Tierhaare bzw. Schimmelpilze eher gering. Aufgrund der geringen Erfolge bei Diagnostik und Therapie durch die Schulmedizin ist bei Allergien und Unverträglichkeiten das Interesse an Naturheilverfahren und an alternativen Heilformen und -praktiken wie Homöopathie, Chinesische Medizin und Akupunktur besonders groß.

Die effizienteste Behandlung ist nach wie vor die Vermeidung der allergieauslösenden Substanzen, also ganz bewusst auf bestimmte Lebensmittel oder Nahrungsbestandteile, Haustiere oder Reinigungsmittel zu verzichten, was je nach Allergen im Alltag oft nur mit Mühe durchführbar ist. Der Handel hat die Zielgruppe der Allergiker und Menschen mit Neurodermitis und Hypersensitivität schon für sich entdeckt. Seit einiger Zeit gibt es eine immer breiter werdende Palette von laktosefreien Milchprodukten, glutenfreien Backwaren und Nudeln sowie reiz- und allergenarme Reinigungs- und Waschmittel, bei denen nicht nur die Inhaltsstoffe, sondern auch garantiert nicht enthaltene allergieauslösende Substanzen deklariert sind bzw. vor produktionstechnisch bedingten, potenziell allergieauslösenden Inhaltsstoffen gewarnt wird: „Kann Spuren von Erdnüssen und Soja enthalten".

Neben der Erläuterung der üblichen Diagnose- und Therapieverfahren ist ein großer Teil der Sendungen daher auch dem Allergie-Management gewidmet. D. h., es werden Ratschläge erteilt, wie etwa die Einnahme der „Kutschersitzhaltung" bei einem Asthmaanfall, auf neue Produktserien für Allergiker hingewiesen, aber auch das Für und Wider z. T. umstrittener Behandlungen diskutiert, wie z. B. der Einsatz von Cortisonpräparaten bei Neurodermitis. Auch aufgrund des schon angesprochenen großen Interesses der Betroffenen und damit der Zuschauer an alternativen Diagnose- und Heilverfahren und wegen der großen Bandbreite der Verfahren, ihrer manchmal beeindruckenden Erfolge und ihrer zum Teil ungewöhnlichen und spektakulären Methoden lassen sich diese medial besonders gut behandeln – sei es, die Verfahren praktisch zu erläutern, von Erfolgen zu berichten oder vor überhöhten Erwartungen an ein „Wunder" zu warnen.

3.1.3 Überblick über die Sendungen

Im Folgenden gebe ich einen Überblick über die Verteilung der untersuchten Sendungstypen und Sendungen. Sie sind alphabetisch geordnet, ähnliche Formate zu einer Gruppe zusammengefasst. Unterstrichen sind Sendungsreihen, von denen sich mehr als drei Sendungen im Aufnahmekorpus befinden. Ausgewählte Sendungen wurden für die Analysen transkribiert, d. h. genau verschriftet (s. Kapitel 3.2.1).

Magazin- und Ratgeberreihen zur Gesundheit (747 Sendungen, 65 transkribiert)

Name	*Sendungen*
ARD-Buffet (ARD)	6
ARD-Ratgeber Gesundheit (ARD)	1
Die Sprechstunde (BR)	11
Gesundheit live (n-tv)	1
Gesundheit! (ZDF)	662
Gesundheitsmagazin Praxis (ZDF)	11
Hallo, wie geht's? (SWF)	1
Hauptsache Gesund (MDR)	2
Praxis täglich (ZDF)	37
Rundum gesund (WDR)	3
Servicezeit: Gesundheit (WDR)	1
Teledoktor (ARD)	3
Tele-Praxis (WDR)	1
Visite (WDR)	1
ZDF Info Gesundheit (ZDF)	6

Talkshows und Diskussionssendungen mit einem Gesundheitsthema (22 Sendungen, 13 transkribiert)

Name	*Sendungen*
Fliege (ARD)	10
Ilona Christen (RTL)	3
Knackpunkt am Mittwoch (MDR)	1
live – ZDF-Talkshow (ZDF)	1
Mittwochs live (WDR)	2
Pro und Contra (ARD)	1
Schiejok täglich (ORF 2)	2
Schreinemakers live (SAT 1)	1
Streitfall (NDR)	1

Wissenschafts- und Kulturreihen und Dokumentationen mit einem Gesundheitsthema (8 Sendungen, 3 transkribiert)

Name	*Sendungen*
Arte Themenabend (Arte)	2
Globus (ARD)	1
Die natürlichste Sache der Welt (WDR)	1
Herznacht im ZDF (ZDF)	1
OP. Schicksale im Klinikum (ZDF)	1
Quarks und Co (WDR)	1
Zündstoff (ZDF)	1

Quizshow mit einem Gesundheitsthema (1 Sendung)

Die große Erste Hilfe Show (RTL)	1

Sonstige Sendungen mit einem Gesundheitsthema (1 Sendung)

Endlich Nichtraucher (Training)	1

Die Übersicht zeigt, dass Magazin- und Ratgeberreihen zur Gesundheit, also die genuinen Gesundheitssendungen, mit 748 Sendungen (65 davon transkribiert) am stärksten vertreten sind, gefolgt von Talkshows und Diskussionssendungen zu Gesundheitsthemen (22 Sendungen, 13 transkribiert).

Außer Fernsehsendungen existieren ergänzende Materialien zum Thema Gesundheit; wenn diese in den Analysen verwendet werden, wird das extra gekennzeichnet.

Ergänzende Materialien (18 transkribiert)

Typ	*Anzahl*
Informationsfilm der Deutschen Herzstiftung	1
Informationsfilm der Firma Bayer für Patienten	1
Radiosendungen (Features und Ratgeber)	4
Bundestagsdebatte zum Organtransplantationsgesetz	1
nicht-mediale öffentliche Vorträge bzw. Diskussionen	5
Vorträge für Patienten	7
Arzt-Patient-Gespräche	19
Alltagserzählungen über Herzinfarkte	2
Straßen-Interviews mit Laien zu Herzinfarkt	40
ein großes Korpus von Texten zu Gesundheitsthemen (Informations- und Ratgebertexte aus Zeitschriften, Zeitungen, Internet, Broschüren usw.)	

3.2 Theoretischer und methodischer Zugang

Im Folgenden gebe ich einen Überblick über die theoretischen und methodischen Zugänge zur Beschreibung und Analyse des Datenmaterials, in die sich die vorliegende Arbeit einbettet. Im Vordergrund steht das theoretische und methodische Spektrum der linguistischen Diskurs- und Gesprächsanalyse, das durch kommunikations- und medienwissenschaftliche Zugänge zur Produktion und Rezeption von Wissenschaftssendungen ergänzt wird.

3.2.1 Die Analyse mündlicher Kommunikation

Die Untersuchung stützt sich auf die qualitativen Methoden der linguistischen Diskurs- und Gesprächsanalyse, die für mündliche Kommunikation, besonders Gespräche, entwickelt wurden. Die Diskursforschung (oder Gesprächsforschung, je nach Arbeitsrichtung) arbeitet empirisch, sie dokumentiert und analysiert authentische Gespräche und andere Formen mündlicher Kommunikation. Der Fokus liegt dabei auf der verbalen Kommunikation und Interaktion, auf den verschiedenen Formen und Funktionen des sprachlichen Handelns und den Zwecken, denen sie dienen. Analysiert werden die Art und Weise der interpersonalen Verständigung, die kommunikativen Aufgaben, die die Gesprächsteilnehmer zu erfüllen haben, und die dafür eingesetzten sprachlichen Handlungsmuster, Verfahren und Mittel. Auf der Grundlage solcher Beschreibungen und Analysen identifiziert und erklärt die Diskursforschung auch Probleme, die in Gesprächen typischerweise auftreten.

Die Interpretation der Daten richtet sich also nicht isoliert auf einzelne sprachliche Verfahren oder gar Ausdrücke, sondern auf den Handlungs- und Interaktionscharakter mündlicher Kommunikation, darauf, was die Kommunikationspartner unternehmen, um ihre Ziele zu erreichen bzw. die institutionellen und medialen Zwecke zu verwirklichen. Im Vordergrund stehen für das jeweilige Datenmaterial typische *kommunikative Aufgaben* und *sprachliche Handlungsmuster*. Solche Handlungsmuster sind standardisierte Ablaufformen zur Verwirklichung bestimmter Zwecke, wie z. B. Frage-Antwort, Beschreiben, Erklären, Anleiten oder Ratgeben. Sprachliche Handlungsmuster sehen bestimmte Handlungen in einer bestimmten Abfolge vor. Sie können sequenziell organisiert sein, d. h. die im Muster vorgesehenen Handlungen sind auf verschiedene Interaktanten verteilt; oder sie können verkettet sein, d. h. nur Aufgabe eines der Handelnden sein. Sprachliche Handlungsmuster stellen gewissermaßen ein inneres Drehbuch für die Gesprächsteilnehmer dar, das deren kommunikatives Handeln anleitet.

3.2.2 Die Arbeit mit Transkripten

Empirische Grundlage der Analysen bilden *audiovisuelle Aufnahmen* (Ton- oder Videoaufzeichnungen) und *Transkriptionen* (Transkripte). Es handelt sich bei Transkriptionen um sehr genaue Verschriftungen des Gesprochenen nach bestimmten Regeln und Verfahren (Transkriptionssysteme). Die Arbeit mit Transkripten ist methodisch für die linguistische Diskursforschung kennzeichnend und konstitutiv, sie unterscheidet sie von anderen Diszplinen, z. B. der Rhetorik oder der Psychologie (die sich ja ebenfalls mit Gesprächen beschäftigen), aber auch von der medienwissenschaftlichen Forschung.

Aufgrund der Flüchtigkeit der mündlichen Sprache sind Transkripte für die Analyse oft unverzichtbar und werden eingesetzt, um das Gesagte möglichst in der Form festzuhalten, in der es gesprochen wurde. Während bei einer einfachen Abschrift das Gesagte „geglättet" und grammatischen und orthographischen Normen angepasst wird, werden beim Transkribieren die Besonderheiten mündlicher Sprache und die genauen Formen des Gesprochenen bewahrt.

Z. B. hält ein Transkript solch typische Merkmale mündlicher Sprache fest, wie fragmentarische Äußerungen, grammatisch unvollständige Sätze und Abbrüche (*Er will doch/*), Versprecher und Selbstkorrekturen (*Am Diens/ äh Mittwoch*). Auch die Pausen und Verzögerungssignale (*äh*) sowie die Hörerrückmeldungen in Gesprächen (*hm oder* zweisilbig gesprochen *hmhm*) werden notiert. Die Orthographie wird bei Auffälligkeiten der Aussprache abgeändert, stark umgangssprachliche oder dialektale Formen werden in literarischer Umschrift wiedergegeben (z. B. *haste det jesehn?*). Intonatorische Merkmale wie *laut*, *leise*, *schnell*, *betont* usw. werden gekennzeichnet, wenn sie auffällig und für die Bedeutung des Gesagten wichtig sind. Satzzeichen wie Punkt, Komma, Fragezeichen oder Doppelpunkt markieren Intonationsverläufe. Lachen und lachendes Sprechen, Stöhnen, Seufzen usw. werden festgehalten, bei Bedarf auch nonverbale kommunikative Mittel wie Gestik, Blick oder Mimik einbezogen.

Es gibt verschiedene *Transkriptionssysteme*, d. h. normierte Verfahren der Darstellung gesprochener Sprache. Die Transkripte in diesem Buch folgen dem bewährten System der *Halbinterpretativen Arbeitstranskriptionen (HIAT)* (Ehlich/Rehbein 1976, Ehlich 1993). „Halbinterpretativ" bedeutet, dass Alltagswissen über Sprache reflektiert eingesetzt wird, aber keine weitergehenden Interpretationen über das Gesprochene gelegt werden. „Arbeitstranskription" bedeutet, dass das Transkript je nach Bedarf präzisiert oder erweitert werden kann – z. B. um stimmlich-intonatorische Phänomene oder Angaben zur nonverbalen Kommunikation (Ehlich/Rehbein 1981).

Um das gleichzeitige Sprechen mehrerer Personen (z. B. bei Unterbrechungen) im Transkript darzustellen, wird in HIAT eine *Partiturschreibweise* verwendet – ähnlich wie in der Musik. Äußerungen verschiedener „Stimmen" werden in getrennte Zeilen geschrieben, die gemeinsam eine Partiturfläche bilden. Gleichzeitig Gesprochenes steht innerhalb einer Partiturfläche übereinander. Die einzelnen Flächen werden von einer Partiturklammer (= Rahmen) umschlossen, neben der die abgekürzten Sprecherbezeichnungen stehen. Bei Bedarf erhält jeder Sprecher außer der Zeile für die verbale Kommunikation eine weitere, in der die Intonation, nonverbale Kommunikation oder Kommentare zum Gesprochenen notiert werden können (über dem betreffenden Äußerungsteil).

Bei Zitaten mit stark monologischem Charakter ersetze ich, um Platz zu sparen, die Partiturschreibweise durch eine vereinfachende lineare Schreibweise. Wo es nur auf die Darstellung eines Sprechers ankommt, lasse ich die ggf. begleitenden Hörersignale weg. Diese Transkriptausschnitte sind als *vereinfacht* gekennzeichnet. Die hier verwendeten Konventionen von HIAT sind im *Anhang* angegeben.

Die Transkriptionen der Gesundheitssendungen bilden, obwohl ich natürlich immer wieder auch auf die Videoaufzeichnungen zurückgegriffen habe, die zentrale Basis der hier vorgestellten Analysen. Sie wurden unter bestimmten Fragestellungen systematisch untersucht auf für die Sendungen typische Phänomene, sprachliche Handlungsformen, kommunikative Verfahren, deren Zwecke und Funktionen und auch ihre Probleme. Welche kommunikativen Aufgaben stellen sich den Beteiligten? Wie bearbeiten sie diese und mit welchem Erfolg? Welche Handlungsformen und Verfahren setzen sie in welchen Funktionen ein? Welche Probleme werden sichtbar und welche Lösungen finden die Beteiligten ggf. für sie? Welche anderen Formen bzw. Lösungen wären möglich? Um die

Ergebnisse darzustellen, beispielhaft zu illustrieren und zu belegen, stelle ich zahlreiche Transkriptausschnitte vor, die zugleich auch das vielfältige Spektrum der sprachlich-kommunikativen Formen und Verfahren sichtbar machen und Probleme verdeutlichen.

3.2.3 *Diskursanalytische Medienanalyse – vom Beschreiben zum Bewerten*

Es geht in diesem Buch um diskursanalytische Medienanalyse, unter dem speziellen Fokus der sprachlichen und kommunikativen Aspekte und unter Verwendung von Transkripten, um die sprachwissenschaftliche Beschreibung von sprachlich-kommunikativen Formen, Handlungsmustern und Verfahren, die in den untersuchten Gesundheitssendungen Verwendung finden, in ihrer ganzen Vielfalt zu erfassen. Es geht um die Analyse der Funktionen und Wirkungen dieser Phänomene, ihrer Leistungen und Probleme sowie um Einschätzungen zu ihrer praktischen Eignung für den Vermittlungsprozess.

Die linguistische Diskursanalyse ist zunächst eine deskriptiv-systematisierende Form der Analyse, d. h. sie beschreibt das ‚Wie', die Art und Weise des kommunikativen Prozesses: wie z. B. Interaktion und Verständigung vonstatten gehen, wie kommunikative Aufgaben von den Beteiligten erfüllt und wie sprachliche Handlungsmuster oder Darstellungsverfahren eingesetzt werden (Brünner 2009). Diesem ‚Wie' der Kommunikation widmet der Zuschauer üblicherweise keine Aufmerksamkeit, er konzentriert sich normalerweise auf das ‚Was' der Darstellung, auf die Inhalte der Kommunikation, ohne sich bewusst zu machen, dass jeweils auch andere Formen möglich wären.

Aber eine bloß beschreibende Analyse würde der Bedeutung des Themas nicht gerecht und würde sicherlich auch nicht die Erwartungen der Zielgruppen dieses Buches erfüllen. Es sind also im Blick auf eine praktische Relevanz und Anwendungszwecke der Untersuchung zusätzlich auch *Bewertungen* notwendig oder jedenfalls wünschenswert: Einschätzungen darüber, was als gelungene oder misslungene Form der Darstellung und Kommunikation gelten kann, Aussagen dazu, welche Eigenschaften bestimmte Formen problematisch machen, und Überlegungen und Hypothesen, warum einige gut funktionieren, andere dagegen nicht.

Dieser Übergang von der Beschreibung zur Bewertung wird in der *Angewandten Diskursforschung* üblicherweise auch vollzogen. Diese zielt ausdrücklich nicht nur auf Deskription, sondern auch auf die Anwendung der Ergebnisse in der Praxis, z. B. darauf, Konzepte zur Förderung von Gesprächskompetenz in dem jeweiligen Praxisbereich zu entwickeln (Becker-Mrotzek/Brünner (Hrsg.) 2009). Deshalb sucht die Angewandte Diskursforschung in den analysierten Gesprächen Probleme zu identifizieren, näher zu bestimmen und zu erklären und aus den empirischen Ergebnissen mögliche Problemlösungen abzuleiten (Becker-Mrotzek/Brünner 1999, Brünner/Fiehler/Kindt (Hrsg.) 2002).

Im Falle direkter Interaktion können Probleme und Misserfolge in der Verständigung, Missverständnisse, Unklarheiten und enttäuschte Erwartungen häufig an den Verhaltensweisen und Reaktionen der Gesprächsbeteilgten in dem Gespräch selbst abgelesen werden. Die Teilnehmer geben z. B. durch ausbleibende oder skeptische Hörerrückmeldungen, durch Nachfragen, durch das Zeigen von Irritation oder Verärgerung dem Gesprächspartner Hinweise auf solche Probleme. Damit liefern sie zugleich dem analysierenden Wissenschaftler Indikatoren dafür, dass die Interaktion hier einen problematischen Verlauf genommen hat, und teilweise auch Hinweise darauf, worin dieser besteht bzw. begründet ist.

Deutlich wird dies etwa am Beispiel *Frau Stegmeier* aus einer Call-in-Sendung der Reihe *Gesundheit!* (s. ausführlich Kapitel 12.4.1). Dr. Gerhardt rephrasiert die Frage der Anruferin in einer Weise, die die Anruferin offenbar irritiert (*Wie bitte?*). Dies löst eine Sequenz aus vergewissernden Nachfragen, wechselseitiger Bekundung mangelnden Verstehens und einer Wiederholung der Frage durch die Anruferin aus; die Wiederholung zeigt, dass Dr. Gerhardt die ursprüngliche Frage offenbar missverstanden und falsch reformuliert hat.

Solche Hinweise der Interaktionsbeteiligten als Grundlage für Bewertungen der untersuchten sprachlichen Handlungsformen sind in den hier vorliegenden medialen Daten selten. Dies hat mehrere Gründe: Erstens sind in den „Medizin-Talks" die Inhalte der Gespräche, die zwischen Moderator, Experten und Betroffenen im Studio stattfinden, in groben Zügen vorgeplant und abgesprochen. Vorbereitetheit ist ja ein integraler Bestandteil von medialer Inszenierung, da es nicht primär um die face-to-face-Kommunikation zwischen den Interaktanten im Studio geht, sondern um die „Herstellung von Kommunikation" mit dem Ziel der Information und/oder Unterhaltung für die Zuschauer. Dieckmann (1981) nennt das die „Trialogizität" des Mediums. Daher sind alle Redebeiträge „mehrfachadressiert" (Burger 1991, Kühn 1995), d. h. sowohl an die anwesenden Gesprächsteilehmer gerichtet als auch an die Zuschauer „und nehmen immer auch – explizit oder implizit – die Perspektive und die (angenommenen) Interessen des Publikums wahr" (Lalouschek 2005, 131).

Ein zweiter Grund, warum nur selten Reaktionen und Hinweise der Gesprächsteilnehmer als Grundlage für die Aufdeckung von Problemen und bewertende Einschätzungen zur Verfügung stehen, liegt darin, dass die direkten Interaktionen – die in den Gesundheitssendungen ja durchaus stattfinden – durch die Dominanz der Moderatoren im Gespräch geprägt sind. Sie sind auch in dem Sinne medial überformt, als sich die geladenen Gäste – Experten wie

Patienten – kaum spontan zu Wort melden, selten ohne Aufforderung sprechen und mit ihren Reaktionen im Gespräch eher zurückhaltend sind.

Drittens ist die Kommunikation in den Sendungen ohne eingeladene Gäste ja in der Regel direkt an das Fernsehpublikum gerichtet. Die spontanen Reaktionen der Zuschauer sind in der medialen Konstellation aber weder für den Moderator oder andere Sendungsbeteiligte wahrnehmbar noch sind sie für die Analyse der Sendungen zugänglich und verfügbar. Eine Wirkungsforschung, die solche Reaktionen des Publikums auf breiter Basis mit erheben und systematisch in die Analyse einbeziehen würde, ist kaum praktisch durchführbar – auch wenn es linguistische Untersuchungen zur „kommunikativen Aneignung" von Fernsehsendungen gibt, die sich auf die sendungsbezogenen Kommentare und Gespräche richten, die die Zuschauer begleitend zur oder nach der Sendung führen (Holly /Püschel (Hrsg.) 1993, Hepp 1999, Klemm 2000, Habscheid 2001, Holly/Habscheid 2001, Holly/Püschel/Bergmann (Hrsg.) 2001; s. auch Kap. 3.4.1).

Wenn es im Datenmaterial solche Indikatoren für Probleme und Hinweise auf deren Ursachen gibt, nutze ich sie selbstverständlich systematisch. Darüber hinaus muss ich jedoch oft auf meine eigenen Reaktionen, Einschätzungen und Urteile zum Gesprochenen zurückgreifen und mögliche positive oder negative Wirkungen der untersuchten kommunikativen Handlungsformen auf der Grundlage eigener Kommunikationserfahrungen hypothetisch abschätzen. Dabei kommt meine eigene Rolle als medizinischer Laie – ebenso wie auch die Zuschauer Laien sind – zur Geltung. Auf der anderen Seite aber vermögen auch meine reichen Erfahrungen im Bereich der Vermittlung, Lehre und Didaktik solche Wirkungshypothesen zu stützen.

3.2.4 Kommunikations- und medienwissenschaftliche Ansätze zu Medien und Public Health

Es gibt zu Medien und Public Health eine Fülle kommunikations-, medien- und gesundheitswissenschaftlicher Zugänge, von denen hier nur einige kurz angesprochen werden können.

Der diskursanalytische Zugang überschneidet sich mit dem der *soziologisch-konversationsanalytischen Medienforschung*, bei der die „Ordnungsgenerierung durch die Interagierenden" (Ayaß 2004, 9) im Mittelpunkt steht, also Sprecherwechsel (*turn-taking*) und Rezipientenzuschnitt (*recipient design*), vor allem in Radiosendungen, Call-in-Sendungen und Nachrichteninterviews. Dazu zählen aber auch Untersuchungen zu Produktionsbedingungen in Massenmedien („production of talk for an overhearing audience" (Heritage 1985)) und Rezeptionsanalysen, also wie mediale Inhalte ex post von den Rezipienten aufbereitet, rekonstruiert und re-inszeniert werden (Keppler 1994, Klemm 2000) (für einen Überblick s. Ayaß 2004).

Einen Überblick über die ebenfalls soziologisch orientierte *interaktionsbezogene, qualitative Fernseh- bzw. Medienanalyse* gibt Keppler (2004, 2006). Ihr Untersuchungsgegenstand ist die Verschränkung von Produktion, Produkt und Rezeption, mit der die einseitige und lineare Sender-Rezipient-Beziehung aufgelöst wird: Jedes mediale Produkt enthält das Zusammenspiel und die Perspektive der Produktion, des Produkts und der Rezeption, d. h. einerseits leiten die Produkte selbst ihre Rezeption an (*implicit viewer*), andererseits ist die Rezeption von den Rezipienten und den Rezeptionsumständen abhängig (*action-theory oriented reception research*). Ziel der interaktionsbezogenen Fernsehanalyse ist es, „einen Weg zu einer unverkürzten Analyse des Gehalts filmischer Produkte zu weisen" (Keppler 2006, 87). Dies geschieht auf der Basis der gesamten audiovisuellen Erfassung filmischer Produkte, bei der Sprache neben Kameraführung, Musik, Filmschnitt, Einblendungen usw. nur ein Teil ist. Die Analyse bewegt sich entlang der Kategorien Chronologie, räumliche und zeitliche Kontinuität, Narrativität und Deskriptivität, die „die Organisation der einzelnen Bildserien hinsichtlich zeitlicher, räumlicher und erzähltechnischer Gesichtspunkte, Komparativität und Alternation" und das Verhältnis zweier oder mehrerer Bildserien zueinander beschreiben, und zwar einerseits in inhaltlicher, andererseits in materialästhetischer Dimension (Borstnar et al. 2002, 146).

Die Unterschiede der bisher genannten linguistischen und soziologischen Ansätze zu anderen theoretisch-methodischen Zugängen der *Medien- und Gesundheitswissenschaften* liegen vor allem darin, dass diese nicht auf die Interaktion und Interaktionsmechanismen ausgerichtet sind, sondern z. B. inhaltsanalytisch und oft quantitativ. So hat die Gesundheitswissenschaftlerin Andrea Appel (1996, 2000) in einer *inhaltsanalytischen Untersuchung* regelmäßiger Medizinsendungen überprüft, welche Gesundheits- und Krankheitsbegriffe in ihnen vermittelt werden. Die Ergebnisse zeigen eine Präferenz für schulmedizinische und somatische Aspekte, d. h., soziale und psychische Aspekte von Krankheit und Gesundheit werden nach wie vor wenig berücksichtigt, Gesundheit und Krankheit werden als Angelegenheit medizinischer ExpertInnen dargestellt, auf Laienkompetenz wird wenig Wert gelegt, dafür wird eine starke Orientierung an modernen technischen Verfahren sichtbar.

Weitere Inhaltsanalysen bezüglich Gesundheitsthemen liegen z. B. vor für die Berichterstattung über Tabak, Alkohol, Herzkrankheiten und Ernährung (Bonfadelli/Friemel 2006, 97). Ein sogenanntes *Medien-Monitoring* redaktioneller Massenmedien zu Gesundheitsfragen kann zur Problemanalyse im Vorfeld einer Kampagne dienen, zur Entwicklung von Leitlinien und Empfehlungen für solche Kampagnen oder zur nachträglichen Evaluation einer Kampagne dienen. So ist z. B. ein empirischer Zusammenhang belegt zwischen der Intensität der Medienberichterstattung über Tabakkonsum und der Anzahl der Personen, die das Rauchen aufgeben (Bonfadelli/Friemel 2006, 97).

Die Darstellung speziell der „Ernährungswelt" im Fernsehen (z. B. Arten von Lebensmitteln, Ernährungsverhalten) untersuchen inhaltsanalytisch Rössler et al. (2006) und Lücke (2007). Sie berücksichtigen neben Ratgeber-, Kochsendungen u. ä. auch Werbung, Vorabendserien usw. und verfolgen das Ziel, das „kultivierende", sozialisierende Potenzial der Fernsehdarstellungen zu ermitteln. In diesem Zusammenhang werden durch Verbraucherbefragung auch die Nutzung solcher Medieninhalte und ihre Wirkungen auf die Wahrnehmungen und Einstellungen der Zuschauer erhoben.

In den fertigen medialen Produkten bzw. Sendungen finden sich die Spuren des *Produktionsprozesses*, z. B. Spuren der Aufbereitung medizinischen Wissens in Form von sprachlichen Hinweisen auf Vereinfachungen oder Weglassungen in der Darstellung. Zu den Prozessen der Produktion öffentlicher Gesundheitsinformation in den Medien wären Untersuchungen interessant, die die Vernetzungen, Kooperationen und Gespräche zwischen Medizinern, Wissenschaftsjournalisten (Liebert 1997, 1999), Redakteuren usw. empirisch analysieren und darstellen, wie in Expertendiskursen aus dem wissenschaftlich-medizinischen Wissen Relevantes ausgewählt wird, wie das Wissen bewertet wird (z. B. Qualitätsstandards), wie es transferiert, transformiert und journalistisch bearbeitet, für die Darstellung medienspezifisch aufbereitet und adressatenspezifisch zugeschnitten wird. Mit dem Begriff der *Popularisierung* ist nur ein Teil dieses komplexen Prozesses erfasst (Niederhauser 1997, Becker 2001, Liebert 2002, Kretschmann 2003).

3.3 Verständlichkeit und Wirksamkeit massenmedialer Wissenschaftsvermittlung

3.3.1 Darstellungsformen in Wissenschaftssendungen und ihre Rezeption

In Wissenschaftssendungen werden unterschiedliche Präsentationsformen genutzt, wie Experteninterviews, Darstellungen von Betroffenen, Filmeinspielungen, Animationsfilme (s. Kap. 6), aber auch praktische Demonstrationen an Geräten, medizinischen Objekten oder auch an Freiwilligen aus dem Publikum (z. B. Durchführung eines Allergie-Tests, s. Kap. 8). Kommunikationswissenschaftliche Untersuchungen (Göpfert 1990, Stodiek 1992, Diederichs 1994, Scholz/Göpfert 1998, Milde 2009) zeigen, dass nicht alle diese Darstellungsformen die gleiche Wirkung erzielen, sondern dass Zuschauer aus unterschiedlichen Motiven Wissenschaftssendungen sehen und entsprechend unterschiedliche Erwartungen und Präsentations-Präferenzen haben (Animationsfilm,

Interview etc.), so dass sie die einzelnen Darstellungsformen eher nach ihren persönlichen Vorlieben bewerten als nach tatsächlich vermitteltem Inhalt.

So werden Experteninterviews als besonders effizient beurteilt, wenn Zuschauer schon gut in das Thema eingeführt sind und die neuen Informationen zuordnen können. Das wichtigste Kriterium für alle ist die gute Verständlichkeit der durch die Experten dargestellten fachlichen Inhalte. Für wenig Informierte scheinen komplizierte Inhalte durch einen Filmbeitrag oder die Erklärung eines Moderators u. U. besser transportierbar zu sein. Darstellungen von Patienten sind im Prinzip gut dazu geeignet, persönliche Betroffenheit zu erzeugen, allerdings darf die Darstellung nicht zu emotional ausfallen, sonst läuft sie Gefahr, unglaubwürdig zu erscheinen. Relevant für Zuschauer ist bei diesem Gestaltungsmittel vor allem das Kennenlernen von Bewältigungsstrategien durch die individuellen Krankheitserzählungen.

Filmbeiträge werden positiv bewertet, wenn der Text nicht zu kompliziert ist und das Bild unterstützt und nicht in Konkurrenz zu ihm tritt. Bei hohem Unterhaltungswert von Filmsequenzen tritt dieser Aspekt allerdings in den Hintergrund, ebenso bei Zuschauern mit hohem Vorwissen: Diese Rezipienten entnehmen Informationen bevorzugt aus dem Text und ignorieren die sogenannte „Text-Bild-Schere“ (Drescher 1997). Animationsfilme, die eine erhöhte Konzentration erfordern, werden nur von Zuschauern geschätzt, die mit hoher Motivation und Aufmerksamkeit den Inhalten folgen und sich auch mit ihnen auseinandersetzen wollen. Beiträge, die wenig Konzentration erfordern, werden oft als angenehmer beurteilt, auch wenn der Wissenszuwachs gering ist (Köck 1990).

Diese Ergebnisse legen nahe, dass die Kombination verschiedener Gestaltungsmittel für Wissenschaftssendungen am geeignesten scheint, den unterschiedlichen Vorlieben, Erwartungen, Interessen und Wissensvoraussetzungen von Zuschauern gerecht zu werden.

3.3.2 Verständlichkeit von Wissenschaftsfilmen im Fernsehen

In einer aktuellen kommunikationswissenschaftlichen Studie untersuchte Milde (2009) die Frage, inwieweit verschiedene Darstellungsvarianten von Wissenschaftsfilmen im Fernsehen die Verstehensleistungen der Zuschauer determinieren und beeinflussen.

Massenmediale Wissenschaftsvermittlung bedeutet aus heutiger Sicht, „Wissensinhalte mit einem hohen Nutzwert möglichst ansprechend für das Publikum bereit zu stellen. Dabei soll Wissenschaftsvermittlung nicht nur unterhalten, sondern auch die Reflexions- und Kritikfähigkeit der Zuschauer fördern und Ratschläge und Orientierungshilfen für den Alltag bereit stellen“ (Milde 2009, 57). Der grundlegende Anspruch der Redakteure von Wissenschaftssendungen wie deren Rezipienten ist, dass diese Umsetzung verständlich und attraktiv, also auch durchaus unterhaltend geschieht.

Was das Verstehen und die Verständlichkeit von Wissenschaftsfilmen (und Medieninhalten generell) betrifft, so geht Milde – wie auch die oben genannten kommunikationswissenschaftlichen Untersuchungen – von einem multikausalen Wirkungsprozess aus: Die Verstehensleistungen der Rezipienten hängen nicht nur von den Vermittlungskonzepten und den Eigenschaften der Medienbotschaften ab, sondern auch von Vorwissen, Motivation, Erwartungen und Affekten. Ein Grund dafür könnte sein, dass beim „Fernsehverstehen" (Winterhoff-Spurk 2001) den Zuschauern nur begrenzte sensorische und kognitive Kapazitäten für die Informationsverarbeitung zur Verfügung stehen, die sie ökonomisch und flexibel einsetzen (müssen). Die daraus resultierenden Selektions- und Konstruktionsprozesse sind „vor allem durch individuelle Interessen und die persönliche Betroffenheit des Rezipienten, aber auch durch die Medienbotschaft selbst beeinflusst" (Milde 2009, 103). Zudem kann bei keinem Rezipienten stets derselbe Grad an *involvement* vorausgesetzt werden, also an Bereitschaft, sich aktiv, gründlich, hoch konzentriert und systematisch mit den jeweiligen gesendeten Informationen auseinanderzusetzen – zumal Fernsehen mit seiner raschen Informationsabfolge und realitätsanalogen Stimuli einen nur minimalen Verarbeitungsaufwand unterstützt (Fahr 2006, Milde 2009).

Verständlichkeit von Fernsehbeiträgen und Verstehensniveau eines Zuschauers stehen in direktem Zusammenhang: Das Verstehensniveau des Zuschauers basiert auf seinem Themeninteresse, seinem thematischen Vorwissen und seinen zuvor gemachten Fernseherfahrungen, das Verständlichkeitsniveau des Fernsehbeitrags auf dessen textuell-bildlicher Gestaltung. Das Verständlichkeitsniveau eines Beitrags kann dem Verstehensniveau eines Zuschauers entsprechen oder ihn über- oder unterfordern (Milde 2009, 111), dies muss aber nicht für eine gesamte Sendung gelten, sondern kann sich auch lediglich auf einzelne Darstellungsformen beziehen. Zugleich kann erfolgreiches Verstehen zur Steigerung des Interesses und der Rezeptionsmotivation führen, ebenso wie mangelndes Verstehen Interessenverlust und Um- oder Abschalten bewirken kann.

Anhand der Verständlichkeitsdimensionen Einfachheit, Gliederung, Kürze/Prägnanz und anregende Zusätze identifiziert Milde (2009) in ihrer empirisch angelegten Untersuchung drei typische Vermittlungskonzepte von Wissenschaftsfilmen: das „personalisierte Fallbeispiel" als leicht verständlich, der „klassische Lehrfilm" und der „Experten-Diskurs" als weniger verständlich. Interessant ist hier der Unterschied zwischen vermitteltem und integrativem Verstehen: Beim vermittelten Verstehen, also der unmittelbaren Nachvollziehbarkeit des Gezeigten, wird das „personalisierte Fallbeispiel" am besten verstanden, beim integrativen Verstehen, also der Verarbeitung der Informationen in schon bestehende Wissensbestände, wird beim „Experten-Diskurs" die beste Verstehensleistung erreicht. Dieses Ergebnis bedeutet, dass es zwar möglich ist, „aufgrund von Verständlichkeitsanalysen das kommunikatororientierte vermittelte Verstehen vorherzusagen; über das rezipientenorientierte integrative Verstehen können hingegen kaum Aussagen formuliert werden" (Milde 2009, 252).

Für das Verstehen und die Verständlichkeit von Wissenschaftsfilmen generell lässt sich sagen, dass vor allem eine diskursive Darstellung geeignet scheint, die Aufmerksamkeit von Zuschauern zu aktivieren. Besonders gut behalten werden personalisierende, lebensnahe und praktische Beispiele und Darstellungen. Relevant nicht nur für das Verstehen, sondern auch für die subjektive Verständlichkeitsbewertung sind ein hohes Themeninteresse, eine positive medien- und formatspezifische Einstellung und eine entsprechende Rezeptionsmotivation. Dies erklärt das Ergebnis, dass die beiden verstehensanalytisch unterschiedlichen Darstellungsformen „personalisierte Falldarstellung" und „Experten-Diskurs" von entsprechend unterschiedlichen Probandengruppen gleich gut als Vermittlungskonzepte geeignet bewertet wurden.

3.3.3 Wirksamkeit von Informationskampagnen zu Gesundheitsthemen

Gesundheitswissenschaftlichen Zugänge befassen sich über Aspekte der Verständlichkeit und Rezeption hinausgehend schwerpunktmäßig mit der Frage der Wirksamkeit öffentlicher Gesundheitskommunikation (Maibach/Parrott 1995, Weßler 1995, Lupton 1996, Bonfadelli/Friemel 2006, Rose 2007, 2008), da sie mit der paradoxen Situation zu kämpfen haben, dass das medizinische Wissen über Krankheiten, ihre Prävention und Therapie immer umfangreicher und differenzierter wird, die Bevölkerung auch immer besseren Zugang zu Informationen hat, die Zivilisationskrankheiten aber nicht ab-, sondern zunehmen. Es gibt generell Zweifel, ob – unabhängig von einzelnen Vermittlungsstrategien und massenmedialen Formen – mediale Gesundheitskommunikation bzw. -information das individuelle Gesundheitsverhalten effektiv verändern kann, d. h., ob die unterschiedlichen Informationskampagnen die relevanten Zielgruppen erstens überhaupt erreichen, und wenn, ob sie diese dann zweitens zu langfristig gesundheitsförderndem Handeln bewegen können.

Die Ergebnisse der wirksamkeitskritischen Studien lassen sich in einigen Punkten zusammenfassen (Seale 2002, Lalouschek 2005, Brünner/Lalouschek 2010):

- Die traditionelle öffentliche Gesundheitserziehung *(traditional health education)* hat die Modellvorstellung eines linearen Informations-Wirkungs-Zusammenhangs. Es handelt sich um ein sogenanntes "hypodermic needle"-Modell, d. h. die Informationen würden den Rezipienten/

Zuschauern quasi unter die Haut injiziert und entfalten dann ihre Wirkung (ähnlich wie ein Medikament).

- Die massenmediale Wissensvermittlung ist vor allem auf medizinische Aspekte der Entstehung, Diagnose, Behandlung von Krankheiten und die Möglichkeit ihrer Vermeidung ausgerichtet, sie trägt anderen relevanten und handlungsbestimmenden Bezügen von Individuen wie sozialen, ethnischen und kulturellen Aspekten, die Bestandteile des Lebensstil und Basis von Überzeugungen sind, zu wenig Rechnung. Empfehlungen von Gesundheitsprogrammen sind trotz ihres Bezugs auf naturwissenschaftliche Zusammenhänge keineswegs „sozial neutral" (Barlösius 1999, 224).
- Die Wissensvermittlung trägt stark hierarchische, normativ-autoritäre Züge, d. h. dass die Experten im Besitz des relevanten und hegemonialen, meist naturwissenschaftlich-medizinischen Wissens sind, das sie den Laien vermitteln, die als unwissende Empfänger konzeptualisiert werden.
- Die Kampagnen basieren auf einem idealistischen Menschenbild und setzen Rezipienten voraus, die trotz hierarchisch ausgerichteter, distanzierter, meist anonymer Vermittlung von „oben herab" zu Veränderungen bereit sind, sobald sie angemessene Informationen erhalten; die die Informationen exakt so rezipieren, wie sie von den Produzenten gemeint sind, und in eigenes Gesundheitshandeln umsetzen können; die also in der Lage sind, selbständig ihren Lebensstil zu verändern, obwohl dieser von vielfältigen und komplexen äußeren Bedingungen und Beschränkungen bestimmt ist.

Auf Grund dieser kritischen Ergebnisse geht man in der modernen Gesundheitsförderung von sehr komplexen, kaum vorhersagbaren *Wirkungszusammenhängen* aus. Am effektivsten scheint die Vermittlung von vielfältigen Informationsfacetten durch unterschiedliche Informationsquellen zu sein (Lupton 1996). Es ist von einem sogenannten „Gießkanneneffekt" bei vielfältiger, vielfacher und langzeitlicher Information ganz unterschiedlicher Provenienz die Rede. So zeigen Untersuchungen, dass Medieninformationen am ehesten dann eine Wirkung haben, wenn zusätzlich eine Einflussnahme über den persönlichen Kontakt erfolgt, wenn die Medien also z. B. zur Unterstützung gemeindebezogener Gesundheitsprogramme mit interpersonaler Kommunikation eingesetzt werden (Appel 1996), so dass effektive Gesundheitskommunikation optimal aufeinander abgestimmte mediale und nicht-mediale Aspekte einbeziehen sollte (Weßler 1995).

3.4 Linguistische Aspekte von Gesundheitssendungen

Bei der vorliegenden Analyse der Vermittlungs- und Erklärungsstrategien in Gesundheitssendungen sind folgende zentrale und übergreifende Aspekte zu berücksichtigen: Gesundheitssendungen sind ein massenmediales Produkt, sie sind eine Form von Experten-Laien-Kommunikation, sie verstehen sich als Teil der öffentlichen Gesundheitsaufklärung und -erziehung und sie sind darüber hinaus Teil des gesamtgesellschaftlichen Diskurses über Krankheit und Gesundheit. Im Folgenden werden diese verschiedenen Aspekte näher beleuchtet.

3.4.1. Der Aspekt Medienkommunikation

Gesundheitssendungen sind massenmediale Formen. Mediale Kommunikation unterscheidet sich in ihren Produktions- wie Rezeptionsbedingungen von nichtmedialer, direkter (face-to-face) Interaktion vor allem hinsichtlich folgender Merkmale (Brünner 1999): Kommunikation über das Medium Fernsehen ist aufgrund dessen technischer Eigenarten im Prinzip *Einwegkommunikation*; Ausnahmen bilden Call-in-Sendungen, in denen für die Zuschauer mündliche Interaktion per Telefon, d. h. ein eingeschränktes Feedback, möglich ist (Kap. 12). Die Kommunikation geschieht sprachlich, nicht-sprachlich auditiv und visuell, wobei die unterschiedlichen Modalitäten auch mehr oder minder eigenständig verwendet werden können. Die Kommunikation verläuft nicht spontan; sie ist entweder vollständig vorproduziert (z. B. Einspielungen vorbereiteter Filme) oder zumindest (bei live ausgestrahlten Sendungen) unter zeitlichen, thematischen und strukturellen Aspekten vorgeplant. Sie ist nicht individuell, sondern an ein großes, anonymes und inhomogenes Publikum adressiert.

Das Fernsehen bzw. die Sendeanstalten sind Institutionen, entsprechend ist die Kommunikation im Fernsehen *institutionell* geprägt. Anders als andere Formen der institutionellen Kommunikation wird Medienkommunikation im Fernsehen für ein zuschauendes Publikum produziert (Lalouschek 2005, 131ff.). Die institutionellen Zwecke bestehen darin, Information und Unterhaltung zu bieten und dadurch ökonomische Zwecke zu verwirklichen. Hohe Einschaltquoten und in Folge davon Werbeeinnahmen sollen zur Erwirtschaftung von Gewinn oder jedenfalls zum Selbsterhalt der Sender beitragen. Unterhaltung ist deshalb ein Aspekt, der im Fernsehen immer mitverfolgt wird, auch dann, wenn Information im Vordergrund steht. Sie kann durch thematische und inhaltliche Auswahl, aber auch durch sprachliche oder bildliche Formen der Darstellung realisiert werden. Das Verhältnis von Unterhaltungsfunktion und anderen Zwecken kann dabei zwischen den Sendungen sehr differieren (s. auch Kap. 2.5.3).

Diese Charakteristika beeinflussen auch Sendungen und Sendungsteile, die scheinbar direkte, individuell bezogene und spontane mündliche Interaktionen zeigen (Burger 1991, Holly 1996). Die für die Gesprächsforschung relevanten

Kategorien wie Sprecher, Hörer, Sprecherwechsel usw. erfahren hier charakteristische Transformationen (Burger 2001). Interaktionen dieser Art finden in medizinischen Sendungen häufig statt, z. B. zwischen Moderatoren, medizinischen Experten bzw. Ärzten, Betroffenen bzw. Patienten und z. T. auch unter Einbezug eines Studiopublikums oder der Fernsehzuschauer (Call-in-Sendungen). Z. B. fordern Moderatoren regelmäßig von den Experten Erläuterungen für Fachwörter oder Erklärungen für medizinische Sachverhalte, auch wenn sie selbst über das betreffende Wissen verfügen (s. Kap. 7, 8 und 9). Oder sie steuern durch die Art ihrer Gesprächsführung die Erzählungen von Betroffenen in Richtung des medial Erwünschten.

Die Kommunikation unterliegt der Struktur der *Mehrfachadressierung*. Sie ist als „Trialog" (Dieckmann 1981) systematisch nicht nur an die im Studio anwesenden direkten Adressaten gerichtet, sondern gleichzeitig immer auch auf die Fernsehzuschauer zu Hause als medial vermittelte Adressaten. Diese beiden Orientierungen geraten leicht in Konflikt miteinander (s. Kap. 7-10).

Die Kommunikation im Fernsehen ist *inszenierte Kommunikation* (Burger 1991, 2001, Holly 1996, Lalouschek 1997b). Inszeniert werden Information und Unterhaltung und der Verlauf der Sendung; der Inszenierungscharakter betrifft den Herstellungsrahmen (Auswahl von Gästen, Vorgespräche und Vorplanung mit ihnen) wie auch die Durchführung – mit interaktiven Techniken wie (scheinbar) direktem Anblicken der Zuschauer, Simulation von Augenkontakt oder direkter Adressierung von Äußerungen an sie (Schütte 1996, Lalouschek 2005, 131ff.). Die Inszenierung von Patiententypen wird in Kap. 11 analysiert, die Inszenierung einer ärztlichen Sprechstunde in Kap. 12.

Fernsehen ist ein *audiovisuelles* Medium, und so liegt es nahe, auch das Verhältnis von Bild bzw. Film und Sprache zu untersuchen (Stöckl 2004). Dies kann hier aber nicht systematisch geschehen. Die formalen und funktionalen Bezüge visueller und sprachlicher Elemente im Datenmaterial sind vielfältig und komplex. In so gut wie allen Gesundheitssendungen findet man Filmeinblendungen von Filmen verschiedenen Typs (s. Kap. 4 und 6). Sie müssen von der Moderation sprachlich in die Sendung integriert werden.

Für Vermittlungszwecke werden Bilder ganz unterschiedlicher Art eingesetzt, z. B. abbildende wie Röntgenaufnahmen oder symbolische wie Diagramme und Grafiken (zu fachlichen Bildern s. Kalverkämper 1993). Anhand anatomischer Modelle erläutern Moderatoren oder Experten Aussehen, Funktionsweisen oder krankhafte Veränderungen von Organen. An medizinischen Geräten und Hilfsmitteln wie Ergometern, Blutdruckmessgeräten oder Stents (Gefäßstützen) demonstrieren und erläutern sie ärztliche Tätigkeiten, diagnostische und therapeutische Verfahren oder geben Instruktionen für die sachgerechte Verwendung solcher Geräte. Auch andere materielle Objekte oder dingliche Arrangements, die mit dem Sendungsthema verbunden sind, werden zur visuellen Veranschaulichung verwendet, z. B. ein Tisch mit bestimmten Nahrungsmitteln zum Thema Ernährung. Demonstrationen empfohlener Tätigkeiten ergänzen verbale Beschreibungen und Anleitungen für die Zuschauer, z. B. wenn der Moderator zusammen mit einer Krankengymnastin Beckenbodengymnastik praktisch vorführt.

Im Zusammenhang des bildlichen Präsentierens und Demonstrierens spielen weiterhin gestische Zeigehandlungen eine wichtige Rolle, die sprachlich Vermitteltes verdeutlichen, ergänzen oder ersetzen; sie wirken mit sprachlichem Zeigen (Deixis), Benennen und Darstellen oft komplex zusammen.

Die Verwendung visueller Mittel, materieller Objekte und praktischer Demonstrationen fördert im Allgemeinen die Verständlichkeit der Darstellung, denn die Vorstellungskraft der Zuschauer wird durch sinnliche Fixpunkte unterstützt. Z. B. auf Bilder und Objekte kann man im Wahrnehmungsraum, gestützt auf die Sinne, zeigen und mit ihnen handeln, statt nur auf sprachliche Mittel und deiktische Prozeduren im Vorstellungsraum angewiesen zu sein. Fachbegriffe und fachliche Aussagen lassen sich durch Zeigen am Objekt leichter in ihrer Bedeutung klären. Handlungsabläufe können in praktischen Demonstrationen ganzheitlicher erfasst werden als durch verbale Beschreibungen allein.

Wie filmische und bildliche Elemente, Präsentationen und Demonstrationen materieller Objekte sowie nonverbale Handlungen in die sprachlichen Darstellungen eingebunden bzw. sprachlich gerahmt werden, welche sprachlich-kommunikativen Anforderungen dabei entstehen, welche Schwierigkeiten auftreten und welche Präsentationsformen sich als effizient oder als problematisch erweisen, all dies sind wichtige und interessante Fragen. Ihre eingehende Behandlung würde jedoch einen eigenes Band füllen und auch methodisch noch andere Zugangsweisen (s. etwa Keppler 2006) erfordern. Deshalb steht hier die verbale Kommunikation ganz im Mittelpunkt, auch wenn filmische bzw. visuelle Mittel an verschiedenen Stellen in den Analysen berücksichtigt sind (z. B. Kap. 6.5, Kap. 7.2.1, Kap. 8.3.4, Kap. 9.3.3 und Kap. 9.4).

3.4.2. Der Aspekt Experten-Laien-Kommunikation

Gesundheitssendungen sind eine Form der Experten-Laien-Kommunikation (ELK) (Brünner/Gülich 2002, Bromme/Jucks/Rambow 2004, Brünner 2005, 2009). An der Produktion und Gestaltung sowie am Ablauf von Gesundheitssendungen sind Experten beteiligt, die über wissenschaftliches bzw. professionelles Wissen aus der Medizin und angrenzenden Disziplinen verfügen und ihr Spezialwissen in unterschiedlichen Rollen einbringen:

- als Berater und Mitgestalter im Hintergrund (z. B. Vorbereitung von Filmbeiträgen),

- als Interviewpartner in vorbereiteten Filmbeiträgen,
- als Gäste und Gesprächspartner im Studio,
- als Sendungs-Moderatoren (z. B. Dr. med. Gerhardt, Dr. med. Kühnemann).

Medizinische und andere Experten, Arzt-Moderatoren und bei Filmeinspielungen auch Kommentar-Stimmen aus dem Off richten sich in der Expertenrolle an die Fernsehzuschauer als Laienpublikum, ggf. auch an ein Studiopublikum aus Laien sowie an geladene Patienten bzw. Betroffene, um medizinisches Wissen zu vermitteln. Experten-Laien-Kommunikation allgemein ist dadurch charakterisiert, dass die beiden Parteien über differierende Wissensbestände verfügen und in der Kommunikation ein Wissenstransfer stattfindet.

Expertenwissen ist typischerweise abstrakt; es wird durch eine längere Ausbildung erworben, durch einschlägige Berufserfahrung vertieft, ist systematisiert, professionalisiert und wird gesellschaftlich kontrolliert. Aufgrund entsprechender Zertifikate wird Kompetenz für das betreffende Gebiet beansprucht sowie unterstellt.

Der Begriff *Laie* ist vor allem negativ, durch die Opposition zu *Experte,* bestimmt. Diese Opposition gilt empirisch jedoch nur beschränkt und ist durchaus relativ. Denn erstens ist der Expertenstatus auf ein Gebiet begrenzt, zweitens kann das Wissensgefälle zwischen Experte und Laie auf diesem Gebiet größer oder kleiner sein. Die Unterscheidung zwischen Experten und Laien bietet also nur eine grobe Orientierung (Gülich 1999). In der ELK sind Experte und Laie als komplementäre Gesprächsrollen zu verstehen, d. h. sie haben differierende, einander ergänzende Aufgaben im Gespräch zu erfüllen.

Während Experten professionelles und/oder wissenschaftliches Wissen besitzen, haben Laien ein nicht-professionelles Alltagswissen (Rehbein/Löning 1995). Patienten verfügen über oft reiche Erfahrung an körperlichen und geistigen Zuständen, die ein Krankheitserleben ausmachen (krankheitsbezogenes Erlebniswissen), also subjektive Wahrnehmungen, Empfindungen und Erfahrungen (z. B. Durstgefühl bei Überzuckerung, Schmerzempfindungen), sie verfügen aber auch über mehr und genauere Informationen zu ihrer individuellen Krankengeschichte. Entsprechend verbalisieren Betroffene ihr Wissen oft durch Verweis auf ihre Erfahrungen, während Experten häufig auf wissenschaftliche Studien und Untersuchungen als Quelle bestimmten professionellen Wissens verweisen. Alltagswissen ist an einen Handlungskontext gebunden, professionelles, wissenschaftliches Wissen ist kodifiziert (Antos 1996, 28-34).

Charakteristische Aspekte der Expertenrolle führen in der ELK zu charakteristischen *Problemlagen*. So sind spezialisiertes Fachwissen und Fachsprachlichkeit als Elemente der Expertenrolle eine Quelle für Verstehens- und Verständigungsprobleme. In der Kommunikation muss der Prozess des Erwerbs der Expertise, der zu Merkmalen wie Verdichtung, Kontextualisierung und Routinisierung des Wissens geführt hat, zumindest teilweise temporär wieder rückgängig gemacht werden, das Wissen muss „entpackt" werden, damit der Laie es nachvollziehen kann – allerdings ohne dass der Experte Gefahr läuft, dass ihm die Exklusivität seiner Expertise abgesprochen wird (Bromme/Jucks/Rambow 2004, 182/184).

Autorität und Definitionsmacht des Experten führen zu einem Machtgefälle in der ELK. Schließlich treten gerade im medizinischen Bereich Sachlichkeit, professionelle Routine und Nicht-Betroffenheit des Experten in der ELK der persönlichen Betroffenheit des Laien (Patienten) gegenüber und erzeugen Perspektivendifferenzen (Brünner 2005), oft verbunden mit unterschiedlichen Bewertungsmaßstäben. So sind Mediziner durch ihre Ausbildung einem naturwissenschaftlichen Verständnis des Körpers und einem kausalen Denken verpflichtet, was mit diffuseren und „ganzheitlicheren" Alltagskonzepten von Laien konfligieren kann. Auf Perspektivendifferenzen lassen sich zahlreiche strukturelle Konflikte und Schwierigkeiten in der ELK zurückführen. Außer dem unterschiedlichen Wissen von Experten und Laien müssen also auch solche differierenden Orientierungen und Perspektiven miteinander vermittelt werden; dies kann bedeuten, dass die Unterschiede reflektiert, bewusst gehalten und bei Bedarf thematisiert werden oder dass die Perspektive der anderen Seite explizit übernommen, die Vorstellungen und Sichtweisen der Patienten aufgenommen werden.

Die Wissensbestände von Laien bzw. Patienten in ihrer spezifisch strukturierten Form werden auch als „subjektive Theorien" beschrieben (s. auch Kap. 10.2).[5] Verres (1991, 312) charakterisiert subjektive Krankheitstheorien im Unterschied zu wissenschaftlichen Theorien durch

- ihre mögliche Inkonsistenz (Nebeneinanderbestehen logisch unvereinbarer Vorstellungen),
- ihre mögliche Instabilität über die Zeit (Veränderung je nach aktuellem Erfahrungskontext),
- die mögliche Bedeutung von Affekten (Krankheitsvorstellungen sind durchsetzt von Konnotationen, Symbolik, Metaphorik und Wahrnehmungsabwehr)

5 Überblicke in Flick (Hrsg.) 1991, Flick (1998), Birkner 2006; zum kognitiven Bezugsrahmen von Laien Bromme/Jucks/Rambow 2004; zu subjektiven Theorien über Krebs und Herzinfarkt Lerch/Kramer 1994; zu subjektiven Theorien von Gesundheit Faltermaier/Kühnlein/Burda-Viering 1998

- und durch ihren prozessualen Charakter (Widerspiegelung adaptiver Prozesse wie z. B. Umbewertungen zur Angstbewältigung).

In der ELK werden die differierenden Wissensbestände verbalisiert, interaktiv und mental bearbeitet und teilweise ausgeglichen (Brünner/Gülich 2002). Wenn die Laien Patienten sind, verfügen sie über ein exklusives krankheitsbezogenes Erlebniswissen, das Experten nicht direkt zugänglich ist, aber für Diagose und Therapie der Erkrankung benötigt wird. Gerade Patienten mit chronischen Erkrankungen haben darüber hinaus oft auch *semi-professionelles Wissen* (Löning 1994, Rehbein/Löning 1995), z. B. über Blutzuckerwerte und ihre Bedeutung. Es resultiert aus dem Kontakt mit dem Expertenwissen, z. B. aus Informationssendungen, Internetrecherchen, Arzt-Patient-Gesprächen oder Patientenfortbildungen. Es ist typischerweise selektiv (auf die „eigenen" Beschwerden und Krankheiten bezogen), fragmentarisch (nicht vollständig) und isoliert, d. h. es besitzt nicht die interne Vernetzung des Expertenwissens. Dennoch kann es umfangreich in Bezug auf die jeweilige Krankheit sein. Besonders von chronischen Erkrankungen Betroffene sind häufig gut über ihre Krankheit informiert und bringen eine gewisse fachliche Expertise über ihre Krankheit in die Kommunikation ein. Dies lässt sich beispielsweise an ihren Fragen ablesen.

Es handelt sich bei der ELK nicht um einen bloßen Transfer medizinischen Wissens, sondern eher um eine *Transformation*; das heißt, das Wissen selbst wird von den Beteiligten bearbeitet, umstrukturiert und verändert, nicht einfach nur übertragen – aufseiten der Experten findet man in der ELK z. B. Selektion und Vereinfachung, eine andere Integration oder eine Hervorhebung des Nutzen-Aspekts. Wie dieser Prozess gelingt, ist für die Verständigung entscheidend. Eine solche Transformation wird deutlich erkennbar, wenn man medizinische Fachartikel vergleicht mit den aufbereiteten Formen, in denen sie in die öffentlichen Medien Eingang finden. In diesem Zusammenhang wird häufig der Begriff *Popularisierung* verwendet (zu Strategien der Popularisierung wissenschaftlicher Texte Niederhauser 1997, 1999, Becker 2001).

3.4.3. Der Aspekt Gesundheitsaufklärung

Die untersuchten Gesundheitssendungen sind, zumindest ihrem Anspruch nach, nicht nur auf bloße Information gerichtet, sondern verstehen sich darüber hinaus als Beitrag zur gesundheitlichen Aufklärung. Sie zielen auch darauf, Interesse für Medizin und Gesundheitsfragen zu wecken, handlungsrelevantes gesundheitsbezogenes Wissen zu vermitteln und zu gesundheitsbewusstem Handeln anzuleiten, sie wollen eine positive Einstellung zur Gesundheit erzeugen und Betroffenheit wecken, wollen aufklären, zu gesunder Lebensführung, gesundheitsförderlichem Handeln und Prävention von Krankheiten motivieren, wollen überzeugen, warnen, Empfehlungen geben und Verhalten verändern (s.

Kap. 2.2). In diesem Sinne ist die Kommunikation in den Sendungen in einem weiten Sinne *handlungsbeeinflussend, persuasiv* und *appellativ* orientiert.

Das bedeutet nicht nur, dass Empfehlungen, Ratschläge und Tipps gegeben, Appelle und „Botschaften" an die Zuschauer gerichtet und handlungsleitende Maximen formuliert werden – in Call-in-Sendungen sogar individualisiert (s. Kap. 12). Es hat ebenso Konsequenzen für die Darstellung. Damit Zuschauer Appelle in ihrem Alltag befolgen, müssen sie sie u. a. verstehen, wichtig nehmen und behalten. Das bedeutet, das vorhandene bzw. unterstellte Wissen der Zuschauer muss aufgenommen und bearbeitet werden und die Darstellungen müssen auf gute Verständlichkeit und Anschaulichkeit gerichtet sein (s. Kap. 7-10). Aber auch auf die Unterhaltsamkeit und emotionale Motivationskraft der Darstellung muss geachtet werden. Dies geschieht z. B. durch personalisierte Darstellung von Krankheitsverläufen und Bewältigungsstrategien („einer Krankheit ein Gesicht geben") (s. Kap. 11) und durch Dramatisierung und Emotionalisierung sachlicher Inhalte (*Infotainment*, *Emotainment* und *Edutainment*; s. Kap. 3.2), v. a. in Talkshows zu Krankeits- und Gesundheitsthemen.

Für die Gesundheitsaufklärung sind besonders im Rahmen der Kampagnenforschung (s. Kap. 3.3.3) *Leitlinien und Strategien* entwickelt worden. Als Ziele auf drei verschiedenen Ebenen nennen Bonfadelli/Friemel (2006, 35):

- kognitive Ebene: *Problematisieren* (nicht-sensibilisierte Zielgruppen auf ein Problem aufmerksam machen); *Orientieren* (eine neue Sicht des Problems kommunizieren)
- affektive Ebene: *Sensibilisieren* (Akzeptanz für empfohlene Handlungen schaffen); *Motivieren* (zur Ausführung von Verhaltensweisen motivieren)
- Verhaltensebene: *Kanalisieren* (bestehende Verhaltensweisen in eine bestimmte Richtung lenken); *Mobilisieren* (zur Ausführung von konkreten (neuen) Verhaltensweisen anregen).

Es genügt demnach nicht, auf rationale Einsichten zu setzen und zu hoffen, dass sie Verhaltensänderungen nach sich ziehen, denn Verhalten ist auch affektiv motiviert (z. B. Angst), bedürfnisorientiert und sozial verankert (z. B. Gruppennormen).

Die Ergebnisse und Empfehlungen der Kampagnenforschung besagen, dass Ziele explizit, verhaltensbezogen und realistisch definiert (erreichbar) sein müssen. Sie sollen positiv dargestellt werden, d. h. zu betonen sind Gratifikationen und nicht Sanktionen („erhobener Zeigefinger"), wobei jedoch zu differenzieren ist: „Furchtappelle sind bei sowieso schon negativ besetzten Themen eher angebracht". Nicht nur auf Risikoverhalten soll aufmerksam gemacht werden, sondern auch Handlungsspielräume, konkrete Alternativen und gangbare Wege sollen aufgezeigt werden. Persönliche Betroffenheit bei der Zielgruppe und deren Umfeld ist zu erzeugen. Verschiedene Motive und Gratifikationen, besonders kurz- und mittelfristige Folgen, sind zu betonen (Bonfadelli/Friemel 2006, 38).

Solche Leitlinien und Strategien der Gesundheitsaufklärung sind auch für Gesundheitssendungen relevant; sie finden in diesen auch ihren Niederschlag. Was massenmediale Formen im Vergleich zu Gesundheitskampagnen weniger gut leisten können, ist der differenzierte Zuschnitt auf bestimmte soziale Gruppen und deren gezielte Adressierung.

3.4.4. Der Aspekt der Vermittlung kultureller Konzepte

Ein vierter zentraler Aspekt der Gesundheitssendungen schließlich sind die herrschenden kulturellen Vorstellungen und Konzepte von Medizin, Gesundheit und Krankheit, die in den Sendungen zum Ausdruck kommen und vermittelt werden. Diesen Aspekt behandle ich in meiner Untersuchung nur am Rande (Kap. 10 und 11). Dazu liegt die ausführliche Arbeit von Lalouschek (2005) vor, die solche Konzepte gründlich analysiert.

Lalouschek's Untersuchung richtet sich u. a. darauf, welche möglichen Betrachtungsweisen zu Krankheiten (biomedizinische, psychosomatische oder ganzheitliche bzw. „alternative“) in Gesundheitssendungen relevant gesetzt werden; sie fragt weiterhin, welche Perspektiven auf ihre Entstehung und Behandlung sowie auf die individuellen Bedeutungen dadurch eröffnet und welche systematisch ausgeschlossen werden, und sucht auch nach Erklärungen dafür.

Als ein Fazit formuliert sie: Die „Art des Sprechens über Krankheit“

> „erfolgt im Medizintalk im Einklang mit der dominanten Medizinform der Schulmedizin und ihrem traditionellen Normen- und Wertesystem. Sie folgt trotz inszenierter modern-kritischer Offenheit für ganzheitliche Medizinformen und Sichtweisen einem biomedizinischen Verständnis von Krankheit und einer patriarchalen Arzt-Patient-Beziehung, die den lebensweltlichen Diskurs der Betroffenen und die persönlichen Krankheitserfahrungen für die Behandlung nicht relevant setzt. Die Gesundheitsinformation für das Publikum wird über die Etablierung des schulmedizinischen Diskurses geformt und vermittelt. Ganzheitliche medizinische Diskurse, schulmedizin-kritische oder gesellschaftskritische Diskurse werden nicht dominant und können keine Bedeutungen entfalten. So wird im sozial mächtigen Medium Fernsehen die sozial mächtige Medizinform Schulmedizin systemunterstützend als ‚Normalform‘ re-etabliert.“ (Lalouschek 2005, 338f.)

Dies hat für die Vermittlung zur Konsequenz, dass das vielfältige Spektrum an biologischen, psychologischen und sozialen Bedeutungen von Krankheit, die der lebensweltliche Diskurs der Betroffenen transportiert – von persönlichen Relevanzen bis zu psychosozial und soziokulturell relevanten Inhalten wie Umgang der Ärzte mit Kranken, Kritik am Gesundheitssystem oder gesellschaftliche krank machende Bedingungen –, systematisch eingeschränkt und das schulmedizinische, traditionelle Normen- und Wertesystem etabliert wird (Lalouschek 2005, 339ff.).

In den Talkshows werden nach ihren Analysen demgegenüber alternative Medizinformen deutlich höher gewichtet, da deren ungewöhnliche Diagnose- und Behandlungstechniken sich für die mediale Darstellung besonders eignen. Entsprechendes gilt für bedrohliche oder tabuisierte Krankheiten und die Darstellung von „Wunderheilungen" und „Erlösungserzählungen", die den Prinzipien der Boulevardisierung und des Emotainments besonders entgegenkommen. Dies hat für die Darstellung alternativ-medizinischer Methoden negative Auswirkungen, da sie in die „Nische Wundermedizin und Exotik" gedrängt werden, aus der sie eine vorurteilsfreie Darstellung eigentlich herausholen sollte. Auf diese Weise erfolgt ebenfalls eine Stabilisierung des traditionellen schulmedizinischen Medizinsystems (Lalouschek 2005, 343).

Lalouschek kommt zu dem Ergebnis, dass sowohl im „Medizintalk" wie auch in Talkshows gesellschaftskritische oder emanzipatorische Aspekte zwar Raum bekommen, allerdings nur in engem und ungefährlichem Rahmen:

> „Durch die Etablierung eines schulmedizinisch orientierten Diskurses der öffentlichen Gesundheitsförderung im Medizintalk und durch die Funktionalisierung ganzheitlicher medizinischer und medizinkritischer Diskurse für Unterhaltungszwecke in der Talkshow wird die bestehende diskursive Ordnung mit der Schulmedizin als dominantem medizinischem Diskurs in den Sendungen reproduziert, und zwar in vielfältiger, komplexer und übergreifender Weise. So gelingt es, die gesellschaftliche Dominanz der Schulmedizin mit der Dominanz des Mediums Fernsehen stabil zu verbinden" (Lalouschek 2005, 346f.).

Die in diesem Kapitel gegebene Darstellung der übergreifenden Aspekte, die bei der Analyse der Gesundheitssendungen zu berücksichtigen sind, führt zum Ergebnis, dass in dieser Untersuchung ein breiter Analyse-Fokus erforderlich ist, um der Komplexität und dem Facettenreichtum des Gegenstands gerecht zu werden. In den folgenden Kapiteln stelle ich jeweils bestimmte Aspekte in den Vordergrund und behandle sie detailliert, während andere zurücktreten. Da sie in den Sendungen jedoch gleichzeitig zur Geltung kommen und in einem Zusammenhang stehen, der nicht einfach ausgeblendet werden kann, sind gelegentliche Redundanzen und Wiederaufnahmen unvermeidlich.

4 Gesundheitssendungen: Ein Thema – zwei unterschiedliche Formen der Aufbereitung

Inhaltsverzeichnis

4.1 Zwei Sendungen zum Thema Cholesterin im Vergleich

Der folgende Vergleich zweier Gesundheitssendungen zum selben Thema, nämlich Cholesterin, soll das Spektrum dessen, was in Gesundheitssendungen normal und üblich ist, auffächern, aber auch auf Auffälligkeiten, Besonderheiten und Schwierigkeiten aufmerksam machen. Ich werde Beobachtungen formulieren und Fragen stellen, die sich aus dem Datenmaterial ergeben, und versuchen, dabei immer auch die Perspektive eines „durchschnittlichen Zuschauers" einzubeziehen, der keine besonderen Vorkenntnisse über Gesundheitssendungen und ihre medizinischen Themen besitzt. Damit möchte ich die Aufmerksamkeit auf Phänomene lenken, die man als normaler Zuschauer üblicherweise kaum zur Kenntnis nimmt, d. h. weg von den Inhalten, vom „Was" auf das „Wie": Für dieses „Wie", also für die Formen der Darstellung und der Interaktionen, soll hier der Blick geschärft werden: Was geschieht in den verschiedenen Abschnitten der Sendungen? Wie wird zwischen den Sendungsbeteiligten im Studio untereinander bzw. mit den Zuschauern kommuniziert? Was sind die möglichen Gründe dafür? Welche Alternativen wären jeweils vorstellbar?

Damit soll dieses Kapitel nicht nur einen Einblick in die Gestaltung von Gesundheitssendungen und in deren Unterschiedlichkeit geben, sondern zugleich als Vorausblick auf die in diesem Buch angesprochenen Themen und Analysen dienen: Es soll die unterschiedlichen Bausteine, aus denen Sendungen sich zusammensetzen können, deutlich machen (Kap. 6, „Bausteine"), es soll die Personen, die in den Sendungen auftreten können, in ihren Rollen und Funktionen zeigen, in ihren verschiedenen Konstellationen und ihren unterschiedlichen Möglichkeiten, sich interaktiv einzubringen (Kap. 5, „Personal"), und es soll erste, noch unsystematische Einblicke in die unterschiedlichen Vermittlungsstrategien erlauben, die von Moderatoren, Experten und Sendungsmachern eingesetzt werden, um die Themen an ein zuschauendes Publikum zu vermitteln und die Sendungsziele umzusetzen (Kap. 7 bis 10, „Fachbegriffe", „Veranschaulichungen" „Erklärungsstrategien" und „Laienwissen").

Ich habe zwei für das Untersuchungskorpus dieser Studie repräsentative und typische, aber ganz unterschiedlich konzipierte Gesundheitssendungen für den Vergleich ausgewählt. Beide beschäftigen sich mit dem Thema Cholesterin und beide werden durch einen Arzt bzw. eine Ärztin moderiert. Beide werden in ihrem gesamten Verlauf dargestellt.

Die erste Sendung gehört zu der Reihe *Gesundheit!* des ZDF mit dem Moderator Dr. Günter Gerhardt, der neben seiner journalistischen Tätigkeit eine Arztpraxis betreibt. Die ausgewählte Sendung repräsentiert eine typische Konstellation für die Reihe, deren Format damals neu und innovativ war. Es war die erste Gesundheitssendung im deutschsprachigen Fernsehen, die als „Medizintalk" (Lalouschek 2005, 181) Informationen über Medizin und Gesundheit in talkshowartiger Weise, im Studiogespräch vor Publikum mit Betroffenen und Experten vermittelte. Die zweite Sendung gehört zur Reihe *Die Sprechstunde – Ratschläge für die Gesundheit* des Bayrischen Rundfunks, die von der praktizierenden Ärztin und Fernsehmoderatorin Dr. Antje-Katrin Kühnemann moderiert wurde. Mit einer Mischung aus fachlich kompetenter Moderation, Filmbeiträgen und Studiogesprächen mit Experten galt *Die Sprechstunde* jahrzehntelang als der Klassiker unter den Gesundheitssendungen.[1]

4.2 Medizin-Talk mit Betroffenen: Eine Ausgabe von *Gesundheit!*

Die knapp 24-minütige Sendung *Gesundheit!* mit dem Titel *Cholesterin* wurde am 1.7.1997 in der üblichen Sendezeit von 14.45 – 15.10 Uhr ausgestrahlt.

1 Weitere ausführliche Informationen zu beiden Sendungsreihen finden sich in Kap. 3.1.1.

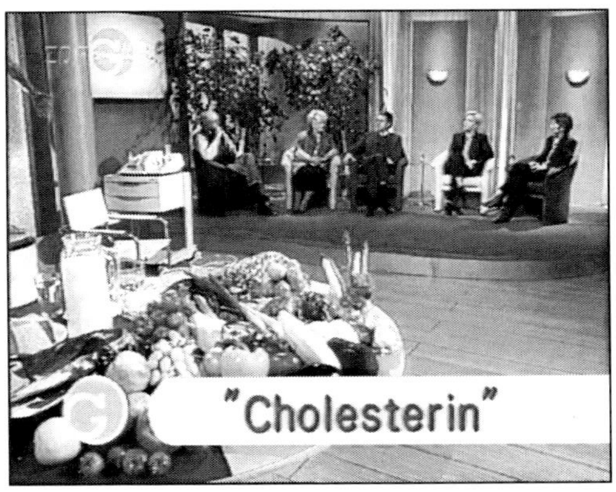

Abb. 4.1: Gesundheit! (ZDF) zum Thema „Cholesterin"

Die Sendung besteht aus einer Abfolge von zehn Handlungseinheiten:

- 0 Der Trailer zeigt Dr. Gerhardt bei ärztlichen Tätigkeiten
- I. Dr. Gerhardt begrüßt seine Fernsehzuschauer und das Studiopublikum und leitet in die Sendung ein
- II. Dr. Gerhardt präsentiert und begrüßt drei Studiogäste, die aus unterschiedlichen Gründen mit erhöhtem Cholesterin zu kämpfen haben
- III. Dr. Gerhardt vermittelt Wissen zum Thema Cholesterin
- IV. Dr. Gerhardt unterhält sich mit den Studiogästen der Reihe nach über ihre cholesterinabhängigen Erkrankungen bzw. Beschwerden
- V. Kurzfilm zum Thema Cholesterin im Körper
- VI. Dr. Gerhardt befragt einen Gast zu seiner Therapie
- VII. Dr. Gerhardt begrüßt eine (schon vorher angekündigte) Expertin
- VIII. Dr. Gerhardt befragt die geladene Expertin zum Thema Ernährung
- IX. Dr. Gerhardt befragt Betroffene und Expertin zu Krankheitsverlauf und therapeutischen Maßnahmen
- IXa. Dr. Gerhardt demonstriert bei einer Betroffenen die Messung des Cholesterinwerts
- IX. Dr. Gerhardt setzt die Gästebefragung in der Podiumsrunde fort
- X. Dr. Gerhardt verabschiedet sich

Tatsächlich sind es die unterschiedlichen Handlungen, die stärker ins Auge fallen als die Inhalte, auch wenn beides natürlich zusammengehört. Vielleicht ist es diese starke „Zerstückelung", die beim Anschauen eine gewisse Unruhe und Orientierungslosigkeit vermittelt. Insgesamt bleibt nach dem Ende der Sendung das Gefühl, wenig über das Cholesterin erfahren zu haben und nicht so recht zu wissen, wieso es für einen gesunden Fernsehzuschauer interessant und wichtig sein könnte. Es sind Informationsfetzen und Bildeindrücke übrig geblieben; Dr. Gerhardt mit grüner Weste, schwimmende Kisten in einem roten Fluss, eine Cholesterinmessung und ein runder Tisch mit Nahrungsmitteln (s. Abb. 4.1). Aber wie hängen diese zusammen? Und warum hat man den Eindruck, dass der Zuschauer sich nicht betroffen fühlen muss?

Ich gehe nun auf die einzelnen Handlungseinheiten ein.

4.2.1 Der Trailer

Zu Beginn wird der übliche Trailer der Reihe mit Musik eingespielt. Man erkennt, wie stark die Sendung auf den Moderator Dr. Gerhardt und seine Arztrolle zugeschnitten ist: Er wird jeweils sehr kurz bei ärztlichen Tätigkeiten gezeigt, legt sich ein Stethoskop um den Hals, führt eine Ultraschalluntersuchung durch, leuchtet in einen Hals hinein etc. Am Ende wir das Logo der Sendung eingeblendet: ein großer gelber Punkt, in der Mitte ein *G*, darüber der Schriftzug *Gesundheit!*.

4.2.2 Der Beginn

Die eigentliche Sendung beginnt, indem der Moderator Dr. Gerhardt im Applaus des Publikums durch eine Tür das Studio betritt. Auf der einen Seite sitzen auf einem Podium im Halbrund seine Gäste, auf der anderen Seite ist mit einer Bildtafel und dem Modell eines Skeletts eine Arztpraxis angedeutet. Dr. Gerhardt begrüßt das Publikum und die Zuschauer: *Hallo liebe Zuschauer! Herzlich willkommen zu einer neuen Ausgabe von Gesundheit!*

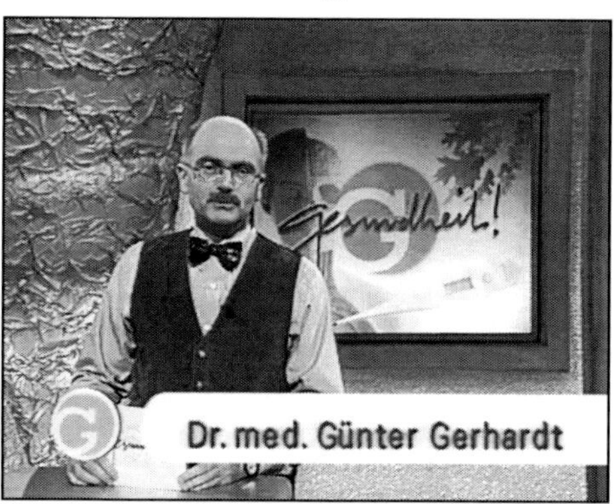

Abb. 4.2: Auftritt Dr. Günter Gerhardt

Nach der Begrüßung führt er in das Thema der Sendung ein: Cholesterin. Parallel dazu wird sein Name mit Titel eingeblendet: *Dr. med. Günter Gerhardt.*

MO: Wir wollen uns heute beschäftigen mit . Cholesterin! . Viele von Ihnen werden da . bei diesem Begriff schon zusammenzucken, . warum, da geht gleich so etwas durch den Kopf, . Cholesterin, . . Blutfette, Fette überhaupt, . Herzinfarkt, . Schlaganfall, . also Cholesterin wird heute gleichgesetzt mit einer Krankheit, dabei ist zunächst mal Cholesterin ein körpereigener Stoff, der im Körper auch selbst hergestellt wird, die Menge, die wir selbst herstellen, würde übrigens reichen, wir führen trotzdem noch von außen zu, und Cholesterin brauchen wir auch, zum Beispiel zur Herstellung von Hormonen, zum Aufbau neuer Gewebe, Vitamin D braucht äh Cholesterin und auch die Gallensäure . herstellung . benötigt . Cholesterin. Aber es ist halt leider so, dass dieses Cholesterin, was in tierischen . Nahrungsstoffen vorkommt, zugeführt wird, zuviel zugeführt wird, und dann können eben . Krankheiten . auftreten. (CHOLESTE 1-17)

Die Zuschauer werden nicht nur direkt adressiert *(Viele von Ihnen)*, sondern auch ihre vermuteten Gefühle, Gedanken und ihr Wissen werden verbalisiert. Dr. Gerhardt konstituiert und verdeutlicht hier seine Doppelrolle: Mit der Begrüßung der Zuschauer und der sendungsstrukturierenden Formulierung *wir wollen uns heute beschäftigen mit* präsentiert er sich als Moderator; über die differenzierte Darstellung des Cholesterins, seines Vorkommens im Körper und seiner physiologischen Funktionen führt er sich in seiner Expertenrolle als Mediziner ein. Problematisch erscheint diese Darstellung auf inhaltlicher Ebene. Sie fällt sehr elaboriert aus und tangiert schlagwortartig alle möglichen Themen zum Problemkreis Cholesterin: Cholesterin und seine Assoziationen zu Herzinfarkt, Cholesterin als körpereigener Stoff, Cholesterin und seine vielfältigen und notwendigen physiologischen Funktionen, Cholesterin in tierischen Nahrungsmitteln und seine Gefahren. Damit werden die Zuschauer in kürzester Zeit mit einer Menge von Informationen überschüttet, die in der Geschwindigkeit kaum verarbeitbar sind.

Zum Ende der Einleitung grenzt Dr. Gerhardt das Thema der Sendung allerdings wieder ein *(erhöhte Cholesterinwerte)* und macht auch die besondere Form des Sendungsformats deutlich *(mit meinen Gästen ... unterhalten)*:

MO: Über diese . erhöhten . Cholesterinwerte, darüber möchte ich mich heute mit meinen Gästen hier im Studio unterhalten (CHOLESTE 17-19)

4.2.3 Die Präsentation der Gäste

Nun begrüßt Dr. Gerhardt seine ersten Gäste (s. Abb. 4.3), drei Betroffene, die seit Beginn der Sendung seitlich im Halbrund sitzen:

MO: Ich begrüße ganz herzlich . . Elisabeth Willmann, . sie war durch ihren . extrem hohen Cholesterinspiegel stark . herzinfarktgefährdet,

. Hans-Jürgen Loewe, er leidet an Arteriosklerose, die durch eine angeborene Fettstoffwechselstörung bedingt ist, und Ramona Lischke, . sie muss sich einem speziellen Blutwaschverfahren . unterziehen. Herzlich willkommen! ((Applaus)) (CHOLESTE 19-25)

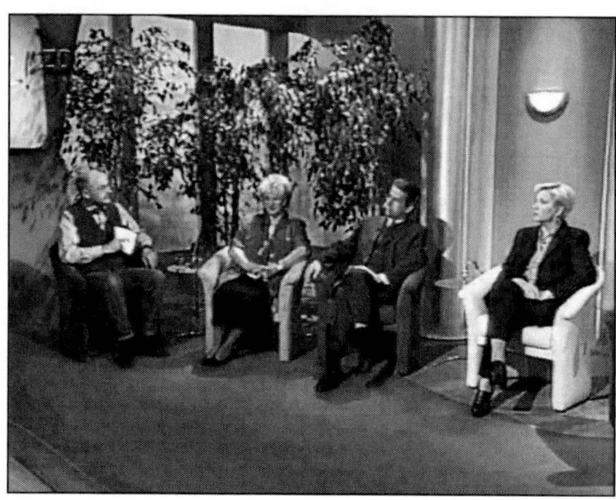

Abb. 4.3: Vorstellung der Gästerunde

Er nennt bei jedem Gast den Namen und die cholesterinabhängige Erkrankung bzw. Diagnose oder die Behandlung. Sonst erfährt man über diese Personen nichts – sie scheinen hier nur als Repräsentanten medizinische Fälle wichtig zu sein, nicht als Individuen.

4.2.4 Das Setting – zwischen Wohnzimmer und Arztpraxis

Die Farben der Studioeinrichtung und der Kleidung aller Mitwirkenden fallen ins Auge. Die dominierenden Farben sind orange, braun, grün und rot und vermitteln eine warme, wohnliche Atmosphäre. Als Zuschauer könnte man den Eindruck bekommen, man unterhalte sich im Wohnzimmer. Auf der einen Seite des Studios wird durch ein Schaubild und das Modell eines Skeletts an eine Arztpraxis erinnert, in der ja oft anatomische Tafeln, Karten und auch Modelle zu finden sind. Hier steht Dr. Gehardt, wenn er sich direkt an die Zuschauer wendet, um etwas zu erklären oder zu demonstrieren. Die Gespräche mit den Gästen finden auf dem Podium statt – nebeneinander sitzend, dem Fernsehzuschauer und dem Publikum zugewandt. Diese Sitzanordnung kann ungünstigerweise dazu führen, dass Dr. Gerhardt und der Experte an den jeweiligen Kopfenden sitzen und sich über die Betroffenen hinweg miteinander unterhalten müssen. Das passiert auch in dieser Sendung.

4.2.5 Nach der Einleitung – Dr. Gerhardt erklärt einen Sachverhalt

Nach Einleitung und Begrüßung beginnt Dr. Gerhardt – direkt an die Fernsehzuschauer gewandt –, einige Sachverhalte zum Thema Cholesterin zu erklären. Dazu steht er neben einem überdimensionalen Gefäß-Modell, das dem medizinisch Unkundigen bei flüchtigem Hinsehen wie eine griechische Statue erscheinen könnte und für den ersten Teil der Erklärung noch gar nicht benötigt wird.

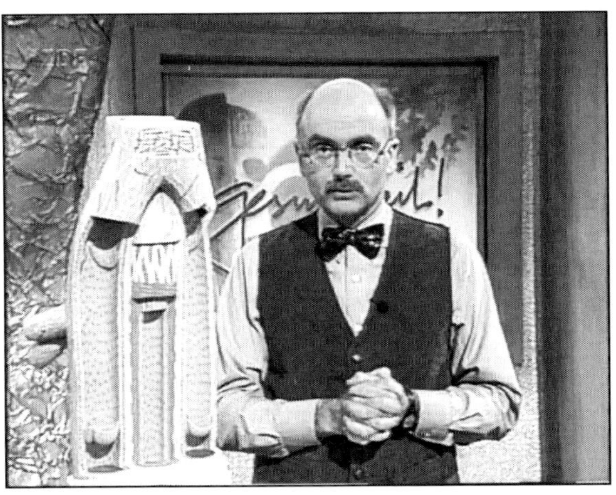

Abb. 4.4: Einführung in das Thema an einem Gefäß-Modell

Dr. Gerhardt beginnt mit der Aufzählung der Risikofaktoren, die für das Entstehen von Arteriosklerose, also Gefäßverkalkung, verantwortlich sind, und nennt *auch das erhöhte Cholesterin:*

> MO: Liebe Zuschauer, neben . Rauchen . erhöhten/ erhöhte Blutzucker, Übergewicht und all diese Risikofaktoren spielt eben auch das/ erhöhter Blutdruck kommt noch dazu, spielt auch das erhöhte Cholesterin bei der Entstehung der Arteriosklerose, der Gefäßverkalkung eine . große Rolle. (CHOLESTE 26-30)

Er entwickelt einen kurzen Nebenstrang, dass nach neuesten *Forschungsergebnissen Arteriosklerose eine* Infektionskrankheit sein könnte, dann nimmt er den Hauptstrang *Ablagerung von Cholesterin* wieder auf und erläutert am Modell:

> MO: Letztendlich kommt es zur Ablagerung von Cholesterin in den Blutgefäßen, hier sind die Venen, die spielen dabei keine Rolle, aber hier die Arterien . m/ kann sich das so vorstellen, daß sich hier so regelrechte Plaques bilden, . und dadurch die Durchblutung . in diesen . Blutgefäßen einfach geringer wird. Und das ist jetzt ein dickes Gefäß hier in diesem Modell, je dünner ein solches Gefäß ist, wie zum Beispiel beim Herz, die Herzkranzgefäße, . desto schwieriger/ . desto

> schneller kann es hier zu Veränderungen kommen, das heißt vom Herz, Angina Pectoris, oder Schlaganfall, oder . im Gehirn, zum Beispiel Konzentrationsstörungen oder auch äh Gedächtnisstörungen oder auch ähm Schlaganfall. Und in den Beinen kennen wir das auch, das ist die sogenannte Schaufensterkrankheit, . und äh das ist dann so eine allgemeine . Durchblutungsstörung.(CHOLESTE 37-54)

Diese Erklärung muss für den Laien unverständlich bleiben, weil das Modell, das eigentlich der Veranschaulichkeit der Bedeutung von erhöhtem Cholsterin für die Gefäße dienen sollte, selbst unverständlich ist und von Dr. Gerhardt nicht erklärt wird: Zeigt es *Venen* oder *Arterien* – und was ist der Unterschied in Bezug auf Cholesterin? Ist es ein Modell von einem gesunden oder einem kranken Gefäß? Was sind *Plaques* und warum sieht man die im Modell nicht? Und wie hängen die Symptome – von Angina Pectoris über Konzentrationsstörungen bis zum Schlaganfall – miteinander zusammen? Die Äußerungen Dr. Gerhardts sind nicht geeignet, diese Fragen zu beantworten. Wer bisher den Zusammenhang zwischen erhöhtem Cholesterin und Gefäßverkalkung nicht verstanden hat, der ist nach dieser Demonstration kaum klüger geworden. Man könnte sich nach der Darstellung Dr. Gerhardts sogar auf die beruhigende Möglichkeit zurückziehen, dass Arteriosklerose vielleicht ohnehin eine Infektionskrankheit ist, die mit Cholesterin gar nichts zu tun hat.

4.2.6 *„Zurück zu unseren Gästen“*

Nach dieser einleitenden Darstellung wechselt Dr. Gerhardt von der Rolle des Mediziners wieder in die Rolle der Moderators, wendet sich mit *Zurück zu unseren Gästen* (54) dem Podium zu und nimmt dort Platz. Über diese Formulierung gewinnt man den Eindruck, er arbeite eine Stichwortliste ab, was durch die nächste Formulierung: *Fangen wir mit Herrn Loewe an* noch bestärkt wird.

4.2.7 *Das Gespräch mit den Betroffenen*

In den nun folgenden Gesprächen mit den Gästen ist auffallend, dass die Betroffenen überwiegend nur knappe Antworten auf die Fragen oder Impulse des Moderators geben. Es scheinen lediglich Schnipsel aus dem Leben mit ihrer Krankheit zu sein, längeres, zusammenhängendes Erzählen oder Berichten ist offensichtlich nicht gewünscht. Kaum hat ein Betroffener begonnen, muss er schon wieder abbrechen und lässt den Zuschauer z. T. sogar mit wenig hilfreichen Hinweisen zurück. Dies entspricht eher einer Befragung als einem Gespräch oder einer Unterhaltung, wie in der Einleitung angekündigt war (*darüber möchte ich mich heute mit meinen Gästen hier im Studio unterhalten).*

So adressiert Dr. Gerhardt zuerst Herrn Loewe, nennt seine Diagnose und fragt ihn, seit wann er von seiner Krankheit wisse:

MO: Herr Loewe, Sie leiden an un/ an einer angeborenen Fettstoffwechselstörung, seit wann . wissen Sie denn überhaupt über Ihr/ . oder von Ihrem erhöhten Cholesterin?

HL: Das war 1983, da hatt ich meinen ersten Herzinfarkt, . da hat man dann äh Cholesterinwerte festgestellt von über sechshundert.

MO: Ja. Frau Lischke [...] (CHOLESTE 55-61)

Herr Loewe beantwort die Frage kurz und prägnant und Dr. Gerhardt schwenkt mit einem kurzen *Ja* zum nächsten Gast. Als Zuschauer hätte man erwartet, nun weiterführende Fragen seitens des Moderators zu hören – Wie kam es denn zu diesem hohen Cholesterinwert? Was bedeutet *erster Herzinfarkt*? Wie viele folgten? –, so dass die Geschichte des Betroffenen sich entwickeln kann, man sich ein Bild machen, Zusammenhänge verstehen kann. Dr. Gerhardt belässt es hingegen bei der rein faktischen Antwort. Während Herr Loewe spricht, werden sein Name und seine Diagnose eingeblendet: *Hans-Jürgen Loewe, angeborene Fettstoffwechselstörung* – auch dies lässt den Gast als einen „medizinischen Fall" erscheinen.

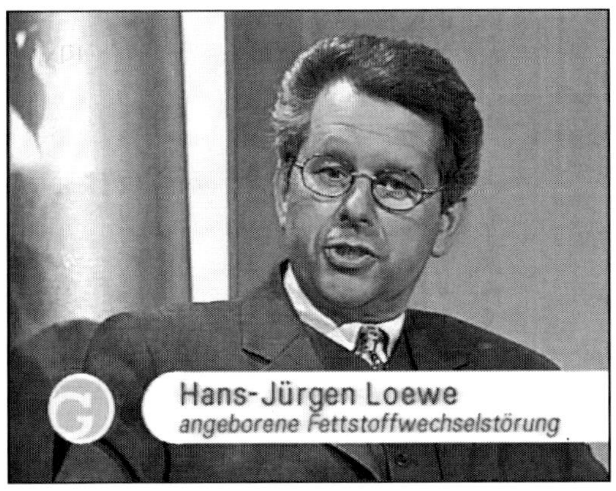

Abb. 4.5: Ein eingeladener Betroffener erzählt

Ähnlich verhält es sich bei den beiden anderen Betroffenen. Was sie sagen, scheint zuvor schon abgesprochen; die Antworten sind bekannt, die Gäste werden schnell und stichwortartig „abgearbeitet". So wendet Dr. Gerhardt sich z. B. mit einer Frage an Frau Lischke, in der er die Antwort schon vorwegnimmt (*schon stark beeinträchtigt*) und damit ihren folgenden Redebeitrag minutiös steuert:

MO: Ja. Frau Lischke, . wie war das bei Ihnen? Sie hat Ihr erhöhtes Cholesterin schon . stark beeinträchtigt?

RL: Ja, die Lebensqualität war sehr eingeschränkt.

MO: Erzähln Sie mal, was/ wie war die eingeschränkt, was is alles passiert?
RL: Also die Leistungsfähigkeit war nicht mehr gegeben, ähm ich hab halt viel gelegen, mir war ständig übel, bis zum Brechreiz.
MO: Ja.
RL: Also d/dass man eigentlich nicht mehr sehr viel Spaß am Leben hatte, in diesem Zustand nicht. (CHOLESTE 61-65)

Während Frau Lischkes Antwort werden Name und Therapie eingeblendet: *Ramona Lischke, muss zur Blutwäsche.*

Dr. Gerhardt signalisiert seinen Gästen wenig Interesse an ihren persönlichen Erfahrungen und Empfindungen. Im Gespräch mit der dritten Betroffenen, Frau Willmann, reagiert er geradezu abweisend:

FW: und da hat man festgestellt, dass meine . Blut . fettwerte zu hoch sind.
MO: Hmhm.
FW: Warn so hoch, dass sie nicht mehr messbar waren.
MO: Hmhm. Gut. Wir schauen uns jetzt mal einen kleinen Film an. (CHOLESTE 77-79)

Es ist zu vermuten, dass die Gesprächsphase mit den Gästen schon vergleichsweise lange gedauert hat und die Sendungsregie die Einspielung des kurzen Filmbeitrags vorsieht, so dass der für Zuschauer an sich spannende Hinweis auf „Blutfettwerte, die so hoch sind, dass sie *nicht mehr messbar* sind“ mit der Ablauforganisation kollidiert.

Man hat den Eindruck, dass die Krankheitsgeschichten der Betroffenen für die Sendung gestückelt und jeweils so eingepasst werden, dass Dr. Gerhardt sie im Sinne seiner Ziele für den weiteren Verlauf nutzen kann. Dieser Eindruck wird verstärkt durch den Gespächsausschnitt mit Frau Willmann, der auf den angekündigten Film folgt. Dr. Gerhardt erkundigt sich nach Frau Willmans Therapie und diese erzählt, wie ihr Kardiologe sie zur Ernährungsberatung geschickt hat:

FW: und da hab ich meine ganze Ernährung umgestellt. Und . aufgrund dessen is es in einer ganz kurzen Zeit . wieder . sehr gut geworden.
MO: Hm, wie war das mit Medikamenten?
FW: Ich habe keine . Medikamente genommen (da dafür).
MO: Hm, gut! Dann/
FW: Und habs also sehr gut wieder in Griff bekommen. Nu:r durchs Essen.
MO: Ja, dann greifen wir doch das Stichwort . Ernährung mal auf, . und ich darf jetzt einen weiteren Gast begrüßen! (CHOLESTE 116-120)

Dass Frau Willmann ihre ganze Ernährung umgestellt hat und ohne Medikamente damit so erfolgreich war, wird von Dr. Gerhardt nur verhalten ratifiziert, nicht durch positive Anteilnahme gewürdigt oder als besonders lobenswertes Vorbild für die Zuschauer herausgestellt, auch nicht, als sie es noch einmal verstärkend wiederholt (*Nu:r durchs Essen*). Statt dessen nimmt er die Darstellung der Betroffenen bloß als *Stichwort* für seine Zwecke, nämlich für den geplanten Übergang zum Empfang der Expertin.

Dies allein wäre vielleicht nicht so problematisch, denn jede Fernsehsendung muss ja geplant und strukturiert werden. Schwierig daran ist, dass der Dialog mit den Betroffenen, die mit der Erwartung in die Sendung gekommen sind, ihre Krankheitsgeschichte erzählen zu können, instrumentalisiert zu werden scheint und das Gesagte nur aufgenommen und vertieft wird, wenn es der weiteren Sendungsplanung dient. Nicht nur, dass eine solche Funktionalisierung der Gäste unhöflich ist und vielleicht auch beim Zuschauer ein unangenehmes Gefühl hinterlässt, vergibt der Moderator durch diesen Umgang mit den Erzählansätzen seiner Gäste hier gute Chancen, den Zuschauern drastische Zusammenhänge real nachvollziehbar zu machen (Cholesterin und Herzinfarkt bei Herrn Loewe) oder motivierende Vorbilder herauszustellen (Frau Willmanns Erfolg der Ernährungsumstellung) – Kernpunkte erfolgreicher Gesundheitsinformation.

Das Problem, dass betroffene Laien mit ihren Beiträgen für den Sendungsablauf funktionalisiert und zum Stichwortgeber für den Moderator werden, zeigt sich auch in Call-in-Sendungen, wenn Zuschauer anrufen (s. Kap. 6.4 und Kap.12).

4.2.8 Ein kleiner Film über Cholesterin

Zwischen den Gesprächen kündigt Dr. Gerhardt einen Film an, wie er auch in anderen Sendungsformaten, etwa Magazinsendungen, regelmäßig zur Wissensvermittlung eingesetzt wird:

> MO: Wir schauen uns jetzt mal einen kleinen Film an, liebe Zuschauer, der sich mit dem Thema . . Cholesterin, HDL, LDL, diese Untergruppen des Cholesterins, beschäftigt. (CHOLESTE 79-81)

Diese knappe Erläuterung zum Inhalt muss jedem unverständlich bleiben, der sich nicht schon ein wenig mit dem Sachverhalt auskennt und die Fachwörter *HDL* und *LDL* schon einmal gehört hat.

Der gesamte Film dauert knapp zwei Minuten. Er beginnt mit einem Schwenk in die Arterie eines 33-jährigen Mannes. Eine weibliche Dokumentarstimme aus dem Off (SP) erläutert dem Zuschauer, was er sieht, oder besser, was er sehen sollte. Ohne diese Erläuterungen könnte das Bild z. B. auch als aufgehende Sonne erscheinen. Die Stimme sagt: *Das Gefäß zeigt deutliche Ablagerungen* – das gilt allerdings nur für das geschulte Auge eines Experten, ein

Laie sähe hier noch nicht einmal ein *Gefäß* –, die für eine Verengung und einen möglichen Verschluß, also Infarkt, verantwortlich sind. Die Ursache dafür ist ein erhöhter Cholesterinspiegel. Dieser Prozess wird mittels eines Trickfilms dargestellt.

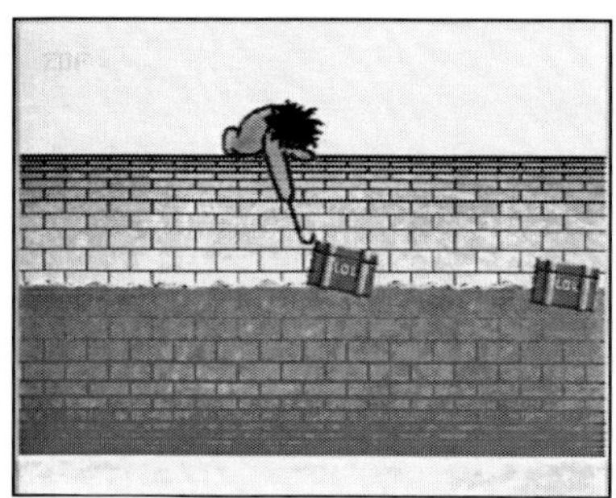
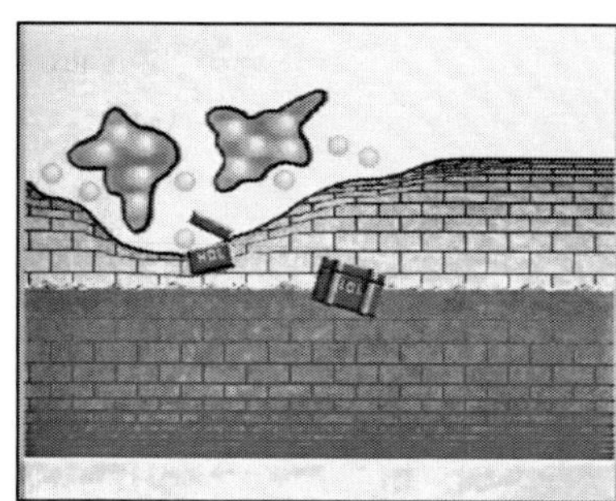

Abb. 4.6: Trickfilm über das Cholesterin

Der Trickfilm besteht aus einer Abfolge von fünf einfach gestalteten und kommentierten Bildern bzw. Szenen: Ein Gefäß als roter Fluss, HDL als kleine grüne Kisten, LDL als große rote Kisten, die mit gelben Lipoprotein-Kügelchen gefüllt sind, beide Kisten schwimmen im Fluss, Fresszellen – als grüne Männchen gestaltet – „angeln" sich die roten LDL-Kisten und setzen dadurch die gelben Kügelchen, also das gefäßschädliche Cholesterin frei. Am Ende wird der Unterschied zwischen HDL und LDL erläutert:

> SP: Der LDL Wert zeigt, wieviel Cholesterin in diesen gefäßschädlichen Packungen im Blut umhertreibt. Es sollte 135 Milligramm pro Deziliter nicht überschreiten. Der HDL Wert ist ein guter Cholesterinwert. HDL sind kleine, aber sehr nützliche Cholesterinpackungen. Sie haben die besondere Eigenschaft, bereits abgelagertes LDL Cholesterin aufzunehmen und . unschädlich zu machen. Je höher der HDL Wert ist, umso besser. Bei Männern sollte er bei mindestens 35 Milligramm pro Deziliter liegen, bei Frauen sogar über 45 Milligramm pro Deziliter. (CHOLESTE 101-111)

Dr. Gerhardt geht auf den Film nicht weiter ein. Kann der Medizin-Laie aber verstehen, worum es geht, auch wenn die einzelnen Bilder sehr einfach gestaltet sind? Genügen die Erklärungen des Kommentars, um das Ganze zu begreifen? Was zeigt die Animation überhaupt: die Fettstoffwechselstörung, wie sie bei dem 33-jährigen Mann eingangs im Film diagnostiziert wurde, oder die normalen Umwandlungsprozesse von LDL und HDL? Und was ist der Unterschied zwischen Cholesterin und LDL- und HDL-Cholesterin? Insgesamt scheint der Film weniger zum Verständnis beizutragen als zu verwirren. Dafür scheinen eine fehlende sprachliche Rahmung des Films, ein mangelhaftes Zusammenspiel der nicht-sprachlichen und der sprachlichen Elemente und der Zuschnitt der Information auf einen zu hohen Grad an Vorwissen verantwortlich zu sein.

4.2.9 Die Befragung der Expertin

In die Sendung eingeladen wurde die Ernährungswissenschaftlerin Birgit Becke, die vorher schon angekündigt worden war und nun im Anschluss an den Film auftritt. Sie kommt an der Seite des Studiopublikums eine Treppe herunter. Dr. Gerhardt verlässt das Podium und begrüßt die Expertin mit Handschlag. Danach gehen beide zu einem runden Tisch, auf dem Nahrungsmittel ausgebreitet sind. Offensichtlich wechseln hier Thema, Fokus und Adressierung des Moderators und die Talk-Runde wird durch eine andere Handlungseinheit, ein Experteninterview, abgelöst. Die beiden Experten tauschen sich kurz über die Besonderheit des Tisches aus:

MO:	Hallo, guten Tag.		So. Ja. . Frau Becke. . Ich hab hier mal äh einen
		((Klatschen des Publikums))	
BB:		Guten Tag.	

125

MO:	. kleinen Tisch angerichtet, ((lacht)) Frau Becke ich habe es eben schon/		
BB:		Hmhm	Wohl bekannt!

126

MO:	Ja? Is Ihnen bekannt, ja?		Der Ernährungskreis.
BB:		Ernährungskreis, ja.	

127

MO:	Wunderbar.

128 (CHOLESTE)

Die Zuschauer müssen mit der korrekten Identifizierung des Arrangements durch die Ernährungsexpertin zufrieden sein (s. Abb. 4.7), weitere Erklärungen zum *Ernährungskreis* werden vom Moderator nicht gegeben.

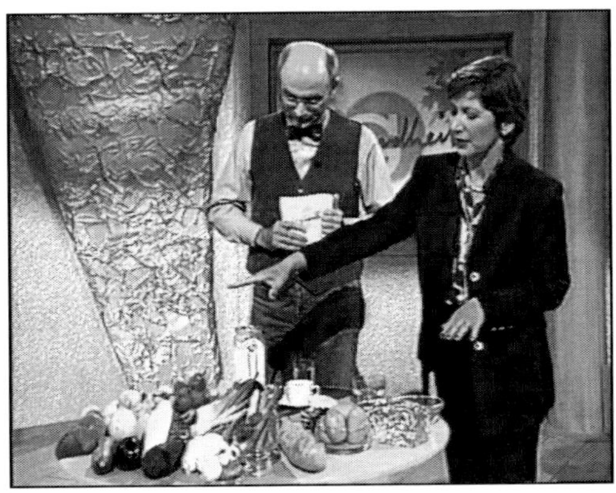

Abb. 4.7: Moderator und Expertin beim Ernährungskreis

Dr. Gerhardt stellt der Expertin eine allgemeine Frage zum Thema Cholesterin. Der Zuschauer erfährt in der Antwort kaum Neues, könnte aber durch den später erfolgenden, fachlich differenzierenden Hinweis der Expertin (*Cholesterin ist kein Fett, sondern Cholesterin ist ein Fettbegleitstoff*) irritiert werden.

Mit der nächsten Frage wechselt Dr. Gerhardt in seine Rolle als praktisch tätiger Arzt:

> MO: Jetzt hab ich mal ne ganz ähm . direkte Frage. Schaffen Sie das, also ich hab da wirklich Probleme in der Praxis damit. Jetzt/ man berät jemand und sagt, also hörn Se mal, Ihr Cholesterin ist erhöht, und . Sie müssen das weglassen, das weglassen, S/ Sie sollten diese Diät einhalten und diese Diät, . ich hab da nicht den allergrößten Erfolg. Also viele Menschen werden dann doch wieder rückfällig. Ham Sie da n Tipp für mich? . . Wie machen Sie das? ((lacht)) (CHOLESTE 144-152)

Über den Rollenwechsel kommt es zu einem Dialog zwischen zwei Experten, die sich hier über ihre praktischen Probleme mit Patienten und deren compliance austauschen. Dies hat einerseits ein gewisses unterhaltendes Element (Experten plaudern aus dem Nähkästchen), andereseits können sich die Zuschauer praktische Tipps „abgucken".

Etwas später wechselt Dr. Gerhardt explizit in die stellvertretende Zuschauerrolle: *Was darf ich denn essen, wenn ich jetzt erhöhte Cholesterinwerte habe?* Mit den Ratschlägen der Expertin wird auch der Tisch mit dem Ernährungskreis zum Thema:

> EX: Schauen wir auf den Ernährungskreis, da sehen Sie eine große Palette von pflanzlichen Lebensmitteln, einen großen Bereich von Korn oder körnerhaltigen Lebensmitteln, Vollkornbrot, Kartoffeln, dann sehen Sie eine große Menge an Gemüse, Rohkost, Salaten, alles Lebensmittel, wo eigentlich nicht viel passieren kann, gerade aus diesem Bereich können Sie sich absolut satt essen, pflanzliche Lebensmittel . kein Cholesterin. (CHOLESTE 171-178)

Diese Ratschläge sind einfach und gut behaltbar (*pflanzliche Lebensmittel – kein Cholesterin*). Bei den tierischen Lebensmitteln wird es unklarer:

> EX: Ich denke, es ist sicher nich sinnvoll, irgendetwas zu verbieten und in eine Cholesterinhysterie auszubrechen. Äh . es ist wichtig, dass Sie die Dinge einzupassen verstehen. (CHOLESTE 182-184)

Die Expertin wechselt in ihrer Darstellung mehrfach zwischen der Adressierung an die Zuschauer und an Dr. Gerhardt in seiner Rolle als Arzt (der nicht *verbieten* solle). Seine Gesprächsführung ist ihr gegenüber ähnlich stark kontrollierend wie gegenüber den anderen Gästen. Auch Frau Becke kann immer nur kurz antworten, bevor Dr. Gerhardt sich mit einer Zwischenfrage oder einem Kommentar einschaltet. Insgesamt hat sie in der gesamten Sendung – im Vergleich zur Gruppe der Betroffenen – den geringsten Wortbeitrag.

Liegt es an der engen Gesprächsführung des Moderators, am Adressierungswechsel, an der dadurch entstehenden Vagheit, dass die Ratschläge der Expertin – trotz kaum benutzter Fachsprache – schwer umsetzbar scheinen? Zu der Frage, welche kommunikativen Mittel und Verfahren dazu beitragen, Hinweise und Informationen für die Zuschauer anschaulich und verständlich werden zu lassen, und wie sie von Moderatoren und Experten genutzt werden, geben die ausführlichen Analysen z. B. von Veranschaulichungen (Kap. 8) und Erklärungen (Kap. 9) Antworten.

4.2.10 Die Befragung in der Podiumsrunde

Im Anschluss an den Dialog mit der Ernährungswissenschaftlerin begeben sich Dr. Gerhardt und die Expertin hinauf zum Podium. Sie setzen sich jeweils an die verschiedenen Enden der Sitzreihe. Etwa die Hälfte der Sendezeit ist jetzt um. Die zweite Hälfte wird ausgefüllt mit Redebeiträgen der Betroffenen (immer initiiert durch Dr. Gerhardt), kurzen Bemerkungen der Expertin, dem Zeigen eines Fotos, einer Cholesterinmessung und der Verabschiedung. Die Expertin wird nur noch einmal um Erläuterung eines Sachverhalts und um Zustimmung zu einer Aussage von Dr. Gerhardt gebeten. Insgesamt ist sie an der zweiten Sendungshälfte nur mit etwa 30 Sekunden Redezeit beteiligt. Es stellt sich die Frage, welches denn eigentlich ihre Funktionen für die Sendung und ihre kommunikativen Aufgaben sind.

Die Art und Weise der Gesprächsführung durch den Moderator ist dieselbe wie zuvor. Er wendet sich mit Fragen, Bemerkungen, Kommentaren oder Aufforderungen an die Betroffenen und an die Expertin und unterbricht die Befragten relativ häufig durch Rückfragen, Zwischenbemerkungen oder Erläuterungen, die offenbar primär für die Zuschauer gedacht sind. Dabei werden die Betroffenen der Reihe nach zu Wort gebeten. Den Anfang bildet Frau Lischke, auf die sich Dr. Gerhardt am stärksten konzentriert, obwohl er am Ende der Sendung sagt, dass eine *Blutwäsche* nur in *Ausnahmefällen* erfolge.

Das Foto

Frau Lischke berichtet von unterschiedlichen Therapien, denen sie sich unterzogen hat, u. a. von einer Blutwäsche. Während sie spricht, wird ein Foto eingeblendet (s. Abb. 4.8). Zu sehen ist Frau Lischke, auf einem Bett liegend, am linken Arm einen Plastikschlauch, wie man ihn im Zusammenhang mit Infusionstherapien kennt. Der Schlauch führt zu einer größeren Apparatur rechts hinter dem Bett. Vor dieser Apparatur sitzt Dr. Gerhardt. Er hält ein Mikrofon in der Hand und sieht Frau Lischke an. Dr. Gerhardt hat Frau Lischke im Krankenhaus besucht und teilt das den Zuschauern mit: *Und während einer solchen Untersuchung hab ich Sie auch mal . sag mal . . s/ reportermäßig* äh besucht.

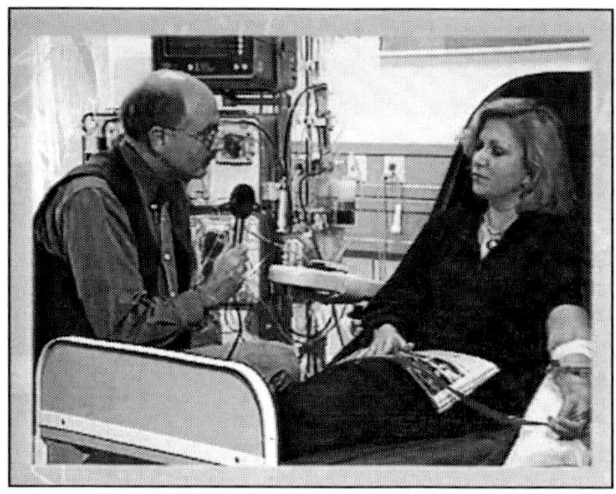

Abb. 4.8: Bei der Blutwäsche

Das Foto bleibt 16 Sekunden eingeblendet und soll offenbar Anknüpfungspunkt für Erläuterungen zu dieser Therapie sein, denn Dr. Gerhardt bittet Frau Lischke: *Was passiert da genau, erzählen Sie uns das mal!* Hier wird die Vermengung von Informations- und Unterhaltungsaspekten besonders deutlich.

Die Cholesterinmessung

Anschließend kündigt Dr. Gerhardt eine Cholesterinmessung bei Frau Lischke an. Beide verlassen das Podium und setzen sich zum Messgerät. Das Setting erinnert an eine Arztpraxis: Dr. Gerhardt sitzt auf einem Rollhocker ohne Lehne, Frau Lischke auf einem Stuhl neben dem Arzt. Im Hintergrund steht vor einer beleuchteten Milchglasscheibe das Modell eines Skeletts.

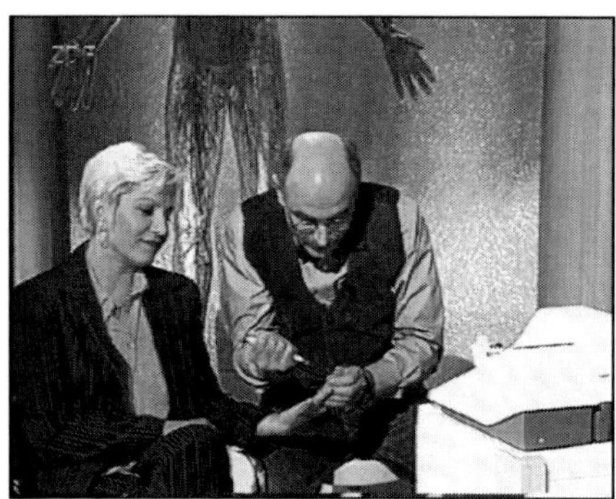

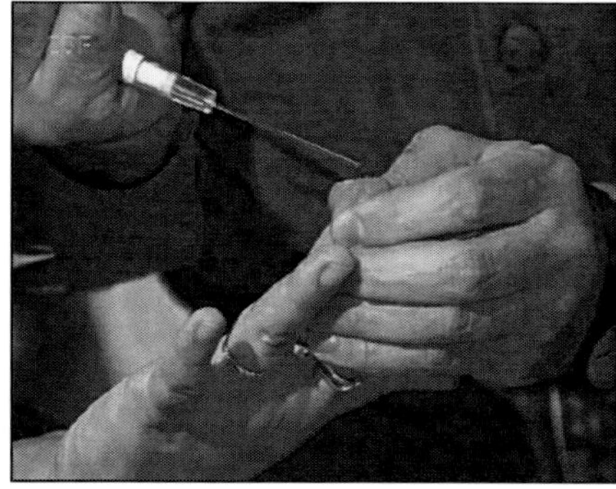

Abb. 4.9: Dr. Gerhardt demonstriert eine Cholesterinmessung

Während Dr. Gerhardt sich die nötigen Hilfsmittel für den Test heraussucht, macht er gegenüber den Zuschauern auf humorvoll-auflockernde Weise deutlich, dass er auch niedergelassener Arzt ist:

MO: Ich muss jetzt allerdings dazu sagen, dass ich das natürlich so sehr oft in der Praxis nicht tue, . und meine Arzthelferinnen, die jetzt zuschauen, die werden sagen, jetzt gucken wir doch mal, wie der Chef sich wieder dranstellt (CHOLESTE 287-291)

Hier handelt sich um eine Demonstration einer ärztlichen bzw. medizinischen Tätigkeit. Die Bedeutung solcher Inszenierungen des Moderators als Arzt und von Interaktionen im Studio als Arzt-Patient-Gesprächen in der ärztlichen Praxis wird später genauer untersucht (Kap. 7), ebenso die Bedeutung von Modellen, Bildern oder Demonstrationen, wie etwa dieser Cholesterinmessung, im Rahmen von Wissensvermittlung, Informieren und Erklären (und Unterhalten) (Kap. 8 und 9).

Weiter mit der Gästebefragung

Nach Abschluss der Cholesterinmessung und während des Wartens auf das Ergebnis stellt Dr. Gerhardt Frau Lischke weitere Fragen, wie oft sie ihren Cholesterinwert bestimmen lässt, wie teuer das ist und welche Therapien erforderlich sind. Hier wird die Patientenperspektive auf medizinische Sachverhalte zur Geltung gebracht. Dr. Gerhardt bleibt bis zum Ende der Sendung (also auch nach dem Ablesen des Cholesterinwerts) vor dem Messgerät sitzen und schaut von dort zum Podium hinauf.

Gegen Ende der Sendung, nach 18 Minuten, richtet Dr. Gerhardt sich an Herrn Loewe und erkundigt sich, ob die Therapie von Frau Lischke *etwas für ihn wäre.* Fast bis zur Minute 22 widmet er sich Herrn Loewe, der von seinem Krankheitsverlauf und seinen Verhaltensänderungen berichtet. Dabei wird Herr Loewe allerdings dreimal durch Rückfragen und Kommentare von Dr. Gerhardt unterbrochen. In einer vierten Unterbrechung gibt Dr. Gerhardt das Ergebnis der Cholesterinmessung bekannt. Dazu wird die Anzeige des Geräts eingeblendet. Dr. Gerhardt erläutert den Messwert und wendet sich dann wieder an Herrn Loewe (*Zurück zu Ihnen*), der an der Stelle fortsetzt, an der er unterbrochen wurde. In einer anderen Situation hätte man das Gespräch vermutlich schon abgebrochen. Aber Herr Loewe spricht weiter und wird noch einmal von Dr. Gerhardt unterbrochen. Als Herr Loewe beendet, stellt Dr. Gerhardt keine Rückfragen, sondern wendet sich Frau Willmann zu.

Sie ist die Betroffene, die aus Zuschauerperspektive und unter der Zielvorstellung des Aufklärens und Ratgebens sicherlich der interessanteste Gast wäre und ausführlich zu Wort kommen müsste; denn sie repräsentiert die verbreitetste Form der Cholesterinerhöhung: die erworbene. Jedoch wird den beiden Gästen mit der angeborenen Fettstoffwechselstörung die meiste Zeit eingeräumt. Geschieht dies absichtlich, weil die beiden anderen, besonderen Fälle vielleicht größeren Unterhaltungswert haben? Oder ist hier nur die Zeitplanung außer Kontrolle geraten?

Dr. Gerhardt zeigt auf Frau Willmann, stellt ihr eine Frage (*haben Sie auch nach jedem Strohhalm gegriffen?*) und gibt ihr die Antwort im Detail vor:

MO:	Frau Willmann. . Wie war das bei Ihnen, haben Sie auch nach jedem		

394

MO:	Strohhalm gegriffen? Nein! Sie haben/	nur konsequent Diät . eingehalten.	
FW:		Nein, ich/	Ja.

395

FW:	Ja. Ich hab es also ohne Modi/ Medikamente

396 (CHOLESTE)

Die Frage (und die gegebene Antwort) ist insofern müßig, als Frau Willmann zuvor schon von ihrem nur auf Ernährungsumstellung basierenden Erfolg berichtet hatte. Es scheint, als wolle Dr. Gerhardt die kurze verbleibende Zeit bis zum Ende der Sendung füllen.

4.2.11 Die Verabschiedung

In der letzten Sendungsminute steht Dr. Gerhardt auf, stellt sich vor das Podium, verabschiedet sich bei seinen Gästen und bedankt sich für ihr Kommen.

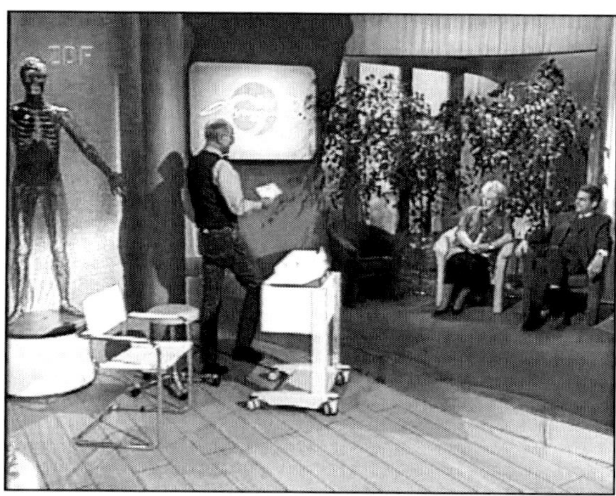

Abb. 4.10: Die Verabschiedung der Gäste

Dann dreht er sich zum Studiopublikum und zu den Fernsehzuschauern und fasst das Wichtigste zusammen:

MO: Wir haben . gelernt, dass die Diät ganz wichtig is, dass aber auch die Medikamente wichtig sind, die sind auch segensreich, vor allem auch für Patienten, die schon . einen Herzinfarkt oder Gefäßveränderungen haben, das is die zweite Säule, und die dritte wäre der Sport, das haben wir heute gar nicht angesprochen, und dann in Ausnahmefällen eben diese . Blutwäsche. (CHOLESTE 413-419)

Solche Zusammenfassungen sind eine genuine, typische Moderatorenaufgabe. Die Unterstellung, dass die Zuschauer (hier mit *wir* angesprochen) das zum Thema Wichtige *gelernt* haben, deutet auf die Ziele der Sendung hin: Wissensvermittlung wird als ein zentrales Ziel angesehen (s. Kap. 2.5). Ob es gelungen ist, das Ziel umzusetzen, ist eine andere Frage.

Schließlich weist Dr. Gerhardt, wie in jeder Sendung, noch auf das „Gesundheitsphone" und das „Gesundheitsfax" für weitere und ausführlichere Informationen hin. Diese beiden Begriffe werden gleichzeitig eingeblendet, darunter jeweils Telefon- bzw. Faxnummer. Anders als hier werden in heutigen Sendungen Zusatzangebote und -informationen in der Regel durch Verweise auf Internetseiten angeboten. Dr. Gerhardt liest die Nummern auch vor, so dass der Zuschauer sie gleichzeitig sieht und hört. Dann verabschiedet er sich mit seiner üblichen Abschiedsformel: *Das wars. Machen Sies gut und vor allem – bleiben Sie mir gesund. Tschüss!*

Dieselbe Musik wie im Trailer zu Beginn wird eingespielt, die Zuschauer klatschen. Die Kamera zeigt das Studiopublikum und dann das gesamte Studio; man sieht, dass Dr. Gerhardt seinen Gästen die Hände schüttelt. Der Hinweis auf den Sender ZDF wird eingeblendet.

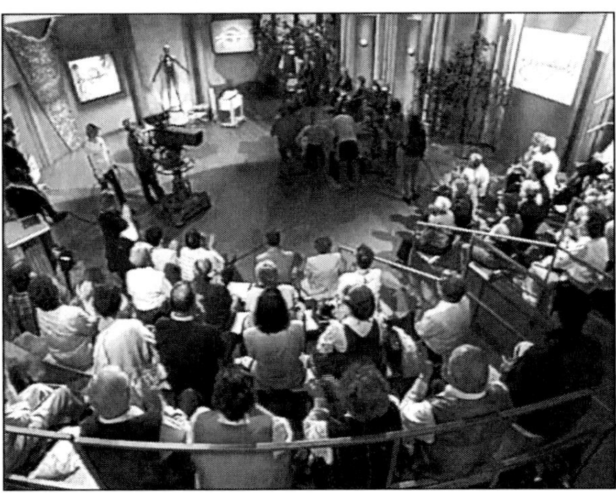

Abb. 4.11: Das Sendungsende

4.3 Expertengespräch: Eine Ausgabe von *Die Sprechstunde*

Die Sendung *Cholesterin – wie viel macht uns krank?* unterscheidet sich in fast Allem von der eben beschriebenen Ausgabe von *Gesundheit!*. Personal, Aufbau, Bausteine sowie die Gesprächsführung der Moderatorin differieren deutlich. *Die Sprechstunde* liefert dem Zuschauer einen roten Faden durch die Sendung, bindet ihn durch Fragen von Anfang an mit ein, weckt sein Interesse und motiviert ihn, die eigene Lebensführung zu reflektieren und vielleicht das eine oder andere zu ändern. Worauf beruht dieser deutlich unterschiedliche Eindruck zwischen den beiden Sendungen? Der folgende Einblick in den Verlauf der Sendung gibt dazu Hinweise.

4.3.1 Der Sendungstrailer

Die Aufmerksamkeit des Fernsehzuschauers wird durch Musik geweckt, gleichzeitig wird er durch die Einblendung des Sendungstitels darüber informiert, was ihn erwartet: *Die Sprechstunde – Ratschläge für die Gesundheit*; dann erscheint das animierte Bild eines Blutgefäßes, umrahmt von der Frage: *Cholesterin – wie viel macht uns krank?*

Cholesterin ist das Thema dieser Sendung und der Zuschauer wird einleitend in einer knappen halben Minute über die thematischen Schwerpunkte informiert. Dazu werden nacheinander vier Fragen formuliert, wie sie sich viele Zuschauer selbst schon einmal gestellt haben könnten:

1. Cholesterin – wieviel macht uns krank?
2. Gibt es „gutes“ und „böses“ Cholesterin?
3. Hauptrisiko: Rauchen und hoher Blutdruck?
4. Hoher Cholesterinspiegel ... Ist die Ernährung schuld?

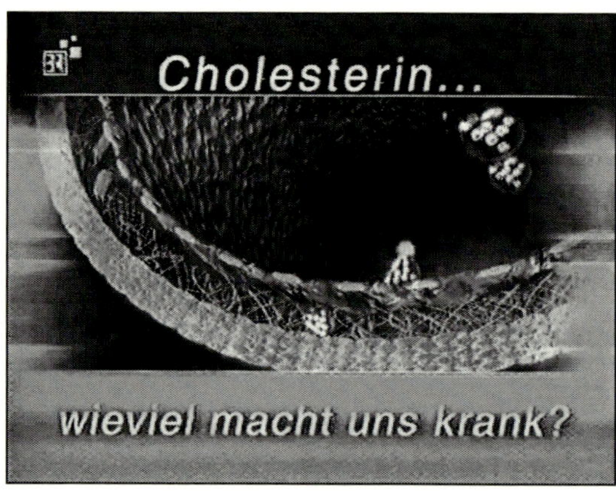

Abb. 4.12: Die Sprechstunde (BR) zum Thema „Cholesterin“

Jede dieser Fragen bildet den Rahmen eines thematisch entsprechend ausgewählten animierten Bildes: ein Blutgefäß mit hüpfenden Cholesterinkörperchen, zwei stark vergrößerte Cholesterinbällchen, ein verengtes Blutgefäß und eine Zigarette, eine essende Frau, kontinuierlich von Musik begleitet. Schlaglichtartig werden so die thematischen Schwerpunkte benannt und die Zuschauer orientiert.

Dann endet die Musik und eine agil, konzentriert und engagiert wirkende Moderatorin, die Ärztin Dr. Antje-Katrin Kühnemann, begrüßt – in einem Sessel sitzend – die Zuschauer.

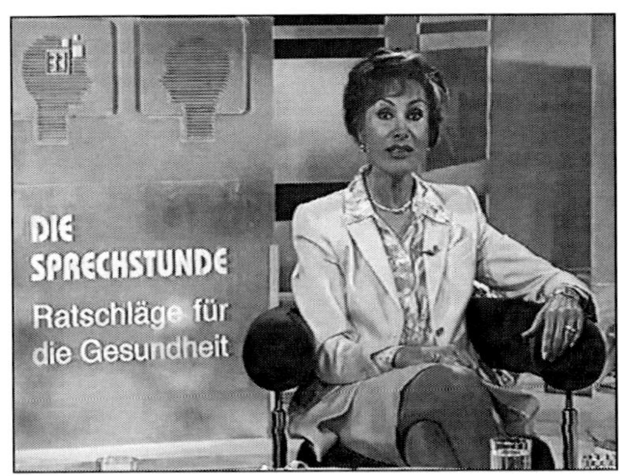

Abb. 4.13: Begrüßung Dr. Antje-Kathrin Kühnemann

Sie formuliert noch einmal das Thema der Sendung und die mit dem Cholesterin verbundenen Gefahren für die Gesundheit:

> MO: Guten Abend verehrte Zuschauer, ich begrüße Sie heute <u>live</u> zur Sprechstunde. Unser <u>ak</u>tuelles Thema . Cholesterin. Wie hoch darf es denn nun wirklich sein? Und das muss ich schon ganz <u>anders</u> fragen, ich muss nämlich fragen, wie hoch ist <u>mein</u> Cholesterin. Wissen Sie, wie hoch <u>Ihr</u> . Cholesterin ist? Jeder Siebte . weiß das <u>nicht</u>. Und das ist sehr bedenklich. (CHOLEST1 1-7)

Sie adressiert die Zuschauer und stellt eine direkte Wissensfrage zum individuellen Cholesterinwert, damit erzeugt sie Aufmerkamkeit und persönliche Betroffenheit. Diese Einleitung ist im Vergleich zur Sendung *Gesundheit!* nicht nur kurz, sondern ganz prägnant und kümmert sich nur um das eine Thema, nämlich die Höhe des Cholesterinwertes, ohne den gesamten Problemkreis Cholesterin gleich mit abzuarbeiten (s. Kap. 4.2.2).

Dann wird der erste Gast begrüßt und vorgestellt: der Schauspieler Bernd Herzsprung, der in der damals sehr erfolgreichen Mediziner-Serie *Freunde fürs Leben* (ZDF) eine der ärztlichen Hauptfiguren spielte. Der Auftritt eines medizinischen Laien oder Betroffenen im Studio ist in der Reihe *Die Sprechstunde* ein sehr variabel eingesetzter Bestandteil, hier vermutlich der Alltagsnähe des Themas geschuldet. Herzsprung sitzt Frau Dr. Kühnemann gegenüber und an ihn richtet sie noch einmal dieselbe Frage:

> MO: Aber wie ist das denn eigentlich bei Ihnen? Wissen Sie denn jetzt, wie hoch Ihr Cholesterin ist? (CHOLESTl 23-25)

Der Angesprochene kennt seinen Cholesterinwert, denn er war gerade erst beim Arzt. Seine Antworten verbindet die Moderatorin dann mit Fragen an eine der ebenfalls im Studio anwesenden Expertinnen.

Die Einleitung der *Sprechstunde* könnte den Eindruck erwecken, dass es in den ersten 90 Sekunden dieser Ratgebersendung nur darum geht, den Zuschauer zu informieren. Darum geht es auch – aber nicht nur. Das sachbezogene Informieren ist nicht nur in der Einleitung, sondern in der gesamten Sendung lediglich eine Form der Kommunikation. Die Moderatorin bemüht sich während der gesamten Sendung um einen engen Kontakt zu den Zuschauern: sei es durch systematische direkte Ansprachen (*Und jetzt will ich nochmal Ihnen sagen, liebe Zuschauer*), durch das Bemühen ihre Perspektive einzunehmen (*das wird bestimmt viele Zuschauer draußen interessieren*) oder durch direkt adressierte Ratschläge und Tipps:

> MO: Aber selbst wenn es falsch positiv wäre, es heißt ja dann immer der Rat, wenn wirklich was verändert ist, Sie sollten nun wirklich zum Arzt gehen. (CHOLESTl 96-99)

Ihre Hinweise wollen Interesse wecken und Aufmerksamkeit binden (*Sie sehen schon, wie viel Spannendes da passiert*). Der Zuschauer soll mit ihrer Hilfe herausfinden, ob er sich gesundheitlich falsch verhält, vielleicht sogar schon krank ist, und – falls das zutrifft – sein Verhalten ändern.

4.3.2 Atmosphäre, Setting und Inhalt

Kurze Zeit später hat der Zuschauer einen Eindruck von Atmosphäre und Anspruchsniveau der Sendung gewonnen: Die komplexe Mischung aus Thema, Bildern, Gästen und Setting vermittelt den Eindruck einer seriösen, wissensorientierten Sendung.

Die Gäste sind der Schauspieler und Medizin-Laie Bernd Herzsprung, die Professorin Dr. med. Elisabeth Steinhagen-Thiessen, Internistin der Fettstoffambulanz an der Berliner Charité, und Professor Dr. med. Joachim Thiery, Labormediziner am Universitätsklinikum Leipzig. Alle Gäste haben – wie auch die Moderatorin – für die Sendung eine bestimmte Rolle und Funktion; Titel und berufliche Fachrichtung der Expertin und des Experten werden während der Sendung mehrmals eingeblendet, nicht aber Name und medizinischer Doktortitel der Moderatorin.

Die Gäste sitzen mit der Moderatorin während der gesamten Sendung um einen Glastisch; die Studioeinrichtung ist nüchtern; im Hintergrund ist das Studio begrenzt durch hellgraue (Plexi-)Glasstellwände mit blauen Streifen; alles ist in helles Licht getaucht.

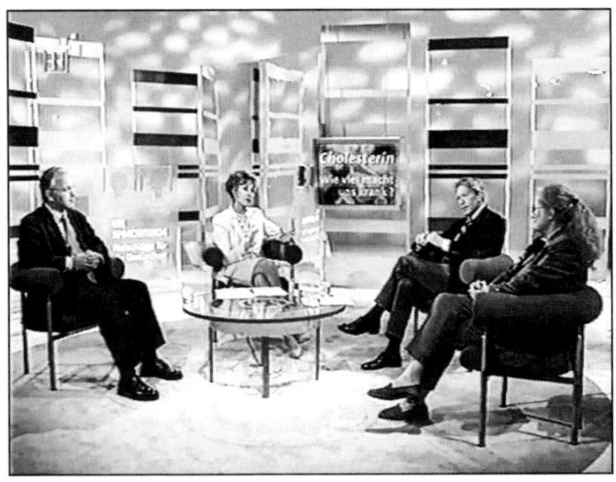

Abb. 4.14: Die Gästerunde

Die insgesamt 45 Minuten dauernde *Sprechstunde* wird beherrscht vom Gespräch der Moderatorin mit ihren drei Gästen, die während der gesamten Sendezeit anwesend sind. Hauptthemen und -inhalte der Sendung sind:

- Cholesterinwert
- Was ist Cholesterin? (Differenzierung in LDL und HDL und ihrer Funktionen)
- Cholesterinrisiko
- Tipps bzw. Ratschläge und Informationen, was man gegen hohe Cholesterinwerte und erhöhtes Risiko tun kann (Ernährung, Medikamente, Lebensumstellung)
- angeborene Cholesterinerhöhung

Diese Inhalte entsprechen in etwa den sendungseinleitend gestellten vier Fragen. Die Fernsehzuschauer haben die Möglichkeit, sich während der Sendung mit ihren Fragen per Fax an die Experten zu wenden. Fragen per E-Mail sind auch in dieser Sendung aus dem Jahr 2001 noch nicht vorgesehen.

Unterbrochen wird das Podiumsgespräch im Verlauf der Sendung durch insgesamt drei Filme, auf die die Moderatorin jeweils kurz vor der Einblendung hinweist.

In der Sendung kommen – im Gegensatz zu Dr. Gerhardts *Gesundheit!* – keine ‚echten' Patienten vor. Herzsprung ist interessierter Laie, aber kein Betroffener. Die Zuschauer, die sich mit schriftlichen Fragen zu Wort melden, sind unsichtbar; die Betroffenen in den Filmeinblendungen sind nicht als Gesprächspartner in der Sendung präsent.

4.3.3 Der Medizin-Laie und Schauspieler

Bernd Herzsprungs Funktion in der Sendung ist die eines potenziell betroffenen Laien. Die besondere Wirksamkeit seiner Person als Identifikationsfigur für die Zuschauer ergibt sich aus seinem Status als bekannter Schauspieler mit quasi beruflichem Naheverhältnis zur Medizin aufgrund der bekannten Ärzte-Serie, in der er eine der ärztlichen Hauptrollen spielt. Der Professionalität der Sendung dient, dass er zwar medizinischer Laie, aber medienerfahren ist und sich vor der Kamera deshalb ungezwungen zu bewegen weiß.

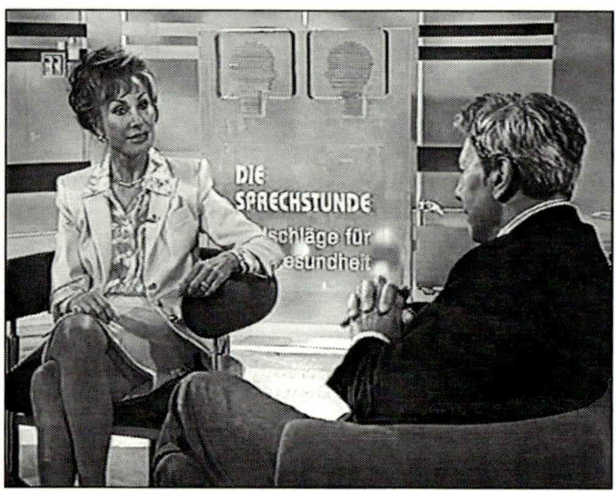

Abb. 4.15: Die Moderatorin im Gespräch mit Bernd Herzsprung

In den Gesprächen selbst spielt sein Status als Prominenter keine besondere Rolle. Als interessierter und gesundheitsbewusster Medizin-Laie soll er Nachfragen stellen und Unverständliches reklamieren – so wird seine Rolle von der Moderatorin explizit beschrieben und festgelegt:

> MO: Ist schön, dass Sie da sind und dass Sie so nachfragen, denn genau das wird unsern Zuschauern draußen ja genauso gehen, und es geht immer, wenn wir über diese Einstufungen und Risikofaktoren sprechen, doch nen <u>bisschen</u> so für viele . viel auf einmal und durcheinander, und deshalb <u>sehr</u> gut, dass Sie das so machen (CHOLEST1 261-266)

Was die Moderatorin hier formuliert, steht jedoch im Widerspruch zum tatsächlichen Sendungsverlauf, der von ihrer starken Themensteuerung und geringen Einbindung und Frageaktivität Herzsprungs geprägt ist. Der Eindruck, dass

Herzsprung jederzeit Fragen stellen könne, entspricht nicht dem realen Konzept der Sendung. Es wird ihm zwar anfangs zuerst das Wort erteilt und damit implizit zum Ausdruck gebracht, für wen die Sendung gemacht ist, an wen sie sich richtet. Insgesamt hat Herzsprung aber einen weit geringeren Wortanteil als die Experten, nur fünf Mal im gesamten Sendungsverlauf wird ihm das Wort erteilt, nur zwei Mal stellt er von sich aus Fragen. Hier zeigt sich eine Parallele zur Sendung *Gesundheit!*; es scheint von den Sendungsredaktionen nicht wirklich beabsichtigt, dass der geladene Laie sich mit spontanen Fragen an der Gesprächsrunde beteiligt bzw. dass die Betroffenen ihre Krankheitsgeschichten frei erzählen. Das würde wohl zu viele Unwägbarkeiten für den geplanten Ablauf der Sendung bedeuten.

Hier deutet sich an, dass den Laien, Betroffenen oder Patienten in den Gesundheitssendungen bestimmte, vorab festgelegte und anscheinend sehr enge Funktionen und Rollen zugewiesen werden. Dabei wäre allerdings zu fragen, ob das für alle Sendungen gleichermaßen zutrifft und die Rollen und Aufgaben immer dieselben sind (s. Kap. 5). Bernd Herzsprung ist kein Patient und Betroffener, der von seinen Krankheitserfahrungen berichten könnte, wie etwa die Gäste von Dr. Gerhardt in *Gesundheit!*. Darüber hinaus ist er als Schauspieler auch nicht einfach ein Beispiel für einen durchschnittlichen Fernsehzuschauer. Welche Rolle und Funktion wird dem Laien Herzsprung in dieser Sendung also übertragen? Soll er als bekannter Schauspieler das Zuschauerinteresse erhöhen oder als Vorbild dienen?

Sieht man sich seine Beiträge an, so wird deutlich, dass die Inhalte seiner Antworten und Kommentare für diese Sendung keine wesentliche informative Bedeutung haben in dem Sinne, dass die Zuschauer hier etwas erklärt bekämen oder ihnen neues Wissen vermittelt würde; wichtiger scheint seine spezielle Vorbildfunktion zu sein. Herzsprung wird gleich zu Beginn präsentiert als der prototypische Gesunde, der bereit ist, etwas dafür zu tun, dass er nicht krank wird (*Ich bin vor vierzehn Tagen bei meinem Hausarzt gewesen und habe ihn messen lassen*). Etwas später dient er als Beispiel für den prototypischen (zu) wenig wissenden Laien (weshalb diese Gesundheitssendung erforderlich ist):

		o----- lachend ----o
MO:	Und . lieber Bernd Herzsprung,	haben Sie auf all das hin sich nun befragt?
BH:		Ja.

231

MO:	Ist Ihnen das alles . bewusst gewesen, auf was man da zu achten hat? . .

232

MO:		Hmhm
BH:	((Einatmen)) Nicht wirklich.	((Einatmen)) Ich wusste zwar, dass äh

233

BH:	dass man gewisse Risiken ähm äh eindämpfen kann, indem man sich

234

MO:	Ja
BK:	entsprechend ernährt, . sich bewe:gt und/ . und äh/ aber aber äh ich meine

235 (CHOLEST1)

Herzsprung selbst stellt sich als vom Thema Cholesterin *fasziniert* dar, er ist sehr gesundheitsinteressiert, trinkt mäßig Alkohol, hat kein Übergewicht, obwohl er sich wenig bewegt, und seine Ernährung ist ausgewogen (*mediterran*), wie von Experten empfohlen. Er präsentiert damit genau die von Gesundheitserziehern erwünschte aufgeklärte, gesundheitsbewusste Haltung, die gern neue Tipps und Informationen aufnimmt und in die Lebensführung integriert und die den Zuschauern als Vorbild dienen kann (s. auch Kap. 10.3 und 11.2):

MO:	Sie haben sich ja sicher schon damit befesch/ beschäftigt. . Schlagwort

599

MO:	mediterrane Kost haben Sie auch gehört. Kennt eigentlich doch jeder.
BH:	Jaja. Ja. Ich liebe

600

	o--lachend--o
MO:	Machen Sie das so? Jahahaha? Ja? Hm
BH:	die mediterrane Kost. Ich liebe es, italienisch zu essen beispielsweise,

601

MO:	Ja
BH:	mit . ((schluckt)) viel Olivenöl, ich esse . äh . gerne . auch andere Dinge mit

602

MO:	Hm
BH:	Olivenöl und äh äh Nudeln natürlich, da sollte man glaube ich . äh primär die

603

MO	((lacht))
BH:	Buchweizen- äh äh nudeln bevorzugen

604 (CHOLEST1)

Herzsprung vermittelt also als positives Beispiel die Botschaft, dass es nicht so schwierig und aufwändig ist, sich gesund zu erhalten. Darüber hinaus wirbt er für eine bundesweite Aktion (Cholesterin-Screening), mit der die Deutschen aufgerufen werden, sich ihren Cholesterinwert messen zu lassen. Die Gesundheitssendungen nehmen – wir hier die *Sprechstunde* – oft laufende Gesundheitskampagnen auf und laden dann gern prominente Schirmherren oder Repräsentanten ein. Die Annahme dabei ist wohl, dass Prominente beim Werben um Teilnahme eher gehört werden.

4.3.4 Frau und Herr Professor – die zwei Experten

In *Die Sprechstunde* sind eine Fachärztin und ein Facharzt geladen, eine dritte medizinische Expertin kommt in den Filmeinblendungen zu Wort. Kühnemann richtet sich mit Fragen an sie und fordert die Erläuterung, Erklärung oder Einschätzung bestimmter Sachverhalte, z. B.:

> MO: Cholesterin messen. Wie sinnvoll ist es eigentlich, denn da gehts ja nur um diesen Gesamtwert, sagt der uns eigentlich überhaupt was? (CHOLEST1 84-86)

Sie bittet um Beurteilung (*Gibts das also, dass ich mal nen ganz hohen Wert messe, der dann aber gar nich so is?*) oder um Bestätigung zu einem von ihr vermuteten Sachverhalt, wie hier an einen der Experten gerichtet:

MO:	dann dürfte er aber doch ein LDL von hundertdreißig auch haben.

204

MO:		Ja?	So. Und dann gibt es
EX:	Richtig.	Das ist völlig richtig.	

205 (CHOLEST1)

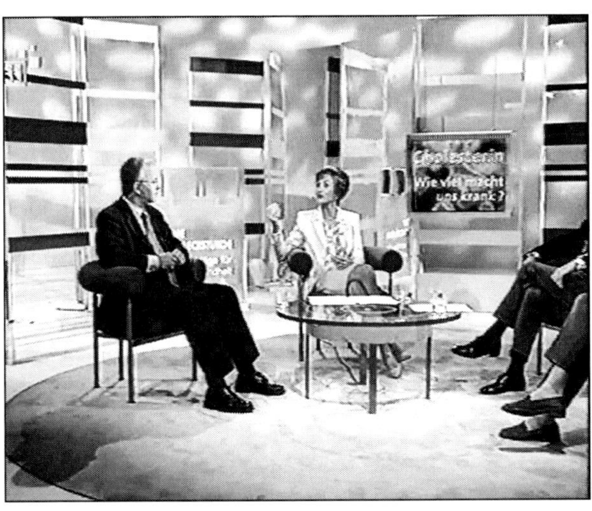

Abb. 4.16: Die Moderatorin im Gespräch mit einem Experten

Die Experten ergreifen niemals von sich aus das Wort, gehen auch nicht spontan auf eine Äußerung des anderen ein, sondern sprechen immer nur nach Aufforderung durch die Moderatorin. Diese stellt Fragen mit starker inhaltlicher Steuerung, z. B. durch genaue inhaltliche Vorgaben:

> MO: Jetzt wolln wer erstmal wissen, . wenn man von wirklich Hochrisikopatienten spricht, die also sehr gefährdet sind, kann man ruhig dazu

> schon sagen, wer das is. Wie hoch darf bei denen denn dieses LDL sein? (CHOLESTI 150-153)

Mitunter macht sie auch zeitliche Vorgaben für die Antworten: *und das können wir recht kurz beantworten.* Durch ausgeprägte nonverbale Handlungen (besonders Gestik, Kopf- und Körperhaltung; s. Abb. 4.16) verstärkt sie die Steuerung ihrer Gesprächspartner.

Expertin und Experte sollen offensichtlich nicht nur Wissen vermitteln, sondern – die Moderatorin unterstützend – die Zuschauer auch dazu motivieren, etwas für ihre Gesundheit zu tun. So fragt Kühnemann sie beispielsweise, wie sinnvoll sie die zum Zeitpunkt der Sendung stattfindende Kampagne zum Testen des Cholesterinwerts finden. Die Expertin betont in ihrer Antwort nicht nur die Wichtigkeit einer solchen Testaktion, sondern erläutert auch ihren Verlauf und gibt darüber hinaus Empfehlungen, was getan werden sollte, wenn der Test positiv ausfällt. Expertin und Moderatorin bemühen sich gemeinsam darum, die Zuschauer zur aktiven Teilnahme an der Kampagne zu motivieren. Ob ein Zuschauer der Aufforderung nachkommen wird, hängt sicher auch davon ab, wie Expertin und Moderatorin motiviert und erklärt haben, wie die Aufforderung in die gesamte Sendung eingebunden ist und ob der Zuschauer immer wieder angesprochen wird und sich betroffen fühlt.

Medizinische Experten, die ausgewiesene Fachleute auf dem behandelten Gebiet sind, findet man sehr häufig als Gäste in Gesundheitssendungen. Darüber hinaus werden je nach Thema auch Experten aus anderen akademischen Disziplinen (z. B. Psychotherapie, Ernährungswissenschaft) oder nicht-akademischen Berufen (z. B. Diätberaterinnen, Physiotherapeutinnen) eingeladen.

Die Experten sollen mit dem, was sie sagen, auf die Zuschauer Einfluss nehmen – auf ihr Wissen, ihre Einstellungen und ihr Verhalten. Auch aus dieser Perspektive ist die Frage wichtig, wie die Expertenrolle konstituiert und inszeniert wird und in welcher Bedeutung der Experte eingeführt wird. Die Art und Weise ihrer Darstellungen, Erklärungen oder Ratschläge wirkt sich auch auf das Interesse, die Aufmerksamkeit und das Verstehen des Zuschauers aus und entscheidet mit darüber, ob er sich die Sendung bis zum Ende anschaut oder nicht.

Eine der typischen Schwierigkeiten von Experten in Gesundheitssendungen ist das verständliche Erklären. Vor allem der Einsatz von Fachbegriffen erschwert den Laien das Verstehen. Eine solche Situation ergibt sich beispielsweise in einer differenzierenden Erklärung des Experten Prof. Thiery:

> EX: Das hängt oftmals aber auch damit zu/ äh da zusammen, dass vielleicht eine <u>andere</u> Fettstoffwechselstörung hier noch eine Rolle spielt, dass auch die Neutralfette hoch sind, die sehr stark auch ernährungsabhängig sind. Ähm das spricht eigentlich ein wenig <u>dafür</u>, dass hier

nicht nur das Cholesterin betroffen war, sondern auch die Triglyceride, die Neutralfette, weil die sehr schnell . var/ variabel sind. (CHOLEST1 71-79)

Fachbegriffe und Fachsprache können auf ganz unterschiedliche Weise und mit unterschiedlichen Zwecken verwendet werden (s. auch Kap. 7, 8 und 9). Warum etwa verwendet Prof. Thiery die Wörter *Triglyceride* und *Neutralfette,* als seien sie für alle verständlich? Ist es eine gewisse Betriebsblindheit, ist er also so stark im medizinischen System verhaftet, dass für ihn *Neutralfette* kein erklärungsbedürftiges Fachwort ist? Oder hält er die Kenntnis der Bedeutung hier für unwichtig? Warum reformuliert er den anfangs verwendeten deutschen Ausdruck *Neutralfette* außerdem noch durch den lateinischen Fachbegriff *Triglyceride?* Wegen der wissenschaftlichen Genauigkeit und Eindeutigkeit? Oder möchte er, dass die Zuschauer das Wort kennen lernen, um sich in medizinischen Kontexten besser verständigen zu können? Oder will er – der *Fettstoffwechselfachmann*, wie er ja von Kühnemann vorgestellt wurde – damit seine Expertise herausstellen? Oder ist es einfach die Runde von drei Experten im Studio, die ihn zu einer fachlichen Darstellung verführt?

Für die Beurteilung der Fachwortverwendung muss also auch die spezielle Kommunikationssituation berücksichtigt werden, in der sich die Gesprächsrunde befindet: Drei der vier Personen sind MedizinerInnen; ein Studiopublikum oder Patienten, die allein durch ihre sinnliche Gegenwart daran erinnern könnten, dass hier Experten-Laien-Kommunikation stattfindet, gibt es nicht. Die Experten sind also ständig gehalten, von der tatsächlichen Kommunikationssituation im Studio, in der sie einander adressieren, zu abstrahieren und sich statt dessen an den – nicht sichtbaren – Zuschauern zu orientieren.

Der Ausschnitt oben illustriert nur eine Möglichkeit der Verwendung von Fachbegriffen. Auf welch unterschiedliche Weisen Experten in Gesundheitssendungen Fachbegriffe verwenden, welche Vor- und Nachteile sie haben, welche Verwendungsweisen sinnvoll und hilfreich sind und das Verstehen erleichtern, wird in Kapitel 7 beschrieben.

Nicht nur der Verzicht auf Fachbegriffe trägt zum Verstehen bei. Auch mit geeigneten Erklärungen und Veranschaulichungen können komplizierte und komplexe Sachverhalte verständlich gemacht werden. In dieser Sendung verwenden die Experten zum Beispiel Metaphern und Vergleiche:

EX: Also, das gute Cholesterin muss man sich vorstellen wie so kleine Heinzelmännchen, dieses HDL Cholesterin, das geht in diesen Plaque hinein, holt sich das LDL heraus, nimmt es quasi Huckepack . und bringt es zur Leber zurück. (CHOLEST1 137-140)

Sie bieten Merkhilfen an:

EX: Das schlechte ist das LDL, und damit man sich das gut merken kann, sage ich immer zu den Patienten, das ist das . liderliche Cholesterin. (CHOLESTI 118-120)

Oder sie verwenden besondere Erklärungsstrategien. Die Experten bemühen sich, Sachverhalte verständlich zu erklären – was besser oder schlechter gelingen kann. Die von Experten und Moderatoren benutzten Erklärungsformen und Verfahren der Veranschaulichung werden in Kapitel 8 und 9 dargestellt.

4.3.5 Die Moderatorin Dr. Kühnemann

Die Moderatorin Dr. Kühnemann hat die Sendung gut im Griff. Die Redebeiträge der Gäste erfolgen sehr diszipliniert, alle eingangs angekündigten Themen werden behandelt. Auch wenn man als Zuschauer nicht immer alles versteht, kann man der Sendung folgen und fühlt sich angesprochen. Wie gelingt Kühnemann das? Die Moderatorin greift auf unterschiedliche Weise immer wieder in den Ablauf der Sendung und die Redebeiträge ein:

- Sie steuert und kontrolliert den Sendungsverlauf, schafft Transparenz für die Zuschauer.
- Sie sichert Verstehen.
- Sie vermittelt zwischen Experten und Laien.

Steuerung und Kontrolle des Sendungsverlaufs

Nur wenig in dieser Sendung bleibt dem Zufall überlassen. Auch die Abfolge der zu besprechenden Themen ist geplant. Das Thema ist nicht einfach nur Cholesterin, sondern es gibt vier Unterthemen, nach denen die Sendung grob gegliedert ist. Die Beiträge der Experten, des Laien Herzsprung, die gefaxten Fragen der Zuschauer und die Filmeinblendungen werden entsprechend den ausgewählten Unterthemen platziert. Die Moderatorin sorgt dafür, dass die Gäste sich jeweils zu dem ausgewählten Themenaspekt äußern, und wählt dazu die geeigneten Fragen der Zuschauer aus (vermutlich mit einer Vorselektion durch die Redaktion).

Kühnemann bemüht sich darum, dass sich die Gäste, speziell die Experten, auf den gerade behandelten thematischen Schwerpunkt konzentrieren, z. B.:

MO: Da komm wer dann sowieso noch mal darauf, denn jetzt aber doch wirklich die Frage. . Wir wollen jetzt hören auch Zahlen. (CHOLESTI 142-144)

Verlässt ein Experte den von ihr vorgesehenen Weg, führt sie nicht selten auch durch Unterbrechungen auf das von ihr fokussierte Thema zurück:

EX:	<u>Zucker</u>krankheit . ist weit verbreitet, ist auch in Deutschland noch im

193

MO:	Gut. Aber wir wollen ja doch wissen, wonach wir uns richten dürfen.
EX:	<u>Zu</u>nehmen. Und . das

194 (CHOLEST1)

Meist begründet oder kommentiert Kühnemann die Reglementierung der Sprecher und das Umsteuern der thematischen Entwicklung (*Da komm wer dann sowieso nochmal drauf*), verweist auf Zeitknappheit oder bestätigt dem Experten gegenüber nur kurz die Richtigkeit des Gesagten, um dann thematisch umzusteuern:

> MO: Genau. Also, . Ernährung könnten wer natürlich ne ganze Sendung <u>füllen</u>, aber wir müssen noch zu <u>einem</u> so wesentlichen Risikofaktor kommen. (CHOLEST1 661ff.)

Durch diese Verfahren verdeutlicht sie, dass ihre Interventionen nicht willkürlich sind, sondern ihrem thematischen Plan, den Sendungserfordernissen oder Wünschen der Zuschauer entsprechen und in diesem Sinne also nicht unhöflich sind.

Die Platzierung der Beiträge des Medizin-Laien Herzsprung ist ebenfalls geplant. Dies wird zum Beispiel durch die Inhalte der Fragen deutlich, mit denen die Moderatorin sich an Herzsprung richtet. Entgegen dieser Planung richtet Herzsprung sich einmal mit einer spontanen Verständnisfrage an den Experten Thiery und unterbricht dabei die Moderatorin (Fläche 424) – ein Verhalten, das in allen untersuchten Gesundheitssendungen eine absolute Ausnahme ist. Thiery antwortet ausführlich, aber für den Laien unverständlich. Es verwundert, dass die Moderatorin hier nicht eingreift. Verzichtet sie darauf, weil das nicht in dieser Ausführlichkeit geplant war und sie es nicht noch durch Reformulierungen ausdehnen will? Kühnemann greift vielmehr in die Erklärungen Thierys ein und führt auf ein anderes Thema zurück.

Auch die Behandlung der gefaxten Fragen der Zuschauer wird durch die Moderatorin gesteuert. Kühnemann bittet anfangs darum, kurze Fragen zu schreiben, wählt dann aus den ihr vorliegenden Fragen aus (s. Abb. 4.17), präsentiert sie und wendet sich mit ihnen jeweils an einen der Experten.

Insgesamt fünf Zuschauerfragen werden berücksichtigt. Sie werden auf die Sendung verteilt und beziehen sich jeweils auf einen der angekündigten Themenaspekte. Die Zuschauerfragen werden nicht in jedem Fall vollständig vorgelesen. Mitunter greift die Moderatorin nur Fragmente heraus oder fasst die Frage zusammen bzw. formuliert sie um:

> MO: Und das sagen/ das sagt nämlich auch hier die Frau Huber aus Erlangen, die/ nee, die wollte/ die hat nach den Medikamenten ja schon

gefragt. Das ham wir schon, die wollte nämlich noch wissen, wie lange sie die einnehmen muss. (CHOLESTl 609-612)

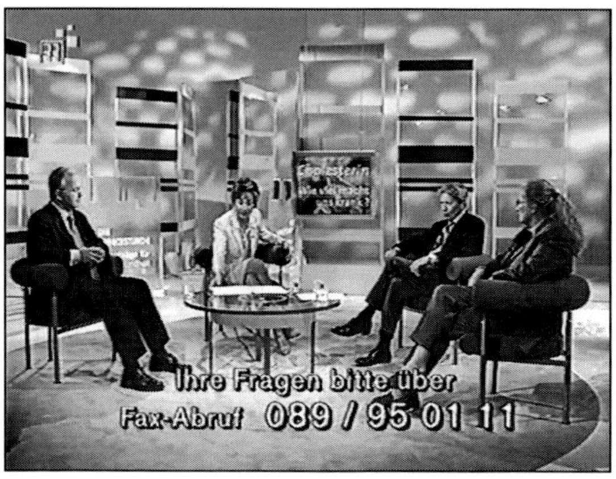
Ihre Fragen bitte über
Fax-Abruf 089 / 95 01 11

Abb. 4.17: Die Experten beantworten Zuschauerfragen

Die vierte Frage wird gar nicht vorgelesen, stattdessen wird der Name der Fragerin genannt und das Thema, zu dem sie etwas wissen wollte, nämlich die *mediterrane Kost*:

MO: Und hier war nämlich das mit der m/ mediterranen Kost auch gekommen. Wo hatt ich se denn? Ach ja, hier, das war die Frau Liebknecht (aus), das ham wer. (CHOLESTl 613-616)

Auffallend ist, dass keine individuell bezogenen Fragen von Zuschauern berücksichtigt werden sondern nur allgemein dem Thema und den Erfordernissen der Sendung zugeordnete. Sie haben – ähnlich wie die Beiträge von Herzsprung – inhaltlich keine Bedeutung für die Sendung. Alle in den fünf Zuschauerfragen angesprochenen Themen wurden vorab in der Sendung behandelt oder zumindest angesprochen; keine der Fragen spricht ein Thema an, das ohne Zuschauerfrage nicht behandelt worden wäre. Die schriftlichen Fragen der Zuschauer müssen für die Sendung also eine andere Funktion haben als die, neue Sachverhalte zu thematisieren. Sie dienen vermutlich nur dazu, die Interaktivität der Sendung zu verstärken, die Zuschauer einzubeziehen, ihnen einen besonderen Service zu bieten und die Sendung aufzulockern.

Verstehen sichern und Orientierung schaffen

Kühnemann bemüht sich darum, dass die Zuschauer der Sendung folgen, den Überblick behalten und die Sachverhalte verstehen können. Sie übersetzt medizinische Fachbegriffe, liefert eine Art roten Faden durch Hinweise darauf, was wann noch angesprochen werden soll, oder führt – wenn die geplante Sendungsabfolge unterbrochen wurde – durch Wiederholen und Zusammenfassen zum Hauptthema zurück.

Allerdings tut sie das nicht immer, so dass sich der Zuschauer vielleicht fragt, warum die Moderatorin manchmal nicht reformulierend eingreift, obwohl der Experte doch unverständlich redet. Warum werden unverständliche Expertenmonologe mitunter zugelassen? Steht der Moderatorin hier ihre eigene Rolle als Ärztin im Weg oder sind es andere, vielleicht ablaufbedingte Gründe, die sie davon abhalten? Wie gehen andere ModeratorInnen hier vor? Gibt es einen Unterschied im Verhalten von Arzt-Moderatoren und Moderatoren ohne medizinische Ausbildung (s. Kap. 5.2)?

Die Arzt-Moderatorin – Vermittlerin zwischen Laien und Experten

Kühnemann bemüht sich im gesamten Sendungsverlauf immer wieder um den Kontakt zu den Fernsehzuschauern, den Medizin-Laien, Patienten oder Betroffenen. Sie wendet sich immer wieder an die Zuschauer, entweder durch direkte Ansprache (*liebe Zuschauer*) oder indem sie auf die Zuschauer hinweist (*hab ich natürlich schon Einiges hier bekommen, auch von den Zuschauern*), indem sie die Perspektive der Zuschauer einnimmt (*denn die, die uns zuschauen, denen schwirrt meistens der Kopf*) oder sich in die Gruppe der Laien miteinbezieht bzw. stellvertretend für diese fragt (*Gut. Aber wir wollen ja doch wissen, wonach wir uns richten dürfen*) (zur Stellvertreterrolle Partheymüller 1994). Auch die Einbeziehung der schriftlichen Zuschauerfragen und der Beiträge des Gastes Herzsprung heben die Perspektive der Laien hervor und binden diese in die Sendung ein.

Der Moderatorin gelingt es, ihr medizinisches Expertenwissen und ihre Erfahrung als praktizierende Ärztin positiv für ihre Aufgabe als Moderatorin zu nutzen, ohne sich ganz explizit als Ärztin zu präsentieren (zu den Kompetenzrollen von Moderatoren s. Furchner 1999). Sie stellt den geladenen Experten z. B. ganz konkrete, fachspezifische Fragen, erklärt selbst medizinische Sachverhalte und reagiert u. U. mit Widerspruch auf Experten. Das alles ist ihr nur aufgrund ihrer medizinischen Kenntnisse möglich. Selten wechselt die Moderatorin in die Rolle der Ärztin, meist eher unbemerkt (vielleicht sogar von ihr selbst) und z. B. nur durch die Sprecherdeixis *ich* gekennzeichnet:

MO: Das soll der Einzelne dann auch mit seinem Doktor bereden. Und wenn ich bei dem dann mal was Hohes gemessen hab, . hingehen und sich persönlich genau das erklären lassen. (CHOLEST1 272-275)

Je nach Aufbau einer Gesundheitssendung variieren die Aufgaben der Moderatoren. Wenn sie Ärzte sind und keine weiteren Experten anwesend sind, müssen sie wesentlich mehr erklären, als Kühnemann das tut. Aber immer sind es die

Moderatoren, die zu großen Teilen dafür verantwortlich sind, wie das medizinische Wissen vermittelt wird und wie die Laien als Adressaten berücksichtigt werden. Mit Blick auf diese besondere Rolle der Moderatoren sollen im Weiteren auch die unterschiedlichen Moderatorenaufgaben und die Art ihrer Bewältigung untersucht werden (Kap. 5.2).

4.3.6 *Fernsehtypische Formen der Anschauung – die Filme*

Das Podiumsgespräch wird dreimal durch Filmeinspielungen unterbrochen. Solche Mittel der visuellen Anschauung sind für das Medium Fernsehen besonders geeignet und typisch. Mit Hilfe der Filme werden schon vermittelte Informationen in anderer Form wiederholt, komplexe Sachverhalte noch einmal genauer erläutert oder in der Sendung nur kurz Angesprochenes ausführlicher dargestellt.

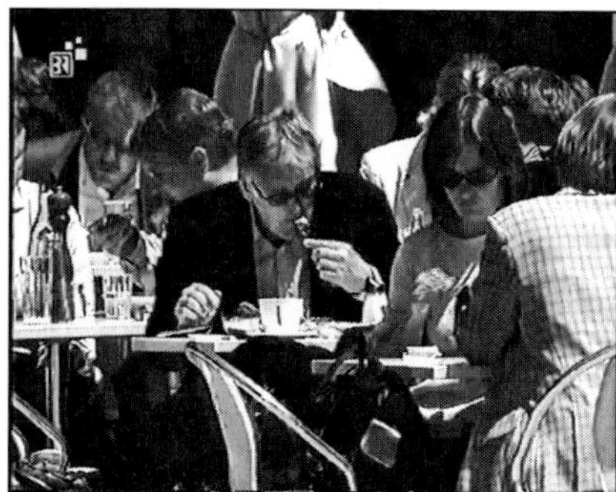

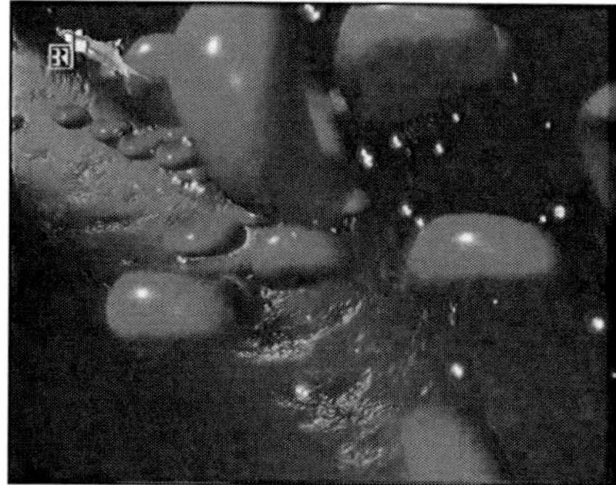

Abb. 4.18: Der erste Film: Ernährung und Cholesterin

Der erste Film (2:40 Min. Dauer), eingespielt in der 15. Sendungsminute, ist eine Sachdarstellung zu neuesten Studien zum Zusammenhang zwischen Ernährung und Cholesterinwerten. Für die Zuschauer dürfte es nicht immer leicht sein, diesen Darstellungen zu folgen; es werden mehrere unerklärte Fachbegriffe (*Lipide, coronar, Hypercholesterinämie, KHK-Patient*) benutzt; die Veranschaulichungen mithilfe von grafischen, bewegten Bildern sind ohne medizinische Kenntnisse kaum zu verstehen.

Der zweite Film (3:32 Min. Dauer), eingespielt in der 26. Sendungsminute, zum Risiko Herzinfarkt ist ebenfalls eine Sachdarstellung, ergänzt um die Falldarstellung eines Patienten. Auch hier sind etliche Erklärungen ohne Vorwissen nur schwer zu verstehen.

Der dritte und längste Film (4:08 Min. Dauer), eingespielt in der 36. Sendungsminute, ist eine Mischung aus abwechselnd Fall- und Sachdarstellung. Im Mittelpunkt steht die angeborene Cholesterinerhöhung, die am Fall einer Familie dargestellt wird. In diesem Zusammenhang wird noch einmal die Funktion von LDL und HDL erklärt und – wie schon zu Sendungsbeginn – auf die laufenden Cholesterin-Testwochen und das Screening aufmerksam gemacht.

Die Filmeinspielungen sollen offensichtlich dazu dienen, schon Gesagtes noch einmal zu veranschaulichen oder noch nicht Gesagtes zu ergänzen. Warum aber gibt es so viele für Laien unverständliche Passagen in den Filmen? Wurden diese vielleicht gar nicht speziell für die Gesundheitssendung produziert? Haben bildliche Darstellungen, Animationen oder Veranschaulichungen mithilfe visuellen Materials vielleicht noch andere Funktionen, als Wissen zu vermitteln und Sachverhalte verständlich zu machen? Auch hierzu werden Antworten gesucht. (s. Kap. 6.5, Kap. 7.2.1.8, Kap. 7.3.4, Kap. 9.3.3 und Kap. 9.4).

4.3.7 Die letzten fünf Minuten

Den Abschluss des dritten Films bildet der Hinweis auf die im Sendungsverlauf schon erwähnte Screeninguntersuchung. Es wird gezeigt, wie eine Cholesterinmessung vor sich geht: ein Piekser in den Finger, ganz unkompliziert und schnell in einer Apotheke in der Umgebung – also betont niederschwellig gehalten, um die Zuschauer zu motivieren.

Danach ergreift die Moderatorin das Wort und nimmt wie bei den vorangegangenen auch auf diesen letzten Film Bezug. Obwohl es in ihm um eine besondere Erkrankung geht, die die meisten Zuschauer nicht betrifft, schafft Kühnemann es, auch hier das Interesse zu wecken, indem sie die Relevanz herausstellt:

> MO: Und jetzt gleich die Frage, . wir ham hier einen <u>besonderen</u> . äh Fall, eine <u>schwere</u> familiäre Erkrankung, aber dennoch . können wir da viel v/ draus lernen. Was? (CHOLEST1 737-740)

Anknüpfend an diese im Film dargestellte Ausnahmesituation, die im Anschluss vom Experten erläutert wird, stellt Kühnemann in rascher Folge noch einige „laienhafte“ oder alltagspraktische Fragen, die sich einige Zuschauer vielleicht selbst schon gestellt haben:

> MO: Und jetzt heißt es immer wieder, ja, wir <u>sehen</u> das Cholesterin nicht, wir <u>spüren</u> es nicht. Was ist denn mit <u>den</u> Menschen, die sagen, ich hab da diese dicken Talgknoten. Haben die etwas mit einer Fettstoffwechselstörung zu tun? (CHOLEST1 751-755)

> MO: Und äh <u>dann</u> . wollen wir natürlich auch noch <u>eines</u> wissen, wie w/ wir . jetzt umgehen auch mit diesen Tests. Müssten wir denn nicht beim Check-up sowieso das messen lassen können. Müssen wer jetzt auf solche Tests warten oder muss das nicht eigentlich bei den regelmäßigen Check-ups <u>auch</u> möglich sein. (CHOLEST1 768-744)

Auf all diese Fragen bekommen die Zuschauer konkrete Hinweise und Ratschläge von den Experten.

Noch während einer Antwort der Expertin ertönt die Abspannmusik, die das Ende der Sendung ankündigt. Es ist dieselbe Musik wie zu Beginn. Aber statt nun das Gespräch zu beenden, bemüht sich Kühnemann, noch so viele Informationen wie möglich unterzubringen:

MO: Und auch wenn noch ganz wenig Zeit ist, Cholesterin ist nicht nur schlecht. Was muss es machen? (CHOLEST1 778-780)

Nachdem Prof. Thiery die Frage beantwortet hat, wendet Kühnemann sich an Herzsprung und macht gleichzeitig noch einmal auf die Cholesterinwochen aufmerksam. Dann verabschiedet sie sich, im Hintergrund läuft weiter Musik:

MO: Dann darf ich Ihnen also allen ganz herzlich danken. Ich krieg nämlich schon . das Zeichen, dass ich aufhören muss, (CHOLEST1 785f.)

Aber Kühnemann hört dennoch nicht auf und man muss als Zuschauer staunen über den Enthusiasmus und das Engagement, mit dem Kühnemann sich um und für den Zuschauer bemüht:

MO: aber ich hab noch diese zehn Sekunden. Wir brauchens doch . auch das Cholesterin, damit wirklich unsere Gefäßwände intakt blei/ also die Zellwände intakt sind.

Exp: Selbstverständlich, es ist Bestandteil jeder Zelle.

MO: Also, wir können nicht immer nur Negatives sagen, wir können auch was Positives sagen, aber was rüber kommen soll, zu hoch, große Gefahr, jeder muss wissen, wie sein Wert ist, und wie seine Risikofaktoren sind, und nur dann kann man ihm auch richtig helfen, und er sich hauptsächlich selber. Vielen Dank, auf Wiedersehen, bis zum nächsten Mal. (CHOLEST1 787-797)

Kühnemann nutzt jede Sekunde, das Ende der Sendung ist – wie die gesamte Sendung – angefüllt mit Informationen und Appellen, denen sie auch nonverbal durch Stimme und Körper Nachdruck verleiht (s. Abb. 4.19). Sie beschließt die Sendung ähnlich schlaglichtartig, wie sie begonnen wurde. Deren Ziel wird explizit angesprochen (*was rüber kommen soll*) und die zentrale Botschaft an die Zuschauer in maximaler Verdichtung merksatzförmig formuliert (*zu hoch, große Gefahr*). Ein nachdrücklicher Appell zum Erwerb von Wissen und zur Selbstverantwortung schließt sich an. Die Komposition der Sendung geht sogar in die Intonation ein, denn die betonten Possessiva am Ende (sein Wert und seine Risikofaktoren) korrespondieren mit denen am Anfang (mein Cholesterin und Ihr Cholesterin). Ist dies Zufall oder bewusstes Bemühen um Gestaltschließung?

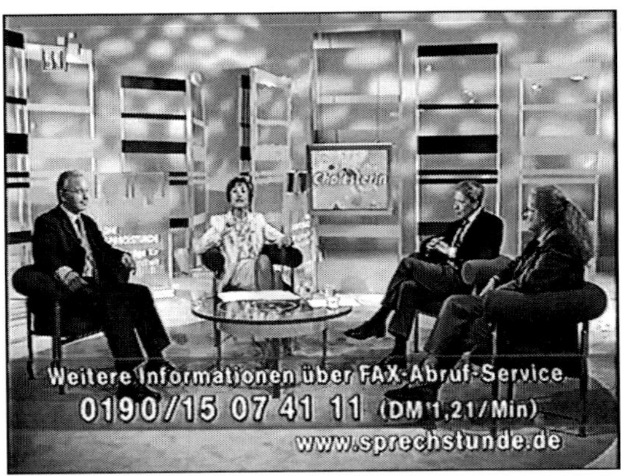
Weitere Informationen über FAX-Abruf-Service
0190/15 07 41 11 (DM 1,21/Min)
www.sprechstunde.de

Abb. 4.19: Das Sendungsende

4.4 Fazit

Am Beispiel zweier Gesundheitssendungen der Reihe *Gesundheit!* bzw. *Die Sprechstunde* zum selben Thema (Cholesterin) wurde exemplarisch das Spektrum dessen dargestellt, was in solchen Sendungen üblich ist, aber auch das jeweils Spezifische, Besondere berücksichtigt. Die Mitwirkenden, die strukturellen Elemente und kommunikativen Handlungsformen wurden betrachtet, ihre Bedeutungen und Funktionen sowie die mit ihnen verbundenen Probleme angesprochen, Beobachtungen, Hypothesen und Fragen dazu formuliert.

Durch diesen Problemaufriss anhand zweier repräsentativer Beispiele aus dem Datenmaterial sollte zugleich eine ‚Vorschau' auf die im Buch behandelten Themen und Untersuchungsfragen gegeben werden.

Obwohl die beiden Sendungen sich thematisch ähneln, aus ähnlichen Bausteinen bestehen und beide durch einen Arzt bzw. eine Ärztin moderiert werden, zeigen sich deutliche Unterschiede in der Konzeption, im Personal und auch in der Art und Qualität der Moderation. Sie haben Auswirkungen auf die Vermittlungsprozesse, die gesetzten Foki und die Verständlichkeit.

Die Unterschiede im Ablauf der beiden vorgestellten Sendereihen sind nicht immer so groß wie in diesen Beispielen. So interviewt auch Dr. Gerhardt in *Gesundheit!* öfter ausführlich geladene Experten, gibt Tipps und appelliert an die Zuschauer, sich gesundheitsbewusst zu verhalten. Wie Dr. Kühnemann in der *Sprechstunde* beantwortet auch er – in den gesondert ausgewiesenen Call-in Sendungen – Zuschauerfragen. Dass Patienten bzw. Betroffene wie in *Gesundheit!* zu ihren Krankheitsgeschichten befragt werden, kommt in der *Sprechstunde* allerdings sehr selten vor.

In der ausgewählten Sendung zeigt Dr. Gerhardt wenig Interesse an den eingeladenen Patienten als Personen, ihren persönlichen Erfahrungen und Empfindungen. Zusammenhängendes Erzählen oder Berichten wird ihnen kaum ermöglicht und ist offensichtlich nicht gewünscht, so dass sie sich passiv und reaktiv verhalten. Die Krankheitsgeschichten der Betroffenen scheinen für die Sendung gestückelt und jeweils so eingepasst zu werden, dass Dr. Gerhardt sie im Sinne seiner Ziele für den weiteren Verlauf nutzen kann. Die Patienten scheinen mehr als medizinische Fallbeispiele denn als Individuen für die Sendung wichtig zu sein.

In der *Sprechstunde* zum Cholesterin kommen keine Patienten vor, wohl aber ein interessierter Laie, der bekannte Schauspieler Herzsprung. Ihm wird von der Moderatorin die Aufgabe zugewiesen, in Vertretung aller anderen Medizin-Laien Fragen zu stellen und Unverständliches zu reklamieren; faktisch wird er aber nur wenig in die Sendung eingebunden. Er soll mit seinem Gesundheitsverhalten wohl als positives Beispiel dienen und gleichzeitig für eine bundesweite Kampagne zum Cholesterin werben – eine Prominenten oft zugedachte Rolle.

Dr. Gerhardts Gesprächsführung gegenüber der Expertin ist ähnlich stark kontrollierend wie gegenüber den anderen Gästen, sie erhält im Sendungsverlauf auch wenig Redeanteile. Dr. Kühnemann kontrolliert und steuert ihre Experten ebenfalls stark durch inhaltliche und auch zeitliche Vorgaben für ihre Antworten, aber erteilt ihnen sehr viel häufiger als dem Laien das Wort. Das Gespräch zwischen ihr und den beiden Experten dominiert die Sendung. Von ihnen werden Erläuterungen, Erklärungen oder Einschätzungen medizinischer Sachverhalte gefordert. Aber sie sollen nicht nur Wissen vermitteln, sondern die Zuschauer auch dazu motivieren, etwas für ihre Gesundheit zu tun.

Das verständliche Darstellen fällt den Medizinern nicht leicht, es gelingt ihnen nicht immer, sich an der Konstellation der Experten-Laien-Kommunikation und an den Zuschauern zu orientieren. Vor allem die Benutzung von Fachbegriffen erschwert den Laien das Verstehen. Aber nicht nur der Verzicht auf oder die angemessene Erläuterung von Fachbegriffen tragen zum Verstehen bei; auch geeignete Erklärungsformen und Verfahren der Veranschaulichung, z. B. Metaphern und Vergleiche, helfen, komplexe und komplizierte Sachverhalte verständlich zu machen.

Als wenig hilfreich für das Verstehen erscheinen in beiden Sendungen die Filmeinblendungen und in *Gesundheit!* auch die Verwendung anatomischer Modelle: Die Filme enthalten unerklärte Fachbegriffe, die sprachlichen Erklärungen reichen nicht aus, um das bildlich Präsentierte zu interpretieren, es fehlen Rahmungen der Filme zur Orientierung der Zuschauer. Aus ähnlichen

Gründen wirkt auch das Zeigen und Erklären am anatomischen Modell misslungen.

Dr. Gerhardt präsentiert sich stark in seiner Doppelrolle als Moderator und als Arzt. Mitunter scheint ihm die eigene Inszenierung als ärztlicher Kollege der geladenen Expertin wichtiger als die direkte Ansprache der Zuschauer. Auch seine Demonstration einer medizinischen Tätigkeit (Cholesterinmessung) scheint mehr für diese Inszenierung als für die sachlichen Sendungsziele funktional zu sein.

Bei Dr. Kühnemann finden wir diese Inszenierung nicht, sie präsentiert sich nur ganz gelegentlich explizit als Medizinerin. Jedoch nutzt sie, wie Dr. Gerhardt auch, ihr fachliches Wissen und ihre Erfahrung als praktizierende Ärztin systematisch für ihre Moderationsaufgaben – in der Expertenbefragung ebenso wie bei der eigenen Erläuterung von Sachverhalten. Besonders deutlich wird dies, wenn sie den Experten insistierende Fragen stellt oder ihren Äußerungen widerspricht.

Dr. Kühnemanns Gesprächsführung ist stärker als die von Dr. Gerhardt auf die Orientierung der Zuschauer ausgerichtet. Sie benennt zu Beginn die thematischen Schwerpunkte und macht den Ablauf transparent, greift immer wieder steuernd in die Redebeiträge ein, kontrolliert den Sendungsverlauf und sichert das Verstehen für die Zuschauer.

Bemerkenswert ist, wie intensiv sich Kühnemann von der ersten bis zur letzten Minute darum bemüht, den Zuschauer anzusprechen und einzubeziehen. Sie verwendet immer wieder die direkte Anrede, nimmt seine Perspektive ein, auch gegenüber den Experten; sie richtet Fragen an den Zuschauer – z. B. auch nach seinem persönlichen Cholesterinwert – , weckt sein Interesse, gibt Tipps und Ratschläge und appelliert nachdrücklich an ihn, Wissen zu erwerben, Selbstverantwortung zu übernehmen, die eigene Lebensführung zu reflektieren und ggf. zu verändern.

Abgesehen von den Zielen der Wissensvermittlung und des Aufklärens, des Ratgebens und der Verhaltensbeeinflussung finden sich jeweils auch Hinweise darauf, dass die Sendungen sich auch an der Unterhaltung der Zuschauer orientieren. So scheinen in beiden Sendungen die Filmeinblendungen und in *Gesundheit!* das Foto, die anatomischen Modelle und die Demonstration der Cholesterinmessung nicht nur und vielleicht nicht einmal primär auf sachliche Vermittlung, sondern stark auch auf Unterhalten und Beeindrucken der Zuschauer zu zielen. Auch dass den beiden Gästen mit der (seltenen) angeborenen Fettstoffwechselstörung mehr Zeit und Aufmerksamkeit eingeräumt wird als dem Gast mit der (häufigen) erworbenen Cholesterinerhöhung, verdankt sich vermutlich ihrem größeren Unterhaltungswert.

5 Das Personal in Gesundheitssendungen: Rollen, Aufgaben und Funktionen

Inhaltsverzeichnis

5.1 Einleitung: Mitwirkende, ihre Rollen und Funktionen

Im Folgenden sollen die Mitwirkenden in Gesundheitssendungen und die Rollen und Funktionen, die ihnen zukommen, also das typische *Personal* der Sendungen, charakterisiert werden. Ich stelle dar, um welches Personal es sich in meinem Datenmaterial handelt, wie die Personen bzw. Rollen jeweils präsentiert und inszeniert werden und welche Aufgaben und Funktionen in den Sendungen und für die Sendungen sie erfüllen.

Das Personal in Gesundheitssendungen setzt sich zusammen aus den Moderatoren als Zentralfiguren der Sendungen, aus den Experten für das jeweilige Sendungsthema und häufig und je nach Sendungstyp auch aus medizinischen Laien. Bei diesen handelt es sich um Personen, die von den jeweils thematisierten Krankheiten betroffen sind, besonders Patienten, deren Angehörige und/oder Vertreter einer entsprechenden Interessensgruppe oder Selbsthilfevereinigung. Ferner gibt es in manchen Sendungen auch Studiopublikum oder Fernsehzuschauer, die per Telefon mit Fragen in die Sendungen geschaltet werden (Call-in-Sendungen). Nicht zum Personal werden Zuschauer gezählt, die lediglich über schriftliche, z. B. per Fax gestellte Fragen in die Sendungen Eingang finden, ebensowenig wie Personen, die nur in Filmeinblendungen dargestellt werden und nur dort zu Wort kommen, nicht jedoch als Interaktionspartner im Studio.

Nicht in jedem Sendungstyp und in jeder Sendung kommt das gesamte Personal vor; die einzelnen Reihen setzen hier verschiedene Schwerpunkte: In manchen Sendungen treten nur Moderatoren auf, die die geplanten (Film-)Beiträge kommentieren; manchmal ist nur ein Experte und/oder ein Betroffener geladen, häufiger aber mehrere Experten, die für unterschiedliche fachliche Aspekte eines Themas stehen, und/oder mehrere Betroffene, die unterschiedliche Fälle, Krankheitsausprägungen oder therapeutische Maßnahmen repräsentieren, was für eine größere thematische Breite und mehr Gesprächsdynamik sorgen soll.

Je nach Sendungskonzept sind entweder Laien oder Experten in der Mehrzahl, in Talkshows zu Krankheitsthemen sind üblicherweise mehr Laien vertreten, in den Gesundheitssendungen mehr Experten. In Sonderausgaben von Sendungen kann sich das Verhältnis völlig verkehren: In Kühnemanns Ratgebersendung *Die Sprechstunde* sind in der Regel die Experten eingeladen; in einer Sendung zum Thema chronische Schmerzen jedoch, die ausnahmsweise im großen Hörsaal eines Klinikums aufgenommen wurde, sitzen zahlreiche Schmerzpatienten im Publikum, melden sich zu Wort und auf dem Podium beantwortet eine Gruppe von Experten verschiedener Fachrichtungen die Fragen der Betroffenen (ausführlich in Kap. 12.7.2). Das zahlenmäßige Verhältnis gibt interessanterweise keine Auskunft über die tatsächliche Präsentation und Bedeutung der Personen in der Sendung. So treten in einer Sendung von *mittwochs live* (HERZ1) sieben Betroffene und vier Experten auf, die Experten erhalten jedoch wesentlich häufiger das Rederecht und ihre einzelnen Beiträge sind im Durchschnitt länger als die der Betroffenen. Manche der Betroffenen sind mit Angehörigen oder ihren behandelnden Ärzten geladen, manchmal werden sie außer im Studio auch noch in Filmeinspielungen gezeigt.

Das im Folgenden dargestellte Spektrum des Personals zeigt die im Datenmaterial häufigsten und wichtigsten Rollen, Präsentationsformen und Aufgaben. Meine Ergebnisse stimmen mit denen der Studie von Lalouschek (2005, 190ff. und Kapitel 7) weitgehend überein, soweit sie sich auf ähnliches Datenmaterial beziehen (Sendungen aus der Reihe *Gesundheit!* und Talkshows), und ergänzen sie.

5.2 Die Moderatoren

Moderatoren stellen die unverzichtbaren Zentralfiguren der Gesundheitssendungen dar, sie sind deren Repräsentanten und Aushängeschilder, wichtig für den Wiedererkennungswert der jeweiligen Sendungsreihe und für die Zuschauerbindung.

Die Moderatorinnen und Moderatoren im Untersuchungskorpus sind im Alter zwischen Mitte 30 und Mitte 60, die meisten schon etliche Jahre in der Medienbranche. Einige haben medizin- und medienferne Quellberufe und akademische Abschlüsse; z. B. ein Staatsexamen in Deutsch und Geschichte (Bernd Müller), eine Ausbildung zur Fotolaborantin (Ilona Christen), einen Abschluss als Diplomphysiker (Ranga Yogeshwar) oder ein Studium der evangelischen Theologie (Jürgen Fliege), etliche sind promovierte MedizinerInnen (Christian Floto, Günter Gerhardt, Aart C. Gisolf, Dierk Heimann, Antje-Katrin Kühnemann, Franziska Rubin). Die Arzt-Moderatoren moderieren keine Talkshows, sondern nur medizinische Gesundheitssendungen (dazu zählt auch die Reihe *Gesundheit!*, die zwar als „Medizin-Talk" bezeichnet wird, aber alle Bestandteile einer medizinischen Ratgebersendung enthält, s. Kap.4.2).

5.2.1 Wissensvermittler – Arzt – Seelsorger: die Präsentation der Moderatoren

Guten Abend verehrte Zuschauer!; Herzlich willkommen; Hallo; Guten Tag; Hallo liebe Zuschauer, schön, dass Sie da sind. Mit solchen Begrüßungen präsentieren sich die Moderatoren das erste Mal selbst ihrem Publikum. Ob sie bei der Begrüßung stehen oder sitzen, ob sie (allein) im Studio sind oder sich möglicherweise unter das Studiopublikum gemischt haben, welche Kleidung sie tragen und wie ihre Umgebung gestaltet ist – all das trägt dazu bei, welchen Eindruck die Zuschauer in den ersten Sekunden von den Moderatoren bekommen. Und schon diese ersten Sekunden der Moderatoren-Präsentation werden von Sendung zu Sendung recht unterschiedlich gestaltet.

Neben äußerlichen Unterschieden (z. B. Geschlecht, Alter, Kleidung, Studiogestaltung) zeigt schon die Ausgestaltung der Begrüßungsszene, ob der Moderator dem Publikum als Experte oder Laie erscheint bzw. erscheinen soll. Keiner der Moderatoren stellt sich selbst namentlich vor. Stattdessen wird jeweils zu Beginn der Sendungen, verbunden mit der Begrüßung, der Name des Moderators oder der Moderatorin eingeblendet. In manchen Fällen gibt es dabei den Hinweis, dass er oder sie MedizinerIn ist (z. B. durch die Einblendung *Dr. med. Günter Gerhardt* oder *Dr. med. Franziska Rubin*), in anderen wird auf einen solchen Hinweis verzichtet (z. B. beim Moderator und Redaktionsleiter der Sendung *Praxis*, Dr. Christian Floto, seinem Kollegen Dr. med. Dierk Heimann und Dr. med. Antje-Katrin Kühnemann).

Die Entscheidung den Doktortitel zu nennen oder wegzulassen legt einen jeweils anderen Fokus auf die Darstellung des Moderators und gibt einen Hinweis darauf, wie er präsentiert werden soll. Schaut man sich die Präsentation der einzelnen Moderatoren im gesamten Sendungsverlauf an, dann wird diese Vermutung fast durchgängig bestätigt. So erhalten die Zuschauer von *Praxis* und

ZDF Info Gesundheit keinerlei Hinweis darauf, dass die Moderatoren (Floto und Heimann) Mediziner sind, und sie selbst stellen sich auch nicht als Experten dar – ganz im Gegensatz zu Dr. Gerhardt, dessen Name mit Titel eingeblendet wird und der sich seinen Zuschauern von vornherein als Hausarzt präsentiert. Bereits der Trailer von *Gesundheit!* zeigt ihn bei ärztlichen Tätigkeiten, z. T. im weißen Kittel.

Mitunter gibt es auch Abweichungen vom jeweiligen Standard. In einer Sondersendung von *Praxis* im Rahmen der Aktion „Herz ist Trumpf“ wird, wie auch sonst in dieser Reihe, der Doktortitel nicht mit dem Namen des Moderators eingeblendet. Jedoch wird der Moderator Christian Floto von Dieter Thomas Heck, der ihn in der Sendung unterstützt, mit „Dr. Christian Floto“ oder „Dr. Floto“ angesprochen. Floto präsentiert sich auch in dieser Sendung nicht als Arzt, so dass die Anrede verwundert. Vielleicht dient Dieter Thomas Heck die Nennung des Titels dazu, den Unterschied der Zuständigkeiten im Moderatoren-Duo zu verdeutlichen, hier Unterhaltung, dort Fachlichkeit.

Eine ungewöhnliche Variante ist der völlige Verzicht auf die Einblendung von Namen und Titel der Moderatorin Dr. Kühnemann in der *Sprechstunde*. Name und Titel der praktizierenden Ärztin werden erst im Abspann zusammen mit den anderen Mitwirkenden genannt – vielleicht ein Reflex auf den hohen Bekanntheitsgrad Kühnemanns und ihrer seit 1973 laufenden Sendereihe (s. Kap. 4.3). Eine Mischform findet man bei der Moderatorin von *Hauptsache gesund*, Dr. med. Franziska Rubin, bei der zwar durch den eingeblendeten Doktortitel auf die medizinische Qualifikation hingewiesen wird, die sich in der Sendung jedoch nicht als Medizin-Expertin oder Ärztin inszeniert.

Je nach Sendung variiert das Bild der ModeratorInnen, d. h., es gibt nicht *den* klassischen Moderator schlechthin, sondern man findet ganz unterschiedliche Typen. Im vorliegenden Datenmaterial lassen sich sechs Moderator-Typen differenzieren, die im Folgenden beschrieben werden.

Der (Haus-)Arzt-Moderator

Als prägnantes Beispiel für den Arzt-Moderator kann Dr. Gerhardt, der Moderator von *Gesundheit!*, angesehen werden. Er wird durch eine ganze Reihe verbaler wie nonverbaler Mittel als Arzt, und zwar besonders als Hausarzt mit eigener Praxis inszeniert (vgl. auch Kapitel 4.2).

Der Trailer zeigt Gerhardt im weißen Kittel oder bei verschiedenen, typischen ärztlichen Tätigkeiten wie Brust abhorchen, Spritze aufziehen, Arztbriefe diktieren etc. Im Studio sieht man Ausstattungsgegenstände einer Arztpraxis (Organmodelle, anatomische Zeichnungen, medizinische Geräte u. ä.). Im Verlauf der Sendungen weist Gerhardt selbst immer wieder auf seine eigene Arzt-Praxis hin, begrüßt andere Experten als „Kollegen“, demonstriert mit medizinischen Tätigkeiten (z. B. Messung des Cholesterinwerts, Zeigen am Modell) sein Arztsein und bezeichnet sich selbst auch ganz konkret als *Hausarzt*:

[Beispiel: *Hausarzt*]

MO: Doktor Liem ist äh Herzspezialist mit eigener Praxis hier in . München. So! Herr Kollege Liem, jetzt wolln wir mal sehen, . ob wer die ersten Fragen . zum Thema Herz, die filtern wir etwas raus, . und dann äh . werden wir . gemeinsam, der Hausarzt und der ((lachend:)) Spezialist, wir werden gemeinsam . diese Fragen beantworten. (HERzwol 11-20)

Kein anderer Moderator wird so stark als Arzt inszeniert wie Dr. Gerhardt. Aber obwohl er für das Publikum unübersehbar als Arzt und medizinischer Experte fungiert, präsentiert er sich durch die Simulation von Unwissenheit auf der anderen Seite auch laienhaft (z. B.: *Was heißt eigentlich Normalgewicht?*), stellt sich „als offen und unprätentiös [dar], also als ein Experte, der auch von seiner Expertenrolle Abstand nehmen kann" (Lalouschek 2005, 206). Das Bild des offenen und empathischen Hausarztes wird unterstützt durch seine Hinwendung zum Publikum (*Hallo liebe Zuschauer! Herzlich willkommen;* mitunter geht er ins Studiopublikum und spricht Gäste direkt an), ebenso durch sein häufiges Lächeln und auch seine Kleidung: Im Gegensatz zu anderen männlichen Moderator-Kollegen trägt Gerhardt keinen dunklen Anzug, sondern ein Hemd mit Weste und Fliege. Im Mittelpunkt von *Gesundheit!* steht also der ältere, erfahrene Hausarzt als Moderator, der sich mit Fachkollegen austauscht und bespricht und trotz seiner Expertise die Nähe zu den Betroffenen sucht.

Der Wissensvermittler und Stellvertreter der Zuschauer

Nach dem ersten Eindruck ähnlich präsentieren sich die beiden Arzt-Moderatorinnen Dr. Kühnemann in der *Sprechstunde* und Dr. Rubin in *Hauptsache gesund.* Beide stellen sich ihren Zuschauern nicht so sehr als Medizinerinnen dar, sondern vor allem in ihrer Funktion als Moderatorinnen, die stellvertretend die Position der Betroffenen und Zuschauer einnehmen, an ihrer Stelle Fragen stellen, Wissen einfordern und Sachverhalte klären – allerdings deutlich vor dem Hintergrund ihres medizinischen Fachwissens (vgl. Kap. 4.3). Inwieweit die Einblendung des Titels bei Rubin lediglich als Information für die Zuschauer zu werten ist oder gleichzeitig die Seriosität des vermittelten Wissens betonen soll, lässt sich nicht eindeutig beantworten. Von diesem Hinweis abgesehen zeigt sich die medizinische Expertise bei beiden Moderatorinnen vor allem durch die Art und Weise ihrer Fragen oder in eigenen Erklärungen medizinischer Sachverhalte.

Insgesamt vermittelt die viel jüngere Franziska Rubin einen entspannteren Eindruck, wobei das etwas andere Sendungskonzept von *Hauptsache gesund* zu diesem Eindruck beiträgt. Rubin muss deutlich weniger koordinieren, strukturieren und organisieren als Kühnemann; sie lächelt oft und zeigt sich in legerer Kleidung. Im Verhältnis dazu erscheint Kühnemann etwas seriöser bzw. nüchterner. Diese Unterschiede finden auch Ausdruck in den Begrüßungs- und Verabschiedungsformeln der beiden. Rubin bettet ihre Begrüßung *Guten Abend liebe Zuschauer* z. B. in Erläuterungen zu Beethovens „Ode an die Freude" (mit Bezug auf das Thema der Sendung: Schwerhörigkeit) ein, Kühnemann begrüßt ihr Publikum förmlicher (*Guten Abend verehrte Zuschauer*! *Ich begrüße Sie heute Abend* <u>*live*</u> *zur Sprechstunde.*). Beide aber sitzen oder stehen ihren Studiogästen in einiger Distanz gegenüber und begrüßen sie ohne Handschlag.

Kühnemann füllt oft – wie in der Sendung zum Thema Cholesterin – sogar die letzten Sekunden noch mit Informationen und verabschiedet sich dann schnell und kurz:

[Beispiel: *Vielen Dank, auf Wiedersehen*]

MO: Also, wir können nicht <u>immer</u> nur Negatives sagen, wir können auch was Positives sagen, aber was rüber kommen soll, <u>zu</u> <u>hoch</u>, <u>große</u> Gefahr, <u>jeder</u> muss wissen, wie <u>sein</u> Wert ist, und wie <u>seine</u> Risikofaktoren sind, und nur <u>dann</u> kann man ihm auch richtig helfen, und er sich hauptsächlich selber. Vielen Dank, auf Wiedersehen, bis zum nächsten Mal. (CHOLESTI 787-797)

Rubin verabschiedet sich ausführlicher, in mehreren Etappen und deutlicher auf die Zuschauer ausgerichtet:

[Beispiel: *Alles Gute*]

MO: Liebe Zuschauer, unsere Sendezeit ist leider um. [Es folgen Informationen darüber, dass die Zuschauer sich im Anschluss mit telefonischen Fragen an die Experten wenden können.] Ganz herzlichen Dank an all meine Studiogäste. [Es folgen Informationen über die Themen der nächsten Sendung.] Bis dahin wünsch ich Ihnen alles Gute. Ihre Franziska Rubin. (HAUPTGES)

Der Informations‚broker'

In den medizinischen Gesundheitssendungen findet man einen weiteren Typus von Moderator, den man als ‚Informationsbroker' oder ‚-makler' bezeichnen könnte. Im Vergleich zu den bisher genannten Typen nimmt er Moderationsaufgaben in reduzierter Form wahr, beschränkt sich im Wesentlichen auf formale und strukturelle Aufgaben der Vermittlung von Informationen.

Ein Beispiel dafür ist der Moderator Heimann der Reihe *ZDF Info Gesundheit:*

[Beispiel: *Tempo*]

MO: Und damit herzlich willkommen zu ZDF Info Gesundheit im Rahmen des Kulturschwerpunktes Tempo . Tempo, die atemlose Gesellschaft. Ein Thema, viele unterschiedliche Blickwinkel. Einer davon ist der unsere. (BLUTHOC 1-4)

Heimann steht hier zur Begrüßung allein im Studio, hinter ihm Wände mit Wolkenbildern. Er trägt ein graues Jackett mit Krawatte, in der Hand hält er ein weißes, gerolltes DIN-A4-Blatt Papier, das er während der gesamten Sendung niemals auseinander rollt. Vielleicht soll dieses gerollte Stück Papier einen Notizzettel darstellen, gewissermaßen als Anspielung auf die Aufgabe des Moderators, Informationen zu vermitteln. Er blickt in diesen ersten Sekunden durch seine Brille ernst in die Kamera und erscheint seriös und glaubhaft. Direkt nach der Begrüßung benennt er die Themen, die den Zuschauer erwarten, und kündigt über die Sendung hinaus gehende zusätzliche Informationsmöglichkeiten an.

Als Moderator leitet Heimann den Zuschauer durch die Sendung, gibt ihm einen Überblick und informiert über die einzelnen Elemente der Sendung. Er verknüpft zwischen diesen Elementen und stellt die Übergänge her, indem er etwa auf den Inhalt eines Films hinweist oder einen Experten als Gast vorstellt. Heimann ist zwar Mediziner, aber er stellt selbst keine medizinischen Sachverhalte dar, agiert lediglich als ‚Verwalter' des Wissens und Vermittler (‚broker') von Informationen. Dementsprechend präsentiert er sich seinen Zuschauern zeitlich wesentlich kürzer als die Moderatoren anderer Sendungen (z. B. Gerhardt, Kühnemann oder auch Fliege). Die Sendezeit ist überwiegend mit Filmeinblendungen und den Erklärungen von Experten ausgefüllt.

Heimanns Präsentation als Informations‚broker' nähert sich schon fast einem – etwas steifen – ‚Fernsehansager'; seine Person und sein Hintergrund als promovierter Mediziner scheinen keine Rolle zu spielen. Das Konzept der Sendung *ZDF Info Gesundheit*, die Funktionen des Moderators und die Präsentation der Person des Moderators sind aufeinander abgestimmt. Das wird noch einmal am Ende einer Sendung deutlich: Nach einer Vielzahl von Hinweisen über weitere Informationsmöglichkeiten für die Zuschauer verabschiedet sich Heimann knapp: *Also bis nächste Woche* (BLUTHOC).

Die faktisch vorhandene medizinische Ausbildung von Moderatoren bedeutet also noch nicht, dass sie in den Sendungen relevant gesetzt wird, und entscheidet auch noch nicht darüber, ob und wie sie in der Präsentation zum Tragen kommt.

Der Wissenschaftler und Wissensvermittler

Auf der anderen Seite werden nicht-ärztliche Moderatoren nicht notwendig laienhaft inszeniert. Ein Beispiel für eine bewusst expertenhafte Inszenierung eines Moderators ohne medizinische Ausbildung ist Ranga Yogeshwar, ein Diplomphysiker, der die Wissenschaftssendung *Quarks & Co.* moderiert. *Hallo! Herzlich willkommen bei Quarks und Co.*, begrüßt er seine Zuschauer, bevor er in das Thema Herz einsteigt.

Yogeshwar interagiert nur mit den Fernsehzuschauern, seine Ausführungen sind eher nüchtern und sachlich orientiert, erfolgen aber rasch und lebendig. So präsentiert er sich auch nach außen: in einem roten Hemd mit weiten Ärmeln und einer grau gestreiften Weste, drahtig und jugendlich. Neugierig bewegt er sich im Studio, in dem alle möglichen Kübel, Gläser und Gerätschaften aufgebaut sind, so wie man sich vielleicht das Labor eines Naturwissenschaftlers vorstellt, der dort Experimente durchführt. Das Äußere seiner Person, der Studioaufbau und die Art und Weise, wie Yogeshwar seine Aufgaben wahrnimmt, vermitteln dem Zuschauer den Eindruck eines sehr interessierten, wissbegierigen (Natur-) Wissenschaftlers. Yogeshwar scheint es Spaß zu machen, etwas zu entdecken, Zusammenhänge zu verstehen und sein Wissen an andere weiterzugeben.

Der Fürsprecher der Betroffenen und Seelsorger

Nicht-ärztliche Moderatoren präsentieren sich – anders als Yogeshwar – z. T. ganz bewusst als Laien, auch wenn sie eine akademische Ausbildung haben. Dies gilt ganz besonders z. B. für den Moderator Jürgen Fliege in seiner gleichnamigen Talkshow. Die Person Flieges spielt für die Show eine zentrale Rolle. Das kommt nicht nur im Titel der Sendereihe zum Ausdruck, sondern auch im Vorspann mit Fotos von ihm. An die Stelle der medizinischen Expertise tritt bei ihm etwas anderes, nämlich seine berufliche Herkunft und Qualifikation als Pfarrer und Seelsorger. Dieser berufliche Hintergrund wird niemals explizit erwähnt (wiewohl er bei seinem Publikum weithin bekannt ist), allerdings findet man Anspielungen darauf, wie etwa die gleichzeitig mit seinen Fotos präsentierten Bilder von Ordensfrauen. Auch Flieges Kleidung – schwarzer Anzug mit weißem Hemd, das nur am Hals herausschaut – erinnert ein wenig an den Priesterkragen.

Wie der Pfarrer sucht er die Nähe zu den Menschen – sowohl räumlich als auch im Gespräch: Zur Begrüßung steht er im Publikum und schaut zuerst die Menschen im Studio an, die er willkommen heißt. Erst danach sieht er in die Kamera und begrüßt die Fernsehzuschauer. Seine geladenen Gäste, die einzeln ins Studio kommen, begrüßt er, indem er auf sie zugeht, ihnen die Hand reicht und zu ihrem Platz führt. Mit jedem Gast führt er ein gesondertes Gespräch, für das er sich stets auf den nächstgelegenen Stuhl auf dem Podium setzt.

Fliege präsentiert sich als Fürsprecher der Betroffenen. Seine Prioritäten zeigen sich u.a. auch an seinem Verhalten gegenüber Experten. So ist etwa der geladene Medizin-Experte in einer Sendung zum Schlaganfall der einzige Gast, der nicht per Handschlag von Fliege begrüßt wird und im Studiopublikum sitzt. Fliege stellt ihn vor:

[Beispiel: *zweite Reihe*]

MO: Professor Hans Christian Diener, . sitzt bei uns/ . beim ZDF und ARD eigentlich in der ersten Reihe, jetzt sitzen Sie in der zweiten Reihe, . ich hoff es ist okay so. (FLI-SCH1 279-282)

Mit dieser launigen, doppeldeutigen Bemerkung Flieges (*jetzt sitzen Sie in der zweiten Reihe*), mit Dieners räumlicher Entfernung von den Betroffenen, die ‚in der ersten Reihe sitzen', und damit, dass Fliege sich mit Diener kürzer und nur im Stehen unterhält, signalisiert der Moderator, dass für ihn die Betroffenen, die Kranken und ihre Angehörigen, im Mittelpunkt der Sendung stehen.

Im Gespräch mit den Experten betont Fliege stets seinen Status als Laie, der sich gerne etwas erklären läst, sich für Neues interessiert, aber nur ganz durchschnittliches Wissen besitzt und der „ganz einfache Worte" für die Beschreibung von Sachverhalten zur Verfügung hat. So formuliert er z. B. für die Reanimation mit einem Defibrillator *also dass da was Elektrisches gemacht wird* (FLIEGE2). Diese Präsentationsweise dient Fliege dazu, ein hohes Maß an Verständlichkeit zu erhalten, da die Experten sich in ihren Erklärungen an seinem betonten Laienstatus orientieren müssen. Damit kann er weiterhin seine besondere Nähe zu den Zuschauern demonstrieren, aber auch ein gewisses Unterhaltungselement einbringen („absichtlich missverstehen", „dumme Fragen stellen"; Lalouschek 2005, 249ff.).

Für die Betroffenen ist er nicht nur Fürsprecher, sondern auch Seelsorger. Im Gespräch mit ihnen konzentriert er sich vor allem auf ihre individuellen Erlebnisse und persönlichen Empfindungen. Nicht der Fall, nicht die medizinischen Aspekte der Krankheit stehen im Mittelpunkt, sondern die Erfahrungen der Betroffen, ihre Bewältigung der Schicksalsschläge, ihre Empfindungen, Hoffnungen und Ängste – Gefühle, die ihr Leben bestimmen. So formuliert er zu Beginn der genannten Sendung nach der Begrüßung:

[Beispiel: *Achterbahn*]

MO: Denn wir wolln doch wieder ein bisschen übers <u>Leben</u> reden. Das Leben, womit kann man das vergleichen? Ff/ na . äh . Achterbahn beispielsweise, g/ einmal gehts rauf, einmal/ einmal gehts runter . und m/ man verstehts sofort, dass das ne Achterbahn ist . oder ne <u>Rolltreppe</u> oder ne <u>Wundertüte</u>. (FLI-SCH1 5-10)

Im Dialog mit den Betroffenen scheint Fliege das Studio um sich herum zu vergessen und lässt es auch den Zuschauer vergessen. Verbal und nonverbal inszeniert er Nähe: Neben seinem Gast sitzend, ist sein Körper zur Seite seines Gesprächspartners gewandt, den Blick auf diesen gerichtet, präsentiert er sich als jemand, der konzentriert dem Erzählten folgt. Mit seiner Körperhaltung und seinem Gesichtsausdruck signalisiert er Interesse, besondere Aufmerksamkeit und Empathie für den jeweiligen Gast.

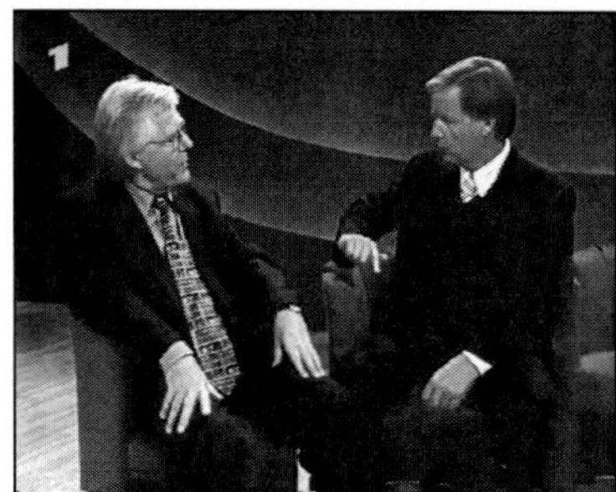

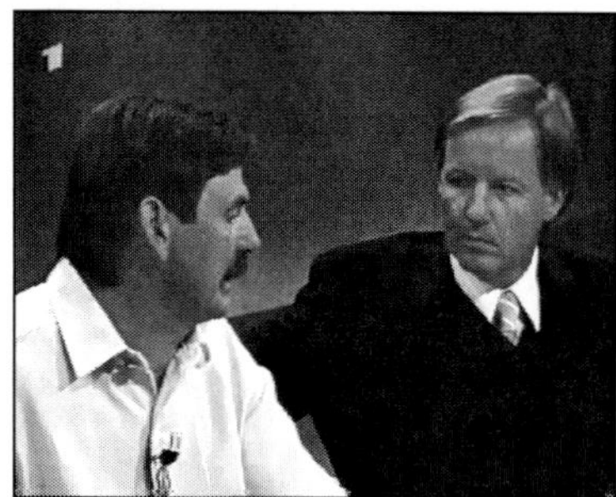

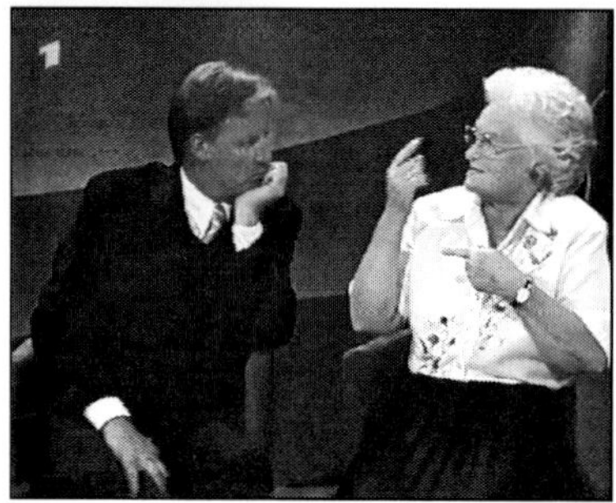

Abb. 5.1: Jürgen Fliege im Gespräch

Der Entertainer

In manchen Sendungen des Untersuchungskorpus steht die Unterhaltung stärker im Vordergrund, so dass die Moderatoren – u.a. durch den besonderen Studioaufbau bzw. den Ort, an dem die Sendung stattfindet – zu Beginn als Entertainer präsentiert werden.

Ein Beispiel dafür ist eine Sondersendung des Gesundheitsmagazins *Praxis* im Rahmen der bundesweiten Kampagne „Herz ist Trumpf". Das Studio ist mit Lichtern und roten Herzluftballons geschmückt. Begrüßt werden die Zuschauer zuerst von Dieter Thomas Heck (HE) mit dunklem Anzug und rot-weißer Krawatte, dann von Christian Floto (FL) , der die Sendung normalerweise moderiert.

[Beispiel: *Herz ist Trumpf*]

HE: Guten Abend meine Damen und Herren. Heute ist Mittwoch, der 22. Januar, 21.00 Uhr. Herzlich willkommen im ZDF zu einer Sendung Herz ist Trumpf. In den kommenden fünfundvierzig Minuten . geht es um unser/ . geht es um Ihr Herz und um alles, was dazu gehört. [Während dieser Worte ist nur Heck zu sehen. Erst mit Abschluss seiner Begrüßung wird Floto gezeigt.]

FL: Ja. Sie sehen Sie sind im richtigen Programm. Guten Abend und herzlich willkommen zu Praxis (GPRAXIS1 1-4)

Die ersten Sendungsminuten erwecken den Eindruck einer reinen Unterhaltungsshow. Dann vermittelt das Auftreten von Christian Floto mehr der gewohnten Sachlichkeit der Sendereihe. Floto thematisiert vor seiner Begrüßung den mit Dieter Thomas Heck und dem Studioaufbau verbundenen Erwartungsbruch (*Sie sind im richtigen Programm*). Nach Flotos Begrüßung wird das Moderations-Duo gemeinsam ins Bild gerückt. Man sieht sie einander zugewandt an einem runden Stehtisch, im Hintergrund eine Studiowand mit Gewitterwolken, davor rote Luftballonherzen und Zeichnungen in Herzform.

Ähnlich sind Setting und Moderatoren-Präsentation in der Talkshow *mittwochs live*, die nicht in einem Studio, sondern je nach Thema an unterschiedlichen Orten stattfindet, z. B. im Herzzentrum Bad Oeynhausen. Der Moderator Bernd Müller, etwa sechzig Jahre alt, mit dunklem Anzug und Krawatte, begrüßt zunächst und berichtet, wo er sich befindet und aus welchem Grund. Er steht anfangs vor dem Studiopublikum, während der Sendung bewegt er sich im Studio oder setzt sich immer wieder zu den geladenen Experten an den Tisch.

In dieser Ausgabe von *Praxis* und von *mittwochs live* bilden medizinische Aspekte zum Sendungsthema Herz zwar den Schwerpunkt, darüber hinaus wird das Herz aber auch aus anderen, nicht-medizinischen Perspektiven besprochen (historisch, musikalisch, literarisch). Der Moderator Müller führt in *mittwochs live* z. B. mit Assoziationen zum Herz in die Sendung ein:

[Beispiel: *herzig*]

MO: Aber . warum grüßt man eigentlich herzlich, warum ist ein Kind herzig, ein Mann beherzt, ein . Mädchen vielleicht herzhaft . oder warum rutscht das Herz in die Hose? (HERZ2 4-7)

Die Moderatoren haben die Aufgabe, diese unterschiedlichen wissenschaftlichen und nicht-wissenschaftlichen Elemente miteinander verknüpfen. Deren Verschiedenheit trägt dazu bei, dass die Moderatoren eher als Entertainer denn als Wissensvermittler oder gar Experten erscheinen.

Auch Ilona Christen stellt sich in ihrer gleichnamigen Talkshow als Entertainerin dar. Sie gibt sich in der Sendung zum Thema Allergie witzig (*Karin, wann ham Sie zum ersten Mal auf Ihren Mann allergisch reagiert?*), locker, fast kumpelhaft den geladenen Betroffenen gegenüber. Sie spricht ihre Laien-Gäste mit Vornamen und „Sie" an, die geladenen Mediziner mit Titel und Nachnamen. Möglicherweise soll damit gleichzeitig die unterhaltsame „Plaudernähe" zu den Betroffenen wie die Seriosität der Experten gewahrt werden.

Zusammenfassung

In der Zusammenschau zeigt sich, dass es nicht *den* typischen Moderator von Gesundheitssendungen gibt. Stattdessen kann man von mehreren Haupttypen sprechen, die auch in sich noch zu differenzieren sind. Die Moderatoren der Gesundheitsmagazine und Ratgeber sowie der Talkshows präsentieren sich auf je unterschiedliche Weise, wobei Ihre unterschiedliche Darstellung eng verbunden mit den Zielen, dem Format und den Inhalten der jeweiligen Sendung scheint. Von der Talkshow-Moderatorin Ilona Christen wird offensichtlich nicht erwartet, dass sie Expertise zeigt, umgekehrt wäre es irritierend, spräche Kühnemann ihre Gäste mit dem Vornamen an. Die Präsentation der Moderatoren erzeugt beim Zuschauer auch eine bestimmte Erwartungshaltung bezüglich der jeweiligen Sendungen und etabliert für die stattfindenden Interaktionen und Gespräche einen bestimmten Rahmen.

Das Bild vom Moderator, das die Zuschauer gewinnen, wird im Verlauf der gesamten Sendung entwickelt und mitbestimmt durch die Aufgaben und Funktionen, die die Moderatoren zu erfüllen haben, sowie durch die Art und Weise, in der sie diese realisieren (s. Kapitel 6). Die Aufgaben und Funktionen der Moderatoren variieren entsprechend den unterschiedlichen Moderatoren- und Sendungstypen. Zwar ähneln sich viele Moderatorentätigkeiten in den verschiedenen Sendungen, allerdings verlagern sich die Schwerpunkte (z. B. Informieren vs. Unterhalten) je nach Sendungsformat. Manche Handlungen, wie etwa das Erklären medizinischer Sachverhalte, werden gar nicht von allen Moderatoren ausgeführt, nicht einmal von all denen, die eine medizinische Ausbildung haben.

5.2.2 Aufgaben und Funktionen der Moderatoren

Wollte man die Aufgaben von Fernsehmoderatoren auf einen Punkt bringen, könnte man sagen, sie sind für den gelungenen Ablauf der Sendungen verantwortlich. Hinter dieser einfachen Aussage verbergen sich eine Vielzahl unterschiedlicher kommunikativer Aufgaben und Funktionen, die je nach Sendungsformat und Moderatorentyp variieren. Moderatoren übernehmen – unabhängig vom Sendungsformat – strukturierende, organisierende und kontrollierende Aufgaben. Zu den genuinen Moderatorenaufgaben gehören An- und Abmoderation von Sendungsteilen sowie der gesamten Sendung, Organisation des

Rederechts, Themensteuerung und Zeitmanagement. Dazu können spezifischere Aufgaben der Arzt-Moderatoren treten, wie das Vermitteln medizinischer Sachverhalte oder das Reformulieren von Unverständlichem.

In Bezug auf die untersuchten Gesundheitssendungen lassen sich die folgenden von den Moderatoren zu erfüllenden Aufgaben angeben.

Strukturieren und Kontrollieren des Sendungsverlaufs

Die Moderatoren kontrollieren und strukturieren den zeitlichen, den thematischen und den interaktiven Verlauf der Sendung. Sie müssen darauf achten, dass die einzelnen Sendungsbeiträge einen bestimmten zeitlichen Rahmen weder über- noch unterschreiten, dass die Rederechtsverteilung angemessen ist, dass die Beiträge der Gäste und der Anrufer sich auf das Thema der Sendung beziehen, nicht davon abweichen und auch nicht zu speziell oder persönlich werden. Nötigenfalls müssen sie eingreifen, wieder zum Thema zurückführen oder auf die begrenzte Sendezeit aufmerksam machen. Sie kontrollieren außerdem die Verständlichkeit des Gesagten und sichern das Verständnis der Laien, also der Zuschauer, durch Rückfragen an die Experten oder die Betroffenen, durch Reformulierungen oder Zusammenfassungen.

Orientierung bieten

Die Moderatoren haben sicherzustellen, dass Zuschauer und Gäste nicht die Orientierung verlieren, d. h., sie müssen ihnen eine Art roten Faden durch die Sendung anbieten. Das tun sie durch unterschiedliche kommunikative Handlungen:

- Nach der Begrüßung führen sie in die Sendung ein, indem sie deren Hauptthema nennen und vorab schon einige Informationen dazu geben, eine Vorschau bzw. Übersicht über die gesamte Sendung anbieten und den Zuschauern sagen, welche Unterthemen sie erwarten.
- Sie schließen die Sendung ab, indem sie kurz davor auf den Sendungsschluss hinweisen, meist in Verbindung mit Hinweisen auf zusätzliche Informationsangebote, mit Informationen über die nächsten Sendungen der Reihe und mit der Verabschiedung der Zuschauer und Gäste.
- Im Verlauf der Sendung geben die Moderatoren orientierende Hinweise (z. B. Ankündigung verschiedener Filmbeiträge, Einführung in und Rückschau auf diese, Vorstellung von Gästen mit Bezug auf das Thema der Sendung, Zusammenfassen von Film- oder Gastbeiträgen, Hinweise auf Möglichkeiten der Zuschauer, Fragen zu stellen etc.).

- Die Moderatoren stellen inhaltlich bzw. thematisch orientierte Verknüpfungen her, indem sie zwischen den Elementen der Sendung Überleitungen schaffen (z. B. zwischen Film und Präsentation eines Gastes).

Informieren

Die Moderatoren informieren ihre Zuschauer über allgemeine medizinische Sachverhalte zum jeweiligen Sendungsthema. Daneben geben sie auch organisatorische Informationen (z. B. darüber, dass die laufende Sendung eine Sondersendung im Rahmen der Aktion „Herz ist Trumpf" ist oder wo man weitere Informationen zum Thema bekommt). Fast immer informieren die Moderatoren auch darüber, wann und mit welchem Thema die nächste von ihnen moderierte Sendung laufen wird.

Fachwissen vermitteln

Häufig übernehmen Moderatoren die Aufgabe, themenbezogene medizinische Sachverhalte zu vermitteln (z. B. Beschreiben, Erklären, Demonstrieren, Veranschaulichen von medizinischen Sachverhalten oder Untersuchungsmethoden; Anleiten zu medizinischen und gesundheitsbezogenen Tätigkeiten). Oft (z. B. Kühnemann, Gerhardt, Rubin), aber nicht immer (z. B. Yogeshwar) handelt es sich bei diesen Moderatoren gleichzeitig um Ärzte. Umgekehrt wird diese Aufgabe – selbst wenn die Moderatoren Mediziner sind – nicht immer von ihnen selbst übernommen (z. B. *ZDF Info Gesundheit*), sondern an Filmbeiträge oder geladene Experten delegiert. Die Präsentation und Inszenierung der Moderatoren scheint hier größeren Einfluss zu haben als deren faktisches medizinisches Wissen.

Geladene Gäste befragen

Die Moderatoren führen mit ihren geladenen Gästen – Experten und/oder Betroffenen – Interviews und gestalten diese Befragungen so, dass sie die thematisch relevanten und für die Zuschauer interessantesten Aspekte ansprechen. Bei mehreren Gästen müssen sie – immer mit Blick auf die Zuschauer und die Sendezeit – entscheiden, wen sie wie lange sprechen lassen. Sie lenken und steuern die Beiträge und vermitteln zwischen ihnen.

Mit Zuschauern in Kontakt treten und Bezug herstellen

Die Moderatoren haben die Aufgabe mit den Zuschauern und ggf. dem Studiopublikum in Kontakt zu treten und eine Bindung herzustellen. Das tun sie z. B. durch:

- die Art und Weise von Begrüßung und Verabschiedung
- die Ansprache und Adressierung der Zuschauer oder bestimmter Zuschauergruppen im Verlauf der Sendung
- das Einnehmen und Einbringen der Zuschauerperspektive, z. B. durch antizipierte Zuschauerfragen
- die Aufforderung an die Zuschauer, Fragen zu stellen
- den Einbezug von Zuschauer- und Publikumsfragen (in einem direkten Kontakt im Studio oder telefonisch in Call-in-Sendungen oder auch durch Aufgreifen schriftlich eingegangener Zuschauerfragen)

Interesse wecken und aufrecht erhalten

Die Moderatoren haben die Aufgabe, bei den Zuschauern sowohl das Interesse für das jeweilige spezielle Sendungsthema als auch das allgemeine Interesse für Medizin und Gesundheit zu wecken und aufrecht zu erhalten. Das heißt, sie müssen sich mit Blick darauf im Verlauf der Sendung immer wieder an die Zuschauer wenden und entsprechend kommunikativ handeln (z. B. spezielle Informationen und Beiträge anbieten, persönliche Bezüge zu den Zuschauern herstellen, sie involvieren etc.).

Unterhalten

Die Aufgaben Interesse zu wecken und zu unterhalten sind eng verknüpft. So sind die Moderatoren bemüht, zu Sendungsbeginn Neugierde zu wecken und eine gewisse Spannung aufzubauen.

> „Sie müssen im Sinne des Infotainment- bzw. Emotainment-Auftrags dafür sorgen, dass die Sendungen nicht nur informativ, sondern auch unterhaltsam, spannend und persönlich bleiben und speziell in Talkshows auch ungewöhnlich und emotionalisierend.“ (Lalouschek 2005, 190)

Dies gilt nicht nur für Talkshows, sondern z. T. auch für Gesundheitssendungen im engeren Sinn, in denen mitunter „Spannendes“ von den Moderatoren versprochen wird.

Appellieren

Da mit den Gesundheitssendungen ja Einfluss auf das Gesundheitsverhalten der Zuschauer genommen werden soll, gehört es auch zur Aufgabe der Moderatoren, diese zu bestimmten Handlungsweisen (oder deren Unterlassung) aufzufordern. Dieser Aufgabe kommen die Moderatoren fast in allen Sendungen nach, meist gemeinsam mit geladenen Experten und z. T. auch unterstützt durch Betroffene.

Ratschläge geben

Ebenfalls im Hinblick auf gesundheitsförderndes Verhalten und auch meist gemeinsam mit geladenen Experten geben die Moderatoren ihren Zuschauern Ratschläge und Empfehlungen, oft als „Tipps“ bezeichnet.

Damit sind nur die wichtigsten, mehr oder weniger regelmäßig vorkommenden, routinemäßigen Aufgaben und Funktionen der Moderatoren angesprochen. Daneben gibt es immer wieder spezifische, ungeplant bzw. unvorhersehbar auftretende Anforderungen, z. B. im Falle technischer Störungen oder inhaltlicher Pannen dem Publikum Erklärungen und Entschuldigungen zu liefern. Die Moderatoren haben eine besondere Vielfalt an kommunikativen Rollenaufgaben zu erfüllen, die größer ist als die von anderen Sendungsbeteiligten. Durch sie unterscheiden sich die TV-Moderatoren auch z. B. von Vortragenden in öffentlichen Vorträgen.

5.3 Die Experten

Als Experten werden in die Sendungen vorrangig Akademiker geladen, in der Mehrzahl Ärzte, Gesundheitswissenschaftler und Personen aus der medizinischen Forschung. Sehr oft werden statushohe Vertreter geladen, also Professoren, ausgewiesene Fachärzte und Spezialisten für das in der Sendung behandelte Gebiet (z. B. Allergologen, Kardiologen, Neurologen, Epidemiologen) und Chefärzte von Fachkliniken oder Fachabteilungen an Unikliniken. Der prototypische Experte in den Gesundheitssendungen ist männlich, trägt Anzug und Krawatte und ist Arzt. Nicht-akademische Professionelle wie Physiotherapeuten, Ernährungsberater, Diät- und Rettungsassistenten, Heilpraktiker, Bewegungs- und Entspannungstrainer oder Autoren von Kochbüchern und Gesundheitsratgebern sind seltener, ebenso wie akademische Experten aus nichtmedizinischen Berufen, wie Medizinsoziologen, Medizinhistoriker und -ethiker oder Gesellschafts- und Kulturwissenschaftler.

5.3.1 „Herzlich willkommen, Herr Professor!“ – die Präsentation der Experten

Der Experte ist die zentrale Instanz für medizinisches Wissen, seine Aufgabe ist es, geprüftes seriöses Wissen und Fakten in den Sendungen zu vermitteln, aber auch Einschätzungen und Beurteilungen medizinischer Sachverhalte zu geben, häufig unter Berufung auf Studien und Untersuchungen. Individuelle Erfahrungen, subjektive Meinungen und Gefühle stehen bei ihm im Hintergrund. Der Experte sichert und betont die Seriosität der Sendung; entsprechend wird er dem Zuschauer auch präsentiert.

Die Präsentation der Experten als Experten geschieht überwiegend explizit durch Nennung und Einblendung des akademischen Titels, durch Bezeichnung des Bereichs, in dem die Expertise liegt, und durch Nennung der Institutionszugehörigkeit (Universität, Klinikum, Institut und Ort). Alle Experten werden auf diese Weise vorgestellt, häufig zu Sendungsbeginn.

Alle Informationen, die über die Experten gegeben werden, stehen in engem Zusammenhang mit dem Sendungsthema: In einer Sendung zum Thema Ernährung bei Diabetes schreibt die geladene Ernährungswissenschaftlerin gleichzeitig Kochbücher (DIABET); in einer Sendung zum Thema Schlaganfall ist der geladene Neurologe gleichzeitig Regionalbeauftragter der Deutschen Schlaganfallstiftung (SCHLAGAN).

Mit der Art und Weise und dem Zeitpunkt der Präsentation der Experten wird auch auf den Schwerpunkt der jeweiligen Sendung bzw. ihre Perspektive hingewiesen. In manchen Sendungen scheint man ganz bewusst zunächst Betroffene vorzustellen (z. B. bei *Fliege*, aber auch in *Gesundheit!*), bevor die Experten präsentiert werden.

Auch im Sendungsverlauf wird explizit und implizit auf die Expertise hingewiesen, sowohl durch die Experten selbst (z. B. durch Erwähnung eigener Studien) als auch durch die Moderatoren. Die Betonung der Expertise schwankt allerdings von Sendung zu Sendung. So werden in manchen Sendungen die Experten bei jeder Adressierung mit ihrem Titel angesprochen, in anderen beschränkt sich die Angabe des Titels auf die Vorstellung – häufiger ist allerdings die Ansprache mit Titel. Wenn die Experten sich untereinander auf ihre Kollegen beziehen oder sie ansprechen, dann geschieht das sowohl mit Verwendung des Titels (*Professor Herbart hat schon gesagt (*ALLERG6)), als auch – ganz kollegial – ohne: *Ja, das geb ich an den Herrn Haustein weiter* (ALLERG7).

Die Vorstellung der Experten zu Sendungsbeginn

Die Vorstellung der Experten ist der Moment, in dem am deutlichsten ihre Expertise hervorgehoben und die Expertenrolle konstituiert wird. Die Experten werden meist direkt zu Sendungsbeginn, gleich im Anschluss an die Präsentation des Themas vorgestellt. Hier werden Titel, Name, Berufsbezeichnung eingeblendet und vom Moderator genannt:

[Beispiel: *Internistin*]

MO: Frau Professor Steinhagen-Thiessen, Sie sind Internistin und der Schwerpunkt, das ist bei Ihnen ja der Fettstoffwechsel . die Fettstoffwechselstörungen und vieles noch mehr, a/aber hier konzentrieren wir uns jetzt drauf. (CHOLEST1 49-57)

Die Vorstellung der Experten ist fast immer angereichert durch weitere Informationen über die betreffende Person, die ihre Expertise zum ausgewählten

Thema hervorheben, ausführen oder begründen. So wird beispielsweise zusätzlich eine berufliche Position benannt:

[Beispiel: *Oeynhausen*]

MO: Und deshalb sind wir in Bad Oeynhausen . denn hier ist das Herzzentrum Nordrheinwestfalen. Und ich begrüße den Chefarzt . äh Professor Rainer Körfer. (HERZ2 11-15)

Die in der Sendung zur Verfügung stehende Expertise wird manchmal auch hervorgehoben, indem eine ganze Expertenrunde gebündelt auf einmal vorgestellt wird:

[Beispiel: *illustre Expertenrunde*]

MO: Und . wie Sie das bei uns gewohnt sind im Knackpunkt, liebe Zuschauer, haben wir natürlich bei so einem Thema . eine illustre Expertenrunde eingeladen, ja, und ich darf Ihnen vorstellen, . drei Professoren sind bei uns. In der Reihenfolge . Herr Professor Doktor Uwe Fritjof Haustein. Er ist Direktor der Universitätshautklinik in Leipzig. Herzlich willkommen, guten Tag. . Neben ihm sitzt Professor Doktor Gerhard, njein/ nein/ Olf Herbart. Er ist der Leiter des Instituts für Epidemiologie am Umweltforschungszentrum Leipzig-Halle. Auch Ihnen einen schönen guten Tag. Und . bei uns ist Professor Doktor Gerhard Metzner, Abteilungsleiter am Institut für klinische Immunologie und Transfusionsmedizin des Universitätsklinikums Leipzig. Auch Ihnen . einen schönen guten Tag. Also alles Experten, die mit Allergien zu tun haben und . uns heute eine große Menge an Fragen beantworten können. (ALLERG 17-34)

Die Expertise wird hier in mehrfacher Weise betont: Eingeladen ist nicht nur eine Person, sondern eine *illustre Expertenrunde* aus *drei Professoren*. Die Experten sind nicht „nur" Professoren, sondern außerdem *Direktor*, *Leiter* und *Abteilungsleiter*. Diese gebündelte Expertise zum Thema hebt der Moderator zum Abschluss der Vorstellung noch einmal hervor: *Also alles Experten, die mit Allergien zu tun haben.*

Nicht selten wird die Vorstellung der Experten eingebunden in die Vorstellung des Themas bzw. in eine Erläuterung zum Thema, wie im folgenden Ausschnitt aus der Sendung *ZDF Info Gesundheit*:

[Beispiel: *Professor Haases*]

MO: Herzinfarkt und Schlaganfall als Folgeerkrankungen ganz unterschiedlicher Risikofaktoren, . und wahrscheinlich könnte man Jahr für Jahr alleine in der Bundesrepublik tausende Menschen genau davor bewahren. Voraussetzung aber, . die Risikofaktoren müssen er-

> kannt und richtig behandelt werden. Professor Doktor Rainer Haases, Sie sind Internist und Kardiologe an der Medizinischen Universitätsklinik in Tübingen. Wie siehts denn nun aus mit den Risikofaktoren, wir wissen, was Herzinfarkt und Schlaganfälle auslöst, aber dennoch, ja, leben viele völlig anders. Gehts uns zu gut heute? (BLUTHOC 63-73)

Diese indirekte Art der Präsentation erfolgt oft dann, wenn die Gäste im Lauf der Sendung ins Studio kommen und nicht direkt alle zu Beginn vorgestellt werden. In der Regel werden die Experten dann im Anschluss an ihre Vorstellung gleich befragt.

Nicht immer werden die Experten gleich als Personen vorgestellt, es können auch zunächst Schwerpunkte ihrer Arbeit mit Bezug auf geladene Betroffene genannt werden. Der Moderator Fliege spricht beispielsweise über das Übel des Asthmas und die Schwierigkeit einer Therapie. Er überlegt, was Betroffene machen, wenn Schulmediziner ihnen nicht helfen können:

[Beispiel: *Strohhalme*]

MO: Dann schauen Sie sich . als kranker Mann . als kranke Frau . als Patient nach jedem Strohhalm um und da gibt es ja <u>un</u>seriöse Strohhalme und da gibt es seriöse. Wir haben <u>vier</u> Gäste eingeladen, die erzählen uns davon, welche Wege sie . aus dieser bedrohlichen <u>Asth</u>ma . falle gefunden haben. Es geht über <u>chine</u>sische Medizin . <u>Schlan</u>gengift werden wir Ihnen vorstellen, aber auch klassische Homöopathie. (ASTHMAF 18-26)

Die Experten werden angekündigt mit dem Spezifischen, was sie für diese Sendung und das Thema wichtig macht. Der erste Experte wird vorgestellt, nachdem der Moderator Fliege lange mit einem Betroffenen über die chinesische Medizin gesprochen hat. Dies greift Fliege für seine Präsentation des Experten auf:

[Beispiel: *Doktor Nögel*]

MO: Und da gibt es eine ganze . Generation von jungen Ärzten, die sind so neugierig geworden wie Sie, . die sagen unsere Schulmedizin reicht nicht. . Einen dieser jungen . Mediziner habe ich eingeladen, Doktor Rainer Nögel, herzlich willkommen. Sie kommen aus <u>Mün</u>chen. <u>Was</u> motiviert so einen jungen Arzt wie Sie zu sagen, ich interessiere mich <u>auch</u> . für traditionelle chinesische Medizin. . Ist das/ w/ wissen Sie schon, dass Sie mit der Schulmedizin am Ende sind, obwohl Sie gerade erst angefangen haben? (ASTHMAF 251-260)

Hier besteht das Besondere des *jungen Arztes* nicht in seinem Status, sondern in der Ungewöhnlichkeit seines Berufsweges.

Bei Experten, die nicht über besondere akademische Titel oder einen speziellen Status verfügen, werden andere Aspekte hervorgehoben, die ihre Qualifikationen zeigen:

[Beispiel: *Kochbücher*]

MO: ich begrüße als erstes . . Dagmar Freifrau von Cramm, sie ist Ernährungswissenschaftlerin . und hat mehrere Kochbücher über gesunde Ernährung geschrieben. Herzlich willkommen. (DIABET 9-14)

Ist der Experte gleichzeitig ein prominenter Medienstar wie der Pionier der Herztransplantation, Christiaan Barnard, wird das hervorgehoben und er in seiner Bedeutung hochgestuft; die Präsentation fällt wesentlich umfangreicher und wertender aus:

[Beispiel: *Professor Barnard*]

MO: Der Mann, der diese Transplantation gewagt hatte, Professor Christiaan Barnard wurde zum Sta:r in den Medien. . Der Mann des Jahres und umjubelt wie ein Filmschauspieler. Im Groote Schuur Hospital in Kapstadt . wagte der berühmte Professor sich an ein neues Experiment . die Verpflanzung eines Huckepackherzens. Ein amerikanischer Patient behält sein altes Herz, ein zweites sollte die schwachen Lebensfunktionen wieder in Schwung bringen. . Und sie war einmal Weltrekordpatientin. Die Farbige Dorothy Fisher lebte zwölf Jahre unter äußerst bescheidenen Umständen mit einem neuen Herzen abseits jeglichen Rummels. . Dabei hatte gerade sie . ein ganz besonderes Verhältnis . zu ihrem Operateur. . . Ja, und das ist er, Professor Christiaan Barnard . herzlich willkommen in Praxis, eine große Ehre. (PRAKREIS 322-336)

In dieser Vorstellung des Experten geht es nicht mehr nur darum, den Zuschauern dessen Bedeutung klar zu machen. Vielmehr zielen hier die Beschreibung seines Ruhms (*Star, umjubelt, berühmt*) und die Bezeichnung seines Auftretens als *Ehre* offenbar auch darauf, der Sendung besonderes Prestige und Gewicht zu verleihen.

Sind die Experten keine Mediziner, werden sie mitunter durch Herausstellung ihrer fachlichen Ansichten und Positionen zum behandelten Thema präsentiert:

[Beispiel: *Hirntod*]

MO: Der evangelische Theologe Professor Klaus Peter Jörns aus Berlin hat Zweifel an der Festlegung des Hirntods als dem Ende des Menschenlebens, und schließlich der Philosoph Hartmut Kliemt, Professor in Duisburg, meint man solle weniger vom Tod als vom Leben sprechen. (ORGANI 22-27)

Durch dieses Verfahren wird es den Zuschauern ermöglicht, die Experten in ihrer speziellen Expertise einzuschätzen.

Fokussierung auf die Expertise im Sendungsverlauf

Auch im Verlauf der Sendung wird immer wieder durch Adressierung oder Bezeichnung der Experten auf deren Expertise fokussiert, z. B. durch Ansprache mit ihrem Titel, durch Bezeichnungen wie *unser Spezialist, unser Professor* oder *der Experte in diesem Fall.* Außerdem betten die Moderatoren in ihren Fragen an die Experten Hinweise auf deren Expertise ein, z. B. Hinweise auf einen Arbeitsschwerpunkt, eine zusätzliche Qualifikation oder eine bestimmte Institution, in der sie tätig sind.

So knüpft die Moderatorin in einer Sendung der Reihe *Knackpunkt* an einen Filmbeitrag an, indem sie auf das aktuelle Forschungsprojekt des Experten verweist:

[Beispiel: *Projektleiter*]

MO: Welche Gefahren gehen von welchen Stoffen aus? Worauf kann man allergisch äh reagieren? Darüber reden wir heute in unserer Sendung. Und . Professor Herbart, wir haben gerade gesehen . Sie als Leiter des Forschungsprojektes (ALLERG6 1-4)

In manchen Fällen werden die Experten auch gebeten, über ihre Forschungsprojekte zu berichten, sich also in ihrer Rolle als medizinische Forscher zu präsentieren:

[Beispiel: *Professor Metzner*]

MO: Hm . Ihr Institut hat dazu ganz interessante äh Untersuchungen gemacht. Auch darüber wollen wir heute sprechen. Äh . Professor Gerhard Metzner, auch Sie waren an solchen Untersuchungen . vor allem, was Atemwegserkrankungen betrifft, beteiligt. (ALLERG 63-67)

Manchmal fordern die Moderatoren die Experten dazu auf, die Einrichtung, in der sie tätig sind, zu beschreiben – z. B. anhand eingespielter Bilder oder Filme –, und zwar vor allem dann, wenn es sich um Einrichtungen handelt, die spezielle Aufgaben wahrnehmen und deshalb von besonderem Interesse für die Zuschauer sein könnten:

[Beispiel: *Herzzentrum*]

MO: Hm . äh . wir sollten jetzt mal über Ihr Herzzentrum sprechen. Dazu ein paar Bilder . uns angucken. Und Sie sollten sagen, was da gerade passiert. (HERZ8 1ff.)

Zu solchen vom Moderator angeforderten Darstellungen zählt auch das Vorführen ärztlicher Tätigkeiten und medizinischer Untersuchungen. Auch die

Beurteilung der Ausbildung und Qualifikation von Mediziner-Kollegen gehört dazu, wie sie der Moderator hier vom Experten erfragt:

[Beispiel: *Grundkenntnisse*]

MO: Professor Metzner, wenn man so n Verdacht hat, wer ist denn nu der richtige Ansprechpartner? ((2 s))

EX: Man muss die . Diagnostik eigentlich dem Kompetenten überlassen, die d/ endgültige Diagnostik. Äh . die Allergien sind . sehr sehr häufig, so dass jeder . äh Mediziner im Grunde genommen Grundkenntnisse in der Allergologie haben muss, . und es ist ganz wichtig, dass während des Studiums auch diese Grundkenntnisse vermittelt werden. Das ist bis jetzt in den . deutschen Universitäten noch nicht in dem Maße der Fall, wie man das vielleicht sich wünschen würde. Äh . es ist Allergologie kein Extrafach. . Die Studenten sollen also ausgebildet werden in Grundkenntnissen und die . praktischen Ärzte sollten des denn haben, aber . es wäre schon ganz gut, wenn eine gewisse hierarchische Ordnung in der Diagnostik äh aufgebaut werden könnte mit zune/ zunehmender Sachkompetenz. (ALLERG8 21-37)

Und schließlich dient auch die Nennung weiterer Qualifikationen der Fokussierung auf die Expertise und der Untermauerung der wissenschaftlichen Seriosität der eingeforderten „Tipps“:

[Beispiel: *Lehrstuhl*]

MO: Sie sind nicht nur Kardiologe, sondern haben auch nen Lehrstuhl für klinische Pharmakologie. Ihr Tipp: Wo wird die nächste Forschungsrichtung besonders Erfolg bringen? (BYPASS2 123-126)

Selten geschieht es, dass die Experten selbst auf ihre Expertise explizit verweisen, wohl aber in indirekter Form, z. B. über die Verwendung von Fachlexik (s. Kap. 7). Hier ist oft schwierig einzuschätzen, ob der häufige Gebrauch von Fachsprache im Kontext einer Gesundheitssendung zur Darstellung der Expertise und zur Etablierung der Expertenrolle dient oder ob er aus Gewohnheit, einer gewissen Betriebsblindheit oder mangelnder Routine in öffentlicher Vermittlung erfolgt. Es darf nicht übersehen werden, dass die geladenen Experten ja „nur“ Experten für ihre jeweiligen Disziplinen und Berufe sind, keine Medien- und Kommunikationsexperten, die es gewohnt sind, sich routinemäßig und ohne Nervosität vor Kameras und Publikum zu bewegen und ihre Botschaften anschaulich, prägnant und gut verständlich zu vermitteln (s. ausführlich Kap. 9.3).

Neben dem Gebrauch von Fachsprache ist eine weitere Möglichkeit, sich als Wissenschaftler zu präsentieren, auf eigene oder andere aktuelle wissenschaftliche Studien oder Publikationen zu verweisen (*In einer . jetzt abgeschlossenen internationalen Studie, der so genannten Hot-Studie* (BLUTHOC)) und die Vertrautheit mit dem aktuellen Stand der Forschung deutlich zu machen. Damit verträglich ist auch die Thematisierung von Unsicherheit und Zweifeln, soweit diese im wissenschaftlichen Streit oder in fehlenden Studien begründet sind.

5.3.2 Kommunikative Aufgaben der Experten

Experten werden vor allem in die Sendungen geladen, um Fragen zu beantworten, die sich zu einem Krankheits- oder Gesundheitsthema stellen, und um medizinische Sachverhalte fachkundig zu erklären und möglichst verständlich an Laien zu vermitteln. Ihr Auftreten dient im Rahmen der Konzipierung von Sendungen für ein zuschauendes Publikum dazu, die fachliche Seriosität der Sendung bzw. des Themas zu demonstrieren und für mehr Interaktionsdynamik und Aufmerksamkeitsbindung zu sorgen, als durch einen Moderator alleine möglich wäre, selbst wenn dieser medizinisch kompetent ist. Das ist der Kern der kommunikativen Aufgaben der Experten, die mit ihrer Interaktionsrolle verbunden sind und sich folgendermaßen differenzieren lassen:

Dem Moderator als Auskunftsperson dienen und Erklärungen geben

In erster Linie sollen die Experten medizinisch relevante Fragen der Moderatoren beantworten und Erklärungen geben:

[Beispiel: *allergene Reaktion*]

MO: Warum is eigentlich die Haut das Ziel solcher allergenen Reaktionen?

EX: Nun gut, die Haut ist ein Organ, das außerordentlich viele Immunzellen enthält. (ALLERG3 12-14)

Die Experten müssen diese Aufgabe regelmäßig auch gegenüber fachkompetenten Arzt-Moderatoren erfüllen. Dies belegt noch einmal, dass ihre Anwesenheit auch weiter gehenden medialen Zwecken wie der Interaktionsdynamik und Seriosität der Sendung dient.

Fachliche Aussagen des Moderators bewerten

Die Experten erhalten die Aufgabe zugewiesen, Vermutungen, Schlussfolgerungen oder Behauptungen von Moderatoren, aber auch fachliche Aussagen von Arzt-Moderatoren einer fachlichen Bewertung zu unterziehen und diese entweder zu bestätigen, zu differenzieren oder ggf. richtig zu stellen:

[Beispiel: *Das ist richtig*]

MO: Aber Wechselwirkung, Professor Metzner, is natürlich schon n Stichwort, weil äh zum Beispiel so n Heuschnupfen oftmals gar nicht allein auftritt, sondern auch kombiniert ist . mit anderen Allergien.

EX: Das ist richtig. Wir haben in den seltensten Fällen zum Beispiel (ALLERG3 107-110)

Laien-Erfahrungen aus der Expertenperspektive beurteilen

Die Experten sollen das von den Moderatoren und Betroffenen eingebrachte Laienwissen, die Erfahrungen, Urteile und Meinungen von Laien überprüfen und nötigenfalls korrigieren:

[Beispiel: *Hauterkrankungen*]

MO: Professor Haustein, viele haben die Erfahrung gemacht, . Hauterkrankungen . ja, . die sind eigentlich mehr geworden. Ist das tatsächlich aus Ihrer medizinischen Erfahrung auch so? (ALLERG 34-37)

Einblick in ihr praktisches berufliches Handeln geben

Die Experten werden auch eingesetzt, um Einblicke in ihr berufliches Handeln zu geben, indem sie z. B. ärztliche Tätigkeiten im Studio durchführen und demonstrieren:

[Beispiel: *Holger*]

MO: Und Sie werden uns mal erklären, Professor Metzner, was Sie jetzt mit unserem Holger machen? (ALLERG1 8ff.)

In diesem Fall wird an einer Versuchsperson zuerst ein sogenannter „Prick-Test“ durchgeführt, der standardmäßig für die Diagnosen von Allergien eingesetzt wird, und die Ergebnisse danach erläutert und ausgewertet.

Laien zu gesundheitsförderlichem Handeln auffordern und Tipps geben

Damit die Laien wissen, worauf sie in bestimmten Situationen zu achten haben (z. B. welche Fragen sie beim Arztbesuch stellen sollen, wie sie sich bei bestimmten Symptomen verhalten sollen, welche Behandlungsmethode die geeignetste ist), werden die Experten regelmäßig aufgefordert, Empfehlungen bzw. Tipps und Ratschläge zu geben.

Gemeinsam mit den Moderatoren appellieren die Experten an die Zuschauer, Gesundheitsuntersuchungen durchführen und relevante Werte bestimmen zu lassen, das Ernährungsverhalten oder den Lebensstil umzustellen oder bei bestimmten Symptomen ins Krankenhaus zu gehen. Solche Appelle formulieren die Experten manchmal mediengerecht sehr nachdrücklich und plakativ:

[Beispiel: *zuckerkrank*]

EX: dass diese Menschen, die zuckerkrank sind, nur <u>ein</u> einzigen Zielwert haben und das heißt: LDL unter hundert! Egal, ob sie schon betroffen sind oder nicht, alle Diabetiker . LDL unter hundert . Milligramm pro Deziliter. (CHOLEST1 171-174)

Die Zuschauer informieren und ihnen Wissen vermitteln

Die Experten sollen die Zuschauer auch darüber hinausgehend informieren und ihnen Wissen vermitteln, z. B. über neueste medizinische Erkenntnisse, physiologische bzw. pathologische Messwerte (*Wie hoch darf bei denen dieses LDL denn sein?* (CHOLEST1)), neue Untersuchungsverfahren oder Risikofaktoren für bestimmte Krankheiten.

Individuelle, subjektive Einschätzungen zu Sachverhalten geben

Neben den genannten regelmäßig zu erfüllenden Hauptaufgaben werden die Experten gelegentlich auch dazu aufgefordert, ihre persönliche Meinung oder subjektive Einschätzung zu äußern:

[Beispiel: *Wursttheke*]

MO: Gehts uns zu gut heute?

EX: Ja, ich glaube schon. . Ich glaube, wir kommen heute . zu leicht . und an zu viel falsche Nahrung. Die Wursttheke eines Supermarktes ist mit großer Wahrscheinlichkeit in der menschlichen Evolution nicht vorgesehen gewesen. (BLUTHOC 73-77)

Individuelles Handeln und Gefühle thematisieren

Obwohl die Experten durchgehend als rationale, objektiv und sachbezogen urteilende Personen präsentiert werden, werden sie in einigen seltenen Fällen auch zur Preisgabe von Gefühlen aufgefordert:

[Beispiel: *Angst*]

MO: Wenn Sie jetzt selbst solche Präparate nehmen müssten, hätten Sie Angst davor? Sind die sicher? Ja oder nein?

EX: Die sind absolut sicher, diese Präparate, und man kann dem Patienten nur zuraten, diese Präparate . regelmäßig, so wie der Arzt es verschrieben hat, einzunehmen. (BLUTHOC 240-43)

Je nach Art der Reaktion kann der Experte für den Zuschauer zum Vorbild werden:

[Beispiel: *das Richtige*]

MO: Herr Professor Körfer, gehen Sie eigentlich gut mit Ihrem Herz um?

EX: Ich hoffe mal.

MO: Was tun sie dafür?

EX: Äh arbeiten und ein bisschen Sport treiben. (HERZ7 2-4)

Durch solche Fragen veranlassen die Moderatoren die Experten, ein wenig aus der engen Expertenrolle herauszutreten und sich für die Zuschauer als Menschen mit Stärken, Schwächen und Gefühlen darzustellen und auch ihre persönliche Glaubwürdigkeit unter Beweis zu stellen.

5.4 Die Betroffenen

In Gesundheitssendungen wirken neben Moderatoren und Experten häufig auch Betroffene mit, Patienten und u. U. deren Angehörige. Sind treten entweder als Interaktionspartner im Studio auf oder als Fallbeispiele in eingespielten Filmbeiträgen. In der Mehrzahl handelt es sich bei den Betroffenen um Menschen, die entweder unter der in der Sendung besprochenen Krankheit leiden, sie überstanden haben oder die gefährdet sind, sie zu bekommen. Als Angehörige werden Ehepartner, Kinder oder Eltern gezeigt, soweit diese mit den Patienten krankheitsbezogen verbunden oder mit betroffen sind (z. B. als Betreuungspersonen).

Bei der Auswahl der Betroffenen durch die Sendungsredaktion scheinen zumindest zwei Kriterien eine Rolle zu spielen: a) die Krankheit und ihr Verlauf; b) die Besonderheit des Patienten mit dieser Krankheit. Ausgewählt werden Personen mit Herzinfarkt, Schlaganfall oder Diabetes, mit Asthma oder Hauterkrankungen, wobei die epidemiologische Häufigkeit des Auftretens der Krankheit, ihr individuell je besonderer Verlauf oder spezielle therapeutische Maßnahmen eine Rolle spielen. Daneben werden (z. B. in der Talkshow von Ilona Christen) seltene, dafür skurrile Krankheiten ausgewählt. Zur Auswahl der Betroffenen stellt Lalouschek fest, dass „im Medizintalk eher ‚durchschnittliche' Erkrankte [auftreten], in den Talkshows häufiger Personen mit außergewöhnlichen Erlebnissen zum Thema" (2005, 192).

In den Talkshows in meinem Datenkorpus tritt z. B. ein Mann auf, der die Leber seines verunglückten Sohnes zur Transplantation freigegeben hat, oder ein anderer Mann, der seine Frau reanimiert hat; sein kleiner Sohn wird als „kleinster Lebensretter der Welt" vorgestellt. Ein anderes Mal ist ein Mann zu Gast, der zehn Schlaganfälle hatte. Neben der lebensweltlichen Dramatik (und dem mit ihr verbundenen Emotainment) spielen in Talkshows auch Alter und Beruf eine Rolle, wenn sie eine Besonderheit aufweisen. So wird etwa ein Kriminalkommissar mit Asthma eingeladen, ein Teenager mit Schlaganfall und ein dreizehnjähriges Mädchen mit transplantiertem Herzen.

In den Gesundheitssendungen sind die eingeladenen Betroffenen überwiegend normale Durchschnittsmenschen, oft handelt es sich um Patienten der anwesenden Ärzte, oft auch um besonders aktive Patienten, die sich in Interessensvertretungen oder Selbsthilfegruppen engagieren. Aber auch Prominente bzw. Personen des öffentlichen Lebens werden als Medizin-Laien, Betroffene oder Angehörige in die Sendungen geladen. Der vom Schlaganfall betroffene Journalist Dieter E. Zimmer war sowohl in *Gesundheit!* (SCHLAGAN) als auch bei *Fliege* (FLI-SCH) zu Gast, die Sängerin Joy Fleming als „Diät-Opfer“ in *Gesundheit!* (DIÄTEN), die Schauspieler Carl Schell und Bernd Herzsprung bei *Fliege* (FLI-HZ) bzw. in der *Sprechstunde* (CHOLESTl) und Barbara Genscher, Ehefrau eines Politikers, der einen Herzinfarkt erlitten hatte, und Schirmherrin der Deutschen Herzstiftung, ebenfalls bei *Fliege* (FLIEGE).

5.4.1 „Ein Typ-zwei-Diabetiker“ – die Präsentation der Betroffenen

Die Betroffenen werden – je nach Sendungsformat und je nach Funktion, die ihnen in den jeweiligen Formaten zukommt – entsprechend unterschiedlich präsentiert. So steht entweder die Krankheitsausprägung oder das Leben und Leiden mit der Krankheit im Vordergrund (zu den Unterschieden in Talkshows und Medizintalks s. Lalouschek 2005, Kapitel 6.6 und 6.7). Aufgrund der redaktionellen Selektionskriterien handelt es sich bei den Betroffenen, wenn es Patienten der anwesenden Ärzte sind, stets um erfolgreich behandelte oder besonders motivierte Patienten, ebenso bei den Angehörigen, die sich stets als Stütze für die Erkrankten erweisen (und niemals als Hindernis, Störfaktor oder als Teil des mitverursachenden Umfelds).

Die Präsentation als Krankheitsfall

Steht in den Gesundheitssendungen die Krankheit im Vordergrund, werden die von ihr Betroffenen mit Namen und ihrer Krankheit vorgestellt:

[Beispiel: *Herr Hürter*]

MO: Ich begrüße bei uns . Herrn Hürter. Herr Hürter, wann war Ihr Infarkt? (SPRECH 48-53)

[Beispiel: *Gerhard Schafhauser*]

MO: Gerhard . Schafhauser, . ein Unfall löste bei ihm 1982 Diabetes . aus. (DIABET 117-123)

Auch alle daran anschließenden Darstellungen der Betroffenen sind auf die Krankheit ausgerichtet. Im Mittelpunkt stehen die zentralen medizinischen Sachverhalte der Erkrankung: Entstehung, Diagnose und Therapie. Wie ist es zu ihr gekommen, wie und wann wurde sie diagnostiziert, was wurde dagegen unternommen und mit welchen Ergebnissen? Beruf und Privates werden üblicherweise nicht besprochen, außer es gibt einen krankheitsbezogenen Zusammenhang.

Die Erkrankten repräsentieren medizinische Fälle, an denen den Zuschauern beispielhaft eine Krankheit vorgestellt und illustriert werden kann:

[Beispiel: *Typ zwei*]

MO: Der Typ-zwei-Diabetiker wird . mit Diät und Tabletten, aber auch zunehmend heute . moderner . auch mit . Insulin äh behandelt, wie bei Herrn Schafhauser. (DIABET 150-153)

Eingelagert in die medizinisch orientierten Präsentationen findet man auch Beurteilungen im Zusammenhang mit der Erkrankung und dem Umgang damit: So wird etwa ein Infarktpatient nach seinem gesundheitlichen Verhalten vor dem Infarkt befragt (*Und Risikofaktoren? Haben Sie geraucht?* (SPRECH)) und – im Sinne von öffentlicher Gesundheitserziehung stellvertretend für alle rauchenden Zuschauer – für seine Erkrankung mitverantwortlich gemacht. Ein Diabetiker wird dafür gelobt, dass ihm die Ernährungsumstellung nach Diagnose seiner Krankheit keine Probleme bereitet hat (DIABET), ein anderer Betroffener wird über den lebensverändernden Einfluss der Krankheit charakterisiert (*Jetzt sitzt er da, arbeitet für die Deutsche Herzstiftung.* (FLIEGE)). Diese Form der Präsentation der Betroffenen hebt deren positiven oder negativen Vorbildcharakter für die Zuschauer hervor (s. ausführlich Kap. 11).

Die Präsentation als Krankheitsschicksal

In Talkshows steht die Person, das Erleben der Krankheit und das durch die Krankheit veränderte Leben der Betroffenen im Mittelpunkt und das prägt auch die Präsentation der Erkrankten. Zu Beginn wird oft ein besonderer oder interessanter Aspekt herausgegriffen, wie in der Sendung *Fliege*, in der ein Betroffener mit einem *Kunstherz* eingeladen ist (sein Doktortitel ist zufällig):

[Beispiel: *Kunstherz*]

MO: Werd mal mit Herrn Doktor Rademacher sprechen. Herr Doktor Rademacher . lebt mit einem solchen . Kunstherzen.

BE: Jawohl.

MO: Jetzt halt ich Ihnen erstmal das Mikrofon an den Bauch, wenn ich das darf.

BE: Ja gerne.

MO: Damit die Zuschauer mal Ihren Herzschlag hören. (HERZ9 1-4)

An erster Stelle der Präsentation stehen keine medizinischen Aspekte, sondern der für die Zuschauer überraschende und damit unterhaltsame Aspekt, dass das Kunstherz ja nicht an der Stelle des Herzens sitzt, sondern operativ im Bauchraum „untergebracht“ ist. Auch das besondere Ausmaß der Erkrankung dient oft als Einstieg:

[Beispiel: *zwei Prozent*]

MO: Aber zehn Schlaganfälle zu haben, da hab ich mich dann eingelesen, das überstehen nur zwei Prozent aller Menschen. (FLI-SCH2 590-592).

Krankheiten wie Herzinfarkt oder Schlaganfall scheinen die Betroffenen schicksalhaft zu treffen:

[Beispiel: *heiterer Himmel*]

MO: Also trifft einen das aus heiterem Himmel? (FLI-SCH2 438)

Die Erkrankten werden durchweg positiv präsentiert, wodurch das Krankheitsereignis noch dramatischer zur Wirkung kommt. Sie gehen z. B. aus Verantwortungsgefühl trotz ihrer Erkrankung zur Arbeit – wie von Moderator Jürgen Fliege dargestellt:

[Beispiel: *Ostern*]

MO: Schließlich ist es absolute Saison, es ist Ostern. [...] Man braucht Dich. (FLI-SCH2 456ff.)

Sie sind fleißige Menschen (*Herr Holzer ein Mann ist, der der wirklich gearbeitet hat sein Leben lang.* (FLI-SCH2)), starke und lebenshungrige Personen (*Sie haben . einen irrsinnigen Al/ Lebensmut.* (FLI-SCH2)), sie sind verantwortungsbewusst und familienorientiert:

[Beispiel: *vierundzwanzig Stunden*]

MO: Vierundzwanzig Stunden hat der Tag . zwanzig Stunden is Eduard Holzer unterwegs für seine Familie Geld ran . zu . holen. (FLI-SCH2 577-579)

Dass die Krankheit ihr Leben beeinträchtigt, erscheint aus dieser Perspektive ungerecht, dennoch meistern die Betroffenen ihr Schicksal – mithilfe besonderer Behandlungsmethoden, besonderer Ärzte oder ihrer Angehörigen, die oftmals mit eingeladen sind:

[Beispiel: *Familie*]

MO: Sondern wir reden mit ihm und gucken mal welche Wege ihr . als Familie . und in diesem Bund . gegangen seid. (ASTHMAF 453-457)

Die Präsentation der Angehörigen

Als Angehörige treten in den Sendungen vorwiegend Ehefrauen auf, die sich um die Kranken kümmern oder gekümmert haben, daneben Kinder, Ehemänner oder Freunde. Insgesamt spielen Familienangehörige die wichtigste Rolle als Unterstützer und in dieser Funktion werden sie auch präsentiert. In einer

Sendung von *Fliege* zum Thema Schlaganfall kommen alle Betroffenen mit Familienangehörigen; diese sitzen z. T. im Studiopublikum (*Es ist die Krankheit einer ganzen Familie*). Manche der Betroffenen können kaum sprechen und benötigen die ganz praktische Unterstützung ihrer Partner, was der Moderator für die Präsentation nutzt:

[Beispiel: *Herr Holzer*]

MO: Zehn Schlaganfälle. Zehn Schlaganfälle. Da hab ich gesagt, ich möchte gar nicht Herrn Holzer alleine hier haben, sondern sicher ist sicher, ich will auch, dass seine Frau dabei ist. Dann fühle ich . und Sie sich sicherlich wohler. Herzlich willkommen Sieglinde und Eduard Holzer. (FLI-SCH2 564-584)

Auffällig ist, dass die Erkrankten überwiegend Männer sind und die helfenden Angehörigen meist Frauen, was eine sehr traditionelle Rollenverteilung durch die öffentliche Präsentation bestärkt. Bei der medizinisch orientierten Präsentation des Diabetikers Schafhauser in *Gesundheit!* steht die Krankheit im Vordergrund, bei der Präsentation seiner Ehefrau (FS) ihr Handeln in Bezug auf die Erkrankung des Mannes (s. auch Kap. 11.2):

[Beispiel: *Unfall*]

MO: seine Frau Klara Schafhauser . sie kocht für ihren Mann und kümmert sich dabei um eine ausgewogene Ernährung. Auch Ihnen ein herzliches Willkommen. (DIABET 117-123)

[Beispiel: *mehr Gemüse*]

FS: Unsere Tochter war damals dreizehn Jahre alt, da ham wir in der Familie besprochen . wie machen wir's? Wie halten wir's? Extra kochen . oder/ gut . . wir machens . einheitlich, wir stellen uns . um. Wir haben die Ernährung also dann schon umgestellt, mehr Gemüse, weniger Knödel, gebundene Soßen und so, und vor allem der Wochenendkuchen, der ist total gestrichen. (DIABET 163-177)

So gelingt es, über die Darstellung der Unterstützungstätigkeiten der Angehörigen Informationen zum alltagstauglichen Krankheitsmanagement zu vermitteln.

Bei der Präsentation der Angehörigen wird auch auf deren Perspektive eingegangen und vor allem die körperlichen und psychischen Belastung einer lang dauernden Pflegesituation in den Vordergrund gerückt: *Ich begleite ihn überall, weil ich immer Angst habe* (FLIE_HZ).

Prominente als Betroffene und Angehörige

Die prominenten Gäste – Betroffene oder Angehörige – werden meist als erste Gäste der Sendung vorgestellt. Ähnlich wie bei prominenten Experten (s. Kapitel 5.3.1) wird regelmäßig der Status des Besonderen betont:

[Beispiel: *Carl Schell*]

MO: Aber Carl Schell ist auch da, Sie wissen, einer der vier berühmten Schell-Geschwister. (FLIE_HZ 24ff.)

Vor der Präsentation des Schauspielers Carl Schell betont der Moderator Fliege – ganz im Sinne des Gedankens „Vor Gott sind alle gleich" –, dass von einer Krankheit alle Menschen betroffen werden können (*Es trifft Arm und Reich, es trifft Unbekannte und Bekannte, Prominente und weniger Prominente.* (FLIE-HZ)). Dass ein Herzinfarkt auch prominente Personen treffen kann – hier den bekannten Schauspieler – mag dem Trost der durchschnittlichen Betroffenen und Zuschauer dienen.

Die Prominenten werden – auch in Gesundheitssendungen, in denen die Gäste ansonsten über ihre Krankheiten präsentiert werden – zunächst mit ihrer öffentlichen Rolle oder ihrem Beruf vorgestellt:

[Beispiel: *Stimmengewalt*]

MO: Ich habe heute eine Stimmengewalt/ ein stimmgewaltigen Gast eingeladen, die deutsche Blues- und Jazzsängerin schlechthin, Joy Fleming. (DIÄTEN 11ff.)

Im Zusammenhang mit der jeweiligen Erkrankung wird auch auf das Berufs- bzw. Privatleben der Prominenten eingegangen (z. B. bei Joy Fleming oder Barbara Genscher), und zwar ausführlicher als bei den geladenen Durchschnittsbetroffenen. Dies dient der Unterhaltung und den entsprechenden Erwartungen der Zuschauer.

Insgesamt jedoch erfolgt die Auseinandersetzung mit den Prominenten auf ähnliche Weise wie mit den nicht-prominenten Betroffenen und sie werden, mit Ausnahme der Begrüßungssequenzen, kaum anders als diese präsentiert. D. h., der Aspekt ihres Bekanntseins wird zwar deutlich herausgestellt, aber im Verlauf der Sendung nicht weiter vertieft, selbst wenn er für das Thema der Sendung eine Rolle spielen könnte. Dies wird deutlich bei der Präsentation von Barbara Genscher, die ohne ihren Mann, den ehemaligen Außenminister Dietrich Genscher, in einer Sendung von *Fliege* auftritt. Ihre erste Vorstellung weicht von der weiteren Präsentation im Sendungsverlauf ab. Sie wird von Fliege als Vertreterin der Deutschen Herzstiftung begrüßt:

[Beispiel: *Schirmherrin*]

MO: Und als erster Gast ist bei mir die Schirmherrin . der Deutschen Herzstiftung . Barbara . Genscher. Herzlich willkommen. (FLIEGE 24ff.)

Allerdings spielt ihr damit verbundenes Wissen für das Gespräch kaum eine Rolle und über die Stiftung selbst wird nur gesagt, dass sie gerade die Herzwoche ausrichtet. Schwerpunkt des Gesprächs ist der Infarkt ihres Mannes, d. h. faktisch wird Frau Genscher als Ehefrau eines Infarktbetroffenen präsentiert und nicht als Vertreterin einer themenrelevanten Einrichtung. Auch dies weist darauf hin, dass jedenfalls in den Talkshows die Orientierung auf die Personen mit ihren Erlebnissen und Schicksalen Vorrang besitzt.

5.4.2 Die Funktion der Betroffenen

Während die Experten für die Wissensvermittlung und die Präsentation von Fakten, für fachliche Beurteilungen und Ratschläge zuständig sind, sollen die Betroffenen und ihre Angehörigen die individuellen Erfahrungen, das Erleben der Krankheit und den Umgang damit darstellen. Sie dienen als konkrete Beispiele und repräsentieren in den Sendungen den „subjektiven Faktor", das Erlebnis- und Erfahrungswissen über die Krankheit.

Die Betroffenen als beispielhafte „Fälle"

Die Hauptfunktion der Betroffenen besteht darin, als exemplarische Fälle etwas zu repräsentieren, vorzuführen oder zu demonstrieren:

- Die Betroffenen werden – besonders in den medizinischen Gesundheitssendungen – als medizinische Falldarstellungen eingesetzt.
- Sie werden – besonders in den Talkshows – als lebender Beweis dafür präsentiert, dass das als außergewöhnlich Geschilderte (z. B. Leben mit Kunstherz oder nach zehn Schlaganfällen) tatsächlich existiert, dass eine bestimmte Diät oder Therapie funktioniert, dass man etwas schaffen kann, auch wenn es kompliziert oder unvorstellbar erscheint. Sie bezeugen damit die Glaubwürdigkeit der Darstellung.
- Am Beispiel der Betroffenen werden medizinische Verfahren, Untersuchungen oder Therapien erläutert und vorgeführt.
- Am Beispiel der Betroffenen wird medizinisches Fachwissen lebendig gemacht, konkretisiert und veranschaulicht.
- Am Beispiel von Angehörigen wird gezeigt, dass und wie man betroffene Familienmitglieder unterstützen kann.

Betroffene und Angehörige als Identifikationsfiguren

Die Betroffenen und Angehörigen können als Identifikationsfiguren und Vorbilder für die Zuschauer fungieren, z. B. in Bezug auf Selbstdisziplin und Beharrlichkeit im Kampf gegen die Krankheit. Immer wieder werden besondere Leistungen von ihnen herausgestellt (z. B. sportlich werden, abnehmen) und diese Betroffenen erzählen, wie sie es geschafft haben, ihr Leben zu verändern. Zuschauer können dadurch motiviert werden, diese Verhaltensweisen nachzuahmen, was einfacher gelingt, wenn Betroffene auftreten, mit denen die Zuschauer sich identifizieren können. Dazu kann beitragen, dass Menschen bzw. Lebenskonzepte präsentiert werden, die dem Leben des durchschnittlichen Zuschauers vermutlich entsprechen (z. B. traditionelles Familienkonzept).

Betroffene als Zeugen für den Wert medizinischer Verfahren

Betroffene dienen dazu, den Wert neuer medizinischer Verfahren zu bezeugen. Dabei werden Errungenschaften der Medizin allerdings z. T. unkritisch positiv dargestellt. So werden in einer Sendung zum Thema Herztransplantation nur Betroffene präsentiert, die positiv über die Transplantation bzw. das Leben mit einem Kunstherzen berichten:

[Beispiel: *sehr gut*]

BE: Gut. . Ja man muss sagen, man lebt sehr gut damit. Und es ist ja doch immer dann, also/ man muss ja schon in diesem Jahrhundert oder in diesen Jahren geboren sein, um in den Genuss so etwas zu kommen. Sonst . ähm ich würd mal sagen . ähm sonst wär ich nicht mehr hier. (HERZ9 11-16)

Teilweise setzt hier wohl die Kritik in der Ärzteschaft am „Sensationsjournalismus“ an, die in Kapitel 2.1 erwähnt wurde, dass durch derartige Sendungen bei den Zuschauern unberechtigt große Hoffnungen auf neue Behandlungsmethoden geweckt würden.

Instrumentalisierung von Betroffenen

In der eben genannten Sendung zum Thema Herztransplantation wird das Transplantieren durchgängig als medizinische Errungenschaft und einzige Möglichkeit zum Überleben für viele Menschen dargestellt. Die Betroffenen werden hier stark dafür eingesetzt, beim Zuschauer Mitleid zu erzeugen und auf diese Weise Organspender zu gewinnen:

[Beispiel: *Herz spenden*]

MO: Wir wollten Ihnen, meine Damen und Herren, nur . mal zeigen, wie viel . Leid gelindert werden kann, beviel/beziehungsweise wie viel

Menschen geholfen werden kann, wenn sich denn jemand bereit erklärt, ein Herz zu spenden. (HERZ10 79-83)

Subtilere Formen der Instrumentalisierung finden sich in den medizinischen Gesundheitssendungen, wenn sich zeigt, dass die Betroffenen aufgrund der straffen Gesprächsführung durch die Moderatoren kaum mehr zu den Sendungen beitragen können als kurze, inhaltlich eng geführte Antworten – eine Form der Beteiligung, die nur wenig mit der Idee, selbständig über die eigene Krankheit zu erzählen, gemein hat.

Betroffene als Unterhaltung der Zuschauer

Die Auswahl der Betroffenen nach ihren Krankheiten (z. B. skurrile Allergien, dramatische Erkrankungen), nach besonderen Therapien (z. B. Schlangengift), nach ihren Berufen (Kommissar, Manager), die Einladung von Prominenten, aber auch das, was über die Betroffenen berichtet wird bzw. was der Moderator von ihnen wissen will und was sie selbst berichten (*Wie viel haben Sie gewogen? Wann haben Sie Symptome gespürt und warum haben Sie nicht reagiert?*), sprechen dafür, dass die Betroffenen auch mit der Funktion eingeladen sind, die Zuschauer zu unterhalten.

5.4.3 Die kommunikativen Aufgaben der Betroffenen

Zwar stellen die Moderatoren den Betroffenen fast immer Fragen so, als würden sie ihnen in dieser Sendung zum ersten Mal begegnen, aber üblicherweise haben Moderator und Betroffene schon vor Sendungsbeginn miteinander Kontakt aufgenommen. Lalouschek geht davon aus

> „dass es sich [bei den Erzählungen der Betroffenen] nicht um spontane sprachliche Realisierungen handelt, sondern um durch die Vorbereitetheit und mediale Inszeniertheit verzerrte Varianten. Die ‚Geschichten' der Betroffenen haben üblicherweise schon einige Vorgespräche mit den Redaktionen und ModeratorInnen durchlaufen, wodurch sie transformiert und kanalisiert wurden, in der Sendung selbst erfolgt m. E. noch eine weitere Transformation durch die Gesprächsführung der ModeratorInnen". (Lalouschek 2005, 188)

Kommunikative Handlungen der Betroffen erfolgen praktisch ausschließlich nach Aufforderungen und Fragen der Moderatoren. Diese geben den Betroffenen damit die Aufgaben wie auch die Art und Weise ihrer Erfüllung vor. Hier lassen sich Unterschiede zwischen medizinischen Gesundheitssendungen und Talkshows feststellen.

Geschichten erzählen

Insbesondere in den Talkshows werden die Betroffenen aufgefordert, die Geschichte ihrer Erkrankung zu erzählen (Wie kam es dazu, was waren die ersten Anzeichen, wie waren damals gerade die Lebensumstände, wie hat der Betroffene reagiert?). Bei diesen Erzählungen werden individuelles Handeln und Empfinden in den Vordergrund gestellt:

[Beispiel: *nichts anfangen*]

BE: Das konnte ich zunächst gar nicht glauben, ich konnte damit auch nichts anfangen. (ASTMAF 64ff.)

Individuelle Erfahrungen mit der Krankheit schildern

In den Mittelpunkt der Darstellungen werden die individuellen Erfahrungen gerückt (Wie „fühlt" sich die Krankheit an?). Die gesundheitlichen Beeinträchtigungen sollen so geschildert werden, dass der Zuschauer sie sich bildlich vorstellen kann:

[Beispiel: *zittern*]

BE: Ja, v/ man wird voll wach . man fängt an zu zittern zunächst, als wenn/ wie ein Alkoholiker der noch keinen gehabt hat. (ASTMAF 113-116)

Berichtet werden soll auch über positive und negative Erfahrungen z. B. mit bestimmten Therapien; wie man es geschafft hat, eine Therapie durchzuhalten, welche Therapie geholfen hat und welche nicht. Diese Aufgabe spielt nicht nur in Talkshows, sondern auch in anderen Gesundheitssendungen eine Rolle, wobei es in den Talkshows stärker um das Erleben der Therapie und um besondere Therapieerfolge geht, in den Gesundheitssendungen stärker um die medizinische Wirkung von therapeutischen Maßnahmen.

Den Einfluss der Krankheit auf das Leben schildern

Ebenfalls breit im Datenmaterial repräsentiert ist die Aufgabe der Betroffenen zu berichten, wie die Krankheit ihr Leben beeinflusst.

[Beispiel: *Bier*]

BE: Es is ja nich das Problem mit dem Herzen, dass man mal en Bier oder was trinkt, sondern es is eigentlich mehr wegen der Tabletten. Weil man ja, wenn man transplantiert is, äh ne ganze Menge Tabletten nehmen muss. Ich nehme zum Beispiel zwanzig Tabletten am Tag. Das is schon ne ganze Menge. Und da muss man nen bisschen Acht geben und diszipliniert leben. (HERZ10 111-117)

Die Betroffenen sollen schildern, wie sie ihr tägliches privates und berufliches Leben bewältigen (Wie gestaltet sich z. B. die Ernährung in einer Familie mit einem Diabetiker?; s. auch Kap. 11). Dadurch werden automatisch praktikable Tipps an andere Betroffene, sprich Zuschauer, gegeben.

Insbesondere in den Talkshows werden die Betroffenen speziell dazu aufgefordert, ihre Gefühle zu schildern, also wie sie die Krankheitssituationen empfinden, wie die Erkrankungen sich seelisch auf sie auswirken:

[Beispiel: *überspielen*]

BE: Und ich versuch, so möglich, die ganze Sache zu unterdrücken, zu überspielen. Es is nich einfach. Es is seelisch äh äh ganz schön hart. (HERZ10 72-74)

Medizinische Sachverhalte darstellen und erklären

Die Betroffenen sind – vor allem bei chronischen Krankheiten – über ihre eigene Krankheit oft gut informiert. Das führt dazu, dass sie auch medizinische Aspekte erklären (*Beim Asthma ist es ja so, dass sich die Bronchien verengen aufgrund verschiedener Faktoren.* (ASTMAF)) und so die Darstellungen der Experten ergänzen. Mit ihrer Expertise können sie zugleich auch den Zuschauern als Vorbild dienen.

Z. B. wissen die betroffenen Diabetiker meist sehr gut, was wie wirkt und wie viel Nahrung man zu sich nehmen muss oder darf, und sie informieren darüber:

[Beispiel: *Broteinheiten*]

MO	Sagen Sie mal, wie viele Broteinheiten nehmen Sie am Tag / auf wie viele
353	
MO	sind Sie eingestellt? Ja.
BE	Zwischen vierzehn und sechzehn, es kommt drauf an
354	
MO	Also wenn Sie sie jetzt die ( ) Ja.
BE	wegen der Bewegung, wenn ich nur im Büro vierzehn, arbeite ich oder mach
355	
MO	Ja.
BE	ich ne Radeltour, denn dürft ich sechzehn und noch mehr essen.
356 (DIABET)	

Eine typische Falldarstellung ihrer Krankheit liefern

Die Betroffenen sollen eine typische Beschwerde- und Falldarstellung ihrer Krankheit liefern. Dazu werden ihnen von den Arzt-Moderatoren entsprechende Fragen zu Ursache, Symptomatik, Diagnose und Therapie gestellt, die diese Darstellung stark steuern. Diese Aufgabe steht vor allem in *Gesundheit!* im Vordergrund.

Hinweise, Ratschläge und Ermutigung zur Bewältigung der Krankheit geben

Wenn die Betroffenen erzählen oder berichten, wie sie mit ihrer Krankheitssituation umgegangen sind, dann gibt es in diesen Berichten oft Hinweise und Tipps, oft z. B. zu Selbsthilfegruppen und ihren Nutzen:

[Beispiel: *letzte Mal*]

BE: Deshalb es geht nur/ . ich kanns nur jedem empfehlen . nachdenken, was hab ich gegessen, wann ess ich das letzte Mal (DIÄTEN 394-396)

Die Zuschauer zum Handeln motivieren

Die Betroffenen sollen ebenso wie die Experten die Zuschauer dazu motivieren, sich Wissen anzueignen, ihr Verhalten zu ändern oder einen Arzt aufzusuchen. Auch Warnungen vor gesundheitsschädigendem Verhalten werden ausgesprochen, hier vom Schauspieler Bernd Herzsprung (BH):

[Beispiel: *in Dosen*]

BH: Nur . ich sage in Dosen . also also äh äh äh dosiert, . ja? Ich ich äh man man man man . man sollte wirklich/ man sollte äh das das ähm so halten und und äh/ . äh ich kenne genug Leute und ich wundere mich immer wieder, dass die überhaupt noch am Leben sind. Die scheffeln die Sachen in sich hinein und das ist wirklich un/ unvorstellbar. (CHOLEST1 386-391)

Tätigkeiten demonstrieren

Mitunter sollen Angehörige oder Betroffene Tätigkeiten praktisch demonstrieren und dazu Erläuterungen geben. So zeigen und erklären die Ehefrau eines Diabetikers und die geladene Ernährungswissenschaftlerin im Studio, wie man gesunde Plätzchen herstellt (DIABET).

5.5 Das Studiopublikum

Studiopublikum kommt überwiegend in Talkshows vor (z. B. *Fliege, Ilona Christen, mittwochs live*), aber auch in der Sendung *Gesundheit!*, die sich in diesem Punkt am Talkshow-Format orientiert. Zudem werden Sondersendungen von Gesundheitsmagazinen oft vor Publikum aufgezeichnet. Dies ist z. B. in der *Sprechstunde* zum Thema chronische Schmerzen der Fall, jedoch hat das Publikum dort eine andere Funktion als das typische Studiopublikum (s. Kap. 12.7), um das es in diesem Kapitel gehen soll.

Üblicherweise sitzt das Publikum im Fernsehstudio, aber es gibt Ausnahmen: So befindet es sich in einer Ausgabe von *mittwochs live* z. B. in den Räumlichkeiten eines Herzzentrums. Wird das Studiopublikum durch Fragen der Moderatoren in die Sendung einbezogen, dann häufiger erst im Verlauf der Sendung, wenn schon vieles besprochen wurde, auf das das Publikum dann reagieren kann und soll. Nur selten wird das Publikum schon zu Sendungsbeginn einbezogen.

Das Studiopublikum besteht üblicherweise aus einer bunten Mischung von Zuschauern – und zwar aus Personen, die sich speziell um Karten für die jeweilige Sendereihe bemüht haben, aus Gruppen, die im Rahmen einer Führung durch den Sender auch die Aufzeichnung einer Sendung mitverfolgen, sowie aus Begleitern der Studiogäste, seien es Angehörige, seien es Mitglieder einer entsprechenden Interessensvertretung oder Selbsthilfegruppe. Aus diesem Grund kann es durchaus passieren, dass in einer Sendungen zum Thema Herzinfarkt oder Schlaganfall ungewollt viele junge Gäste das Publikum bilden, wenn an diesem Tag zufällig einige Schulklassen dem Sender einen Besuch abgestattet haben und keine altersadäquatere Sendung produziert wurde.

Wenn sich die Moderatoren mit Fragen an das Publikum wenden, befragen und behandeln sie die Zuschauer ähnlich wie die eingeladenen Betroffen. Diese Befragungen erfolgen z. T. spontan und ohne große Vorbereitungen, ohne namentliche Anrede, mit kurzen, allgemeinen Fragen, aber z. T. erfolgen sie auch vorgeplant, wenn es um die Einbindung von Angehörigen der geladenen Betroffenen, weiterer Betroffener oder manchmal auch Experten geht:

[Beispiel: *Publikum*]

MO: Und im Publikum begrüß ich herzlich . Angelika . Podmelle. Die Ernährungsumstellung auf Vollwertkost . half ihr bei der Bekämpfung . ihrer Lebensmittel . allergie . herzlich willkommen. (ALLERGIE)

In diesen Fällen wird die Anonymität der Zuschauer im Studio aufgehoben und die Gruppe der geladenen Gäste um weitere Personen situativ erweitert.

5.5.1 *Formen der Beteiligung des Studiopublikums*

Das Ausmaß der Beteiligung des Studiopublikums variiert in den einzelnen Sendereihen. So fungiert das Publikum in vielen Sendungen ausschließlich als Gruppe stummer Zuschauer, von den Moderatoren lediglich ab und zu allgemein adressiert. In anderen Sendungen wird das Publikum aktiv einbezogen. Aber auch wenn es keinen expliziten Einbezug durch den Moderator gibt, beteiligt sich das Publikum durch para- oder nonverbale Aktivitäten. Die häufigsten sind Klatschen (Applaus) und Lachen, daneben gibt es Beteiligungsformen wie „gemeinsam bei Übungen mitmachen“, „sich als Versuchspersonen für Messungen u. ä. zur Verfügung stellen“ oder auf Aufforderung Einschätzungen und Bewertungen abgeben oder Fragen beantworten.

Klatschen zur Beginn und am Ende der Sendung

Der Applaus zu Beginn und Ende ist ein Ritual, das sich von Sendung zu Sendung wiederholt. Das Klatschen dient hier der Begrüßung und Verabschiedung des Moderators und seiner geladenen Gäste. Der Moderator begrüßt sein Publikum, das durch Klatschen zurückgrüßt (*Herzlich willkommen meinen Gästen hier auf der Bühne und im Publikum. Schön, dass Sie da sind ((Applaus))* (ALLERGIS)).

[Beispiel: *Applaus*]

MO: Vielen Dank für diesen freundlichen Empfang. . Danke schön für den Applaus. . Vielen Dank. . Schön, dass Sie nach München hier ins Studio gekommen sind . vielen Dank dafür. (ASTMAF 2-5)

Klatschen als Anerkennung

In manchen Situationen fordern Moderatoren das Publikum explizit auf, durch Klatschen Zustimmung oder Dank auszudrücken, z. B. das besondere Verhalten eines Publikumsgastes, wie hier eines kleinen Mädchens, zu honorieren:

[Beispiel: *danke schön*]

MO: So ich leg mal das Mikrofon hier hin . so . dann danke schön . also das war doch ein Applaus wert, hä? ((lacht)). (DIABET 295-297)

Oft klatscht das Publikum zur Anerkennung eines Gastes, der durch das, was er öffentlich erzählt hat, besonderen Mut bewiesen hat. Lalouschek weist in Bezug auf die Bedeutung des Applauses für Podiumsgäste darauf hin,

> „dass ein [...] Fernsehauftritt für manche Gäste so etwas wie kathartischen Charakter hat: Er soll den abschließenden Höhepunkt in einer wichtigen Lebensentscheidung oder persönlichen Entwicklung darstellen, also z. B. sich als ehemals alkoholabhängig oder esssüchtig zu outen. Durch öffentliches Bekennen, an gesellschaftlichen Erwartungen und Normen versagt zu haben, und durch die Darstellung der Überwindung wird die gesellschaftliche Ehre wiederhergestellt. Die Absolution ist die Bestätigung des Moderators und vor allem der Applaus des Studiopublikums, das so die soziale Angemessenheit des Tuns bezeugt – und damit natürlich auch die Richtigkeit der gesellschaftlichen Normen und Erwartungen bestätigt“. (Lalouschek 2005, 136)

Lachen

Lachen ist eine weitere der Reaktionen, die dem Publikum zur Verfügung steht. Es lacht, wenn der Moderator z. B. etwas Witziges, Humorvolles oder Absurdes sagt, und auch, wenn ein Gast etwas Entsprechendes formuliert. In der Sendung *Fliege* zum Thema Asthma witzeln der junge Patient Jan (JA), der mit seinem Vater (VA) gekommen ist, und der Moderator Fliege (MO) miteinander und das Studiopublikum zeigt seine Anerkennung dieser Unterhaltungsleistung durch Lachen:

[Beispiel: *Lachen*]

MO	Das hört sich doch gut an.
JA	ich trainier beim Landesmeister von Thüringen. Mal en bisschen Werbung

597

MO	Hört sich doch/ ja natürlich. Willst du es noch einmal
JA	machen. ((Lachen)) Jaa, und/
	o------------------------ Publikum lacht ------------------------

598

MO	sagen? Ich grüße die Freunde/ Okay.
JA	. Ja ((Lachen)) Nein/ nein (lass) ((Lachen))
VA	((Lachen))
	-------------------------------- Publikum lacht ---o

599 (ASTHMAF2)

Zuschauer als Interviewpartner

Manchmal werden Zuschauer als Interviewpartner an der Sendung beteiligt. Der Moderator geht ins Publikum, stellt Fragen und unterhält sich mit den Zuschauern in ähnlicher Weise, wie er es mit seinen Podiumsgästen tut. Und weil mancher Fernsehzuschauer auf den Gedanken kommen könnte, dass diese „zufälligen" Begegnungen gar nicht zufällig sind, sondern abgesprochen, wie es ja zum Inszenierungscharakter von Sendungen gehört, betont z. B. Fliege:

[Beispiel: *unverabredet*]

MO: Welche Medikamente/ darf ich Sie einfach so danach fragen? Wir sind ganz unverabredet aufeinander gestoßen. (ASTMAF3 81-83)

Zuschauer als Testpersonen

Gelegentlich werden Zuschauer auch als Testpersonen einbezogen. Sie sollen z. B. Speisen testen, die in der Sendung gezeigt oder hergestellt wurden:

[Beispiel: *testen*]

MO: und jetzt testen wir einfach mal, ob das auch unserem Publikum äh schmeckt. So . hier. Probierst du mal so eins? Und dann musst du mir aber ganz ehrlich sagen, ob dir das auch schmeckt. (DIABET 252-255)

Oder sie lassen an sich medizinische Geräte vorführen und dienen als Beispielpersonen zur Erläuterung medizinischer Sachverhalte:

[Beispiel: *Blutdruckwerte*]

MO: Ja, ich will jetzt mal ins Publikum gehen . und mal schauen, wie da so die Blutdruckwerte sind. . Ich hab hier eine . . guten Tag . wenn ich mich mal hier zwischen Sie setzen darf . ich darf Ihren Blutdruck messen . Sie haben ja schon den Ärmel hochgekrempelt . is ja ganz toll . dann messen wir doch mal gleich hier Ihren Blutdruck . und äh schlüpfen Sie mal hier rein . . das ist übrigens ein Blutdruckselbstmessgerät. (BLUT 161-189)

Hier wird der schon „hochgekrempelte Ärmel" einer älteren Zuschauerin vom Moderator als scheinbar eigenständige kooperative Aktion gelobt, ist jedoch ein deutliches Zeichen für die Vorbereitetheit.

Zuschauer als Vorführende

Mitunter wird das gesamte Publikum zu gemeinsamem Handeln aufgefordert, z. B. zum Mitmachen und Vorführen empfohlener körperlicher Übungen, und auf diese Weise in das Sendungsgeschehen einbezogen:

[Beispiel: *Atemübungen*]

MO: Wunderbar. Jetzt machen wir Atemübungen. Sie können mitmachen [...] Sie machen hier alle mit . und Sie zu Hause natürlich auch. (ASTH 254ff.)

5.5.2 Funktionen und Aufgaben des Studiopublikums

Studiopublikum und Fernsehpublikum sind gleichermaßen Zuschauer. Allerdings ist das Studiopublikum körperlich präsent und sinnlich wahrnehmbar. Es repräsentiert und vertritt in gewisser Weise das unsichtbare und unhörbare Fernsehpublikum – für Moderator und Studiogäste, aber auch für die Fernsehzuschauer, die sich hier als Teil einer Gemeinschaft einbezogen fühlen können. Sie können sich über die verschiedenen Reaktions- und Beteiligungsweisen des Studiopublikums mit ihrer eigenen Rezeption auseinandersetzen (Schütte 1996, 102).

Nonverbale Feedbacks geben

Das Studiopublikum gibt Moderatoren und Podiumsgästen durch seine unterschiedlichen nonverbalen Aktivitäten (Lachen, Klatschen, Körperhaltungen, Gestik und Mimik) und Reaktionen Feedback. So stellt das Publikum zum Beispiel für geladene Experten, die ja meist keine Medienprofis sind, aufgrund seiner sinnlichen Präsenz eine Unterstützung dar und eine Erinnerungshilfe – wer nämlich die Adressaten ihrer Darstellungen sind und dass sie sich auf eine Experten-Laien-Konstellation einzustellen haben.

Verbale Feedbacks geben und Inhalte bewerten

Einzelne Personen aus dem Studiopublikum erhalten mitunter auch die Aufgabe, ein verbales Feedback zu geben; z. B. erkundigt sich Fliege bei einer Zuschauerin zur gesamten Sendung:

[Beispiel: *nachdenklich*]

MO: Wenn Sie das jetzt mitbekommen haben aus den letzten fünfzig Minuten, . was bewegt sich bei Ihnen, wo sind Sie nachdenklich geworden? (ASTMAF3 90ff.)

Besonders positive oder zustimmende Bewertungen werden eingefordert:

[Beispiel: *gelernt*]

MO: Aber Sie haben ja jetzt was . gelernt, ne?
ZU: Die/ ja natürlich. (DIABET 271ff.)

[Beispiel: *neugierig*]

MO: Und . was macht Sie neugierig . sowas wie chinesische Medizin?
ZU: Ja, genau. (ASTMAF3 90ff.)

Die Zuschauer bewerten die Sendung z. T. auch unaufgefordert positiv, nachdem der Moderator sich an sie gewandt hat: *Die Sendung ist sehr interessant für mich . muss ich sagen* (ASTMAF3).

Durch solche Feedbacks wird gleichzeitig auch das Fernsehpublikum in seinen Bewertungen gesteuert.

Über Erfahrungen mit der Krankheit berichten

Ein Zuschauer berichtet als Ehemann einer Asthmakranken von den Therapieerfahrungen seiner Frau (ASTMAF3), andere Zuschauer berichten z. B. von ihrem eigenen Ernährungsverhalten als Diabetiker. So werden die Beiträge der Podiumsgäste bestätigt oder ergänzt, ihre Erfahrungen auf eine breitere Grundlage gestellt.

Gedanken und Assoziationen äußern

In *mittwochs live* zum Thema Gespräche übers Herz geht der Moderator ins Publikum, um Gedanken und Assoziationen aus dem Publikum einzufangen:

[Beispiel: *Stimmen*]

MO: Jetzt möchte ich mal Stimmen aus dem Publikum hören. Sie grüßen doch sicher auch schon mal jemanden herzlich, oder?

ZU: Ja und ob, sehr herzlich sogar.

MO: Denken Sie denn darüber nach, was das bedeutet? (HERZ3 1ff.)

Dies erleichtert dem Studio- wie dem Fernsehpublikum den Einstieg in das Sendungsthema und hilft die Zuschauer zu involvieren.

Als „Beweis" für eine Behauptung dienen

Der Moderator Schiejok verwendet in seiner Talkshow das Studiopublikum zum Beweis seiner Behauptung, dass Herzinfarkte durchaus auch bei jüngeren Menschen vorkommen:

[Beispiel: *dynamisch*]

MO: und ich möchte . jetzt meine Technik bitten, einmal unsere . Zuschauerinnen und Zuschauer hier zu zeigen, . und ich möchte Ihnen äh die Möglichkeit geben . zu Hause allen Damen und Herren zu zeigen, . wer denn von Ihnen bereits einen Herzinfarkt gehabt hat . und da werden Sie sich wundern, wie dynamisch und jung aussehende Menschen . schon einen Herzinfarkt gehabt haben könnten . und manche werden zweimal aufzeigen, mit beiden Händen, die haben nämlich schon zwei . Herzinfarkte gehabt, . und jetzt schaun wir einmal . hier in unsere Zuschauer rein, . also zeigen Sie mal bitte auf, wer von Ihnen allen schon einen Herzinfarkt gehabt hat. (INFARKT1 6-17)

Der Unterhaltung dienen

Durch die unterschiedlichen Aktivitäten mit und von den Zuschauern im Studio werden diese in das Geschehen der Sendung einbezogen und unterhalten sich und ihre Mit-Zuschauer durch ihr *involvement.* Vor allem bei Tests, wie z. B. dem Probieren von Plätzchen, wird viel gelacht. Hinzu kommt das Moment der Spontaneität, der Ansprache zufällig ausgewählter Zuschauer, das vielleicht eine gewisse Spannung bei den anderen Zuschauern erzeugen kann.

5.6 Zuschauer als Anrufer

Man könnte sagen, Anrufer sind die unsichtbaren Gäste spezieller Gesundheitssendungen, der so genannten Call-in-Sendungen. Interessierte Laien oder Betroffene werden explizit dazu aufgefordert, sich telefonisch mit Fragen in diesen Sendungen zu melden. Die Call-in-Sendungen werden z. T. schon in vorausgehenden Gesundheitssendungen (z. B. in *Gesundheit!*) vorbereitend angekündigt.

Anrufer, die live geschaltet werden, kommen in Gesundheitssendungen mit oder ohne geladene Studiogäste vor (z. B. *Gesundheit!, Hauptsache gesund, Gesundheit live*). Daneben gibt es das *Zuschauertelefon*, z. B. in der Talkshow *mittwochs live*. Hier können sich Interessierte mit Fragen an die Redaktion wenden, die die Fragen dann an den Moderator weiterleitet (*Sonst hab ich hier noch mein Päckchen von . Zuschauerfragen . per Telefon*). Diese Fragen richtet der Moderator wiederum an die geladenen Experten. Im Gegensatz zu den Call-in-Sendungen sind die Anrufer hier nicht in die Sendung geschaltet.

Eine dritte Möglichkeit für Interessierte und Betroffene, sich telefonisch an Experten zu wenden, besteht über Telefon-Hotlines, die meist im Anschluss an eine Gesundheitssendung angeboten werden. Die in ihr aufgetretenen Experten stehen dann nach der Sendung für eine begrenzte Zeit Anrufern für Fragen zur Verfügung (z. B. in *Hauptsache gesund*), die Fragen werden aber nicht mehr für die Sendung und die anderen Zuschauer relevant. Und schließlich wird Zuschauern auch über andere Medien (früher Brief und Fax, jetzt email und chat) ein Zugang ermöglicht, der aber ebenfalls von der Sendung abgekoppelt ist.

Für diese Untersuchung interessant sind besonders die Live-Anrufe in Call-in-Sendungen, also die direkten Interaktionen zwischen Moderator und anrufenden Zuschauern. Es gibt Call-in-Sendungen zu speziellen Gesundheitsthemen oder Sendungen ohne einen thematischen Schwerpunkt, z. B. Dr. Gerhardts *Offene Sprechstunde*. Die Anrufer werden in keiner Sendung direkt und ohne Vorauswahl ins Studio geschaltet; in *Gesundheit!* wird mit jedem neuen Anruf auch immer der Laptop eingeblendet, der Dr. Gerhardt mit den wichtigsten Informationen zu den Anrufenden versorgt, wie Name, Ort und Stichwort zur Frage. Über diese Anrufe wird direkte und spontane Interaktion in die Sendungen importiert, die das Interesse der Zuschauer an praktischen Fragen und Tipps ebenso bedienen kann wie das an Unterhaltung durch die Unvorhersehbarkeit und Unmittelbarkeit. Dieser Import birgt allerdings auch Risiken für die Inszenierung der Sendung, da sich trotz Vorauswahl nicht wirklich kontrollieren lässt, wie die Telefonate verlaufen, wie die Anrufer sich im Gespräch verhalten, ob sie bei ihrem Thema bleiben oder versuchen, noch andere Fragen unterzubringen usw. (für eine gesonderte Analyse von Call-in-Sendungen s. in Kap. 12).

5.6.1 Zur Funktion von Call-in-Sendungen

Ziel von Call-in-Sendungen ist es, Anrufern die Möglichkeit zu bieten, mehr oder minder persönliche Antworten auf ihre spezifischen gesundheitsbezogenen Fragen zu bekommen. Eine Anrufmöglichkeit hat die Funktion eines besonderen Services für die Fernsehzuschauer, sie dient auch zum Einbezug und zur Bindung der Zuschauer an die Sendung. Außer Antworten auf persönliche Fragen und individuelle Probleme geben die Moderatoren bzw. Experten anhand der Fragen auch Auskünfte, Tipps und Ratschläge allgemeinerer Art, die für die übrigen Zuschauer von Interesse sein können. Mit Bezug auf das von den Anrufern angeschnittene Thema erläutern oder erklären sie allgemeinere medizinische Sachverhalte und patho-physiologische Zusammenhänge, auch wenn sich der Anrufer nicht explizit danach erkundigt hat. Oft werden Anrufer und Zuschauer der Call-ins auch auf kommende Ausgaben der Gesundheitssendungen speziell zum gerade besprochenen Thema hingewiesen.

5.6.2 Spektrum der Anrufer

Ein Anrufer hat nur wenig Zeit (ca. 2 Minuten), um seine Frage bzw. sein Anliegen vorzubringen. Entsprechend wenig erfährt man über die Personen, die sich in Call-ins melden, denn die üblichen Eröffnungsphasen von Telefongesprächen sind entweder verkürzt oder vollständig an die Redaktion übertragen. So kündigt Dr. Gerhardt den Anrufer mit Namen und Ort an und fordert ihn dann sofort auf, die Frage zu stellen. Nichtsdestoweniger grüßen einige Anrufer und sprechen den Moderator Gerhardt direkt als „Herr Doktor“ an (*Ja, guten Tag Herr Doktor Gerhardt!; Ja Herr Doktor, mir/ bei mir gehts um n Rücken*).

Meist rufen die von einer Krankheit Betroffenen, häufig Frauen, selbst an; manchmal erkundigen sich auch Angehörige für ihre Ehepartner, Eltern oder Kinder. Vereinzelt gibt es Hinweise auf das Alter der Anrufer, diesen Hinweisen zufolge liegt es z. B. in *Gesundheit!* bei durchschnittlich sechzig Jahren.

Mit Ausnahme von Fragmenten der Krankengeschichte erfahren die Zuschauer wenig über die Anrufer. Aus den vorgebrachten Fragen bzw. aus der Art ihrer Formulierung lassen sich über den Bildungsstand Vermutungen anstellen. Es fällt auf, dass die Anrufer z. T. Schwierigkeiten haben, konkrete Fragen zu formulieren bzw. ihr Problem klar zu kategorisieren, so dass der Moderator gefordert ist zu interpretieren bzw. nachzufragen. Oft wird auch das Problem gar nicht als Frage formuliert, sondern die Anrufer beschreiben, was sie an ihrem Körper beobachtet haben. Da gerade gut informierte Kranke diesen Service, mit ausgewiesenen Experten sprechen zu können, gerne nutzen, bringen manche Anrufer ein hohes Maß an Fachwissen über ihre Krankheit in die Darstellung ein, was zu Vermittlungsproblemen führen kann (Kap. 12.3).

5.6.3 Anliegen der Anrufer

Zuschauer rufen an, weil sie einen Rat suchen, weil sie bestimmte Zusammenhänge ihrer Erkrankung oder Therapie nicht verstehen, weil ihnen medizinisches Wissen fehlt oder weil sie die Handlungen ihrer Ärzte nicht nachvollziehen können bzw. ihnen misstrauen. Manchmal suchen sie auch nach Informationen allgemeinerer Art, z. B. über bestimmte Kliniken. Sie stellen ihre Krankheiten dar, formulieren Probleme oder Beschwerden und beziehen dabei häufig Einschätzungen und Therapien ihrer behandelnden Ärzte mit ein. Nicht immer richten sie sich mit konkreten Fragen an den Experten bzw. Moderator, sondern schildern stattdessen ihre Situation. Durchgängig zeigt sich, das die Anrufer das Angebot, sie selbst betreffende Fragen an medizinisch kompetente Personen stellen zu können, sehr ernst nehmen und auch „echte", zufrieden stellende Antworten erwarten. Regelmäßig wiederkehrende Fragen und Anliegen der Anrufer sind:

Verständnisfragen zu medizinischen Sachverhalten

Es werden Verständnisfragen zu physiologischen bzw. patho-physiologischen Sachverhalten gestellt (*Ja ich hätt bloß gern a Frage, warum . der untere Wert immer runtergeht.* (BLUTDRU)). Die Anrufer bitten darum, Ursache-Wirkungs-zusammenhänge zu erklären bzw. darzustellen, warum etwas geschieht. Daneben gibt es Verständnisfragen, in denen impliziert wird, dass in der Therapie etwas schief gelaufen sein könnte. Diese Anrufe sind mit der unausgesprochenen Frage verknüpft, ob bei der Behandlung alles mit rechten Dingen zugegangen ist. So will z. B. eine Anruferin wissen, ob ein zurückliegender Infarkt durch ihre Augenoperation ausgelöst worden sein könnte (HERZWO1).

Einfordern von Informationen und Wissen

Einige Anrufer erkundigen sich nach medizinischen Sachverhalten (z. B. Verlauf einer Krankheit oder einer Untersuchung) oder medizinischen Produkten (*Und meine Frage is, wie ist die Haltbarkeit dieser Prothese.* (BLUTDRU)). Mitunter formulieren die Anrufer Laien-Vermutungen und wollen wissen, ob sie stimmen könnten:

[Beispiel: *irgendwer*]

AN: Irgendwer hat mir dann gesagt, das könnte Herzmuskelschwäche sein. Is da was dran? (HERZWO2 74.)

Der Arzt-Moderator Dr. Gerhardt weist in einer Call-in-Sendung darauf hin, dass insbesondere Fragen nach den Nebenwirkungen von Medikamenten häufig gestellt würden (BLUTDRU).

Einfordern einer zweiten Meinung

Nicht selten nutzen die Anrufer diese Möglichkeit, mit ausgewiesenen Experten zu sprechen, um eine zweite Meinung einzuholen. Sie wollen wissen, ob nicht doch noch eine Therapie möglich ist, obwohl ihnen ein Arzt das Gegenteil gesagt hat; oder ob die Therapie, die der Arzt empfohlen hat, denn wirklich gut sei; oder ob das, was der Arzt gesagt hat, wirklich stimme. Allerdings formulieren sie das meist nicht als konkrete Fragen, sondern sie schildern einen Sachverhalt und geben wieder, was ihr Arzt dazu geäußert hat:

[Beispiel: *eine Frage*]

AN: Ja, ich hätte eine Frage . äh . bei mir ist zur Zeit . das mit dem Blutdruck so . dass ich beim Liegen . dass da der Blutdruck höher ist als wie wenn ich . äh steh. [...] Und ich hab da auch schon mit meinem Hausarzt drüber gesprochen. Und der hat gesagt, das wär normal. (BLUTDRU 155ff.)

Eine andere Anruferin verknüpft eine Frage nach ihren Handlungsmöglichkeiten mit der indirekten Frage danach, ob die Aussage ihres Hausarztes richtig sei:

[Beispiel: *mal wissen*]

AN: Jetzt äh wollt ich halt mal wissen äh . was ich denn da machen kann, also der Arzt sagt immer bis hundert braucht das noch nicht behandelt werden. (BLUTDRU 262ff.)

Eine Anruferin erwartet sogar eine dritte Meinung; zwei Ärzte haben ihr etwas jeweils Unterschiedliches gesagt und Dr. Gerhardt soll nun entscheiden, welcher der beiden Recht hat (BLUTDRU).

Einfordern von Hinweisen und Ratschlägen zum (richtigen) Handeln

Anrufer fordern Ratschläge zu gesundheitsförderndem Verhalten (z. B. gegen Vergesslichkeit im Alter) oder wollen wissen, wie sie sich in bestimmten Situationen verhalten sollen. Eine Anruferin will z. B. wissen, ob sie in der Schwangerschaft ein bestimmtes blutdrucksenkendes Medikament einnehmen könne. Dazu beschreibt sie ihre momentane Situation, eine konkrete Frage stellt sie nicht:

[Beispiel: *Kinderwunsch*]

AN: Meine Frage is, ich leide auch an Bluthochdruck. Und ich hab n Kinderwunsch und da/ ich nehm die Tablette Cordalin (BLUTDRU 125ff.)

Anrufer fragen, welche Therapie helfen könnte oder zu welchem Arzt sie gehen sollten (z. B. OFFEN-SP). Mitunter bitten sie auch um konkrete Entscheidungshilfen:

[Beispiel: *ja oder nein*]

AN: Was kann ich tun? . Operation ja oder nein? . . Wann Operation? (HERZWOL 95ff.)

Beschwerdeschilderungen und Einfordern von Diagnosen

Bei manchen Anrufern steht die Beschwerdeschilderung und nicht das Einfordern von Wissen oder das Formulieren einer Frage im Vordergrund. Diese Anrufer stellen keine Frage und deuten auch keine an, sondern schildern ausführlich ihre Beschwerden, bis der Moderator sie unterbricht und um eine Frage bittet bzw. die vermutete Frage selbst formuliert. Hier scheint das Mitteilungsbedürfnis, der Wunsch nach Selbstdarstellung und Mitgefühl im Vordergrund zu stehen – solche Bedürfnisse werden aber nur partiell erfüllt. Manche Anrufer beschreiben bestimmte Symptome und fordern direkt oder indirekt eine Diagnose, auch ein solches Anliegen wird in der Regel nicht erfüllt.

Diese und andere strukturellen Probleme, die beim medialen Ratgeben in Call-in-Sendungen auftreten, werden in Kapitel 12 dargestellt.

5.7 Fazit

In diesem Kapitel wurde das Personal der Gesundheitssendungen charakterisiert und untersucht, wie die Mitwirkenden und ihre Rollen jeweils präsentiert bzw. inszeniert werden und welche Aufgaben und Funktionen sie erfüllen. Das Personal bilden Moderatoren, Experten für das jeweilige Sendungsthema und häufig auch betroffene Laien (je nach Sendungstyp); daneben gibt es teilweise Studiopublikum und Fernsehzuschauer, die sich telefonisch mit Fragen in die Sendungen einschalten. Nicht in jedem Sendungstyp und jeder Sendung kommt das gesamte Personal vor.

Moderatoren sind die unverzichtbaren Zentralfiguren der Gesundheitssendungen, deren Repräsentanten und Aushängeschilder. Mit ihrer Präsentation wird bei den Zuschauern eine bestimmte Erwartungshaltung bezüglich der jeweiligen Sendung etabliert. Im Datenmaterial lassen sich sechs Haupttypen von Moderatoren erkennen. Das typische Beispiel für den (Haus-)Arzt-Moderator ist Dr. Gerhardt in *Gesundheit!*. Als Stellvertreterinnen der Zuschauer und Wissensvermittlerinnen präsentieren sich die Arzt-Moderatorinnen Dr. Kühnemann (*Die Sprechstunde*) und Dr. Rubin (*Hauptsache gesund*); sie handeln zwar auf dem Hintergrund ihrer medizinischen Kenntnisse, stellen sich jedoch nicht als Medizinerinnen dar. Arzt-Moderatoren können sich auch auf die Rolle eines ‚Informationsbrokers' beschränken (z. B. Heimann in *ZDF Info Gesundheit*). Nicht-ärztliche Moderatoren können expertenhaft inszeniert werden (wie Ranga Yogeshwar in *Quarks & Co.*), sich aber auch bewusst als Laien präsentieren (wie Jürgen Fliege in *Fliege*). Besonders in Talkshows, in denen das Unterhalten stärker im Vordergrund steht, werden Moderatoren auch als Entertainer präsentiert.

Entsprechend den unterschiedlichen Moderatoren-Typen und je nach Sendungsformat variieren auch die kommunikativen Aufgaben und Funktionen der Moderatoren. Alle Moderatoren übernehmen strukturierende, organisierende und kontrollierende Aufgaben, sie sind für einen gelungenen Ablauf der Sendungen verantwortlich, leisten An- und Abmoderation von Sendungsteilen wie auch der gesamten Sendung, Organisation des Rederechts, Themensteuerung und Zeitmanagement. Dazu treten spezifischere Aufgaben der Arzt-Moderatoren, wie das Vermitteln medizinischer Sachverhalte oder das Reformulieren von Unverständlichem.

Als *Experten* werden in die Sendungen ganz überwiegend Akademiker geladen, in der Mehrzahl männliche Mediziner, Professoren und Spezialisten für das in der Sendung behandelte Gebiet. Nicht-Akademiker und Experten aus nicht-medizinischen Berufen sind seltener. Sie werden den Zuschauern mit Nennung des akademischen Titels, des Bereichs, in dem die Expertise liegt, und der Institutionszugehörigkeit präsentiert. In indirekter Form weisen die Experten auch selbst auf ihre Expertise hin, z. B. durch Verweis auf wissenschaftliche Studien und Publikationen sowie die Verwendung von Fachlexik (s. Kap. 7).

Die Experten stellen in den Sendungen die zentrale Instanz für medizinisches Wissen dar. Sie haben die Aufgaben, Fragen zu beantworten, die sich zu einem Krankheits- oder Gesundheitsthema stellen, geprüftes fachliches Wissen und medizinische Fakten in den Sendungen zu vermitteln, aber auch Einschätzungen und Beurteilungen medizinischer Sachverhalte zu geben, das von Moderatoren und Betroffenen eingebrachte Laienwissen zu überprüfen und ggf. zu korrigieren, den Zuschauern Empfehlungen bzw. Tipps zu geben und sie zu gesundheitsförderlichem Verhalten zu ermahnen. Die Experten repräsentieren – im Kontrast zu den Betroffenen – den „objektiven Faktor“, sie sichern und betonen die fachliche Seriosität der Sendung. Zugleich sorgt ihr Auftritt für mehr Interaktionsdynamik und Aufmerksamkeitsbindung, als durch einen Moderator allein möglich wäre.

Als problematisch erweist sich teilweise, dass die Experten keine Medien- und Kommunikationsexperten sind, die sich routinemäßig vor Kameras und Publikum bewegen und ihre Inhalte anschaulich, prägnant und für Laien gut verständlich zu vermitteln vermögen (s. ausführlich Kap. 9.3).

Betroffene sind Menschen, die unter der in der Sendung besprochenen Krankheit leiden, sie überstanden haben oder gefährdet sind, sie zu bekommen, sowie ihre mitbetroffenen Angehörigen, die sie manchmal in die Sendungen begleiten. Die Laien in den medizinischen Gesundheitssendungen sind überwiegend normale Durchschnittsmenschen, relativ häufig jedoch auch besonders aktive Patienten, die sich in Selbsthilfegruppen engagieren. Auch Prominente werden als betroffene Medizin-Laien oder Angehörige in die Sendungen geladen; sie verstärken das Prestige und die Unterhaltungsfunktion der Sendung.

Aufgabe der Betroffenen ist es, aus ihrer eigenen Perspektive die individuellen Erfahrungen, das Erleben der Krankheit und das Umgehen damit darzustellen. Sie dienen als konkrete Fallbeispiele und repräsentieren in den Sendungen den „subjektiven Faktor", das Erlebnis- und Erfahrungswissen über die Krankheit. Ihre Rolle ist also komplementär zu der der Experten.

Die Betroffenen werden – je nach Sendungsformat – unterschiedlich funktionalisiert und präsentiert. Es steht entweder die Krankheit als medizinisch-körperliches Geschehen oder das Leben mit der Krankheit und das Leiden im Vordergrund. Immer werden die Angehörigen als Stütze für die Erkrankten präsentiert. Die Hauptfunktion der Betroffenen besteht darin, auf unterschiedliche Weise als „Fälle" beispielhaft etwas zu repräsentieren, vorzuführen oder zu demonstrieren. An ihrem Beispiel werden medizinische Diagnosen, Verfahren, Untersuchungen oder Therapien erläutert und z. T. vorgeführt; medizinisches Fachwissen wird mit Leben gefüllt, konkretisiert und veranschaulicht. Am Beispiel der betroffenen Angehörigen wird gezeigt, dass und wie man Erkrankte unterstützen kann. Besonders in den Talkshows werden Betroffene auch als lebender Beweis dafür präsentiert, dass das als außergewöhnlich Geschilderte wirklich existiert; sie bezeugen damit die Glaubwürdigkeit der Darstellung.

Studiopublikum kommt überwiegend in Talkshows vor, aber auch in der Sendung *Gesundheit!*. Es entspricht vom Alter her oft den Gästen auf dem Podium und spiegelt vielleicht die Betroffenengruppe insgesamt wider, repräsentiert vermutlich auch in etwa die Fernsehzuschauer. Das Studiopublikum wird manchmal im Verlauf der Sendung angesprochen und einbezogen, manchmal nicht. Aber auch wenn es keinen expliziten Einbezug durch den Moderator gibt, beteiligt sich das Publikum durch para- oder nonverbale Aktivitäten (besonders Klatschen und Lachen), daneben kommt – deutlich seltener – auch das Beantworten von Fragen vor.

Das körperlich präsente und sinnlich wahrnehmbare Studiopublikum repräsentiert und vertritt in gewisser Weise das unsichtbare Fernsehpublikum – für Moderator und Gäste, aber auch für die Fernsehzuschauer, die sich hier als Teil einer Gemeinschaft einbezogen fühlen können. Das Publikum gibt Moderatoren und Podiumsgästen Feedback und erinnert geladene Experten daran, sich auf eine Experten-Laien-Konstellation einzustellen.

Anrufer sind interessierte Laien oder Betroffene, die sich in Call-in-Sendungen telefonisch mit Fragen oder anderen Anliegen zu Wort zu melden. Sie erhalten mehr oder minder persönliche Antworten auf ihre spezifischen gesundheitsbezogenen Fragen. Anrufmöglichkeiten fungieren als ein besonderer Service für die Fernsehzuschauer, sie dienen vermutlich auch zum Einbezug und zur Bindung der Zuschauer an die Sendung, ferner zur Auflockerung.

Die Anrufer nehmen das Angebot, direkt Fragen stellen zu können, sehr ernst, das Spektrum der Fragen ist breit und oft nutzen Moderatoren und Experten die Fragen als Gelegenheit, allgemeinere Informationen und Tipps für alle Zuschauer zu formulieren. Bei manchen Anrufern steht die Beschwerdeschilderung im Vordergrund und deutet auf ein Mitteilungsbedürfnis und den Wunsch nach Selbstdarstellung hin – solche Bedürfnisse werden nur partiell erfüllt, ebenso wie der direkt oder indirekt geäußerte Wunsch nach einer Diagnose.

6 Bausteine der Sendungen: Funktionen, Merkmale und Probleme

Inhaltsverzeichnis

6.1 Einleitung: Bausteine von Gesundheitssendungen

Während im vorangegangenen Kapitel das Personal der Sendungen mit seinen Auf gaben und Funktionen im Vordergrund stand, geht es im Folgenden um die Bausteine von Gesundheitssendungen, also um die Elemente, aus denen die Sendungen typischerweise zusammengesetzt sind, und die Art und Weise, wie sie zusammengefügt werden. Es wird also versucht, das enge Geflecht der einzelnen Handlungen, Sequenzen und Personen zu „entwirren".

Im Mittelpunkt des Kapitels stehen die interaktive Bewältigung der typischen Moderatorentätigkeiten, das Interagieren der Experten und der Betroffenen im Interview sowie das Vorkommen von Filmeinspielungen in den unterschiedlichen Gesundheitssendungen und deren Integration in den Sendungsverlauf. Es wird gezeigt, wie die Mitwirkenden typischerweise interagieren und ihre Aufgaben erfüllen und welche Schwierigkeiten sich in diesen Interaktionen jeweils ergeben. Die Bausteine, in denen jeweils Moderatoren, Experten und Betroffene agieren und interagieren, werden in einzelnen Unterkapiteln behandelt.

Die Darstellung konzentriert sich auf die häufigsten, zentralen und typischen Bausteine, aus denen die Sendungen zusammengesetzt sind, d. h. es erfolgt keine flächendeckende Auseinandersetzung mit sämtlichen überhaupt in Gesundheitssendungen vorkommenden Bausteinen. Ein Baustein, der speziell in Call-in-Sendungen vorkommt, nämlich Telefongespräche mit Anrufern aus dem Fernsehpublikum, wird in Kap. 12 gesondert darstellt, denn die damit verbundenen Probleme des medialen Ratgebens verdienen eine eigene, ausführliche Analyse.

6.2 Baustein Moderatoren-Tätigkeiten

Im Folgenden möchte ich untersuchen, wie den kommunikativen Aufgaben der Moderatoren entsprechende Bausteine eingesetzt werden, um das Thema, die Sendungsziele, die Aufgaben und Funktionen der Experten und Betroffenen und die Erwartungen der Zuschauer miteinander zu vernetzen, mit einem Wort: um eine Gesundheitssendung herzustellen. Bei der Bearbeitung dieser Aufgaben zeigen sich Schwierigkeiten, die vor allem mit deren Vielfalt und Unterschiedlichkeit zusammenzuhängen scheinen (z. B. zugleich zu informieren und zu unterhalten).

6.2.1 Anmoderation

Die ersten Minuten einer Sendung haben ähnliche Bedeutung wie die ersten Seiten eines Buches. Hier entscheidet sich oft, ob der Adressat „dabei bleibt“ oder nicht. Fühlt er sich von der Ankündigung angesprochen, wird er das Weitere eher verfolgen. Mit der Anmoderation wird ein erstes, globales Bild von der Sendung vermittelt. Der Zuschauer erfährt nicht nur, um welches Thema es geht, sondern auch, in welcher Art und Weise es vermittelt werden wird. Dieser erste Eindruck entsteht durch eine Mischung unterschiedlicher medialer Ereignisse. Neben Trailern, Filmeinspielungen, Animationen, musikalischen Untermalungen vermittelt auch das, was der Moderator sagt und wie er es sagt, ein Bild von der folgenden Sendung, so dass „die Etablierung der eigentlichen oder präferierten Diskursrichtung schon in den ersten Minuten des jeweiligen Sendungsanfangs [stattfindet], und zwar jeweils unterschiedlich in Abhängigkeit von Sendungsformat, Rollenspektrum der ModeratorInnen und Krankheitsthema“ (Lalouschek 2005, 203).

In der kurzen Zeit der Anmoderation muss der Moderator mehrere Aufgaben gleichzeitig erfüllen: Er muss über das Sendungsthema und den geplanten Ablauf informieren, die Sendung vorab strukturieren, eine Beziehung zu den Zuschauern aufbauen und Interesse wecken. Schaut man sich die Anmoderationen unterschiedlicher Gesundheitssendungen an, so stellt man fest, dass sich sowohl die Inhalte bzw. Elemente als auch die verbale und mediale Gestaltung der

Anmoderationen von Gesundheitsratgebern oder -magazinen, von Talkshows, Diskussions- oder Wissenschaftssendungen zum Teil erheblich voneinander unterscheiden. Da die Einleitung der Sendung eine der typischen Moderatorentätigkeiten ist und die Moderatoren hier nicht nur die Sendung, sondern auch sich selbst präsentieren, tragen die Anmoderationen zur Selbstdarstellung der Moderatoren bei.

Elemente von Sendungseinleitungen in Gesundheitsmagazinen oder Wissenschaftssendungen sind die Begrüßung von Zuschauern und Publikum, die Situierung der Sendung (meist durch Nennen des Sendungstitels, mitunter auch der Rundfunkanstalt), die Benennung und Einführung in das Thema (Information und Unterhaltungselemente), die Relevantsetzung des Themas (z. B. durch Zahlenangaben), das Liefern erster Fachinformationen und die Vorgabe der Sendungsstruktur bzw. eines Orientierungsgerüstes für die Zuschauer im Hinblick auf die geplanten Schwerpunkte des Themas. Oft geht die Anmoderation in die Präsentation der geladene Gäste über.

In Talkshow-Anmoderationen gibt es meist keine oder nur wenige medizinische Fachinformationen, auch Informationen über Themenschwerpunkte oder strukturierende Hinweise sind seltener. Im Vordergrund steht die Ansprache und Unterhaltung der Zuschauer durch bildreiche Formulierungen bzw. einen assoziationsreichen Sprachstil und/oder szenische Darstellungen. Die geladenen Gäste werden oft nach und nach im Sendungsverlauf präsentiert und nicht alle zugleich zu Beginn.

Auch das ausgewählte Thema und der spezifische Aspekt, der behandelt werden soll, nimmt Einfluss auf die Gestaltung der Sendungseinleitung. In einer Sendung zum Thema Diabetes rückt Dr. Gerhardt, der Moderator der ZDF-Reihe *Gesundheit!*, die lebensweltliche Situation der Betroffenen, die erfahrungsgemäß eine zentrale Rolle für ein erfolgreiches Krankheitsmanagement spielt, in den Mittelpunkt; Informationen über die Erkrankung selbst werden eingangs nicht gegeben. In Sendungen zu Schlaganfall und Herzinfarkt, die als besonders ernste Krankheitsthemen gelten, findet man in den Anmoderationen der medizinischen Gesundheitssendungen regelmäßig Fachinformationen und Appelle bzw. Warnungen an die Zuschauer, wodurch der Ernst dieser Themen relevant gesetzt wird.

Im Folgenden werden fünf typische Formen des Bausteins Anmoderation herausgearbeitet.

Information zur Sendung und Herstellung von Aufmerksamkeit

Im unmarkierten Typ der Anmoderation von Informations- und Ratgebersendungen steht die vorstrukturierende Sendungsinformation im Vordergrund, also welche medizinischen und krankheitsrelevanten Informationen die Zuschauer erwarten und welche Themenbereiche angesprochen werden; Fachinformationen selbst werden noch nicht geliefert.

Dazu ein Beispiel einer solchen Anmoderation aus der Sendung *Gesundheit!* zum Thema Diabetes und Ernährung:

[Beispiel: *Weihnachsplätzchen*]

MO: Hallo, . .Tag liebe Zuschauer,. . herzlich willkommen zu Gesundheit, . ja, wir befinden uns ja schon in einer . vor/ Vorweihnachtszeit, und da wird schon in den Haushalten angefangen Plätzchen zu backen, was wäre Weihnachten ohne schöne Plätzchen, die ja wunderbar schmecken, schön süß, aber süß und Diabetes, also diese Blutzuckerkrankheit, hmmm, das verträgt sich nicht ganz so gut, trotzdem müssen Diabetiker nicht auf Plätzchen und andere Leckereien in der Weihnachtszeit verzichten, das möchten wir uns/Ihnen heute zeigen, und darüber möchte ich mich unterhalten mit meinen Gästen, ich begrüße [...] (DIABET 1-11)

Der Moderator begrüßt die Zuschauer zur Sendung und weckt ihre Aufmerksamkeit, indem er auf die zur Zeit der Ausstrahlung aktuelle Vorweihnachtszeit und das allgegenwärtige Plätzchenbacken hinweist. Dies verbindet er mit dem Krankheitsthema und dem Problem: Diabetes und Süßes. Aus diesem Aufriss skizziert er den zu erwartenden Inhalt der Sendung, nämlich Weihnachtssüßigkeiten, die auch für Diabetiker geeignet sind.

In der Sendung *ZDF-Info Gesundheit* zum Thema Bluthochdruck ist dieser Typ der Anmoderation zusätzlich unterhaltsam gestaltet. Einleitend wird mittels eines Trailers (Sprecher SP) auf das Sendungsthema und seine Bedeutung aufmerksam gemacht:

[Beispiel: *Killer*]

SP: In unserer atemlosen Gesellschaft . . ist der langsamste Killer . . immer noch . . der erfolgreichste. Die Rede ist vom Bluthochdruck. Und . . er ist nicht alleine. . . Mehr dazu . . jetzt. (BLUTHOC Trailer)

Im Trailer werden die Bilder einer Blutdruckmessung gezeigt. Daran anknüpfend informiert der Moderator über die Positionierung der Sendung und die kommenden Inhalte:

[Beispiel: *Tempo Tempo*]

MO: Und damit herzlich Willkommen zu ZDF-Info Gesundheit im Rahmen des Kulturschwerpunktes Tempo, Tempo, die atemlose Gesellschaft. Ein Thema, viele unterschiedliche Blickwinkel. Einer davon ist der unsere, denn es geht um den Bluthochdruck. Und der . entsteht ja häufig dann, wenn um uns herum alles wieder einmal viel zu schnell, viel zu atemlos vonstatten geht. (BLUTHOC 1-7)

Die Herstellung von Aufmerksamkeit gelingt über die Verbindung des medizinischen Themas mit einem Phänomen, das jeder Zuschauer aus seinem eigenen Alltag kennt: die zu große Geschwindigkeit. Danach assoziiert der Moderator verschiedene Blutdruckwerte mit den einzelnen Unterthemen, die in der Sendung geplant sind – die Gefährlichkeit von Bluthochdruck und die Senkung desselben durch Lebensstilveränderung oder medikamentöse Behandlung:

[Beispiel: *grüner Bereich*]

MO: Und das sind unsere Themen im Einzelnen, von hundertzwanzig auf hundertachtzig in nur drei Sekunden. Bluthochdruck, wie gefährlich ist er wirklich? Von hundertachtzig runter auf hundertsechzig, was können Sie selbst tun, damit Ihre Blutdruckwerte wieder in den grünen Bereich kommen. Von hundertsechzig weiter runter auf hundertzwanzig, wann sind Medikamente nötig? Wie wirken sie? Und welche Nebenwirkungen gibt es? (BLUTHOC 7-14)

Es stellt sich hier die Frage, ob diese Vielzahl von Blutdruckwerten, gemischt mit einer Metapher aus der Autotechnik (*von 120 auf 180 in nur drei Sekunden*) und jeweils verbunden mit themastrukturierenden Kommentaren, die Aufmerksamkeit der Zuschauer nicht überfordert (s. Kap. 8).

Verknüpfung von Sendungsinformation, Wissensvermittlung und Unterhaltung

In einem zweiten Typ von Anmoderation wird neben den strukturierenden Sendungsinformationen auch inhaltliches, also medizinisches bzw. krankheitsrelevantes Wissen geliefert. So wird für die Zuschauer deutlich, dass der Fokus der jeweiligen Sendung auf Wissensvermittlung gerichtet sein wird und sie sich entsprechend darauf einstellen können.

In einer Sendung aus der Reihe *Gesundheitsmagazin Praxis* zum Thema Bypass greift der Moderator nach der Begrüßung – ohne direkte Ansprache und ohne Nennung des Sendungstitels – auf die vorher ausgestrahlte Tiersendung zurück:

[Beispiel: *Krokodile*]

MO: Die eben in der Naturzeit zu bestaunenden Krokodile . die haben es gut, denn sie bekommen eines nie, . einen Herzinfarkt. (BYPASS1 2-5)

Mit dieser Gegenüberstellung von Mensch und Tier geschieht dreierlei: Der Moderator informiert über das Thema der Sendung, er berichtet den Zuschauern etwas Skurril-Unterhaltendes (Wer hätte bei Herzinfarkt schon an Krokodile gedacht?) und er liefert gleichzeitig medizinische Fachinformationen:

[Beispiel: *Kammer*]

MO: Ganz einfach, weil ihr Herzmuskel direkt aus der Kammer versorgt wird, während dies bei uns die Herzkranzgefäße übernehmen. (BYPASS1 5-7)

Diese typische Verknüpfung von Wissensvermittlung, Sendungsinformation und Unterhaltung zur Aufmerksamkeitssteuerung findet man auch in den Anmoderationen von Diskussionssendungen zu einem Gesundheitsthema, z. B. in der Sendungsreihe *Knackpunkt am Mittwoch* (MDR) zum Thema Allergien.

[Beispiel: *Frühling*]

MO: Knackpunkt am Mittwoch. Heute heißt es, <u>mei</u>ne Gesundheit. Seien sie herzlich willkommen, liebe Zuschauer. Ja, der Frühling kann schön sein, aber nicht für alle. Immer mehr Menschen macht das Grünen und Blühen zu schaffen. Sie müssen niesen, die Haut juckt, die Augen tränen, manchmal kommt es sogar zu Atemnot. Früher nannte man das im Volksmund <u>Heu</u>fieber, <u>heute</u> ist der Begriff Heu<u>schnupfen</u> verbreiteter. Es gibt also Eindringlinge in unserem Körper, die eine Allergie auslösen können. Warum ist das so, und was passiert dann in unserem Inneren? Darüber wollen wir heute reden. Allergien, das sind/ist unser Thema, und das haben wir für Sie vorbereitet.

[MO illustriert die geplanten Themen]

Und . wie Sie das bei uns gewohnt sind im Knackpunkt, liebe Zuschauer, haben wir natürlich bei so einem Thema . eine illustre Expertenrunde eingeladen, ja, und ich darf Ihnen vorstellen, drei Professoren [...] (ALLERG 1-20)

Begrüßung und direkte Ansprache der Zuschauer, die Information über die Sendung und das Nennen einzelner medizinischer Fachinformationen stehen im Vordergrund. Zur Hinführung auf das Thema wird der *schöne Frühling* den Beschwerden mancher Menschen während des Frühlings gegenüberstellt. Das geschieht über die Beschreibung von Symptomen, mithilfe derer ein Zuschauer abschätzen kann, ob er eventuell selbst von einer Allergie betroffen ist. Diese Einbindung der Fernsehzuschauer erfolgt neben der direkten Ansprache durch die Thematisierung von Laienwissen (*Früher nannte man das im Volksmund <u>Heu</u>fieber, <u>heute</u> ist der Begriff Heu<u>schnupfen</u> verbreiteter*). Das unterhaltende Element steht bei dieser Anmoderation eher im Hintergrund (z. B. Musik, während die Themen der Sendung benannt werden, oder emotionale Formulierungen wie: *Geplagtes Paulinchen. Wie das Immunsystem eines kleinen Mädchens entgleiste.* (ALLERG)). Im Vordergrund steht der Hinweis auf die medizinischen Fachinformationen zum Thema Allergien. Das wird nicht zuletzt durch die Präsentation der geladenen Experten betont (*illustre Expertenrunde*).

Relevanzhochstufung des Themas und Appell an die Zuschauer

In einem weiteren Typ von Anmoderation findet man das Element Wissensvermittlung mit dem Fokus, die Relevanz des Themas für die Zuschauer deutlich zu machen und nachdrücklich an sie zu appellieren: Der Zuschauer soll nicht nur rezipieren, er soll die Bedeutung der Symptome oder der Gesundheitsgefährdung erfassen und diese richtig einschätzen lernen, das Erfahrene in Handeln umsetzen und sein Verhalten anpassen oder ändern.

Diese Form der Sendungseinleitung findet man beispielsweise in Kühnemanns *Sprechstunde* zum Thema Cholesterin. Die Anmoderation beginnt mit einer kurzen Filmeinspielung, mit der das Thema vorgestellt und die Sendung vorstrukturiert wird. Anschließend begrüßt die Moderatorin die Zuschauer und verknüpft die Nennung des Sendungsthemas mit einem Appell, den eigenen Cholesterinwert in Erfahrung zu bringen:

[Beispiel: *jeder siebte*]

MO: Guten Abend verehrte Zuschauer, ich begrüße Sie heute live zur Sprechstunde. Unser aktuelles Thema . Cholesterin. Wie hoch darf es denn nun wirklich sein? Und das muss ich schon ganz anders fragen, ich muss nämlich fragen, wie hoch ist mein Cholesterin. Wissen Sie, wie hoch Ihr . Cholesterin ist? Jeder Siebte . weiß das nicht. Und das ist sehr bedenklich, (CHOLEST1 1-7)

Nun erfolgt die Relevanzhochstufung durch die Nennung der gefährlichen Konsequenzen, wenn man dies wider besseren Wissens ignoriert:

[Beispiel: *Hauptrisikofaktoren*]

MO: Und das ist sehr bedenklich, denn eins wissen die meisten, dass es nämlich einer der Hauptrisikofaktoren für . oder ge:gen besser gesagt, die Gesundheit unserer Gefäße ist, zum Beispiel auch für die Haupttodesursache Nummer eins, den Herzinfarkt. Neue, strengere Richtlinien kommen deshalb gerade jetzt aus USA zu uns herüber, gar nicht so sehr die Werte betreffend, sondern wirklich was nun als Risikofaktoren eingeschätzt wird und auch dass wir wi/ viel früher mit einer Therapie beginnen müssen, wir müssen das Thema ernster nehmen, es ist ja wirklich spannend, denn wissen . will man s ja letztlich schon, aber . warum geht man nicht hin? Warum lässt man s nicht kontrollieren? (CHOLEST1 7-20)

Die Moderatorin verknüpft medizinische Wissensvermittlung mit Appellen und bezieht sich dabei in die Gruppe der Zuschauer, Laien und potenziell Betroffenen ein (*Wir müssen das Thema ernster nehmen)*. Darüber hinaus betont sie, wie interessant das Thema sei (*es ist ja wirklich spannend*). Die Information über den Sendungsablauf spielt bei dieser Anmoderation keine besondere Rolle, sie ist im Wesentlichen über den einleitenden Trailer erfolgt.

Neugierde wecken und das Interesse steuern

In diesem Typ der Anmoderation geht es darum, die Neugier der Zuschauer auf das geplanten Thema zu wecken und ihr Interesse in eine ganz bestimmte Richtung zu steuern. Diese Anmoderation ist häufig bei Sendungsformaten zu finden, die sich an ein Publikum wenden, das wissenschaftlich interessiert ist, aber nicht unbedingt speziell an Krankheits- oder Gesundheitsthemen. Darum müssen die im Prinzip wissbegierigen oder gut informierten Zuschauer neugierig gemacht und ihr Interesse auf die Relevanz des Gesundheitsthemas gelenkt werden.

Ranga Yogeshwar, Physiker und Moderator der Wissenschaftssendung *Quarks & Co*, diesmal zum Thema Herz, begrüßt seine Zuschauer mit folgendem Szenario (s. Kap. 8.4) aus der Welt der Technik:

[Beispiel: *Motorenhersteller*]

MO: Hallo! Herzlich willkommen bei Quarks und Co. Stellen Sie sich vor, Sie gehen zum weltbesten Motorenhersteller, bestellen ein besonderes Modell, einen Motor, der siebzig Jahre und länger ohne Unterbrechung laufen muss, er soll seine Leistung unentwegt den Bedürfnissen anpassen, er muss mit allerlei Kraftstoffgemischen zurecht kommen und auch noch möglichst kompakt gebaut sein. Die Antwort der Ingenieure wäre ein klares: Unmöglich, so einen Motor gibt es nicht! (QUARKS1 1-8)

Mittels dieses technischen Szenarios fordert der Moderator die Zuschauer zum Mitdenken auf und weckt ihre Neugierde: Was hat diese ungewöhnliche Motorenleistung mit dem Thema Herz zu tun? Und dann kommt die Auflösung:

[Beispiel: *unser Herz*]

MO: Gibt es doch, bei Ihnen, bei mir, nämlich unser Herz, und damit noch einmal herzlich willkommen bei Quarks und Co. Heute ist für uns ein ganz besonderer Tag, nämlich der WDR-Herztag.
[MO nennt dann alle Sendungen, die dem Thema gewidmet sind] (QUARKS1 8-18)

Yogeshwar greift in seiner Anmoderation auf die häufig benutzte Metapher vom Herz als Motor zurück (s. ausführlich Kap. 8.2.1): Das Herz ist der beste Motor der Welt bzw. das Herz ist ein Motorentyp, den es eigentlich nicht geben kann. Über dieses technische Szenario gelingt es, das Vorwissen der Zuschauer zu aktivieren, erste Verbindungen zum Gesundheitsthema herzustellen und das Interesse für dieses Thema zu wecken. Dazu dient auch die Nennung des *WDR-Herztages* und der anderen Sendungen.

In einer Filmeinspielung werden anschließend die geplanten Sendungsthemen vorgestellt:

[Beispiel: *Herzschlag*]

SP: Der Herzschlag von innen. Wir zeigen, wie dieser besondere Motor funktioniert. Das künstliche Herz. Was geschieht, wenn das eigene Herz zu schwach geworden ist. Quarks zu Besuch im Herzzentrum Berlin. Der Herzinfarkt, wodurch wird er ausgelöst und was muss man im Falle eines Falles beachten. Das Herz live bei der Arbeit, wir zeigen Ihnen, wie man den Ursachen für Herzbeschwerden auf die Spur kommt. Und das Herz der Sportler, wie man es in Bestform bringt und was jeder tun kann, um es fit zu halten. (QUARKS1 19-28)

Die Art der Themencharakterisierung macht deutlich, dass die wissenschaftliche Perspektive bei allen Berichten im Vordergrund stehen wird. Damit wird erneut die spezielle Neugierde einer wissenschaftlich interessierten Zuschauergruppe verstärkt, es wird aber keine persönliche Betroffenheit hergestellt, keine Angst erzeugt oder an gesundheitsbewusstes Verhalten appelliert.

Das Thema Herz mit seiner Vielfalt an kulturellen und literarischen Bedeutungen eignet sich ganz besonders für das Wecken von Neugierde. Als „unterhaltsam, informativ und geistig anregend" präsentiert der Moderator Bernd Müller eine Sendung zum Thema Herz aus der Reihe *mittwochs live.* Die Begrüßung der Zuschauer verbindet er mit Informationen über die Sendung:

[Beispiel: *Mittelpunkt*]

MO: Ich begrüße Sie heute Abend . ganz besonders . herzlich, . denn . das Herz . der menschliche Motor . ist heute Mittelpunkt unserer Sendung. (HERZ2 2-4)

Seiner Anmoderation voraus geht eine Filmeinspielung über eine Befragung von Passanten zum Thema Herz und Herzlichkeit. An diese Befragung anknüpfend fordert Müller sein Studiopublikum und die Fernsehzuschauer auf, zu Begrifflichkeiten und Redewendungen rund um das *Herz* zu assoziieren, und evoziert damit gleichzeitig nicht-medizinisches Vorwissen. Dies dient zum einen dem unterhaltsamen Einstieg, zum anderen ist es ein Hinweis auf den thematisch-inhaltlichen Schwerpunkt der Sendung: Nicht nur medizinische Informationen über das Herz sollen vermittelt werden, sondern auch außermedizinische und kulturelle Aspekte, die damit in Zusammenhang stehen: *All das deutet darauf hin, dass das Herz <u>mehr</u> ist als nur ein Organ.* Der Hinweis auf den Ort der Diskussionssendung, eine Herzklinik, und die Vorstellung der geladenen Experten betonen die Seriosität der Sendung.

Erzeugung von starken Gefühlen und Spannung

In Sendungen, in denen die Unterhaltung der Zuschauer im Vordergrund steht, sind die Anmoderationen dadurch gekennzeichnet, dass medizinische Aspekte mit anderen, nicht-medizinischen Themenbereichen verknüpft werden, z. B. mit dem persönlichen oder besonderen Erleben, das mit einer Erkrankung einhergeht, oder die Bedeutung von Organen in früheren Zeiten und anderen Kulturen. Wenn Appelle formuliert werden, dann weniger in die Richtung, sich gesundheitsbewusst zu verhalten, sondern eher, aus den Erzählungen der Betroffenen zu lernen, Respekt für Menschen mit chronischen Erkrankungen zu entwickeln, im Falle eigener Betroffenheit nicht zu schnell aufzugeben etc.

Jürgen Fliege entwickelt in einer Folge seiner Talkshow zum Thema Asthma nach der Begrüßung ein hochdramatisches Szenario eines Asthmaanfalls, in das er die Zuschauer als potenzielle Betroffene einbezieht:

[Beispiel: *Atemzug*]

MO: Meine Damen und Herren, wenn Si:e bei jedem Schritt den Sie machen, . . und bei jedem Atemzug den Sie machen, das Gefühl haben es kostet Ihnen die ganze Kraft, und auch alle Überwindung, weil Sie Asthma haben, und . und wenn Sie schon manchen Augenblick hinter sich haben, wo Sie gedacht haben dieser Augenblick . ist der letzte, ich glaube ich schaffs nicht, ich breche zusammen, . und es kann sein, dass ich sterbe, so viel Angst habe ich. . hm, und wenn Ihnen die Ärzte obendrein noch gesagt haben, wissen Sie, wir können Ihre Krankheit nicht hei:len. Was wir machen können ist Ihnen ein we:nig der Angst nehmen, ein we:nig lindern. Dann schauen Sie sich . als kranker Mann, . als kranke Frau, als Patient nach jedem Strohhalm um und da gibt es ja . unseriöse Strohhalme und da gibt es seriöse. (ASTHMAF 7-21)

Medizinische Fachinformationen fehlen in dieser Anmoderation, auch über den weiteren Verlauf der Sendung und die geplanten Inhalte erfährt der Zuschauer nur wenig. Im Mittelpunkt steht die Evokation von starken Gefühlen. Der Zuschauer wird in mehrfacher Hinsicht betroffen gemacht: Er wird mit Todesängsten konfrontiert (*es kann sein, dass ich sterbe*), mit der Nachricht der Nicht-Heilbarkeit (*wir können Ihre Krankheit nicht heilen*) und mit der Gefahr, in die Hände eines Scharlatans zu fallen (*unseriöse Strohhalme*), aber es wird auch ein „glückliches Ende“ versprochen:

[Beispiel: *Asthmafalle*]

MO: Wir haben vier Gäste eingeladen, die erzählen uns davon, welche Wege sie, aus dieser bedrohlichen Asthma . falle gefunden haben. (ASTHMAF 22-24)

Diese Information zum Sendungsablauf verspricht starke Gefühle und Spannung bis zum letzten Gast.

6.2.2 Abmoderation

Der Baustein Abmoderation dient nicht nur der Verabschiedung und der Beendigung der Sendung, sondern gibt den Moderatoren auch die Möglichkeit, den Schwerpunkt oder das Ziel der Sendung noch einmal zu benennen, Gesagtes und Gezeigtes zusammenzufassen, weiterführende Informationen zu liefern und noch einmal direkten Kontakt zu den Zuschauern aufzunehmen. Wie die Anmoderationen unterscheiden sich auch die Abmoderationen je nach Sendungsformat und sind in gewisser Weise ein Spiegel der abgelaufenen Sendungen. Insgesamt sind sie wesentlich knapper als die Anmoderationen und nicht so vielfältig wie diese. Sie unterscheiden sich vor allem darin, ob das präsentierte Wissen noch einmal zusammengefasst und weiterführend informiert wird oder ob der nochmalige Kontakt mit den Zuschauern im Vordergrund steht.

Zusammenfassung und weiterführende Informationen

Die Abmoderationen dieses Typs sind dadurch gekennzeichnet, dass Zusammenfassungen des in der Sendung Gezeigten und Gesagten im Vordergrund stehen – oft in Form von Appellen.

In *Die Sprechstunde* zum Thema Cholesterin erhalten die Experten die Gelegenheit zu einem Schlusswort, dann nutzt die Moderatorin die verbleibende Zeit für eine stichpunktartige Zusammenfassung und einen letzten Appell:

[Beispiel: *Negatives*]

MO: Also, wir können nicht immer nur Negatives sagen, wir können auch was Positives sagen, aber was rüber kommen soll, zu hoch, große Gefahr, jeder muss wissen, wie sein Wert ist und wie seine Risikofaktoren sind und nur dann kann man ihm auch richtig helfen und er sich hauptsächlich selber. Vielen Dank, auf Wiedersehen, bis zum nächsten Mal. (CHOLEST2 791-797)

Auch in der Diskussionssendung *Knackpunkt* steht die knappe Präsentation von medizinischem Fachwissen im Mittelpunkt der Abmoderation, ebenfalls gemeinsam von einem der Experten und der Moderatorin Sylvia Aksteiner durchgeführt:

[Beispiel: *ganz kurz noch*]

MO: Also, das ganze Thema Allergie, Sie habens schon gemerkt, liebe Zuschauer, ist ein sehr komplexes. Unsere Professoren haben jetz noch mal kurz Zeit das, was ihnen wichtig und auf dem Herzen is, nochmal loszuwerden. Ganz kurz noch Herr Metzner?

EX: Die Allergie ist wie eine schwimmende Nussschale, . die erst zum Ausbruch kommt, sprich: untergeht, wenn viele Gewichte hineingelegt werden. Ein Gewicht ist . die Disposition, ein weiteres Gewicht ist die/ das Allergen und eine Vielzahl von begleitenden Faktoren, die das Schiff gewissermaßen zum Überlaufen bringen, nein, das Wasser zum Einlaufen bringen und zum/ zur Ausprägung der Allergie dann führen. Das ist also ein multifaktorielles Geschehen.

MO: Hm. War nochmal nen schönes Bild zum Abschluss unserer Sendung, denn da sind wir jetzt angelangt. Liebe Zuschauer, ich möchte mich bei meinen drei Professoren hier im Studio bedanken. Und Ihnen noch sagen, unser Servicetelefon ist wieder geschaltet. Wir haben Informationen, Adressen, Telefonnummern für Sie, und bis Morgen verabschieden wir uns. Auf Wiedersehen. (ALLERG10 37-51)

Häufig wird das Sendungsende dazu benützt, auf zusätzliche Informationsquellen zum Thema, aber auch auf weiterführende Sendungen zu verweisen. So bietet *ZDF-Info Gesundheit* im abschließenden Teil ausführliche Gesundheits-Tipps und zahlreiche Hinweise darauf, wo Zuschauer weitere Informationen erhalten können; dies erfolgt z. T. über Filmeinspielungen:

[Beispiel: *Gesundheits-Tipps*]

MO: Und wenn Sie selbst etwas für sich tun möchten, um mit Risikofaktoren besser klarzukommen, hier . unsere ZDF Info Gesundheit-Tipps. (BLUTHOC 337-339)

Danach erfolgt die Abmoderation im engeren Sinn durch eine knappe Verabschiedung des Moderators und einen Hinweis auf eine weitere *ZDF-Info*-Sendung.

Auch bei *Quarks & Co* stehen am ausführlich gestalteten Sendungsende Informationen und Verweise für die Zuschauer im Mittelpunkt – von der Bestellmöglichkeit für das aktuelle Sendungsskript über Hinweise auf weitere WDR-Sendungen zum Thema Herz bis hin zu einer dialogischen Inszenierung mit dem Moderator der Sendung *Hobbythek*, die sich auf dem Sendeplatz mit *Quarks & Co.* abwechselt, sowie einer Vorschau auf die nächste *Quarks*-Sendung mit dem Thema Kernenergie:

[Beispiel: *am Ende*]

MO: Und damit sind wir leider mal wieder am Ende unserer Sendezeit, aber . Sie können ja unser Quarks-Skript zum Thema Herz bestellen, für Sie natürlich kostenlos. Und das machen Sie in gewohnter Manier […]

[MO erklärt Bestellvorgang und nennt Adresse]

So, das war der WDR-Herztag, übrigens morgen Abend berichten die Kollegen der Aktuellen Stunde noch einmal über das Thema Herz, da gehts dann um Herzklappenfehler, und nächste Woche steht an dieser Stelle mein Freund und Kollege Jean Pütz in der Hobbythek und da geht natürlich alles mit Herz zu. Jean, was gibts nächstes Mal? [...]

[Pütz illustriert das geplante Thema der Sendung, „Kürbis, Kohl und tolle Knollen, frische Kost für Herbst und Winter"]

MO: Jean, Du hast mich hungrig gemacht. In zwei Wochen gehts dann bei uns rund um das Thema Kernenergie und Co. Ich hoffe, Sie sind dabei. So, das Wasser ist leer, also wir sind am Ende unserer Sendung, mir bleibt nur noch die Verabschiedung, nochmal danke fürs Zuschauen, bleiben Sie uns treu, empfehlen Sie uns weiter. Bis zum nächsten Mal. Tschüss. (QUARKS3 553-587)

In der Sendung *Gesundheit!* erfolgt der erste Hinweis auf das Sendungsende üblicherweise durch die Zusammenfassung des Sendungsziels durch den Moderator (*Ja liebe Zuschauer, äh . ich glaube, wir konnten Ihnen schon zeigen, dass die Vorweihnachtszeit, dass es durchaus äh möglich ist, dass* [...] (DIABET)). Danach erfolgen weiterführende Sendungsinformationen und die Verabschiedung mit der zur Routine gewordenen Formulierung *und vor allen Dingen, bleiben Sie mir gesund!*

Adressierung der Zuschauer

In unterhaltungsorientierten Sendungsformaten steht in der Abmoderation die Ansprache der Zuschauer im Mittelpunkt. Medizinische Fachinformationen fehlen größtenteils; mitunter gibt es verbunden mit der Verabschiedung Hinweise auf andere Sendungen. In der Diskussionssendung *mittwoch live* gibt es zusätzlich noch einmal *Musik vom und fürm Herzen*:

[Beispiel: *Ace Cats*]

MO: Okay. So. Herzlichen Dank. Meine Damen ((Applaus)) und Herren, ich . danke Ihnen, [...] Danke Ihnen für Ihr /Ihr Interesse. Möchte insbesondere . einer Truppe aus Aachen . einen besonderen Gruß übermitteln. Die haben nämlich heute ganz besonders spannend . äh/ gespannt auf unsere Sendung geguckt. Heute in vierzehn Tagen . unsere nächste Sendung. [...] Das war unsere Sendung heute aus Bad Oeynhausen. Das Herz, der menschliche Motor. Zum Schluss noch einmal . Musik vom und fürm Herzen. Die Ace Cats: Keiner liebt mich. Vielen Dank. Auf Wiedersehn. (HERZ13 Abmoderation)

In ihrer Talkshow zum Thema Allergie lässt Ilona Christen ihre Genesungswünsche an den letzten Gast direkt in die kurze Abmoderation übergehen:

[Beispiel: *Wunderbar*]

MO: Wunderbar. Wunderbar. Gut. Ich hoffe, es geht euch auch irgendwie und irgendwann Christian, ne? . . besser oder zumindest auf dem Weg dorthin, dass man vielleicht noch mal etwas versucht ja? . Und ansonsten wie gesagt, wer Informationen zu diesem Thema braucht, schreiben, . wir geben sie weiter. Schönen Dank . schönen Nachmittag und euch alles Gute. Danke auch . tschü:ss ((Applaus)) (ALLERGIS 876-881)

Die ausführlichste Abmoderation mit der stärksten Anbindung an Zuschauer und Publikum findet man bei *Fliege*. In der Sendung zum Schlaganfall wurden einige Schicksalsschläge präsentiert, die Betroffene ereilt haben. Mit Blick darauf spielt Jürgen Fliege abschließend auf die Einzigartigkeit des Lebens an, derer sich das Publikum bewusst sein müsse, und gibt einen psychologischen bw. seelsorgerischen Tipp (*Luft ablassen*). Dabei adressiert er die Zuschauer mit jeder Äußerung direkt und knüpft mit dem Beispiel des Luftballons an den Sendungsanfang an:

[Beispiel: *Luft ablassen*]

MO: Ich würde Sie bitten, nehmen Sie sich doch so n kleinen Luftballon . einfach. Und äh . der soll Sie dran erinnern, dass Sie jeden Tag einen Moment für sich haben müssen, wo Sie Luft ablassen müssen. (FLI-SCH4 58-64)

Auch er entlässt seine Zuschauer regelmäßig mit einem *Passen Sie gut auf sich auf.*

6.2.3 Sendungs- und Themensteuerung

Auch die weiteren zentralen Moderatorenaufgaben, die Organisation und Steuerung der Sendung und ihrer Themen, werden vom jeweiligen Format beeinflusst. So hat sich gezeigt, dass Magazine und Ratgeber einleitend deutlich vorstrukturiert werden, Talkshows hingegen wesentlich weniger bis gar nicht.

Wichtigen Einfluss auf die Sendungssteuerung hat, ob in einer Sendung Gäste geladen sind oder nicht, ob es sich bei den Gästen nur um Experten, nur um Betroffene oder eine Mischung aus beiden handelt und welche Gesprächsmöglichkeiten den Gästen jeweils eingeräumt werden: In Talkshows werden Betroffene dazu angehalten zu erzählen, während in Gesundheitsmagazinen und -ratgebern typischerweise die Interviewform vorherrscht (vgl. Kap. 6.3 und 6.4). Gäste scheinen auf den ersten Blick die potenziell größte „Fehlerquelle" bei der Strukturierung einer Sendung, denn sie könnten theoretisch jederzeit etwas äußern, was vom geplanten Weg und vereinbarten Thema abführt. Praktisch tun sie das aber nur selten, und wenn es passiert, greifen die Moderatoren rasch lenkend ein.

Eine weitere Erschwernis für die Moderatoren, den roten Faden zu behalten und in der vorgegebenen Zeit alle geplanten und angekündigten Unterthemen zur Sprache zu bringen, ist das Erfordernis, gleichzeitig mit der Themenführung auch noch andere Aufgaben erledigen zu müssen, wie z. B. die Inhalte und Schlussfolgerungen praktisch verständlich zu halten und die Zuschauer durch regelmäßige Adressierungen und Appelle zu involvieren. Dieser Komplex an unterschiedlichen Aufgaben kann dazu führen, dass Moderatoren den thematischen Faden und Redefluss mitunter unterbrechen müssen.

So geht Kühnemann in der *Sprechstunde* zu Cholesterin an einer Stelle nicht auf die Äußerung einer Expertin ein, sondern unterbricht die thematische Fortführung mit einer Hinwendung zum eingeladenen Betroffenen, dem Schauspieler Bernd Herzsprung:

[Beispiel: *auf all das hin*]

MO: Und . . lieber Bernd Herzsprung . haben Sie auf <u>all</u> das hin ((lacht)) sich nun befragt? Ist Ihnen das alles bewusst gewesen, auf was man da zu achten hat? (CHOLEST1 231-234)

Sie stellt ihm eine allgemein resümierende Frage, mit der sie vom zuvor behandelten Thema wegführt und die Sendung auf eine sehr praktische Ebene bringt: Sie gibt Herzsprung die Möglichkeit, noch einmal auf die schon genannten Cholesterin-Testwochen aufmerksam zu machen und den Zuschauern die Gelegenheit, ihre eigenen Kenntnisse zu überprüfen. Selbst nimmt sie dies zum Anlass, noch einmal an die Zuschauer zu appellieren: *Und es ist eben das Wichtigste, dass wir alle über <u>uns</u> Bescheid wissen* (CHOLEST1 255ff.).

Eine weitere Schwierigkeit, die Moderatoren beachten müssen, ist der fehlende konkrete Ansprechpartner. Für die Experten besteht die Gefahr, dass sie in ihren Darstellungen und Erklärungen im Studio und vor den Kameras die eigentlichen Adressaten, sprich die Zuschauer vor den Fernsehgeräten, aus dem Blick verlieren; dies müssen Moderatoren durch Verfahren der Verständnissicherung begleiten und ggf. korrigieren (s. z. B. Kap. 7.2.2 oder Kap. 9.3.4). In rein moderierten Sendungen wie etwa *ZDF Info Gesundheit* kann die durchgehende Ansprache durch ein- und dieselbe Person bei den Zuschauern ein Nachlassen der Aufmerksamkeit zur Folge haben. Hier kann die Einblendung von Filmen ersatzweise die Funktion von geladenen Experten und Betroffenen übernehmen und die Aufgabe der Moderatoren ist es dann, auf die Filme hinzulenken und sie für die Zuschauer nachvollziehbar in die Sendung einzubinden (s. z. B. Kap. 6.5).

Die Moderatoren müssen also über ein bestimmtes Gesprächsführungsrepertoire verfügen, mit dem sie durch die Sendung navigieren. Die von ihnen hauptsächlich verwendeten sprachlich-kommunikativen Mittel zur Themensteuerung werden im Folgenden beschrieben, wobei die Interaktionssteuerung durch die ärztlichen Moderatoren im Mittelpunkt stehen soll.

Präsentation der Gäste als Mittel der Themensteuerung

Betroffene und Experten als Gäste erfüllen in den Sendungen nicht nur unterschiedliche Aufgaben und Funktionen, sie dienen den Moderatoren auch als Mittel zur Themenpräsentation. So bietet z. B. der Arzt-Moderator Gerhardt den Zuschauern mittels der Vorstellung seiner Gäste einen Überblick über das Spektrum der geplanten Sendungsthemen:

[Beispiel: *willkommen*]

MO: Ich begrüße ganz herzlich . . Elisabeth Willmann, . sie war durch ihren . extrem hohen Cholesterinspiegel stark . herzinfarktgefährdet, . Hans-Jürgen Loewe, er leidet an Arteriosklerose, die durch eine angeborene Fettstoffwechselstörung bedingt ist, und Ramona Lischke, . sie muss sich einem speziellen Blutwaschverfahren . unterziehen. Herzlich willkommen! (CHOLESTE 19-25)

Die Arzt-Moderatorin Kühnemann nutzt den initialen Wortwechsel mit einem Gast zur Hinführung auf das erste Sendungsthema. So stellt sie den Schauspieler Herzsprung über die Frage vor, ob er seine Cholesterinwerte kenne – entsprechend der Vorstrukturierung der Sendung, wonach zunächst die Behandlung des Cholesterinwerts auf dem Plan steht. Durch eine positive Rückmeldung auf den Cholesterinwert Herzsprungs (*Mann, . sind Sie gut!*) informiert Kühnemann die Zuschauer gleichzeitig über den erwünschten Wert.

Strukturhinweise zur Orientierung der Zuschauer und Gäste

Alle Moderatoren bieten ihren Zuschauern und Gästen Orientierung und machen Zeit- bzw. Strukturvorgaben, indem sie spätere Handlungen ankündigen (*Vielen Dank erstmal Herr Professor Haases, mehr dazu dann gleich.* (BLUTHOC)) oder ihr eigenes Handeln verbalisieren *(Fragen wir mal, ob das so war.* (CHOLEST1))*; Und . jetzt bleib ich auch gleich noch bei Ihnen, weil wir doch zu dem Guten kommen und das können wir recht kurz beantworten, was das Gute nämlich Gutes leistet.* (CHOLEST1)).

Strukturhinweise zum Umlenken des Themas

Schneiden Gäste ein Thema an, das aus Sicht des Moderators erst später behandelt werden soll, lenkt er – durchaus explizit – um oder zurück: *Ich würde gerne über die Geschichte der Herzmedizin in einem zweiten Teil mit Ihnen reden.* (HERZ5). Derartige thematische Korrekturen gibt es auch in Form von

Zwischenbemerkung, z. B. als ein Experte sich in den diversen Formen symbolischer Herzdarstellungen zu verlieren scheint:

[Beispiel: *Kulturen*]

EX: Die älteste . Darstellung gibt es nämlich schon aus dem Jahre . fünftausend vor Christus,

MO: Aber es geht durch alle/ aber es geht durch alle Kulturen durch, oder?

EX: Ja, das geht durch viele Kulturen, das Herz ist das Organ, das am besten bekannt ist von allen Organen. Es gibt äh, äh, manche Kulturen [...] (HERZ5 45-50)

Die Arzt-Moderatorin Kühnemann scheut sich nicht, ihren geladenen Experten mitunter sehr klare Vorgaben zu machen. Als z. B. eine Expertin ein Thema anspricht, das erst später behandelt werden soll, sagt Kühnemann: *Da komm wer dann sowieso nochmal drauf* (CHOLEST1). Sie gibt weitere strukturierende Hinweise, dass sie jetzt zuerst Zahlen hören möchte und noch keine Risikofaktoren, und begründet das mit dem Interesse der Zuschauer (*denen schwirrt meistens der Kopf*):

[Beispiel: *Zahlen*]

MO: Wir wollen jetzt hören auch Zahlen, denn die, die uns zuschauen, denen schwirrt meistens der Kopf und so richtig rauskriegen, was trifft denn nun eigentlich für mich zu und oder nicht, das tun sie selten. Und auch wir wollen jetzt noch nicht jetzt genau aufzählen, wenn es auch um Risikofaktoren geht, welche das sind, das mache ich dann später noch. Jetzt wolln wer erstmal wissen, wenn man von wirklich Hochrisikopatienten spricht, die also sehr gefährdet sind, kann man ruhig dazu schon sagen, wer das ist. Wie hoch darf bei denen dieses LDL denn sein? (CHOLEST1 144-153)

Fragen zur Regulierung von Themen und Redebeiträgen

Fragen zu stellen ist für Moderatoren die prototypische Form, um Themen vorzugeben und die Sendung zu steuern. In Gesundheitssendungen sind Fragen das Kommunikationsmittel, das der Interaktionsdominanz der Moderatoren unterliegt; Gäste stellen – abgesehen von seltenen und speziellen Ausnahmen wie medienerfahrene Prominente – keine Fragen.

Fragen der Moderatoren erfüllen mehrere Funktionen: Mit Fragen werden Fachwissen, Erklärungen oder Erzählungen eingefordert, Themen gesteuert und die Sendung strukturiert. Mit der Art der Fragen können die Redebeiträge der Gäste gefördert, gehemmt oder (um)gelenkt werden; und durch den Einsatz von Fragen kann auch das Format und der Charakter der Sendungen realisiert werden. In *ZDF Info Gesundheit* kommentiert der Moderator Heimann die Antworten seines Experten beispielsweise nicht und stellt stattdessen – wie ein Interviewer einer Nachrichtensendung – eine neue Frage. Nachfragen und Reformulierungen gibt es nur bei vermuteten Verständnisschwierigkeiten. Dr. Gerhardt, der Moderator von *Gesundheit!* stellt überwiegend geschlossene Fragen (*Gibt es da bei Ihnen auch die . ein oder andere kleine Sünde? (HERZKREI)*) oder *Wann war das?* (HERZKREI)), eine Gesprächsführung, die die Gäste daran hindert, ausführlich zu antworten oder vom Thema wegzuführen. So wird ein interviewartiger, sachlich-distanzierter Gesprächsstil erzeugt.

Im Gegensatz dazu setzt Ilona Christen in ihrer Talkshow zum Thema Allergien ihre Fragen dazu ein, Schilderungen der Betroffenen spezifisch zu vertiefen und zuvor geäußerte Sachverhalte aufzugreifen, so dass oberflächlich der Eindruck entsteht, die Betroffenen steuerten ihre Erzählungen selbst in Richtung gewünschtes Thema. Dies dient dazu, einen offen-erzählenden, emotionalisierten Gesprächsstil herzustellen.

In Gesundheitsmagazinen, die der Vermittlung von Information zur Entstehung, Behandlung und Vermeidung von Krankheiten gewidmet sind, werden Fragen überwiegend nach medizinischen Fakten und Inhalten gestellt: *Und warum ist nun das eine so schlecht?* (CHOLEST1) oder *Und was ist denn mit der familiären Veranlagung?* (CHOLEST1). Fragen nach persönlichen Empfindungen oder Meinungen (*Ist das Herz für Sie . Organ . oder mehr?* (HERZ5)) kommen kaum vor, es sei denn, ein Experte soll aus seiner persönlichen Perspektive einen medizinischen Ratschlag an die Zuschauer geben (z. B. ob er die genannten Medikamente selbst einnehmen würde). In Talkshows zu Gesundheitsthemen stellen die Moderatoren ihre Fragen natürlich auch zur Themenführung, allerdings mit Fokus auf persönliche und soziale Inhalte in Verbindung mit der Krankheit und ihrer Bewältigung, da weniger die Krankheit, sondern die Lebenssituation der Betroffenen im Mittelpunkt des Interesses steht.

Unabhängig davon, mit welchem Ziel Fragen gestellt werden, sind sie für die Moderatoren das Mittel der Wahl, durch die Sendung zu führen. Dabei setzen sie Fragen auf unterschiedliche Weise ein:

Fragen zur Initiierung von Themen

Eine besondere Art des Fragens findet sich oft bei Dr. Gerhardt, so auch in der Sendung zur Ernährung bei Diabetes um die Weihnachtszeit. Der Arzt-Moderator stellt eine Frage und formuliert die gewünschte Antwort gleich selbst dazu: *Was haben wir denn heute vor? Wir kochen heute nicht, sondern wir [...] backen*:

[Beispiel: *Weihnachten*]

MO	So, . Frau von Cramm, . Was haben wir denn heute vor? Wir kochen

13

MO	heute nicht, sondern wir . wir backen.
EX	backen. Wir backen, weil das

14

MO	eigentlich das Hauptproblem der Diabetiker . vor Weihnachten ist.

15 (DIABET)

Der befragte Gast, in diesem Fall eine Ernährungsexpertin, formuliert die Antwort simultan mit dem Moderator, nimmt sie auf und detailliert anschließend den Sachverhalt. So kann Dr. Gerhardt den thematischen Aufbau und Interaktionsverlauf genau steuern.

Fragen zur Orientierung und Unterhaltung der Zuschauer

In derselben Sendung stellt Dr. Gerhardt einem Betroffenen eine Frage, mit der er direkt an das Sendungsthema anknüpft: *Herr Schafhauser, . kann man sagen, die Festtage, das ist so eine kritische Zeit für Sie?* Gleichzeitig nennt er so dem – vielleicht später zugeschalteten oder nicht so aufmerksamen – Fernsehzuschauer noch einmal das Thema. Eine ausführliche, selbstgestaltete Antwort seitens des Angesprochenen ist aber gar nicht intendiert, was sich daran zeigt, dass der Moderator nach der Bestätigung schnell wieder das Wort übernimmt und neue Fragen anschließt, mit denen er einen unterhaltsamen Austausch moderiert (*Die Ehefrau die sagt dann: Halt?*) und dann auf die von ihm eigentlich gewünschte Darstellung zusteuert, nämlich die Entstehung des Diabetes:

[Beispiel: *Festtage*]

DG	Herr Schafhauser, . kann man sagen, die Festtage, das ist so

124

DG	eine kritische Zeit für Sie? Ja? Als Diabetiker?
S1	Oh ja. Ich Ich esse gerne,

125

DG	süß ja Die Ehefrau die sagt dann:
S1	süß, ja, und habe dadurch meine Probleme.

126

DG	Halt? Ja? Wie kam es denn zu Ihrem Diabetes?
S1	Jaja, Gott sei Dank!

127 (DIABET)

Fragen nach Meinungen zwecks Themensteuerung

Fragen nach Meinungen oder Eindrücken kommen in Magazinen und Ratgebersendungen seltener vor und wenn, dann mit einem bestimmten Zweck verbunden. So erkundigt sich Kühnemann z. B. zu Beginn einer Sendung bei ihrem Gast Herzsprung, ob dieser überrascht über seinen guten Cholesterinwert gewesen sei. Sieht man sich die Frage zusammen mit Herzsprungs nachfolgender recht ausführlicher Antwort genauer an, so stellt man fest, dass diese Frage offensichtlich vor allem dazu diente, das Thema zu steuern:

[Beispiel: *überrascht*]

MO: Und . hat Sie das nun überrascht, weil Sie sagen, ja so gesund lebe ich ja normalerweise doch nicht, waren Sie . einfach stolzerfüllt oder haben Sie gesagt, so hab ich s auch erwartet.(CHOLEST1 32-35)

Kühnemann gibt Herzsprung mit ihrer Alternativfrage zugleich mehrere Antwortmöglichkeiten vor. Sie liefert ihm damit Hinweise auf die möglichen Antworten und gibt ihm Stichworte. Die Art und Weise der Antwort Herzsprungs deutet an, dass Kühnemann und er sich im Vorfeld der Sendung schon über diesen Aspekt verständigt haben, denn Herzsprung verzichtet auf den ersten Antwortschritt (Überraschung) und beginnt gleich mit der Begründung: *Ich war deshalb positiv überrascht, weil ich . ne Woche vorher* [...] *und er einen, sag ich mal, extrem hohen äh äh äh Cholesterinwert bei mir messen konnte* (CHOLEST1 35ff.). Diese Begründung ist auch zuschauerorientiert, da sie den indirekten Appell enthält, bei unerklärlichen Messwerten den Wert nochmals kontrollieren zu lassen: *Mir war nicht ganz klar, woher das kommen konnte und ich wollte auf jeden Fall ein Sicherheitsmessung haben* (CHOLEST1 40-42).

An diesem Beispiel wird auch deutlich, dass die thematische Steuerung mittels Fragen umso besser funktioniert, je mehr Vorwissen den Moderatoren zur Verfügung steht, sei es durch ihre medizinische Ausbildung oder durch Vorgespräche mit den Betroffenen.

Stellvertretende Zuschauerfragen

Die Moderatorin nutzt den Inhalt der Antwort Herzsprungs (unklare hohe Werte), um zum nächsten Gast, einer Expertin zu wechseln, diese vorzustellen und ihr die Frage stellvertretend für einen interessierten Zuschauer vorzulegen (*Gibts das also?*):

[Beispiel: *hoher Wert1*]

MO: Da kann ich doch gleich die Frage weitergeben, das wird bestimmt viele Zuschauer draußen interessieren, gibts das also, dass ich mal nen/ nen ganz hohen Wert messe, der dann aber gar nicht so ist? Frau Professor Steinhagen-Thiessen, Sie sind Internistin und der Schwerpunkt, das ist bei ihnen ja der Fettstoffwechsel, die Fettstoffwechselstörungen und vieles noch mehr ( ), a/ aber hier konzentrieren wir uns jetzt darauf. Also ist das nun ne seltene Ausnahme oder kennen wir diese Situation? (CHOLEST1 50-57)

Kühnemann rahmt die Frage als eine, die für *viele Zuschauer* interessant ist, und reformuliert sie deshalb gleich aus der Ich- und Laienperspektive eines solchen: *Gibts das also, dass ich [...].* Dann übergibt sie sie zur Beantwortung an die Expertin.

Reformulierungen als Mittel der Themensteuerung

Mit der Reformulierung von Äußerungen der Gäste – z. B. *Das heißt, der schlechte Ruf, den die Hochdruckmedikamente im Moment haben, der ist eigentlich nicht gerechtfertigt.* (BLUTHOC) – können die Moderatoren die Befragten dazu anregen, detaillierter auf das angesprochene Thema einzugehen. Reformulierung dienen an solchen Stellen auch dazu, das Thema im Sinne der Verständnissicherung nochmals zu verdeutlichen.

Unterbrechungen als Mittel der Themensteuerung

Unterbrechungen als Mittel der Themenführung findet man in Gesundheitssendungen unterschiedlich häufig. So unterbricht z. B. Kühnemann ihre Gäste nur in Situationen, in denen sie noch andere Moderatorenaufgaben wie Zeitkontrolle erfüllen muss oder in denen sie die Themenführung verliert bzw. das Thema in eine falsche Richtung abzugleiten droht.

Das ist z. B. zu Beginn der Sendung zum Thema Cholesterin der Fall. Nachdem Kühnemann hier die erste Expertin vorgestellt und ihr eine Frage gestellt hat, leitet diese Expertin die Frage an ihren Kollegen weiter. Damit übernimmt sie aber eine Moderatorenaufgabe, weil sie den Kollegen, der noch nicht präsentiert wurde, vorstellt – auch um zu argumentieren, warum sie ihn für qualifizierter erachtet:

[Beispiel: *primär*]

EX: Also ich kann mir primär mal keinen <u>Reim</u> darauf machen, da/ aber bei uns sitzt ja auch der Professor Thiery . und der ist <u>Labor</u>mediziner und äh ich würde [...] (CHOLEST1 58-61)

Die Expertin handelt den Erwartungen an einen Gast auf zweierlei Weise entgegen: sie beantwortet erstens nicht die Frage der Moderatorin, obwohl Kühnemann sie als Expertin in diesem Bereich vorgestellt hat, und sie stellt statt der Moderatorin einen anderen Gast vor. Kühnemann bemüht sich darum, das Rederecht wieder zu erlangen: Als die Expertin ihren Kollegen vorstellt, unterbricht sie sie und reformuliert ihre Aussage (*Also Ihnen ist es zumindest so <u>nicht</u> geläufig* (CHOLEST1), dann wendet sie sich mit Namensnennung an den zweiten Experten: *Herr Professor Thiery. Es ist schon an Sie weiter gegeben worden,* (CHOLEST1). Damit markiert sie erstens die „unrechtmäßige" Handlung der Expertin und zweitens nutzt sie die Gelegenheit, ihre ursprüngliche Frage so zu reformulieren, dass sie die Antwort vorgibt, auf die sie ursprünglich wohl hinaus wollte:

[Beispiel: *ganz schön schwierig*]

MO: auch Sie sind Fettstoffwechselfachmann, eins hört man ja öfter, dass wenn jemand sehr unter Stress und Spannung steht, dass dann auch mal Cholesterin höher sein kann. Das wird unter Fachleuten aber auch immer wieder umstritten. Sind wer schon ganz schön schwierig eingestiegen, also, wie ist es? (CHOLEST1 64-68)

Während Kühnemann ihre Gäste also nur in ganz bestimmten Situationen unterbricht, setzt Dr. Gerhardt die Unterbrechung regelmäßig ein, um sicherzustellen, dass Antworten und Redebeiträge wunschgemäß ausfallen (vgl. Beispiel [*Weihnachten*]). Dabei unterbricht er nicht nur, wenn die Gäste ihre Aussagen gemacht haben, sondern auch mitten in Erläuterungen, was zu Abbrüchen, Wiederaufnahmen und häufigen Phasen parallelen Sprechens führt. Das häufige Unterbrechen hindert die Gäste daran, vom Thema abzuweichen, denn sie erhalten lediglich Gelegenheit, kurz etwas zu einem Sachverhalt zu äußern. Haben sie das getan, führt Dr. Gerhardt mithilfe einer Unterbrechung oder Überlappung zum nächsten Thema:

[Beispiel: *Schockzucker*]

MO	Hmhm. Und wie sind Sie dann zunächst mal behandelt worden?
BE	Zucker.

130

MO	Also dieser Schockzucker, ja?		Hmhm	
BE	Ich w/	Ich war/ Schockzucker,		der

131

MO		Ja
BE	wurde dann behandelt mit Tabletten,	das ging dann bis zu drei

132

MO		Und die Diät?
BE	Tabletten am Tag,	

133 (DIABET)

Kommentare als Mittel der Themensteuerung

In unterhaltungsorientierten Sendungen wie auch in Medizinratgebern und -magazinen steuern Moderatoren mit Zwischenbemerkungen und Kommentaren das Thema. So kommentiert oder ergänzt die Moderatorin Kühnemann häufig die Äußerungen der Gäste. Dazu greift sie auf ihr medizinisches Fachwissen zurück und erklärt Sachverhalte oder neue Forschungsergebnisse oder Verfahren. Das gibt ihr die Möglichkeit, auf ein neues Thema umzuschwenken oder das behandelte zu vertiefen. Mit einer konkreten Frage am Ende einer solchen Darstellung formuliert sie im folgenden Beispiel das neue Thema, die Risikofaktoren:

[Beispiel: *strikt*]

MO: Und das ist also jetzt neu, dass das so strikt eingeführt worden ist, das war vorher nicht ganz so streng und dann gehören noch dazu, wenn man sagt, welche, bei denen mehr Risikofaktoren auf einmal vorhanden sind, weil das dann gleich das Risiko so stark erhöht, wir sagen potenziert. Um welche Risiken handelt es sich dabei? (CHOLEST1 175-180)

6.2.4 Erklärung medizinischer Sachverhalte durch Moderatoren

Erklärungen medizinischer Sachverhalte durch Moderatoren findet man nur in medizinischen Ratgebersendungen und Magazinen (s. ausführlich Kap. 9.2), in Talkshows kommt dies nicht vor. Wie häufig Moderatoren selbst medizinische Sachverhalte erklären, hängt vom Sendungsthema, vom Sendungsaufbau und der Verständlichkeit der Erklärungen der geladenen Experten ab. In einer Sendung zum Thema Ernährung bei Diabetes wird wenig erklärt; das Zeigen (die Zubereitung und Kombination von Nahrungsmitteln) steht im Vordergrund. Im Gegensatz dazu liefert Dr. Gerhardt in einer Sendung über Herz-Kreislauf-Probleme eine Vielzahl von Erklärungen. Kühnemann setzt Erklärungen vor allem zum Zweck der Themensteuerung, Orientierung oder Sicherung der Verständlichkeit ein, Dr. Gerhardt häufig dann, wenn es um medizinische Wissensbestände geht, die ihm als Allgemeinmediziner geläufig sind; hier scheint er die Rolle eines weiteren medizinischen Experten zu übernehmen. Medizinische Erklärungen durch Moderatoren haben also noch eine über die Wissensvermittlung hinausgehende Funktion.

Assoziative Erklärungen

Dr. Gerhardt unterbricht seine Gäste häufig mit dem Ziel, einen Sachverhalt zu erklären, der in der Äußerung des Gastes gerade zur Sprache kommt. Gerade weil er seinen Gästen dadurch oft die Chance nimmt, ihren Gedankengang zu Ende zu führen und vielleicht selbst diese Erklärung zu liefern, erscheinen die Darstellungen in seinen Sendungen sehr fragmentiert. Im folgenden Beispiel unterbricht er, um eine kurze Erklärung einzuschieben:

[Beispiel: *der Apfel*]

MO	Hmhm dies Und liebe Zuschauer,
EX	en die drin sind. Die führen zu den Broteinheiten.

62

MO	wir wissen alle; wie . gerade der Typ-zwei-Diabetiker, also der Altersdiabetes,

63

EX	wie man ihn auch nennt, da sind ja die Kalorien auch ganz ganz wichtig.

64

MO	Aber weiter, der Apfel,		Ja	eine BE	
EX		Der Apfel auch eine BE,			klar hat

65 [DIABET]

Fiktiver Laien-Experten-Dialog

Um eine Erklärung zu initiieren, müssen die Moderatoren signalisieren, dass etwas erklärungsbedürftig ist. In der Regel richten sie sich mit einer entsprechenden Frage an geladene Experten, mitunter aber auch an sich selbst – also an ihre eigene Expertenrolle. So erklärt Dr. Gerhardt einen Sachverhalt, indem er zuerst eine Frage aus Laienperspektive formuliert und dann aus Expertenperspektive darauf antwortet:

[Beispiel: *Durchblutung*]

MO: Ja, was bedeutet eigentlich Herz-Kreislauf-Erkrankungen? Das ist vor allem/ hat vor allem etwas mit der Durchblutung zu tun. Und wenn die Durchblutung nicht mehr richtig funktioniert, dann kann das Auswirkungen haben . vor allem . auf das Herz . und auf das Gehirn. (HERZKREI 8-13)

6.2.5 Zuschaueradressierung

Die Zuschauer sind für die Moderatoren und Experten in der Regel nur virtuell präsent. Sie müssen sie als Adressaten gewissermaßen erst „erschaffen" und modellieren, um sie adressatengerecht ansprechen zu können. Die Zuschauer erscheinen in den Sendungen in bestimmter Weise typisiert, z. B. als passive Fernsehkonsumenten, als aktive, treue Gefolgsleute einer Sendereihe, als leidende Patienten oder deren Angehörige und als wissensdurstige Informationssucher (s. ausführlich Kap. 10.5).

In allen Sendungen werden die Zuschauer regelmäßig vom Moderator angesprochen. Die Art und Weise und die Intensität bzw. Häufigkeit der Ansprache und Kontaktaufnahme variiert je nach Sendungsformat. Dabei gibt es einen deutlichen Unterschied zwischen der Zuschaueradressierung in Talkshows und in Medizinratgebern, Magazinen und Wissenschaftssendungen: In Talkshows erscheint der Zuschauer weitgehend als jemand, der gerne passiv rezipiert und sich emotional involvieren lässt, in medizinischen Gesundheitssendungen erscheint er als jemand, der prinzipiell informiert und an weiterer Information interessiert ist, aber Impulse und Aufforderungen zur Reflexion und aktivem Handeln benötigt. Die folgende Darstellung konzentriert sich auf die Zuschaueradressierung in den medizinischen Gesundheitssendungen.

Die Art und Weise der begrüßenden Zuschaueransprachen stellt sich gleichzeitig als ein Ausdruck der Nähe oder Distanz zu den Zuschauern im Verlauf der Sendung heraus. Der gesundheitsbewusste Rezipient medizinischer Information (*Und schließlich . ein umfangreiches Informationsangebot für Sie.* (BLUTHOC)) wird *herzlich willkommen* geheißen. Der wissensdurstigen Zuschauer (*heute Abend wird Ihr Herz ebenfalls höher schlagen, denn das erwartet Sie bei Quarks und Co.* (QUARKS1) wird gleich in die Thematik einbezogen: *Stellen Sie sich vor, Sie gehen zum weltbesten Motorenhersteller.* Auch im Sendungsverlauf richtet sich der Moderator Yogeshwar überwiegend in Verbindung mit Erklärungen oder dem Zeigen von etwas direkt an seine Zuschauer. Der Arzt-Moderator Gerhardt wendet sich verständnisvoll mahnend an den *lieben Zuschauer*, wie an einen Bekannten oder (potenziellen) Patienten seiner Hausarztpraxis: *Liebe Zuschauerinnen, liebe Zuschauer, herzlich willkommen zu Gesundheit. Ob viele/ obwohl viele von uns* [...] (GESCHLAG).

Kühnemann begrüßt den *verehrten Zuschauer*, der im Verlauf ihrer Einleitung schnell zum potenziell Betroffenen wird. Sie fordert ihn durch Fragen zur genauen Beobachtung seines Körpers und gesundheitlichen Befindens, zum Nachdenken und zum Handeln auf:

[Beispiel: *Kopfkissen*]

MO: Wenn Sie heute schlafen gehen, nehmen Sie dann . auch wieder ein zusätzliches Kopfkissen, weil es Ihnen unangenehm geworden ist, so flach zu liegen wie früher? Und schauen Sie doch mal nach unten, wie ist das mit den Knöcheln? Sind Sie wieder . verschwollen oder zumindest einer? Na, Sie werden vielleicht sagen, also Venenprobleme, die habe ich ja schon immer gehabt, aber ist es wirklich eine Venenschwäche oder ist es nicht vielleicht doch eine Herzschwäche? Sie sollten unbedingt zum Arzt gehen. (H-SCHWÄ1 1ff.)

Fast immer entwickelt sie eine Art Dialog mit dem Zuschauer bzw. potenziell Betroffenen.

Die Ansprachen der Zuschauer in Gesundheitsmagazinen und -ratgebern sind verbunden mit Begrüßung und Verabschiedung, mit Informationsgabe, Erklärungen, Empfehlungen und Appellen. Sie richten sich entweder an alle Zuschauer (ob krank oder nicht) oder an (potenziell) Betroffene oder Angehörige. Die Adressierung der Zuschauer erfolgt fast ausschließlich durch die Moderatoren. Ganz selten appellieren z. B. Experten an die Zuschauer, ihr Verhalten zu ändern:

[Beispiel: *gute Empfehlung*]

EX: Aber, um den Zuschauern und Zuhörern eine gute Empfehlung zu geben, sagt man heute, sie sollen trotzdem . viel frisches Obst und Gemüse zu sich nehmen. (CHOLEST1 463ff.)

Moderatoren von Sendungen mit Studiopublikum (z. B. Christen, Fliege, Gerhardt) differenzieren die Ansprache von Studiopublikum und Fernsehzuschauern durch die Blickrichtung (ins Studiopublikum bzw. in die Kamera) und durch getrenntes Ansprechen: *Herzlich willkommen Ihnen im Studio, einen schönen Nachmittag wünsch ich Ihnen zu Hause.* (ALLERGIS).

Die Typisierung und Gestaltung der Adressaten wechselt im Sendungsverlauf. Die Modellierung erfolgt lokal entsprechend den gerade fokussierten Zielen der Sendung und bringt ihrerseits differierende Anforderungen bzw. Aufgaben mit sich: z. B. bei passiven Fernsehkonsumenten Problembewusstsein und Betroffenheit für gesundheitliche Probleme erzeugen und falsche Vorstellungen und Stereotype korrigieren (vgl. dazu Kap. 10), bei Gesundheitsbewussten vorhandenes Wissen und Einstellungen stärken, bei leidenden Patienten oder Angehörige Handlungsmöglichkeiten aufzeigen und medizinische Zusammenhänge transparent machen.

Die Zuschauer werden entweder direkt (durch Anrede mit *Sie*) oder indirekt angesprochen – z. B. durch verallgemeinerndes *man* oder als Teil einer Gruppe durch *wir/uns* oder durch konkrete Benennung einer bestimmten Gruppe wie *Patienten*. Mit der Art der Adressierung werden automatisch bestimmte Personengruppen in den Blick genommen: seien es ganz allgemein die Zuschauer als potenziell Betroffene oder als an Gesundheitswissen Interessierte, seien es Betroffene bzw. Patienten (*Herr Professor Haases, jetzt hat ein Patient Bluthochdruck* (BLUTHOC)) sowie Angehörige von Betroffenen (*und da muss der Partner . hier die Geschäftsführung übernehmen sag ich immer* (SPRECHST)), seien es bestimmte einzelne Gruppen (z. B.: *Also ältere Menschen sollten regelmäßig ein Bodycheck machen* (QUARKS1)).

Die Zuschauer werden durchweg positiv charakterisiert

- als treue Zuschauer:

  liebe Zuschauer, das kennen Sie auch schon, wenn Sie treue Zuschauer sind, wir können nur Tipps geben (HERZWO1) *Und . wie Sie das bei uns gewohnt sind im Knackpunkt, liebe Zuschauer* (ALLERG1),

- als wissenschaftlich Interessierte:

  Sie werden begeistert sein, denn im folgenden Film . zeigen wir Ihnen (QUARKS1),

- als medizinisch Unwissende, aber an Informationen Interessierte:

  Ja, und das ist jetzt für unsere Zuschauer überhaupt nicht mehr zu verstehen. (H-SCHWÄ3)

  Was haben Sie gemacht, wie ist das gelungen, das ist ja interessant für unsere Zuschauer (HERZWO1)

Gut, aber wir wollen ja doch wissen, wonach wir uns richten dürfen (CHOLEST1)

- und als Menschen, die hinterfragen, was ihnen an Informationen angeboten wird:

  Und wenn wir jetzt über so tolle Methoden reden, sagt der Zuschauer, ja, aber kommt das auch für mich in Frage? Das heißt, erstens mal in welchem Stadium der Erkrankung kommen solche Operationen in Frage? (H-SCHWÄ3).

Direkt angesprochen werden die Zuschauer im Zusammenhang mit Erläuterungen und Erklärungen, Hinweisen und Tipps, Empfehlungen und Appellen. Dabei wird auf unterschiedliche Weise Nähe zu ihnen hergestellt. So gelingt es beispielsweise dem Moderator Yogeshwar durch direkte Ansprache und häufige Verwendung deiktischer Ausdrücke, die Zuschauer direkt in das Geschehen einzubeziehen. Wenn er Modelle oder Geräte vorführen und erklären möchte, dann fordert er sie zur aufmerksamen Beteiligung auf: *schaun Sie mal* (QUARKS1); *wenn Sie jetzt einmal genau hinschauen* (QUARKS2); *Sie werdens gleich deutlich hören* (QUARKS1).

Andere Moderatoren wenden sich mit Fragen direkt an den Zuschauer und regen ihn damit zum Nachdenken an oder stellen Gemeinsamkeit her:

[Beispiel: *schon erlebt*]

MO: Haben Sie das auch schon erlebt? Ein völlig unbedeutender Anlass, und Sie reagieren absolut überempfindlich (ALLERG2, 1996, 1ff.)

Die Moderatoren bemühen sich, die Zuschauer nicht nur mit Fragen, sondern auch mit indirekter Zuschaueradressierung oder der Ankündigung gemeinsamen Tuns aus ihrer „Fernseh-Isolierung" herauszuholen:

[Beispiel: *gefährliche Stoffe*]

MO: Vielen Zuschauern wirds sicherlich jetzt auch genauso gehen. Das is eine/ sind eine Fülle von gefährlichen Stoffen. Und man überlegt jetzt schon, oh Gott, die eine oder andere Geschichte . möglicherweise . ist das bei mir die auch/ auch die Ursache ((lacht)). (ALLERG8 17ff.)

[Beispiel: *erster Film*]

MO: Und wir schauen uns . unseren ersten Film . gemeinsam an, liebe Zuschauer (ALLERG1 44ff.)

Mit Appellen, etwas für die Gesundheit zu tun, richten sich die Moderatoren in unterschiedlicher Weise an die Zuschauer. Sie beziehen sich selbst in die angesprochene Gruppe mit ein (*wir alle*):

[Beispiel: *Bescheid*]

MO: Und es ist eben das Wichtigste, dass wir alle über uns Bescheid wissen (CHOLEST 255f.)

Sie übernehmen (durch *ich*) die Perspektive der Angesprochenen:

[Beispiel: *Appell*]

MO: Fassen wir noch mal zusammen, so n Appell, also, . wenn ich jetzt ein Bluthochdruckmedikament nehmen muss, sollte ich unbedingt mit meinem Arzt über mögliche Nebenwirkungen reden (BLUTHOC 266f.)

Sie geben als Arzt persönliche Ratschläge an die Zuschauer:

[Beispiel: *persönlicher Ratschlag*]

MO: Lieber Zuschauer und Zuschauerinnen, mein ganz persönlicher Ratschlag . an Sie, der folgt jetzt ((4 sec)). Man kann es gar nicht oft genug sagen. . Gehen Sie wenigstens einmal im Jahr zum Gesundheits-Check-up, zur Gesundheitsuntersuchung . bei Ihrem . Hausarzt. (ARTERIKLE 25ff.)

Auch Hinweise, Tipps und Informationen werden dem Zuschauer auf unterschiedliche Art präsentiert. In allen Gesundheitsmagazinen und -ratgebern werden Hinweise gegeben, wo weitere Informationen zu erhalten sind. Diese Hinweise sind meist verbunden mit direkten oder indirekten Aufforderungen etwas zu tun:

[Beispiel: *Herztrümpfe*]

MO: Für nur vier Mark fünfzig . erfahren Sie auf hundert Seiten das Wichtigste über Risikofaktoren und typische Herzleiden. Lesen Sie, wie Sie sich schützen können . mit den vier Herztrümpfen. Und Sie halten auch schon Ihr persönliches Herztagebuch in der Hand, mit Tages- und Wochenbilanzen, (GPRAXIS1 418ff.)

Neben solchen Informationshinweisen wird der Zuschauer durch Gesundheitstipps zu gesundheitsbewusstem Verhalten aufgefordert:

[Beispiel: *Herzgesundheit*]

MO: Ja, und was <u>Sie</u> selber schon morgen tun können ((wendet sich an die Zuschauer)) für Ihre Herzgesundheit, das zeigt Ihnen unsere Aktion . Herz ist Trumpf. (GPRAXIS1 397ff.)

[Beispiel: *Hometrainer*]

MO: Wenn Sie <u>kei</u>ne Zeit fürs Training haben, tuts auch der Hometrainer vor dem Fernseher. Oder . Sie holen das Rad aus dem Keller (GPRAXIS1 504ff.)

Im Verhältnis zur recht differenzierten Zuschaueradressierung in Ratgebersendungen und Gesundheitsmagazinen ist die Zuschaueradressierung in Talkshows eine andere. Bei *Fliege* findet diese vor allem in der Phasen der An- und Abmoderation sowie zwischen den Gästeauftritten statt und hat die Funktion, die – als eher passiv rezipierend gedachten – Zuschauer einzustimmen und emotional zu involvieren, z. B. indem Fliege die Vorstellung der Gäste mit einer bewegenden *Geschichte* aus deren Krankheitserleben verbindet:

[Beispiel: *Linderung*]

MO: Wir interessieren uns für Asthma. Wir interessieren uns dafür, . gibt es Methoden damit fertig zu werden, . kann man nur Linderung von der Medizin erwarten oder wie Sie gerade gehört haben von der traditionellen chinesischen Medizin, . eventuell sogar auch Heilung. . Ich will Ihnen eine Geschichte erzählen, die spielt in Eisenach meine Damen und Herren. [...] Hier ist Reinhard Bursitzke, der erzählt Ihnen das. (ASTHMAFl 370ff.)

Während des Gesprächs mit Gästen kommt bei *Fliege* so gut wie keine Zuschaueradressierung vor.

6.3 Baustein Experteninterview

Die Gestaltung der Interaktion zwischen Experten und Moderatoren in Gesundheitssendungen variiert von Sendung zu Sendung und von Format zu Format. Wie die bisherigen Analysen gezeigt haben, werden die geladenen Experten in ihren Redebeiträgen von den Moderatoren stark gelenkt und die Gespräche scheinen meist mehr ein Interview als ein Gespräch. Je nach Moderator finden sich jedoch auch stärker gesprächsförmige Elemente. Die besondere Form des medial geprägten kommunikativen Handelns von Experten und Moderatoren stellt die Experten mitunter vor schwierige Situationen und zum Teil widersprüchliche Anforderungen, z. B. einen fachlich komplexen Sachverhalt ganz kurz, aber für medizinische Laien, die nicht anwesend sind, gut verständlich darzustellen, all dies vor laufenden Kameras und im face-to-face-Austausch mit einem medizinisch geschulten Kollegen (s. Kap. 7.2, Kap. 8.6 oder Kap. 9.3).

Im Folgenden wird die Form der Interaktion – interview- oder gesprächsförmig – beschrieben, es wird der Frage nachgegangen, wie der Baustein „Experteninterview“ von den Moderatoren gestaltet und eingesetzt wird und mit welchen Schwierigkeiten Moderatoren und Experten bei der Erfüllung ihrer kommunikativen Aufgaben zu kämpfen haben.

6.3.1 Gesprächsführung mit den Experten

Ein Gespräch außerhalb institutioneller und medialer Zusammenhänge zeichnet sich im Allgemeinen durch eine gewisse Symmetrie, Gegenseitigkeit und Spontaneität aus, d. h., die Gesprächspartner wechseln sich mit initiierenden und reagierenden Redebeiträgen ab, Fragen werden von allen Beteiligten gestellt mit dem Ziel, jeweils vom anderen etwas zu erfahren; Erzählungen und Darstellungen werden von den Beteiligten dann initiiert, wenn sie etwas beitragen wollen. Diese Merkmale eines Gesprächs fehlen in den Gesundheitssendungen. Ein vorgeplantes und moderiertes Sendungsformat sieht nicht vor, dass die geladenen Gäste zu selbstgewählten Zeitpunkten mit inhaltlich eigenständigen Redebeiträgen initiativ werden, sich mit Fragen an den Moderator richten oder mit anderen Gästen in Interaktion treten. Die sendungsspezifischen Charakteristika, dass die Moderatoren die Themen durch Fragen vorgeben und die Antworten der Experten durch Nachfragen, Kommentare oder Unterbrechungen regulieren, kennzeichnen die Interaktion als Interview.

Der Moderator gibt Experten das Thema vor

Die Moderatoren stellen meist konkrete, fachspezifische und oft geschlossene Fragen, mit denen sie Themen und Subthemen im Detail vorgeben:

[Beispiel: *Pauline*]

MO: Bei der kleinen Pauline war es also ein reines Naturprodukt, was die Allergie ausgelöst hat. Professor Haustein, kommt so was eigentlich sehr häufig vor? (ALLERG3 1ff.)

Der Moderator gibt Stichworte

Der Moderator ist für die Experten eine Art Stichwortgeber. Manche Moderatoren (z. B. von *Knackpunkt)* verbalisieren das, indem sie ausdrücklich vom *Stichwort* sprechen. Dazu wird meist ein vom Experten zuvor benannter Begriff als Stichwort ausgewählt (z. B. *Stichwort Umwelt* oder *Das ist das Stichwort, Diagnose*).

Der Ausdruck „Stichwort X“ dient in diesen Fällen als eine Art Gliederungssignal und metakommunikativer Orientierungshinweis für Gäste und Zuschauer, mit dem in kürzester Form ein neues Thema oder Subthema aus dem bisher Gesagten ausgewählt und zum Thema gemacht werden kann. Zusammen mit der Adressierung eines Experten fungiert der Ausdruck „Stichwort“ als verkürzte Aufforderung, zum betreffenden Punkt aus fachlicher Perspektive Stellung zu nehmen.

[Beispiel: *Umwelt*]

MO: Stichwort Umwelt, haben Sie schon genannt, äh Professor Herbart, äh Sie beschäftigen sich ganz intensiv mit solchen Umweltfaktoren. Ist es tatsächlich die Umwelt, die uns krank macht? (ALLERG 49-52)

Zusätzlich kann der Ausdruck „Stichwort" auch die allgemeine Bekanntheit oder Relevanz eines Themas oder Gesundheitsproblems markieren:

[Beispiel: *Wechselwirkung*]

MO: Aber Wechselwirkung, Professor Metzner, is natürlich schon n Stichwort, weil äh zum Beispiel so n Heuschnupfen oftmals gar nicht allein auftritt, sondern auch kombiniert ist . mit anderen Allergien.

EX: Das ist richtig. Wir haben in den seltensten Fällen zum Beispiel (ALLERG3 107ff.)

Derartige Verkürzungen sind nur in einem engen, thematisch und hinsichtlich der Rederechte vorgegebenen Rahmen, wie er für Gesundheitssendungen charakteristisch ist, möglich.

Der Moderator gibt Experten das sprachliche Handeln vor

Der Moderator gibt nicht nur das Thema, sondern auch die Art und Weise des sprachlichen Handelns vor, er verlangt vom jeweiligen Experten also ganz spezifisch die Formulierung von Erklärungen, Beschreibungen oder Tipps:

[Beispiel: *Holger*]

MO: Und Sie werden uns mal erklären, Professor Metzner, was Sie jetzt mit unserem Holger machen? (ALLERG1 8ff.)

[Beispiel: *Herzzentrum*]

MO: Hm . äh . wir sollten jetzt mal über Ihr Herzzentrum sprechen. Dazu ein paar Bilder . uns angucken. Und Sie sollten sagen, was da gerade passiert. (HERZ8 1ff.)

[Beispiel: *direkte Frage*]

MO: Jetzt hab ich mal ne ganz ähm . direkte Frage. Schaffen Sie das, also ich hab da wirklich Probleme in der Praxis damit. [...] Also viele Menschen werden dann doch wieder rückfällig. Ham Sie da n Tipp für mich? . . Wie machen Sie das? ((lacht)) (CHOLESTE 144-152)

Der Moderator korrigiert den Experten

Die Moderatorin Kühnemann korrigiert im folgenden Beispiel die Formulierung des Experten *(der Herzmuskel ist schön erweitert)* mit einer kritisierenden Anmerkung. Dieser akzeptiert die Kritik und übernimmt die Korrektur:

[Beispiel: *schön erweitert*]

MO	Hm
EX	Und bei Patienten, wo wir wissen, dass der Herzmuskel so

644

MO	Hm
EX	geschwächt ist, dass sie noch, sagen wer mal, knapp eine

645

MO	Hm
EX	Etage Treppen steigen können, und wir wissen, der Herzmuskel ist schön

646

MO	Ja? Also schön hören
EX	erweitert, er ist ja richtig/ er hat sich deutlich erweitert,

647

MO	wir da ja nicht so gerne, sondern leider sehr erweitert.
	o-lachend-o
EX	Genau, leider sehr

648

MO	Jaha: Ja Hm
EX	erweitert! Bei diesen Patienten, da können wir die Methode

649 (H-SCHWÄ3)

Der Moderator führt abrupte Themenwechsel durch

Typisch für Interviews ist, dass der Interviewer die Antwort des Interviewten nicht weiter kommentiert oder bestätigt, sondern – insofern die Antwort ausreichend ist – mit der nächsten Frage fortfährt, die sich auch auf ein ganz anderes Thema beziehen kann.

Dies geschieht auch in der Interaktion der Moderatoren mit den Experten, oftmals aber mit der zusätzlichen pragmatischen Funktionen, das Thema voranzubringen und einen weiteren Aspekt zur Bearbeitung einzuführen oder aber auch das Interaktionsverhalten des Experten zu regulieren. Das ist auch in einer Sendung zum Thema Cholesterin der Fall: Die angesprochene Expertin hat sich eigenständig ihren Redebeitrag gesichert (*Aber ich möchte auch nochmal auf das äh eben Gesagte eingehen*), sie thematisiert den Unterschied von hohem Cholesterinspiegel aus Vererbungs- oder Ernährungsgründen und fordert abschließend diese differenzierte Sicht auch ein: *Also das muss man, nn . schon so, denk ich, genau äh . sagen.* Am Ende ihrer Ausführungen bestätigt der Moderator kurz und führt dann ohne Überleitung einen Themenwechsel durch:

[Beispiel: *Vererbungskomponente*]

EX: Und bei den meisten Menschen ist sozusagen einmal die Vererbungskomponente und dann kommt noch die Erb/ Ernährungskomponente obendrauf. Also das muss man . schon so, denk ich, genau äh . sagen.

MO: Hm. Nächstes Beispiel . Frau Doktor […] (CHOLES 99-102)

Diese Art und Weise des Moderatoren-Handelns ist aus der Perspektive der Gesprächspartner und im Hinblick auf die Verständnissicherung problematisch. Der Moderator geht nicht nur nicht auf die Informationen ein – und auch nicht auf die angedeutete Kritik der Expertin an einer zu vereinfachenden Darstellungsweise –, sondern gibt zu dieser Darstellung auch kein inhaltliches Feedback. So können sich auch die Zuschauer nicht orientieren, wie wichtig oder wenig wichtig dieser Beitrag für das Thema ist.

Der Moderator unterbricht

Mitunter ergänzen Experten (hier HA und HE) etwas zu einer vorangegangenen Darstellung eines anderen Kollegen, obwohl der Moderator schon das Wort übernommen hat:

[Beispiel: *pollenarm*]

MO		Hm. Und dann/	
HA			Wobei ( ) Darf ich das vielleicht
HE	Allergenen . schützen.		

85

HA	einfügen. Es gibt natürlich pollenärmere Gegenden, beispielsweise

86

HA	Nordseeinseln, äh . wo wo

87 (ALLERG3)

Ein solcher Einschub kann für den Moderator dann problematisch werden, wenn die Ergänzung umfangreich wird, wenn sich daraus ein Dialog zwischen den geladenen Experten entwickelt und der Moderator die Kontrolle über den Gesprächsverlauf zu verlieren droht, wie im folgenden Beispiel:

[Beispiel: *Heuschnupfen*]

MO		Hm. So/	
HA			Vielleicht sollte man noch zwei Dinge
HE	gegen die Hausstaubmilbe.		

118

HA	ergänzen hier. Einmal, dass natürlich aus dem Heuschnupfen dann,

119

HA	wenn es [...(die ergänzende Darstellung wird fortgesetzt bis Fläche 132)]

120 (ALLERG3)

Für den Moderator besteht hier die Gefahr die Gesprächssteuerung zu verlieren, denn nach der ausführlichen Ergänzung des Experten HA übernimmt sein Kollege HE wieder unaufgefordert das Wort, um einen Einwand zu formulieren:

[Beispiel: *epitope Gruppen*]

HA	sind ganz ähnlich an ihren Antigendeterminanten oder epitopen Gruppen.
HE	Nur, abge-

132

MO	Hm. Professor Herbart?
HE	sehen eben von den . von Ihnen vorhin genannten sauberen Gegenden [...]

133 (ALLERG3)

Die Experten verfallen in fachsprachliche Ausdrucksweisen und man gewinnt den Eindruck, dass sie sich kompetitiv gegeneinander stellen – unter Verletzung der Moderatorenrechte und auf Kosten auch der Zuschauer. Dass der Moderator dem bereits sprechenden Experten HE das Wort übergibt, kann man als Versuch interpretieren, die Kontrolle über die Gesprächsführung zurückzugewinnen.

Behinderung der Expertenantwort durch Zwischenfragen des Moderators

Experten werden in ihren Erklärungen und Darstellungen häufig von den Moderatoren unterbrochen, indem diese ergänzende oder verständnisfördernde Aspekte einfordern. Das kann dazu führen, dass ihr roter Faden für sie selbst und die Zuschauer zeitweilig verloren geht.

Ob die Zwischenfragen und Kommentare der Moderatoren tatsächlich zu Irritationen oder Verständnisschwierigkeiten führen, hängt auch davon ab, wann unterbrochen wird. Am Ende einer Aussage kann es z. B. lediglich eine kleine Ergänzung bedeuten:

[Beispiel: *Pricktest*]

EX	Als erstes . tragen wir diese Pricktestlösungen der Reihe nach auf die Haut

15

MO	Hm. Ist also jetzt erstmal nur en kleiner Tropfen, da passiert noch nichts.
EX	auf.

16

EX	Ein Tropfen, der . nicht schmerzhaft ist.

17 (ALLERG1)

Hier kann der Experte den Faden leicht wieder aufnehmen. Häufiger passiert es jedoch, dass Moderatoren versuchen, alle relevanten Aspekte einer Frage zeitökonomisch abzuarbeiten, und die Experten durch wiederholte Einwürfe, Ergänzungs- und Nachfragen daran hindern, eine eigenständig gestaltete Darstellung zu geben:

[Beispiel: *viele Hauptfaktoren*]

EX	Aber diese positive Beeinflussung des Fortschreitens der Erkrankung, das is
118	
MO	ja Also Risikofaktoren abbaun nach
EX	eigentlich das, was man gut in der Hand hat.
119	
MO	Möglichkeit. Klar, Stress wie gesagt, haben wir alle. Schwierig
EX	Abbauen, ja. Ja.
120	
MO	damit umzugehn. ( )
EX	Aber die vielen Hauptfaktoren, eben Fettstoffwechsel-
121	
MO	ja ja hm ja Also
EX	störungen, Bluthochdruck, Rauchen und Diabetes mellitus. Da kann man
122	
MO	die Blutzuckerkrankheit. Wie siehts denn aus mit der
EX	doch viel machen. Die Blutzuckerkrankheit.
123	
MO	Antibabypille? Und Antibabypille!
EX	Also für Rauchen und Antibabypille bei jüngeren Frauen auch .
124	
MO	hm
EX	gibt es Untersuchungen, die nen deutlich erhöhtes Infarktrisiko/ also die
125	
EX	Manifestation der koronaren Herzkrankheit in diesem Fall nachgewiesen
126	
MO	Ich wäre ihnen jetzt sehr dankbar, wenn Sie
EX	haben. Also das is . sehr kritisch.
127	
MO	noch ein Satz sagen könnten zu dem sogenannten, also nicht sogenannten,
128	
MO	zu dem Vitamin E.
129 (ANGINA1)	

Versuche der Gesprächsgestaltung durch die Moderatoren

Die vorigen Beispiele zeigen, dass man trotz dieser durch das Sendungsformat und die Sendungsziele vorgegebenen Interviewform bei den Moderatoren auch Bemühungen findet, den Wortwechsel stärker als Gespräch zu gestalten und thematische Verknüpfungen zwischen den Beiträgen der Experten und ihren weiterführenden Fragen herzustellen. So nehmen Moderatoren Aspekte der Antworten der Experten in ihre weiterführenden Fragen auf, manchmal formulieren sie ihre Frage bzw. ihre Reaktion mit Bezug auf die Gesamtaussage der Experten.

Im folgenden Beispiel zählt ein Experte auf Nachfrage die Ursachen von Herzmuskelschwäche auf und der Moderator fasst diese als *Risikofaktoren* zusammen und bewertet sie abschließend (*dieselben Risikofaktoren, die wir ja immer diskutieren*):

[Beispiel: *Herzmuskelschwäche*]

MO	können wir das heute noch so sehen oder wissen wir doch sehr genau,
122	
MO	welche Risiken das bedingen? Hm
EX	Ich glaube, dass man das heute etwas genauer
123	
EX	sagen kann. Es gibt natürlich mehrere Ursachen für eine Herzmuskel-
124	
EX	schwäche, die wesentlichen Ursachen sind sicherlich Minderdurchblutung, in
125	
EX	Folge . Arteriosklerose der Herzkranzgefäße. . Das ist die eine große Gruppe
126	
EX	von Patienten, und die Patienten/ und die andere . große Gruppe von
127	
MO	Hm
EX	Patienten mit Herzmuskelschwäche sind Hochdruckpatienten, die über lange
128	
MO	Es sind eigentlich alles
EX	Jahre ihren Hochdruck schlecht eingestellt hatten.
129	
MO	dieselben Risikofaktoren, die wir ja immer wieder diskutieren [...]
130 (H-SCHWÄ2)	

Eine stärker gesprächsförmige Situation wird auch dadurch erzeugt, dass die Moderatoren nicht sofort mit einer neuen Frage auf die Darstellung des Experten reagieren, sondern sich in irgendeiner Weise zum Gesagten äußern oder etwas ergänzen:

[Beispiel: *Zweifel*]

MO	Ja
EX	eine Herzmuskelschwäche festzustellen. . Aber ein normales EKG
190	
MO	Hm
EX	spricht zumindest gegen das Vorliegen einer Herzmuskelschwäche.
191	

MO	U:nd vor allen Dingen, wenn es dann doch soweit ist, dann gibts ja
192	
MO	immer noch die Fachleute. Dann kann äh der Hausarzt sagen [...]
193 (H-SCHWÄ2)	

In diesem Beispiel bestätigt und unterstützt die Moderatorin Kühnemann die Antwort des Experten, indem sie weitere Informationen für die Zuschauer hinzufügt und erst danach eine neue Frage formuliert. Das erzeugt den Eindruck der Kooperation zwischen Moderatorin und Experte; die Darstellungen sind weniger Beiträge einer Person (also entweder Experte oder Moderatorin), sondern eine gemeinsame Produktion. Auf diese Weise verhindert die Moderatorin letztlich auch langatmige Antworten, ohne durch Unterbrechungen unhöflich agieren zu müssen. Der Umfang der Redebeiträge der Moderatorin Kühnemann ist vermutlich deshalb häufig ähnlich wie der ihrer Experten, mitunter sogar größer.

Diese stärker gesprächsförmigen Sequenzen sind in den Gesundheitssendungen allerdings die Ausnahme, da sie mit den Erfordernissen der Inszenierung – alle Gäste gleichmäßig und rollenspezifisch angemessen einzubeziehen, die geplanten Themen und Aspekte abzuarbeiten, den Zeitrahmen einzuhalten – schwer in Einklang zu bringen sind.

6.3.2 Kooperatives und abweichendes Interaktionsverhalten der Experten

Die Experten in den Gesundheitssendungen agieren überwiegend kooperativ und gehen mit wenigen Ausnahmen auf die Gesprächssteuerung und die inhaltlichen Vorgaben der Moderatoren ein.

Übernahme der Formulierungen des Moderators

Eine typische kooperative Form ist es, Formulierungen aus der Moderatorenfrage in die Antwort zu übernehmen:

[Beispiel: *richtig verhalten*]

MO: Wie verhalte ich mich in der Situation richtig?
EX: Richtig verhalten Sie sich in dieser Situation [...] (BLUTHOC 309ff.)

[Beispiel: *allergene Reaktionen*]

MO: Ham also allergene äh Reaktionen immer was auch mit der Reaktion auf der Haut zu tun . oder muss das nicht unbedingt sein?
EX: Das . das muss nicht immer sein. [...] (ALLERG3 24ff.)

Mitunter übernehmen die Experten in ihrer Antwort sogar den vollständigen Wortlaut der Frage:

[Beispiel: *wehtun*]

MO	Tut das weh? Ist das belastend für die Betroffenen?
EX	Das tut überhaupt nicht

333

MO	Vielen Dank erstmal.
EX	weh und ist auch nicht belastend für die Betroffenen.

334 (BLUTHOC)

Diese – recht typische – Form der Expertenantwort bewirkt eine hohe Redundanz, die es den Zuschauern erleichtert, den Ausführungen zu folgen.

Orientierung an Vorplanungen des Moderators

Mitunter findet man Aussagen von Experten, die darauf hindeuten, dass sie den gemeinsamen Vorplanungen mit den Moderatoren folgen, wie etwa im nächsten Beispiel, in dem ein geladener Experte – durchaus mit beabsichtigtem komödiantischen Nebeneffekt – „Unwissen" inszeniert:

[Beispiel: *Jahreszeit*]

EX	Ich weiß gar nicht, welche Jahreszeit wir jetzt habn, welcher Pollen jetz
MO	Na,

42

EX	am meisten fliegt.
MO	Das können wir doch gleich/ Sie haben uns doch alles

43

EX	Echt! ((lacht))
MO	mitgebracht . hier. ((deutet auf eine Tafel mit Pollenflugzeiten))

44 (ALLERG3)

Rückversicherung beim Moderator

Ein Experte fordert vom Moderator extra die Zustimmung ein, einen Sachverhalt ausführlicher darstellen zu dürfen:

[Beispiel: *jetzt*]

EX	Und das läuft über die äh Lymphozyten ab . und äh wird auf eine spezielle

41

EX	Art und Weise getestet, wie wir vielleicht entweder jetzt sagen sollen, oder?

42

MO	Ja, machen Sie s . ruhig.
EX	Ja

43 (ALLERG7)

Unproblematisches Abweichen der Experten

Fast immer erfüllen die Experten kooperativ die an sie gestellten Interaktionsaufgaben, Abweichungen sind selten und meist unproblematisch. Unproblematisch bleibt es etwa, wenn Experten im Anschluss an eine vom Moderator eingeforderte Darstellung zusätzliche Themen einbringen, weniger nahe liegende Aspekte ergänzen oder auf notwendige Differenzierungen hinweisen. Im folgenden Beispiel beantwortet der Experte zuerst die Frage der Moderatorin (*hier in Europa*) und ergänzt dann von sich aus einen Aspekt (*in Japan*):

[Beispiel: *roh*]

MO: Bei der kleinen Pauline war es also ein reines Naturprodukt, was die Allergie ausgelöst hat. Professor Haustein, kommt so was eigentlich sehr häufig vor?

EX: Man kann sagen, dass die . Milch- und auch die Hühnereiweißallergie hier in Europa die häufigste Nahrungsmittelallergie darstellt. In Japan, entsprechend der Gewohnheiten, ist es beispielsweise der Fisch. Das liegt auch daran, daß diese Dinge äh zum Teil roh gegessen werden . und äh die Allergene . eigentlich besser . zerstört werden sollten, durch Kochen und äh andere Aufbereitungsmöglichkeiten.

MO: Hm. Warum is eigentlich [...] die Haut das Ziel solcher allergenen Reaktionen? (ALLERG3 1-12)

Die Reaktion der Moderatorin zeigt hier auch deutlich, das es in erster Linie von ihrer Gesprächsführung abhängt, ob diese Ergänzung thematisch relevant wird wird oder nicht. In diesem Falle nicht, denn die Moderatorin äußert lediglich ein bestätigendes Hörersignal (*hm*) und führt dann durch eine Frage ein neues Thema ein: die Haut.

Ein anderes, ebenfalls unproblematisches, weil nur gering von den Erwartungen abweichendes Verhalten zeigt das folgende Beispiel. Der Experte, der an einer Versuchsperson aus dem Publikum einen *so genannten Pricktest* durchführen soll, wird vom Moderator aufgefordert: *Und Sie werden uns mal erklären, Professor Metzner, was Sie jetzt mit unserem Holger machen.* Statt der Aufforderung sofort nachzukommen, nimmt der Experte Kontakt mit der Testperson auf, begrüßt sie und bedankt sich bei ihr, dann erst lässt er die Erklärung folgen:

[Beispiel: *Unterarm*]

EX: Ich begrüße Sie, und ich bin froh, dass Sie sich da zur Verfügung gestellt haben, machen Sie bitte mal ihren . Unterarm frei. Wir führen bei Holger den so genannten Pricktest durch [...] (ALLERG1 10ff.)

Problematisches Abweichen der Experten

Anders liegt der Fall, wenn die Experten in das kommunikative Handeln des Moderators eingreifen und damit seinen herausgehobenen Status bedrohen. Alle solchen eigenständigen und vom Moderator nicht vorgegebenen Handlungen der Experten sind verbunden mit der Darstellung ihrer Expertise; d. h. die Präsentation ihrer Kompetenz und Professionalität scheint einen nicht unerheblichen Einfluss auf ihr kommunikatives Handeln zu nehmen.

Problem 1: Experten widersprechen der Darstellung des Moderators

So kann es passieren, dass Darstellungen der Arzt-Moderatoren von Experten als falsch oder unangemessen zurückgewiesen werden müssen, wie in folgendem Beispiel aus der Sendung *Gesundheit!* zum Thema Cholesterin:

[Beispiel: *Speisekarte*]

MO	überhaupt nichts auszumachen, ja . man/ die essen und mm/ man hat		

87

MO	so nen Eindruck, schadet denen nicht, andere dagegen, die lesen		

88

MO	die Speisekarte und Cholesterinwert geht hoch.		
EX			Na, so ist es nun auch

89

MO		Ich übertreibe absichtlich n bisschen.	((lacht))
EX	nicht so ganz.	Ja.	((lacht))

90 (CHOLES)

Die Expertin weist die plakative, an bekannte Laienaussagen angelehnte Darstellung des Moderators („eine Speisekarte nur lesen/ eine Speise nur ansehen und schon zunehmen") als fachlich unangemessen zurück. Hier gerät die Expertise einer Fachärztin mit der Status der Moderatorenrolle und der eigenen Kompetenz des Moderators als Mediziner in Konflikt. Darum fällt die kritische Anmerkung der Expertin auch abgeschwächt aus (*nicht so ganz*). Der Moderator rechtfertigt sich, dass er es ohnehin besser wisse (*ich übertreibe* … n bisschen), aber aus gutem Grund gehandelt habe (*absichtlich*). Mit gemeinsamem Lachen und akzeptierendem Signal der Expertin (*Ja*) wird diese Sequenz bearbeitet und „repariert" – wobei nicht eindeutig ist, ob die unfachliche Darstellung des Moderators, die Kritik der Expertin oder beides reparaturbedürftig ist.

Problem 2: Nicht-Eingehen auf die Frage des Moderators

Im folgenden Beispiel aus der Sendung *Knackpunkt* zum Thema Allergien geht der Experte nicht auf die Aufforderung des (nicht-medizinischen) Moderators ein, das Ergebnis des Pricktests an der Testperson Holger zu begutachten, sondern erläutert zuvor einen diagnostisch relevanten Sachverhalt:

[Beispiel: *Holger2*]

MO: Also ne doch ziemlich große Herausforderung für nen Mediziner und das Stichwort Diagnose . ham wir vorhin schon gesacht. Wir müssen jetzt mal Holger hereinbitten, die Zeit ist etwa/ naja, noch nicht ganz, fünf Minuten hätt er noch, äh äh . mal schaun, was sich hier getan hat . auf seiner Haut. Professor Metzner, Sie sind so lieb und/

EX: Ich möchte als erstes noch mal äh zurückkommen auf die Diagnose. Und das ist schon mehrfach in unseren Gesprächen angeklungen. Man kann . ein Allergen, wenn es positiv im Test reagiert, nur verwerten, wenn auch die Beschwerden des Patienten darauf zurückzuführen sind. [...] (ALLERG4, 1-11)

Auch dieses Handeln des Experten ist eng verbunden mit der Darstellung seiner Expertise: Ehe er den Pricktest fachlich beurteilt, muss er einige diagnostisch relevante Informationen vermitteln, die aber auch für die Zuschauer interessant sind, da nicht jedes positive Ergebnis des Tests als Allergie zu bewerten ist. Erst nach dieser Erklärung und auf nochmalige Aufforderung des Moderators führt er die gewünschte Begutachtung durch:

[Beispiel: *Hautreaktion*]

EX: und wir können sagen, das ist eben eine Hautreaktion, aber das ist keine Allergie.

MO: Was sehen Sie jetzt beim Holger?

EX: Beim Holger können wir eine positive Reaktion sehen (ALLERG4 15-17)

Problem 3: Weitergabe der Frage an Kollegen

Sind mehrere Experten geladen, kann es passieren, dass ein Experten die an ihn gerichtete Frage an einen Kollegen weitergibt. Diese Situation ist potenziell heikel, da der Experte nicht nur in die Moderatorenrechte eingreift und das Wort erteilt, sondern auch die Worterteilung an ihn als unangemessen markiert und damit die Kompetenz des Moderators angreift:

[Beispiel: *weitergeben*]

MO	doch überall äh präsent. Wie zeigt sich denn so ne Allergie, Professor		
8			
MO	Herbart?		Ja
HA			Ja, äh äh . also .
HE		Ja, das (geb ich) an den Herrn . Haustein weiter.	
9			
MO		Ja	
HA	durch diese Hausstaubmilben kann es zu Asthma äh kommen, aber		
10 (ALLERG7)			

Problematisch an dieser Wortübergabe ist, dass der Experte HA nicht begründet, warum er die Frage weiterleitet. Das lässt die Störung unbearbeitet im Raum stehen.

Eine vergleichbare und doch anders gelöste Situation findet man in in der Sendung *Die Sprechstunde* zum Thema Cholesterin. Hier erläutert die Expertin den Grund dafür, warum sie die Frage weitergeben möchte, und schlägt die Weitergabe nur vor, die Worterteilung an den anderen Experten selbst erfolgt durch die Moderatorin:

[Beispiel: *hoher Wert2*]

MO: Da kann ich doch gleich die Frage weitergeben, das wird bestimmt viele Zuschauer draußen interessieren, gibts das also, dass ich mal nen nen ganz hohen Wert messe, der dann aber gar nicht so ist? Frau Professor Steinhagen-Thiessen, Sie sind Internistin und der Schwerpunkt, das ist bei ihnen ja der Fettstoffwechsel, die Fettstoffwechselstörungen und vieles noch mehr ( ), a/ aber hier konzentrieren wir uns jetzt darauf. Also ist das nun ne seltene Ausnahme oder kennen wir diese Situation?

EX: Also ich kann mir primär mal keinen Reim darauf machen, da/ aber bei uns sitzt ja auch der Professor Thiery . und der ist Labormediziner und äh ich würde lieber die Frage/

MO: Vielleicht weiß er. Also Ihnen ist es zumindest so nicht geläufig. Man hört allerdings, Herr Professor Thiery, es ist schon an Sie weiter gegeben worden, auch Sie sind Fettstoffwechselfachmann, eins hört man ja öfter, dass wenn jemand sehr unter Stress und Spannung steht, dass dann auch mal Cholesterin höher sein kann. Das wird unter Fachleuten aber auch immer wieder umstritten. Sind wer schon ganz schön schwierig eingestiegen, also, wie ist es? ((lacht)) (CHOLEST1 58-68) (vereinfacht)

6.3.3 Probleme des Bausteins Experteninterview

Rollenvielfalt und mediale Produktionsbedingungen

Schwierigkeiten bei der Bewältigung der kommunikativen Aufgaben ergeben sich für Experten vor allem dadurch, dass sie im Verlauf der Sendung stets bereit sein sollen die Perspektive zu wechseln und einmal als Kollegen des Arzt-Moderators, einmal als geladene Fachleute und dann wieder als beratende Ärzte eines Betroffenen Sachverhalte darzustellen oder zu erklären, Äußerungen des Moderators zu bestätigen oder richtig zu stellen oder den Zuschauern Ratschläge zu geben.

Neben diesem steten Rollenwechsel sind es die Bedingungen der medialen Produktion, also die für die Experten üblicherweise ungewohnte Situation des Fernsehauftritts, die enge zeitliche Limitierung und die fehlenden eigentlichen Adressaten, nämlich die Zuschauer vor den Fernsehgeräten, die alle mit Ursachen dafür sein können, dass besonders medial ungeübte Experten auf die gewohnte und sichere Routine ihrer Fachsprache zurückgreifen und ihre Erklärungen dann für Laien, also die Zuschauer, unverständlich bleiben (s. Kap. 8 und 9). Die mehrfachen Bitten um Übersetzung durch die Moderatoren, die anschließenden Reformulierungen und neuerlichen Erklärungen können dann dazu beitragen, die Struktur und die Steuerung der Sendung durcheinander zu bringen.

Reden über die anwesenden Betroffenen

Der Expertenstatus der ärztlichen Moderatoren fördert es, dass Experten in ihren Darstellungen den Blick oft auf „Kollegen" und nicht auf betroffene Laien richten. Bei Dr. Gerhardt, der seine geladenen Experten immer wieder als *Kollegen* anspricht, ist es die Regel, dass sich die Experten über die im Studio anwesenden Betroffenen äußern, anstatt mit ihnen zu sprechen. Diese Form der Interaktion wird den Experten vom Moderator vorgegeben und – wie das folgende Beispiel zeigt – haben diese kaum eine Möglichkeit anders zu agieren.

In der Sendung *Gesundheit!* zum Thema Diäten schildert ein übergewichtiger und infarktgefährdeter Betroffener, warum er sich im Krankenhaus behandeln lassen musste. Der Experte im Studio, Herr Hauner, ist zugleich auch dessen behandelnder Arzt. Im Zuge der Darstellung des Betroffenen wendet sich Dr. Gerhardt mit einer Zwischenfrage an den Experten:

[Beispiel: *schulen*]

BE: ich wurde aufgenommen . stationär . und gleich am anderen Tag fing es an mit meiner Diät.

MO: Kurze Zwischenfrage an Herrn Hauner. Herr Hauner, als Sie jetzt äh Herrn Schürmann so untersucht haben, ähm . . da war/ kam Ihnen doch äh so medizinische . Gedanken . Zweifel . hm Gefährdung?

EX: Er war damals sicherlich sehr stark gefährdet, insbesondere infarktgefährdet, hatte sehr hohen Blutdruck, so dass wir es als nötig angesehen haben, die Gewichtsabnahmephase doch unter engmaschiger ärztlicher Aufsicht zu machen, und haben ihn für diesen Zweck dann wenigstens für kurze Zeit in die Klinik aufgenommen, auch um ihn dann nochmal zu schulen, damit er weiß, wie er s auf lange Sicht machen muss, und das war sicherlich in seinem Fall notwendig, das ist nicht immer notwendig, in den meisten Fällen nicht, bei dieser . großen Gefährdung wars sicherlich angebracht.

MO: Hm. Herr Schürmann, [...] (DIÄTEN 250-261)

Die Form des Sprechens über den anwesenden Betroffenen wird dem Experten durch das gesamte Sendungsformat vom Moderator vorgegeben (*als Sie jetzt äh*

Herrn Schürmann so untersucht haben). Darüber hinaus richtet sich Dr. Gerhardt hier mit seiner Frage als Kollege an den Experten, der daraufhin wie in einem „fachinternen Übergabegespräch“ antwortet, als stelle er einem Kollegen einen zu behandelnden Patienten vor.

Das Über-jemanden-Sprechen, obwohl derjenige anwesend ist, erscheint besonders dann irritierend, wenn es um dessen prekäre körperliche Zustände geht (*sehr stark gefährdet*) oder wenn es um Empfindungen dieser Person geht (*besser gefühlt*). Im folgenden Beispiel berücksichtigt der Experte dies:

[Beispiel: *Herr Schürmann*]

EX: das war auch nur der erste Schritt, um einfach . diese hohe Gefährdung zunächst mal zu senken, was ja auch gelungen ist, Herr Schürmann hat sich ja dann innerhalb kurzer Zeit wesentlich besser gefühlt. Er kanns selber vielleicht auch noch berichten. (DIÄTEN 306-309)

Es erscheint zunächst überraschend, dass sich der Experte mit seinem Vorschlag nicht einfach direkt an seinen neben ihm sitzenden Patienten wendet. Würde er allerdings seinem Patienten von sich aus das Wort erteilten, käme er in Konflikt mit dem Moderator und dessen Aufgaben, er käme aber auch in Konflikt mir der Aufgabe, prinzipiell die Zuschauer zu adressieren und nicht seinen Patienten.

Es erscheint genauso unpassend, dass der Experte sich – aufgrund dieser Konfliktvermeidung – mit den Empfehlungen für die zukünftige Ernährung seines Patienten an den Moderator wendet bzw. indirekt an die Zuschauer, indem er diesen verdeutlicht, dass die vorgesehene Kalorienmenge ausreichend satt mache:

[Beispiel: *Herr Schürmann2*]

EX: aber so auf lange Sicht bräuchte er etwa 1200 bis 1500 Kalorien am Tag, dann kann er in jedem Fall dieses Gewicht halten, vielleicht sogar weiter abnehmen, und das is ne Menge mit der man auch alle wichtigen Nährstoffe erhält, mit der man auch satt wird. (DIÄTEN 311-315)

Als Ausweg wäre hier eine nicht auf den anwesenden Patienten bezogene verallgemeinerte Formulierung denkbar gewesen.

Moderierter Sprecherwechsel zwischen Experten und Betroffenen

Ein interessantes Phänomen ist, dass, wenn Interaktion zwischen Experten und Betroffenen stattfindet, dies fast immer in „moderierter Form“ passiert. D. h., dass Experten auf Darstellungen bzw. Äußerungen von Betroffenen reagieren, aber abwarten, bis sie vom Moderator aufgefordert werden, ihre Reaktion zu verdeutlichen oder zu erklären – so bleibt die Abgrenzung zwischen den Bausteinen „Experteninterview“, „Darstellungen der Betroffenen“ und „Moderatorentätigkeiten“ erhalten .

In der Sendung *Gesundheit!* zum Thema Angina Pectoris schildert ein Betroffener, wie er eine Ballondilatation bei sich erlebt hat. Die anwesende Expertin zeigt durch Kopfschütteln an, dass sie mit seiner Schlussfolgerung (*fast a künstlicher Herzinfarkt*) nicht einverstanden ist. Sie tut ihr Missfallen also kund, unterbricht den Betroffenen aber nicht, sondern wartet erst die entsprechende Worterteilung des Moderators ab:

[Beispiel: *künstlicher Herzinfarkt*]

BE	Das bisschen Unangenehme war eben, dass sekundenlang kein Blut durch-

19

MO	Ja. ((lacht))
BE	geht, dürfte also fast a künstlicher Herzinfarkt sein, irgendwie so.
Und	

20

MO	Die Frau Hoffmann . schüttelt etwas
BE	eben dann, dieser Stent kam rein und

21

MO	mit dem Kopf, ja.
BE	Ja gut, es is/
EX	Wieso? In dem Moment ist natürlich das Gefäß

22

MO	Das/
EX	verschlossen und die Sauerstoffschuld wird ausgeprägter. Und der Schmerz

23

MO	Das spürt der Patient auch. Ich mein, da
EX	auch. Das spürt der Patient sehr oft.

24

MO	dürfen wir uns ja auch gar nix vormachen. [...]

25 (ANGINA1)

Nach der Korrektur der Expertin übernimmt der Moderator wieder das Wort, bestätigt die Schwere des Eingriffs und fordert den Betroffenen auf weiterzuerzählen – er moderiert also diesen „Sprecherwechsel".

In ganz seltenen Fällen wenden sich Experten mit Fragen gelegentlich auch direkt an Betroffene, wie im folgenden Beispiel:

[Beispiel: *Knäckebrot*]

MO	Hm
BE	ob das Körner . brot is oder . Pumpernikelbrot oder egal welches Brot,

352

BE	ich nehm da sofort zu. Deshalb ich halt mich nur an Knäckebrot, und das is

353

BE	das einzige, was mir hilft.
EX	Die Frage is, was ham Sie auf dem Brot drauf, was

354

BE	Ja. Selbst wenn ich äh Becel-Margarine drauf mach und Brot esse,
EX	ist der Belag dabei.

355

MO	Es gibt auch noch […]
BE	nehm ich auch zu, also ich muss

356 (DIÄTEN)

Ein weiterer Dialog zwischen dem Experten und der Betroffenen kann sich nicht entwickeln, denn auch hier schreitet der Moderator rasch ein.

Zuschauererwartung und Öffentlichkeit

Die Experten sind in die Gesundheitssendungen geladen, um als Experten medizinische und gesundheitsbezogene Fragen für Laien zu beantworten. Mit ihrer Präsentation als Experten sind Zuschauererwartungen verknüpft, die die Experten nicht immer erfüllen können. Nicht immer wissen sie z. B. auf eine Frage des Moderators eine Antwort – wie der Medizinhistoriker Schadewald in der Sendung *mittwochs live*, als es um das Thema Redewendungen zum Begriff Herz geht:

[Beispiel: *Herz in die Hose*]

MO: Und so . Herz rutscht in die Hose . oder . äh?

EX: Da bin ich/ habe ich schon Angst bekommen, dass Sie mich das fragen würden, darauf kann ich Ihnen jetzt keine Antwort geben. Da müsst ich wieder nachsehen, da bin ich nicht drauf gefasst gewesen, wir haben ja nichts vorbesprochen. (HERZ5 153ff.)

Explizit sind mehr oder minder interessierte Laien die Zielgruppe der Experten-Darstellungen. Da es sich allerdings um einen öffentlich ausgestrahlten Auftritt handelt, gehören auch Kollegen zu den Rezipienten. D. h., die eingeladenen Experten müssen in ihren Antworten auch ihren Status wahren, ihren Kollegen gegenüber ihre Expertise präsentieren und danach trachten, nicht als unprofessionell oder inkompetent beurteilt zu werden. Darüber hinaus besteht bei manchen Themen auch die Gefahr, Informationen und Forschungsergebnisse preiszugeben, die (noch) nicht für die Öffentlichkeit bestimmt sind. Von manchen Moderatorenfragen werden die Experten also auf unsicheres Terrain geführt, was sich in ihren Antworten zeigt.

Im folgenden Beispiel stellt der Experte, bevor er auf die Frage der Moderatorin eingeht, einen Sachverhalt dar, der weniger für die Zuschauer von Interesse ist als für eine angemessene Selbstdarstellung: Im vorangegangenen Film ist sein Kollege, der sich ebenfalls im Studio befindet, nicht erwähnt worden, obwohl er bzw. seine Institution ebenfalls an dem gezeigten Projekt beteiligt ist. So muss er das nun richtig stellen:

[Beispiel: *Umweltforschung*]

EX	Man muss auch dazu sagen, das kam vielleicht hier so nicht raus,
7	
EX	dass das nicht nur allein ein Projekt des Umweltforschungszentrums
8	
EX	is, sondern das is ein . Gemeinschaftsprojekt von Universität und
9	
EX	Umweltforschungszentrum. . Und äh wir . haben jetzt die erste Phase
10	
EX	dieses Projektes im Sommer beeendet und können nun erste
11	
MO	Die welche sind? (Professor)
EX	epidemiologische Ergebnisse vorweisen. D/ Ja, es sieht
12	
EX	also so aus, . dass . ähm es den Anschein hat, ich muss mich hier ganz
13	
EX	vorsichtig ausdrücken, dass die [...]
14 (Allerg6)	

Die Forschungergebnisse selbst gibt er nur *ganz vorsichtig* wieder und eingerahmt durch viele Abschwächungen und Relativierungen. Hier zeigt sich ein weiterer Konflikt, nämlich der zwischen den Unabwägbarkeiten medizinischer Forschung und den Problemen der Absicherung neuer Ergebnisse und den Bedürfnissen der Medien nach eindeutigen, leicht vermittelbaren und zugleich spannenden Resultaten.

Mangelnde Verallgemeinerbarkeit von Sachverhalten

Eine ähnliche Schwierigkeit entsteht für Experten dann, wenn sie eine Frage verallgemeinernd beantworten sollen, die eigentlich nur mit Blick auf eine individuelle Situation berteilt werden kann. Im folgenden Beispiel geht es um das Dilemma zwischen der Notwendigkeit einer medikamentösen Therapie bei Bluthochdruck und der Angst der Betroffenen vor Nebenwirkungen, die oft dazu führt, dass die Medikamente nicht oder nur unregelmäßig eingenommen werden:

[Beispiel: *Angst*]

MO: Aber wenn diese Nebenwirkungen jetzt da drin stehen, dann muss es ja Grund dafür geben, also . wenn Sie jetzt selbst solche Präparate nehmen müssten, hätten Sie Angst davor? Sind die sicher? Ja oder nein?

EX: Die sind absolut sicher, diese Präparate und man kann dem Patienten nur zuraten, diese Präparate . regelmäßig, so wie der Arzt es verschrieben hat, einzunehmen. (Bluthoc 237-242)

Der Experte wird durch die beiden Fragen des Moderators vor die Wahl gestellt zu entscheiden, was für seine Antwort wichtiger ist: auf die Angst einzugehen oder die Qualität und Wichtigkeit der Therapie zu betonen. Stimmt er wahrheitsgemäß zu, dass blutdrucksenkende Medikamente tatsächlich problematische Nebenwirkungen haben können, so wird er die angesprochene Angst bei manchen Zuschauern vergrößern und damit das Ziel von öffentlicher Gesundheitsinformation untergraben, compliance, also Therapiemitarbeit, zu fördern. Sagt er, dass die Einnahme dieser Medikamenten nicht Schwierigkeiten verbunden sei, um die Zuschauer zu beruhigen, so ist das falsch.

Eine angemessene Reaktion des Experte wäre, die Frage zu reflektieren und zu erläutern, dass und warum er sie in dieser Form und verallgemeinernd nicht beantworten kann. Eine solche Reaktion ist in ihrer Aufwändigkeit aber medienuntauglich und wird von den Moderatoren deshalb üblicherweise auch nicht eingefordert oder unterstützt. In diesem Dilemma entscheidet sich der Experte für eine Antwort zur Beruhigung der Zuschauer. Im weiteren Verlauf des Gesprächs zwischen Moderator und Experte zeigt sich dann aber, dass die Medikamente so unproblematisch nicht sind. Unklar bleibt für die Zuschauer damit, was es heißt, die Medikamente seien *sicher*, und unklar bleibt damit auch, was insgesamt an relevanter Gesundheitsinformation übrig bleibt.

6.4 Baustein Darstellungen der Betroffenen

Betroffene und ihre Angehörigen werden in Gesundheitssendungen als Repräsentanten der individuellen Erfahrung mit Krankheit, ihres Erlebens und ihrer Bewältigung eingeladen. Der erste Eindruck beim Ansehen von Sendungen ist der eines spontanen Austauschs zwischen Betroffenen und Moderatoren und ein relativ eigenständiges kommunikatives Handeln der Betroffenen – sieht man davon ab, dass die Moderatoren die Fragen stellen. Dieser Eindruck entsteht z. B. dadurch, dass die Moderatoren mit den Betroffenen so umgehen, als würden sie sich in der Sendung zum ersten Mal begegnen. Bei genauerer Betrachtung findet man ganz deutliche Hinweise darauf, dass im Vorfeld vieles abgesprochen und Eckpunkte abgeklärt worden sind. So stellen die Moderatoren z. B. Sachverhalte aus dem Krankeitsgeschehen dar, über die die Betroffenen in der laufenden Sendung noch gar nicht gesprochen haben, oder sie geben den Betroffenen nur kurze Stichworte, auf die hin diese sofort ausführlich zu erzählen beginnen.

In allen Gesundheitssendungen leisten die Betroffen ihre Redebeiträge praktisch nur nach Aufforderung durch die Moderatoren. Diese geben den Betroffenen damit die Aufgaben und die Art und Weise ihrer Erfüllung vor. Wie sie das tun, unterscheidet sich je nach Sendungsformat. Die kommunikativen Handlungen der Betroffen sind in Gesundheitsmagazinen und -ratgebern andere als in

Talkshows. Die Befragung der Betroffenen in Magazinen und Ratgebern zeichnet sich dadurch aus, dass ihnen zu ausgewählten Sachverhalten der Krankheit bzw. ihres spezifischen Krankheitsbildes Fragen gestellt werden und diese Sachverhalte in der Regel relativ unverbunden nebeneinander stehen. Die Betroffenen reagieren auf die Fragen oder Aufforderungen der Moderatoren meist knapp und lassen sich ggf. auch ohne Widerspruch unterbrechen. In Talkshows werden sie zum ausführlichen Erzählen ihrer Krankheitserlebnisse aufgefordert; hier scheinen die Betroffenen für einen längeren zusammenhängenden Zeitraum im Mittelpunkt zu stehen und die Initiative zu haben. Dabei ist aber in allen Gesundheitsformaten sowohl das Erzählen wie das knappe Antworten immer durch die Moderatoren gesteuert und in allen werden die Betroffenen als exemplarische Fälle präsentiert – auch wenn der erste Eindruck vielleicht etwas anderes vermittelt. Im Folgenden sollen dieses gesteuerte kommunikative Handeln der Betroffenen und die damit verbundenen Probleme beschrieben werden.

6.4.1 *Einsatz der Darstellungen der Betroffenen*

Die geladenen Betroffenen werden von den Moderatoren in ihren Beiträgen sowohl thematisch als auch in der Art und Weise ihres kommunikativen Handelns deutlich gelenkt. Selbstinitiiertes, eigenständiges Handeln kommt so gut wie nicht vor. Die Moderatoren geben den Betroffenen durch Fragen oder Darstellungen eines Sachverhalts den Beitrag vor und fordern sie zum Fortsetzen oder Beenden des Beitrags auf. Weil die Moderatoren die Betroffenen durch Zwischenfragen, Kommentare und Themenwechsel immer wieder unterbrechen bzw. am ausführlicheren Reden hindern, findet man in Gesundheitsmagazinen und Ratgebersendungen selten längere zusammenhängende monologische Darstellungen oder Erzählungen seitens der Betroffenen.

Initiale Befragung durch die Moderatoren

In der Sendung *Die Sprechstunde* zum Thema Herzinfarkt initiiert die Moderatorin die erste Darstellung des Betroffenen nicht mit einer offenen Erzählaufforderung (z. B. *Herr Hürther, wie war das damals mit Ihrem Infarkt, wie ist es dazu gekommen?*), sondern sie setzt eine Reihe von geschlossenen Fragen ein, um bestimmte, medizinisch relevante Sachverhalte zu erfragen:

[Beispiel: *Herr Hürther*]

MO	Herr Hürter, wann war Ihr Infarkt?
BE	Der war . äh einundneunz/ neunzehn

52

MO	Und <u>hat</u> er Sie nun aus heiterem Himmel getroffen
BE	hunderteinundneunzig.

53

MO	oder . waren Sie drauf gefasst? Und wie war des?
BE	Nein, aus heiterm Himmel.

54

MO	Was
BE	Ich hab vom Infarkt . gar nix gemerkt.. Äh, der wurde erst später festgestellt.

55

MO	ham Sie aber gemerkt? Ja.
BE	Nachdem Atemnot. Bei kleiner körperlicher Anstrengung

56

MO	Aha.
BE	ging mir die Luft aus. [...]

57 (SPRECH)

Über die erfragten Elemente hinaus geben die Betroffenen auch bei anderen Formen des Fragens kaum zusätzliche Informationen, wie das zum Beispiel die Experten tun. Wie Lalouschek (2005, 228ff.) ausführlich darstellt, setzen ärztliche Moderatoren in Gesundheitssendungen präferiert Fragetechniken ein, die den Betroffenen als Patienten aus Anamnesegesprächen mit ihren behandelnden Ärzten bekannt sind (erfragt werden z. B. Symptome, Krankheitsverlauf, familiäre Dispositionen, Diagnose, Therapie). Die Betroffenen gehen immer darauf ein. Vielleicht ist es auch dieses vertraute Muster, das sie dazu bringt, erwartungsgemäß zu antworten, auch wenn sie wegen der ungewohnten Studiosituation anfangs nervös sind.

[Beispiel: *Beschwerden*]

MO	Wir haben eben über die Warnsignale gesprochen, welche . Beschwerden

82

MO	oder welche Symptome hatten Sie, Frau Bernhard? Na,
	((atmet schwer))
BE	Ja, ich war ma

83

MO	langsam, na langsam. Sie hatten wahrscheinlich auch
	((lacht verlegen))
BE	Ich weiß gar nicht.

84

MO	irgendwelche Beschwerden?
BE	Ja, isch hatte Beschwerden, und zwar hatt isch

85

MO	Hm
BE	n Druck auf der Brust, isch hatte mich übergeben und fühlte mich . total

86

MO	Hm. Also . bei Ihnen wars aber
BE	unwohl und mir ging es sehr sehr schlecht.

87

MO	mehr Bauch?	Ja.	Hmhm
BE		Mja, dieses Übergeben, und dieses Druckgefühl auf der Brust,	

88

BE	richtig gehende Schmerzen waren das. [...]

89 (HERZKREI)

Weiterführung der Darstellung durch die Betroffenen

Die Betroffenen werden nicht nur durch Fragen zum Berichten oder zum Erzählen gebracht. Manchmal setzt der Moderator auch einen Impuls, indem er einen Sachverhalt aus dem Krankheitsgeschehen anspricht (*vor Ihrem ersten Schmerzanfall . hatten Sie ja schon mal Herzprobleme!*) und die Betroffenen dann fortsetzen lässt, wodurch die Darstellung von Beginn an in eine präferierte Richtung gelenkt wird:

[Beispiel: *Herr Krämer*]

MO	Hm. Herr Krämer, Sie hatten ja früher schon . vor Ihrem ersten .

55

MO	Schmerzanfall . hatten Sie ja schon mal Herzprobleme!	
BE		Richtig.

56

BE	Neunzehnhundertneunzig war i im deutschen Herzzentrum wegen

57

BE	Rhythmusstörungen und Bluthochdruck

58 (ANGINA)

In den medizinischen Gesundheitssendungen fällt die Kürze der Beiträge der Betroffenen auf. Sie scheinen zu wissen, dass sie immer nur knapp antworten sollen, und mitunter müssen die Moderatoren sie dann durch Nachfragen zur Weiterführung auffordern:

[Beispiel: *aufgehört*]

MO	und den wichtigsten hatten Sie ja auch, das Rauchen, ne?	
BE		Das Rauchen, ja.

217

			o--lachend--o
MO	Rauchen Sie eigentlich immer noch?		Ja, aber jetzt gings, hm?
BE		Nein.	

218

BE	Ja ich hab schon n bissel vorher aufgehört, weil mich dies Rauchen

219 (SPRECH)

Auch in anderen Redebeiträgen des zitierten Betroffenen zeigt sich, dass er sich in der Fortsetzung seiner Rede offensichtlich an der Reaktion der Moderatorin orientiert bzw. diese ihm Signale (*Jaa, Aha*) zur Fortsetzung gibt:

[Beispiel: *schwer atmen*]

MO	Was ham Sie aber gemerkt?
BE	wurde erst später festgestellt. Nachdem Atemnot.

57

MO	Jaa. Aha.
BE	Bei kleiner körperlicher Anstrengung ging mir die Luft aus. Und

58

BE	selbst wenn ich . mit jemand gesprochen hab und neben dem her ging,

59

MO	Hm Und warum sind Sie
BE	hab ich . gemerkt, ich kann nur schwer atmen.

60 (SPRECH)

Bestätigung und Illustration der fachlichen Darstellungen durch Betroffene

Die wichtigste Funktion der Betroffenen ist, die von Moderator und/oder Experten zuvor gemachten allgemeinen fachlichen Aussagen durch ihre Krankheitsdarstellungen zu illustrieren oder zu bestätigen, so dass diese für die Zuschauer plastisch und nachvollziehbar werden.

So hatte der Experte im folgenden Beispiel auf den bekannten Fehler hingewiesen, dass Personen mit Symptomen, die auf einen Herzinfarkt hindeuten, zu lange abwarten, ehe sie ins Krankenhaus oder zum Arzt gehen. Dies ist eine wichtige Information der öffentlichen Gesundheitsinformation zu diesem Thema. Die Moderatorin wendet sich nach dem Appell des Experten deshalb an den anwesenden Betroffenen, der diese Krankheitserfahrung bzw. Fehleinschätzung nochmals bestätigen und durch die Darstellung seines persönlichen Erlebens für die Zuschauer anschaulich machen soll:

[Beispiel: *was Schlimmes*]

MO	Ja.
EX	und das is der Fehler. Und auf den wollen wir aufmerksam machen, macht

432

	((zu BE))
MO	Und so is es Ihnen ja eigentlich
EX	den Fehler bitte nicht in dieser Situation!

433

MO	mit dieser Atemnot genauso gegangen.
BE	Ja ich hab wochenlang zugewartet,

434

MO	Ja.
BE	bis ich . äh einen Arzt gefragt hab. Was könnte/ <u>könnte</u> des was

435

MO	Ja.	Hm
BE	Schlimmes sein?	Und dann hat sich ja bei der Untersuchung

436

MO	Genau.
BE	rausgestellt, ja, das is eine schwere Gefäßerkrankung am Herz.

437 (SPRECH)

Häufig werden die Betroffenen nicht nur zur Bestätigung der dargestellten medizinischen Sachverhalte aufgefordert, sondern auch zur Bestätigung individueller Eindrücke:

[Beispiel: *Gaumenfreude*]

MO: Aber Sie/ Sie können sagen, also das ist äh genau so ne Gaumenfreude wie

BE: Genau, genau. Man kann sich umstellen. (DIABET 161ff.)

Stellvertretende Krankheitsdarstellung durch die Moderatoren

Auffällig ist, wie häufig Moderatoren an bestimmten Punkten in die Darstellungen der Betroffenen eingreifen und diese übernehmen und stellvertretend weiterführen. Dies ergibt sich aus der Aufgabe der Moderatoren, für den geplanten thematischen Ablauf und die Umsetzung des Sendungsziels zu sorgen.

Im folgenden Beispiel stellt ein Betroffener seinen Zustand – ebenfalls zum Thema Herzinfarkt – aus seiner persönlichen Sicht dar, was für die Zuschauer dann verallgemeinert und mit dem Sendungsziel in Einklang gebracht werden muss. In diesem Fall übernimmt die Moderatorin ab einem bestimmten Punkt die Darstellung des Betroffenen: *Und [Sie] haben geglaubt es ist das Älterwerden* (Fläche 63) oder *und dass wir s ernst nehmen und schon hingehen [zum Arzt]* (Fläche 66). D. h., sie reformuliert, ergänzt und generalisiert dessen Aussage, um sie zum Punkt der Sendung zu bringen, und der Betroffene bestätigt ihre stellvertretenden Formulierungen mit begleitenden Hörersignalen:

[Beispiel: *Älterwerden*]

MO		Und warum sind Sie deshalb gar nicht gleich
BE	kann nur schwer atmen.	

61

MO	zum Doktor?	
BE		Och, ich war vierundfünfzig Jahre alt und hab gedacht aha,

62

MO	Und haben geglaubt es ist das Älterwerden
BE	so wird man älter. ((lacht kurz))

63

MO	oder Nichttrainiertsein, also etwas ganz Wichtiges, was diesmal
BE	Jaa. Jaa.

64

MO	ja auch ganz vorrangig . in der Aktion der Herzstiftung steht.
BE	Ja. Hm

65

MO	Dieses Zeichen ist so wichtig, dass wir s ernstnehmen und schon
BE	Ja

66

MO	hingehen, denn dann hätte man . erkennen und verhindern können,

67

MO	is also doch eins der wesentlichen Alarmzeichen. Nur wir hams nicht

68

MO	als solches erkannt und Sie eben auch nicht.
BE	Ja.

69 (SPRECH)

Eine weitere Variante ist, dass die Moderatorin einige der zentralen schon genannten Aussagen eines Betroffenen zusammenfasst, um die Informationen des Experten zu unterstützen. Dazu tritt sie in einen Dialog mit dem Betroffenen und lässt sich die Richtichtigkeit der einzelnen Aussagen bestätigen:

[Beispiel: *Herr Hürther2*]

EX	[...] und deshalb ist es eben, je mehr Risikofaktoren ich habe umso höher

187

MO	Ja.
EX	bin ich gefährdet. Ich kann mir das dann fast ausrechnen, wann ich krank

188

MO	Und bei Ihnen Herr Hürter . war da ja wirklich Einiges, was zusammen
EX	werde.

189

MO	gekommen is. Wir hatten bei Ihnen durchaus zwar auch von dem Stress
BE	Ja.

190

MO	gehört, aber ja auch gehört . äh schon Cholesterin. Und dann . war aber auch

191

MO	Hochdruck bei Ihnen ja auch noch vorhanden.
BE	Ja. Ja, ein jahrelang nich erkannter

192

MO	Hm . und jahrelang nicht erkannt. Das jetzt wieder was Wichtiges.
BE	Hochdruck.

193

MO	Warum eigentlich nicht?

194 (SPRECH)

Hier wird sichtbar, wie die Moderatorin aus den Darstellungen des Betroffenen Sendungsrelevantes selektiert (*Das jetzt wieder was Wichtiges*) und zum Thema macht.

Mitunter geht es so weit, dass Moderatoren Erlebnisse der Betroffenen, über die sie in Vorgesprächen offensichtlich informiert wurden, stellvertretend bzw. in enger interaktiver Vernetzung mit ihnen darstellen – so wie im folgenden Beispiel zur Infarktdiagnose der Betroffenen:

[Beispiel: *Schmerzen*]

MO	Hm
BE	dieses Druckgefühl auf der Brust, richtig gehende Schmerzen waren das.

88

MO	Und das wurde dann als . Herzinfarkt . festgestellt. Am nächsten Tag
BE	N/ nein.

90

MO	beim . Hausarzt. Ja? Es war ne EKG-Veränderung da. Und dann
BE	Ja. Ja.

91

MO	kamen Sie . gleich ins . Krankenhaus, vermut ich mal.
BE	Ja, am nächsten

92

BE	Vormittag war ich dann im/ in der Klinik und dann hat man

93 (HERZKREI)

6.4.2 *Einschränkungen der Darstellungen durch den Moderator*

Die Moderatoren der Gesundheitsmagazine setzen die geladenen Betroffenen u. a. für die verständliche Veranschaulichung medizinischer Sachverhalte ein oder als lebenden Beweis für bestimmte medizinische Sachverhalte, Ereignisse oder Zusammenhänge. Weil die Moderatoren immer nur ausgewählte medizinische Phänomene darstellen, müssen sie die Gespräche mit den Betroffenen dieser Auswahl anpassen und die Darstellungen der Betroffenen auf die Sendungsziele zuschneiden. Individuelle Erfahrungen müssen sie verständlich verallgemeinern, damit der Zuschauer weiß, es könnte auch für ihn zutreffen. Die Moderatoren stehen in dem Konflikt, zum einen die individuelle Situation der Betroffenen berücksichtigen und zum anderen ständig davon abstrahieren zu müssen. Durch dieses zweite Erfordernis kommt es zur *Fragmentierung* der individuellen Krankengeschichten der Betroffenen (vgl. Lalouschek 2005): Während die Betroffenen sich selbst und ihre erlebte Krankheitsgeschichte als Einheit erleben und betrachten, werden in den Sendungen von den Moderatoren nur ausgewählte Elemente präsentiert.

Dieser Zwiespalt spiegelt sich in der Befragung der Betroffenen bzw. im Gespräch zwischen Betroffenen und Moderatoren, z. B. darin, dass die Moderatoren immer wieder zwischen individuellem Nachfragen und verallgemeinernder Darstellung mit Zuschaueradressierung wechseln oder dass sie die Betroffenen unterbrechen und auf für sie wichtige Erlebnisse nicht so eingehen, wie diese es sich vielleicht für ihren Sendungsauftritt erwarten würden.

Unterbrechung durch die Moderatoren

Die Betroffenen werden in ihren Beiträgen von den Moderatoren häufiger unterbrochen als die Experten. Dr. Gerhardt unterbricht häufig die Antworten und Darstellungen der Betroffenen, um das Rederecht an einen anderen Gast weiterzugeben, im folgenden Beispiel an *Frau Schafhauser*:

[Beispiel: *Broteinheiten*]

MO	interessant, oder? Ja? Sagen Sie mal, wie viel Broteinheiten
BE	Sehr, ja.

352

MO	nehmen Sie am Tag/ auf wie viel sind Sie eingestellt?
BE	Zwischen

353

MO	Ja.
BE	vierzehn und sechzehn, es kommt drauf an, wegen der Bewegung.

354

MO	Also wenn Sie Sie jetzt nur Ja. Ja.
BE	Wenn ich nur im Büro, vierzehn, arbeite ich oder mach ich ne Radeltour,

355

MO	Also Frau Schafhauser
BE	denn dürft ich sechzehn und noch mehr essen, weil/

356 (DIABET)

Manchmal kommen die Moderatoren in die zwiespältige Situation, dass sie den Betroffenen Fragen stellen, die diese ungeplanterweise zu ausführlichen Darstellungen animieren. Um den Zeitplan einzuhalten, die anderen Betroffenen zu Wort kommen zu lassen oder zum Punkt des Themas zu führen, müssen die Moderatoren diese dann unterbrechen:

[Beispiel: *nix gemerkt*]

MO	. waren Sie drauf gefasst? Und wie war des?
BE	Nein aus heiterm Himmel.

55

BE	Ich hab vom Infarkt . gar nix gemerkt. . Äh . der wurde erst später

56

MO	Was ham Sie aber gemerkt?
BE	festgestellt. Nachdem

57 (SPRECH)

Übergehen von Darstellungsteilen und relevanten Erlebnissen

In vergleichbarer Weise ignorieren Moderatoren manchmal Teile der Darstellungen der Betroffenen, wenn das angesprochene Thema entweder zum falschen Zeitpunkt erwähnt wird oder gar nicht behandelt werden soll. Im folgenden Ausschnitt berichtet ein Betroffener von den klinischen Behandlungen im Zuge seines Herzinfarkts. Die für ihn erlebensmäßig relevante *Anschlussheilbehandlung* wird vom Moderator zugunsten der Behandlungstypen, die er mit dem Experten auffächern möchte, ausgeblendet (Fläche 97):

[Beispiel: *Bad Nauheim*]

MO	wurden Sie dann behandelt?
BE	Ja, ich war erst auf der Intensivstation,

94

BE	medikamentös, und nach drei Wochen, als ich dann aus der Klinik kam,

95

BE	bin ich in die Anschlussheilbehandlung gekommen nach Bad Nauheim,

96

	((in die Kamera und zu EX))
MO	Hm Hm . . Wir haben eben schon
BE	und das hat mir sehr viel gebracht.

97

MO	etwas gehört, medikamentös . Behandlung. Also wir haben auf der einen

98

MO	Seite Medikamente. Welche weiteren Behandlungen gibt es?
EX	Wichtig ist

99 (HERZKREI)

Besonders deutlich wird der Einsatz der Betroffenen als Veranschaulichungsobjekte in folgendem Beispiel: Die Moderatorin spricht mit dem Experten über die Notwendigkeit des raschen Handelns bei Infarktsymptomen und kommt auf das bekannte Problem fehlender oder wenig ausgeprägter Symptomatik speziell bei Diabetikern zu sprechen. Um dies zu illustrieren, wendet sie sich kurz an den Betroffenen (*Sie sagten uns ja vorhin, bei Ihnen is das relativ stumm abgelaufen*) und fordert ihn auf, das nochmals zu bestätigen, was dieser auch tut; dann führt sie das Thema mit dem Experten weiter. Die Hauptinteraktionsrichtung bleibt also die zwischen Moderatorin und Experte, der Betroffene dient der Veranschaulichung:

[Beispiel: *im Nachhinein*]

MO	Ja? Jaa.
BE	Nein nie, ich hatte nie Brustschmerz oder Brustenge, diese . was man

367

MO	Ja?
BE	immer so sagt, hab ich nie äh . verspürt. Und erst im Nachhinein wurde

368

	((wendet sich an EX))
MO	Genau. Diese Ausnahme, die wir gar nicht selten, aber bei
BE	das dann festgestellt. Hm

369

MO	Diabetikern finden. Und warum finden wir das beis/ bei denen eigentlich
EX	Ja.

370 (SPRECH)

Dr. Gerhardt fordert in *Gesundheit!* die eingeladenen Betroffenen nicht nur zu Sachdarstellungen, sondern auch zu Erlebnisberichten auf, allerdings bietet das Format von *Gesundheit!* gar nicht den Rahmen, die Betroffenen ausführlich erzählen zu lassen. Das führt regelmäßig dazu, dass Dr. Gerhardt die Erzählenden in der Darstellung einschneidender Erlebnisse unterbricht, keine Anteilnahme oder Ähnliches signalisiert, sondern diese Schilderungen als Illustrationen behandelt, sie einfach stehen lässt und – wie in diesem Falle – zur nächsten Betroffenen übergeht (*Frau Heintzel, Sie kamen ja auch in die Klinik?*):

[Beispiel: *panisch*]

BE	Ich/ . das erste sind immer nur so diese Warnschüsse, die schiebt man weg,

91

BE	aber da/ es war wirklich so, dass ich/. wo ich dann schon a bisserl

92

BE	panisch geworden bin und wo ich gesagt hab, oh da jetza . (jetzt) is

93

MO	Hmhm Hm. Frau Heinzel, Sie
BE	irgendwas. Und das war nicht schön, ja.

94

MO	kamen ja auch in die Klinik?

95 (ANGINA)

Moderatoren „sammeln" Krankheitsdarstellungen

In Sendungen mit mehreren Betroffenen wechselt der Moderator zwischen den einzelnen Betroffenen und stellt so gewissermaßen ein Potpourri an Krankheitserlebnissen oder körperlichen Phänomenen zusammen, die alle im Zusammenhang mit dem Sendungsthema stehen. So sollen im folgenden Beispiel die beiden übergewichtigen Betroffenen berichten, wie viel sie jeweils maximal gewogen hatten (die zweite Betroffene ist Medizinierin, aber als Betroffene geladen):

[Beispiel: *Abiturzeiten*]

MO	((lacht))
BE1	Und das ging alles so weiter, bis ich nachher äh ((4 sec))

101

BE1	hundertsechsunddreißig Kilo/ und das war im vorigen Jahr/

102

MO	Da machen wir gleich weiter. Frau Kollegin Augustin, Sie sind
BE1	Hm

103

MO	Medizinerin, wann äh ham Sie Ihre erste . Diät gestartet, wie alt warn
BE2	Abiturszeiten.

104

MO	Sie da? Achtzehn, neunzehn. Was hatten Sie da so?
BE2	Achtzehn, neunzehn.

105

MO	Was brachten Sie da so auf die Waage?
BE2	Hm Da hab ich so achtzig, fünfundachtzig Kilo

106

BE2	gehabt, bei einsvierundsiebzig, naja, war nicht

107 (DIÄTEN)

Dies geschieht bei Dr. Gerhardt auch bei Themen, die ausführlicher behandelt werden müssten. Als Zuschauer gewinnt man hier den Eindruck, dass vielerlei Einleitungen zu einem Thema präsentiert werden; man wäre an einer Fortsetzung interessiert, aber statt dessen kommt schon das nächste Thema – hier als Frage an einen anderen Betroffenen (*Herr Schürmann, an Sie auch die Frage*):

[Beispiel: *Hunger*]

MO	Klar
BE	( ) wenn ich manchmal so richtig Hunger hatte, hat er gesagt,

204

BE	ach komm, lass mal ( ) das wird schon, und das <u>hilft</u>, man muss sich

205

BE	schon irgend jemand anschließen, also ganz allein . im Kämmerchen

206

MO	Herr Schürmann, an Sie auch die Frage, gesundheitliche
BE	gehts auch nicht.

207

MO	Auswirkungen?

208 (DIÄTEN)

6.4.3 *Gesteuertes Erzählen in Gesundheitssendungen und Talkshows*

Das Erzählen von Krankheitserlebnissen ist typisch für Talkshows zu Gesundheitsthemen, kommt aber auch in Gesundheitsmagazinen und Ratgebersendungen vor. Eine spezielle Form der medialen Interaktion mit Betroffenen ist das gesteuerte Erzählen: Die Betroffenen werden von den Moderatoren zum Erzählen aufgefordert, eventuell wird ihnen ein bestimmter Punkt vorgegeben, an dem sie mit der Erzählung einsteigen sollen. Ab dann wird ihre Darstellung von den Moderatoren nicht nur mit Hörersignalen begleitet, sondern z. B. durch Nachfragen inhaltlich gesteuert, die sich nicht spontan aus dem Gespräch ergeben, sondern aus dem Vorwissen des Moderators entstammen; oder die Moderatoren wählen gezielt einzelne Fakten aus der Erzählung aus und machen sie zum Thema – Fakten, die gegeignet sind, geplante Sendungsinhalte zu befördern (zum Erzählen in Talkshows s. auch Lalouschek 1997a,b).

Erzählungssteuerung in medizinischen Gesundheitssendungen

Am häufigsten findet man Erzählungen bzw. Erzählansätze in der Sendung *Gesundheit!*, die konzeptuell ja einen Schwerpunkt auf die Darstellungen der Betroffenen legt. In der Sendung zum Thema Angina Pectoris fordert Dr. Gerhardt eine Betroffene auf zu erzählen, wie sie das typische Symptom, den Brustschmerz, erlebt habe. Die Erzählaufforderung ist aber keine offene, im Sinne von „erzählen Sie doch mal, wie das bei Ihnen war mit der Angina Pectoris". Um die Sendungsziele umzusetzen und die geplanten thematischen Aspekte abzuarbeiten, muss die interaktive Kontrolle seitens des Moderators stärker ausfallen. Seine Formulierung *wie war das, als Sie das erste Mal* gibt den genauen Startpunkt vor und ersetzt die Herstellung des Erzählrahmens. Die Betroffene kann sofort „in medias res" gehen, was sie mit der Anschlussformulierung *das war an n für sich gar nicht so arg schlimm* auch tut:

[Beispiel: *Frau Heintzel*]

MO	Frau Heintzel, wie war das, als Sie das erste Mal diesen . Brustschmerz

27

MO	erlebt haben?
BE	Hm . Das war an n für sich gar nicht so arg schlimm. Wir

28

BE	hatten grade Wohnung entrümpelt . und ich bin etwas schneller die Treppe

29

BE	hoch gerannt und hab mich hingesetzt und einma Oh! Hast dich verrissen,

30

BE	verhoben. Ma denkt also auf gar keinen Fall, dass es ans/ ans Herz.

31

MO	Hm Überhaupt nicht?
BE	Auf/ auf gar kein Fall. Na Nee, Sie meinen/( ) alles

32

MO	Ja. Sie haben sich also
BE	andere bloß nit s Herz. Weil, mich triffts ja net. Hm

33

MO	keine Sorgen gemacht. Hm. Und wie gings dann weiter?
BE	Nein. Überhaupt nicht.

34

BE	Dann wars wieder besser und ich hab weiter entrümpelt. Und paar Wochen

35

BE	später kams dann wieder, aber dann intensiver. Worauf ich dann gesagt hab,

36

MO	Ja.
BE	ich lass mir jetzt mal freiwillig ein EKG machen. Auch e Belastungs-EKG

37

MO	Können Sie mal den Schmerz noch etwas beschreiben?
BE	und s Herz-Echo.

38

MO	Wie war das denn?
BE	Der zieht hier oben rüber, in

39 (ANGINA)

Es zeigt sich, dass diese Strategie der kontrollierten Erzählvorgabe aufgeht und die Betroffene nur kurze Erzählungsteile abliefert (Flächen 28-32, 34-38), stets an die Nachfragen und weiteren Erzählaufforderungen des Moderators gekoppelt.

Mit der Aufforderung *Können Sie mal den Schmerz noch etwas beschreiben?* fordert der Moderator am Ende zum Wechsel der kommunikativen Handlungsform auf, also von der Erzählung zur Beschreibung. Dieser Wechsel ist aber ganz unauffällig, da ja auch die Erzählung nur stückweise erfolgte. Mit dieser Aufforderung kann der Moderator das Erleben im persönlichen Kontext auf die allgemeinere Ebene der typischen Symptomatik führen, die ja über die Sendung vermittelt weden soll.

Aufforderungen mit einer Formulierung wie *erzähln Sie uns das mal!* (CHOLESTE) zielen nicht immer wirklich auf Erzählungen ab. Tatsächlich handelt es sich vielmehr oft um eine Aufforderung, etwas kurz und eng zu einem gerade behandelten Aspekt zu berichten oder zu beschreiben.

Im Vergleich zu Talkshows sind die Erzählungen der Betroffenen in medizinischen Gesundheitssendungen eher Erzählanfänge oder Erzählfragmente, die mehr der Wissensvermittlung dienen als der Darstellung des persönlichen Erlebens. Darum müssen diese Erzählfragmente von den Moderatoren deutlich gesteuert werden, um den Fokus regelmäßig auf die intendierten medizinische Sachverhalte zu lenken.

Erzählungssteuerung in Talkshows

Ganz anders gestaltet sich dies in Talkshows zu Gesundheitsthemen. Hier nimmt das Erzählen den breitesten Raum in der Sendung ein. Im Unterschied zu den fragmentarischen Beiträgen der Betroffenen in den medizinischen Gesundheitssendungen gewinnt der Zuschauer von Talkshows wie *Fliege* den Eindruck, dass hier den Betroffenen Gelegenheit gegeben wird, selbstständig und am Stück das zu erzählen, was sie erlebt haben. Schaut man sich die Erzählungen der Betroffenen aber genauer an, so stellt man fest, dass sie nicht mehr wirklich „ihre" Geschichten sind. Im Gegensatz zum Erzählen im Alltag, wo die Erzähler relativ selbstbestimmt entscheiden, was sie wie und wann darstellen, übernimmt in Talkshows der Moderator viele Aufgaben des Erzählers und steuert wesentlich stärker, als es oberflächlich den Anschein hat.

An einem Beispiel aus einer Sendung von Jürgen Fliege zum Thema Herzerkrankungen soll das Talkshow-typische Zusammenwirken von erzählendem Betroffenen und dem die Erzählung steuernden Moderator dargestellt werden. In dieser Erzählung geht es um das dramatische Ereignis der nächtlichen Wiederbelebung einer Frau durch ihren Ehemann. Das Ehepaar ist mit den beiden kleinen Söhnen in die Sendung geladen. Der Mann, Ernst Bresina, sitzt auf dem Podium, er ist der Erzähler, Frau und Kinder sitzen vorn im Studiopublikum. Fliege stellt Bresina nicht nur einfach vor, sondern führt die Zuschauer verbunden damit in die Geschichte ein:

[Beispiel: *Bresina1*]

MO: Uund . freu mich auf Ernst Bresina, bei dem geht das so. Ein Mann . in den Dreißigern oder vielleicht war er auch Ende zwanzig erst, der schläft, auf einmal . äh . <u>nachts</u> weckt ihn . das Schreien seines . k/ knapp zweijährigen Jo/ Sohnes. Äh d/ der <u>schreit</u>, äh . ganz anders als sonst, und da merkt er, dass seine <u>Frau</u> gar nich mehr neben ihm liegt. Oder da? Da? Muss ihn fragen. Und is <u>völlig</u> alarmiert und geht ins Kinderzimmer, und was er da sieht . und erlebt, erzählt er, Ernst Bresina herzlich willkommen! ((Applaus)) (FLIEGE2 143ff.)

Der Betroffene bekommt auch hier den Rahmen der Erzählung stellvertretend vom Moderator abgesteckt. Nach kurzen Fragen zum Alter Bresinas führt Fliege die Zuschauer und den Betroffenen wieder zum Einstiegspunkt der Geschichte zurück, indem er im erzählenden Präsens stichwortartig formuliert: *Und der . Zweijährige schreit?*

Die Erzählweise des Betroffenen ist eine ganz andere – und das macht die mediale Inszenierung durch den Moderator deutlich. Herr Bresina übernimmt in seiner Anschlussformulierung Flieges Worte mit einer kleinen Variation: *Der Zweijährige hat . geschrien, ja.* Seine Erzählung ist weniger dramatisch gestaltet als Flieges und mit seiner häufigen Wiederholung von *halt* normalisiert er die erlebte Situation:

[Beispiel: *Bresina2*]

BE: Der Zweijährige hat . geschrien, ja, in der Nacht, und . . ich hab/ ich war im Bett, und hab halt . n schrein gehört, und da hab ich halt rübergelangt zu meiner Frau, weil, der wo ma n hört, der steht auf, und sie war halt nicht da, und . dann hab ich mir gedacht da kann ich weiterschlafen, weil wenn die ihn net beruhigen kann/ also wenn die Frau ihn net beruhigen kann, kann ich s erst recht nicht. (FLIEGE2 154ff.) (vereinfacht)

An dieser Stelle übernimmt Fliege das Wort, um die deutlich dialektal gefärbte Erzählung von Herrn Bresina für die Zuschauer sprachlich verständlicher zu machen: *Ich versuch das mal so über die Mainlinie hinaus zu übersetzen.* Dies gibt ihm die Gelegenheit, die Geschichte wieder etwas zu dramatisieren: *Ja, is doch wahr, ne? Wir wolln das ja alles/ das is alles/ ne gaanz irre Geschichte is das.* Flieges Intervention wird für die Zuschauer mit dem Übersetzen aus dem Bairischen begründet, sie erscheint so für alle Beteiligten höflich und bietet Fliege dennoch die Möglichkeit die Erzählung steuernd zu gestalten.

Im weiteren Verlauf der Erzählung wird der Ehemann immer wieder von Fliege unterbrochen. Schaut man sich diese Sprecherwechsel genauer an, so stellt man fest, dass es sich immer um Schlüsselpositionen in der Erzählung handelt: Sie sind mit der Funktion verbunden, Erlebtes dramatischer darzustellen oder die Erzählung in eine bestimmte Richtung zu lenken. Dabei übernimmt der Moderator immer wieder kommunikative Handlungen, die im alltäglichen Erzählen der Erzähler selbst ausführen würde.

So verdeutlich Fliege den Zuschauern z. B. durch akzentuierte Reformulierungen die Dramatik in der Komplikation der Erzählung:

[Beispiel: *Bresina3*]

MO	Hm
BE	ins Kinderzimmer . gangen, und hab i dann . meine Frau am Boden

169

MO	Auf m Boden liegen, Ihre Fr/
BE	liegen gesehen, Auf m Boden liegen ja. .

170

BE	Und . sie war halt/ . zuerst hab ich mir gedacht dass sie mit m Kreislauf/

171

MO	Sie liegt vor dem Kinderzimmerbett,
BE	dass sch/ zu schnell aufgestanden is, weil ich

172

MO	vor dem Kinderbett auf dem Boden.
BE	Ja, der . Michel […]

173 (FLIEGE2)

Fliege steuert mit seiner Intervention nicht nur die Erzählung, sondern dramatisiert sie auch: *vor dem Kinderbett auf dem Boden* evoziert das Bild eines kleinen Kindes, das seine Mutter zu verlieren droht. Der Ehemann erzählt weiter vom schreienden Kind, der *eiskalten* Hand seiner Frau und ihrer *käseweißen* Haut und dass *sie halt ausgesehen [hat] wie . wie tot.* (183); im Anschluss dramatisiert Fliege erneut durch die Wiederholung eines von Bresina schon erzählten Sachverhalts: *Und der Junge schreiend daneben*? (184).

Bresina will mit der Erzählung fortfahren, doch Fliege unterbricht ihn in diesem für die Zuschauer spannenden Moment, um die Angehörigen des Ehemanns, insbesondere den kleinen Sohn, vorzustellen. Die Vorstellung der Familie Herrn Bresinas (*Wer war das, wer hat geschrien?* (185)) ist für Fliege Teil der Dramaturgie. Auch die Zuschauer sind natürlich neugierig auf die quasi von den Toten auferstandene Frau und den *kleinsten Lebensretter der Welt* (272ff.).

Der Betroffene unterliegt die gesamte Zeit seines Auftrittes, obwohl es seine Geschichte ist und er eigentlich der Erzähler sein sollte, völlig der Steuerungskontrolle des Moderators. Bis zum (guten) Ende – der Betroffene hat seine Frau so lange reanimiert, bis der Notarzt kam, der sie mittels eines Defibrillators wieder ins Leben zurückholen konnte – wird Bresina noch mehrmals von Fliege unterbrochen, um Sachverhalte verständlich zu machen, z. B. um zu erklären, was reanimieren bedeutet: *Reanimieren ist das Stichwort. Was ham Sie denn da gemacht?* (226). Auch diese Erklärung macht einen medientypischen Aspekt der Erzählung aus – in ihr soll ja auch Wissen vermittelt werden. Niemand würde in einer entsprechenden Erzählung im Alltag an einer solch spannenden Stelle auf die Idee kommen, eine Erklärung einzufordern. Es genügte hier zu wissen, dass Bresina reanimiert hat – wie genau er das im Detail getan hat, ist zumindest an dieser Stelle für das Erzählen irrelevant.

Am Ende erfolgt die abschließende, ebenfalls stark medial inszenierte Evaluation der Geschichte durch den Moderator:

[Beispiel: *der kleinste Lebensretter*]

MO: Dann sitzt ja da ein Lebensretter, den kleinsten, den ich jemals gesehen habe, (durch das) Schreien. Der kleinste Lebensretter der Welt sitzt da. In der ersten Reihe. ((Applaus)) Der kleinste Lebensretter der Welt . hat natürlich das größte Geschenk neben sich sitzen, ganz klar die Mama is da . und die Mama lebt. Aber ich hab für dich ein kleines Geschenk. Magst du das Lämmchen von mir haben? Findste das toll? (FLIEGE2 271-277)

6.4.4 *Abweichendes Interaktionsverhalten der Betroffenen*

Im Vergleich zu den Experten kommt es bei Betroffenen und Angehörigen sehr selten vor, dass nicht exakt auf die Fragen oder Aufforderungen der Moderatoren reagieren. Dies liegt zum einen an dem eng geführten kommunikativen Handeln. Ein anderer Grund für das angepasste Handeln der Betroffenen kann sein, dass sie in der Rolle von (aktuellen oder ehemaligen) Patienten geladen sind, die statusniedriger und reaktiver angelegt ist als die der v. a. medizinischen Experten und ärztlichen Moderatoren. Dazu kommt die meist ungewohnte Situation eines öffentlichen Auftritts im Fernsehen, die Abwarten und Reagieren auf Aufforderung mehr fördert als eigenständiges Handeln.

Diese Beobachtungen lassen sich durch die seltenen Fällen untermauern, in denen Betroffene unaufgefordert zu erzählen beginnen, Darstellungen des Moderators korrigieren oder ihn unterbrechen, um eine Erläuterung fortzusetzen. Fast immer handelt es sich dabei um Betroffene, die medienerfahren sind (wie z. B. die Sängerin Joy Flemming) oder medizinische Fachkenntnisse besitzen (wie z. B. ein Betroffener, der selbst Arzt ist). So beginnt z. B. Joy Flemming in Dr. Gerhardts *Gesundheit!* unaufgefordert zu berichten, wie viel sie abgenommen hat (DIÄTEN). Sie lässt sich durch seine Zwischenbemerkungen nicht beeinflussen und erzählt über einen – im Verhältnis zu den anderen Betroffenen – langen Zeitraum von ihren zahlreichen Bemühungen abzunehmen.

In einer anderen Sendung korrigiert und unterbricht ein betroffener Arzt in einer Diskussionssendung zum Thema Herz den Moderator, der kein Mediziner ist:

[Beispiel: *Pumpsystem*]

MO	wenn ich das darf. Damit die . äh Zuschauer mal Ihren Herzschlag hören.
5	
BE	((lautesTicken)) Wenn ich Sie korrigieren darf . es ist nicht mein Herzschlag,
6	
BE	sondern es ist die Arbeit des elektromagnetisch betriebenen . Pumpsystems.
7	

MO	Is klar, aber ich mein/
BE	(Mein/) Die Frequenz meines äh/ meines Herzens ist nicht

8

BE	so hoch . äh wie die jetzige Frequenz

9 (HERZ9)

6.4.5 *Betroffene präsentieren sich als Experten*

Viele Patienten, besonders chronisch Kranke, verfügen durch Erfahrungen mit ihrer Krankheit, die Gespräche mit Ärzten, Aufenthalte im Krankenhaus etc. über zum Teil großes semi-professionelles medizinisches Wissen, das sie in ihren Darstellungen präsentieren. Sie sprechen z. B. über *Rhythmusstörungen*, *Herzkatheter* und *Herzkranzgefäße* (ANGINA) oder übernehmen die Formulierungsweisen der Ärzte (*Das wurde dann eingestellt mit verschiedenen Medikamenten und nem leichten Betablocker*(ANGINA)). Ob die Moderatoren tatsächlich wünschen, dass Patienten sich auf diese Weise als Experten präsentieren, ist schwer zu beurteilen. Der Talkshow-Moderator Fliege lehnt es in einer Situation ab (*Jetzt müssen wir natürlich aufpassen, dass wir jetzt nicht ne Ausbildung zum Mediziner bekommen.* (FLI-SCH3)), fordert es in anderen Situationen aber heraus.

Auch in den medizinischen Gesundheitssendungen sprechen die Moderatoren durch ihre Fragen solches Wissen bei den Betroffenen an. Allerdings scheinen sie eher an krankheitsbezogenem Erlebniswissen der Betroffenen interessiert als an ihrem medizinischen Fachwissen. Für letztgenanntes sind die geladenen Experten zuständig und nur sie besitzen eben auch die ausgewiesene Expertise. Das medizinische Wissen der Betroffenen ist eher fragmentarisch und selektiv und die Tatsache, dass sie es unter Verwendung einzelner Fachbegriffe präsentieren, lässt keinen sicheren Schluss darauf zu, dass sie tatsächlich wissen, wovon sie reden – als verlässliche, verständliche Information für die Zuschauer ist es jedenfalls nicht unbedingt geeignet:

[Beispiel: *Kardiomyopathie*]

MO	Und dann sind Sie zum Arzt gegangen?
BE	wars vorbei. Dann bin ich zum

46

MO	Hm
BE	Arzt und der hat mir eben dann n EKG geschrieben, was an für sich

47

BE	nur auf a Kardiomyopathie hingewiesen hatte, nich irgendwie, sondern

48

MO	Hm
BE	da hat er gemeint: vorsichtig sein. Und s Herzecho gemacht. Außer ner

49

MO		Hm	Ja.
BE	erhöhten A-Welle war nich viel,	wars also im normalen/ im Normbereich.	

50 (ANGINA)

Problematisch wird eine solche Präsentation vor allem dann, wenn die medizinischen oder fachnahen Ausdrücke für die Zuschauer nicht übersetzt werden.

Anders sieht es aus mit dem krankheitsbezogenen Erlebniswissen (Erfahrungen der körperlichen und geistigen Zustände, die ein Krankheitserleben ausmachen), das die Betroffenen – im Gegensatz zu den Experten – aufgrund eigener Erfahrungen haben und von dem sie in den Sendungen glaubwürdig erzählen oder berichten können. Dies ist die zentrale Funktion der Betroffenen in Gesundheitssendungen:

[Beispiel: *ausgestrahlt*]

BE: So in der Frühe, . das Aufstehen, die leichten Schmerzen hier, [...] dieses Gefühl, wie wenn jemand auf der Brust sitzen würde. [...] Ja, und dann wars vor einigen Tagen so, dass ich halt in der Früh ganz plötzlich wach wurde, unübliche Zeit für mich war, nach drei bis vier Stunden, eben durch Schmerzen. Und die Schmerzen, die haben also ausgestrahlt hierauf bis zu den Augen und alles und hier herunter. (ANGINA 74ff.)

6.5 Baustein Filmeinspielungen

Ein weiterer Baustein von Gesundheitssendungen, mit dem zusätzliche Informationen in die Sendung hereingeholt, Aspekte vertieft oder Themen etabliert werden können, sind Filmeinspielungen. Neben ihrer strukturierenden Funktion dienen Filmeinspielungen inhaltlich dazu, neue oder schon genannte medizinische Sachverhalte einzuführen, zu erklären, zu veranschaulichen und verständlich zu machen. In diesem Abschnitt wird beschrieben, in welchen Sendungen Filme vorkommen, welche Art von Filmen gezeigt werden und wie die Moderatoren die Filmeinspielungen in die Sendung integrieren, d. h., wie sie die Zuschauer in die Filme einführen, wie sie im Anschluss darauf Bezug nehmen und wie sie sie mit Darstellungen der Betroffenen oder Experten verknüpfen (zum detaillierten Einsatz von Filmeinspielungen bei Erläuterungen von Fachbegriffen und Erklärungen s. Kap. 8.3.4., Kap. 8.3.3 und Kap. 9.4).

6.5.1 Funktionen und Typen von Filmeinspielungen

Der Einsatz von Filmeinspielungen ist eng mit dem Sendungsformat verbunden. So gehören Filme in Gesundheitsmagazinen, -ratgebern, Informations- und Wissenschaftssendungen zum Standard, in Talkshows oder Diskussionssendungen kommen sie gar nicht oder nur ganz vereinzelt vor. In Dr. Gerhardts

Gesundheit! mit ihrem Mischcharakter werden in manchen Sendungen Filme gezeigt, in anderen nicht.

Die Anzahl der Filmeinspielungen schwankt erheblich und scheint vor allem davon abhängig zu sein, ob Moderatoren die Sendung allein durchführen, ob sie Experten zur Seite haben oder ob auch Betroffene in der Sendung sind. So gibt es in der 25-minütigen Sendung *ZDF Info Gesundheit* zum Thema Bluthochdruck immerhin fünf Filmeinspielungen – Trailer und vorstrukturierende Filmsequenzen nicht mitgerechnet. Der Moderator bestreitet die Sendung fast allein; lediglich ein ins Studio geladener Mediziner wird – unterbrochen von Filmen – mehrmals kurz interviewt. In der 43-minütigen Wissenschaftssendung *Quarks & Co*, die vom Moderator Yogeshwar allein bestritten wird, werden dem Zuschauer – Trailer nicht mitgerechnet – acht Filme unterschiedlicher Länge präsentiert. Im Gegensatz dazu kommen in anderen Gesundheitssendungen mit geladenen Betroffenen und Experten durchschnittlich zwei bis drei Filmeinspielungen vor, wobei auch das je nach Thema, Anzahl der Gäste und Länge der einzelnen Filmbeiträge schwankt. So werden in einer Sendung von Kühnemanns *Sprechstunde* zum Thema Herzinfarkt, in der ein Betroffener und ein Experte geladen sind, insgesamt sechs Filme gezeigt.

In den meisten Sendungen mit Filmeinspielungen wird mit einem kurzen Film eingeleitet, der in geraffter und oft aufmerksamkeitsweckender Weise über einen oder mehrere wesentliche Aspekte des geplanten Themas Auskunft gibt. Mit diesem Einleitungsfilm, oft eine Art Trailer, soll auf die Sendungsthemen aufmerksam gemacht und Interesse geweckt werden. Diese ankündigenden Filme gehen häufig der Anmoderation der Moderatoren voraus, wie z. B. in der Sendung *Sprechstunde*, die standardmäßig mit einem filmischen Überblick über das jeweils geplante Themenspektrum beginnt. *Mittwochs live* zum Thema Herz wird vor der Anmoderation mit einem kurzen Film über eine Befragung von Passanten zum Thema Herz und Herzlichkeit eingeleitet.

Solche vorstrukturierende Filme gibt es auch im Anschluss an die Anmoderation, um das schon skizzierte Sendungsthema weiter zu veranschaulichen, die Relevanz des Themas bildlich zu untermauern oder persönliche Betroffenheit im Sinne von „das könnte auch mir passieren" herzustellen: So werden im *Gesundheitsmagazin Praxis* zum Thema Bypass in der Einleitung die Zuschauer als potenziell Betroffene angesprochen (*Jeden von uns [...] könnte es einmal betreffen*), im Anschluss daran wird ein Film über einen Betroffenen gezeigt, der einen Herzinfarkt erlitten hatte und nun einen Bypass erhält.

In Gesundheitsmagazinen und -ratgebern werden ausschließlich Filme mit medizinischen Themen präsentiert, Filmeinspielungen in Talkshows, Diskussions- oder Wissenschaftssendungen zeigen auch nicht-medizinische Filme, z. B. mit kulturhistorischem Schwerpunkt zum ausgewählten Thema – so etwa eine Sendung aus der Reihe *Quarks & Co* mit dem Titel *Mythos Herz* über die Bedeutung des Herzens in verschiedenen Zeiten und Kulturen.

In allen Sendungsformaten überwiegt in den Filmen die Reportage bzw. Dokumentation: Medizinisches Personal wird bei der Arbeit gezeigt (z. B. im OP oder im Krankenzimmer), es wird interviewt, Behandlungszentren und -methoden werden vorgestellt, Betroffene und Angehörige im Krankenhaus oder zu Hause kommen zu Wort und berichten, wie sie erkrankt sind oder wie sie sich nach einem Eingriff oder einer Behandlung fühlen. In einer Sendung über Allergien wird z. B. zuerst über ein kleines Mädchen berichtet, das unter Allergien leidet; in einem weiteren Film derselben Sendung wird über den Zusammenhang von Luftverschmutzung und Erkrankungen berichtet und auch hier kommen Betroffene und Angehörige sowie Ärzte zu Wort. In einer Sendung zum Thema Asthma wird eine Kurklinik für Asthmakranke und deren Therapiekonzept vorgestellt. In einer Sendung über Bluthochdruck wird ein Film gezeigt, in dem die Warnzeichen eines Schlaganfalls und Infarkts präsentiert werden; es werden Menschen gezeigt, die beim Spazierengehen bestimmte Symptome bemerken; die Bilder, die man sieht, werden von einer Stimme aus dem Off kommentiert.

Daneben finden sich in den Sendungen Trickfilme bzw. Trickfilmsequenzen, Filme also, die nicht Existierendes „abfotografieren“. Vielmehr werden hier durch Computeranimationen u. ä. Sachverhalte symbolisch-bildlich dargestellt, z. B. wie sich in den Arterien Ablagerungen aufbauen, bis es zum Verschluss, also Herzinfarkt oder Schlaganfall kommt, oder wie bestimmte allergene Substanzen, Botenstoffe und Zelltypen bei der Auslösung von Allergien zusammenwirken.

Vereinzelt gibt es Filme, die ohne Sprecherstimme auskommen und vom Moderator kommentiert werden; so z. B. in einer Sendung der Reihe *Gesundheit!* zum Thema Blutdruck: Hier werden Trickaufnahmen des Herzens gezeigt und Dr. Gerhardt erklärt anhand dieser, wie das Herz arbeitet und wie es zum Blutdruck und damit zum Bluthochdruck kommt.

Häufig werden im Film Reportagen mit erklärenden Darstellungen gemischt, also z. B. folgt auf die Präsentation einer Herzinfarktpatientin eine Trickfilmsequenz zur Veranschaulichung, wie bei Herzinfarkt ein verschlossenes Gefäß aussieht; beim Betroffenen mit Bypass wird nach der ersten Interviewpassage mit ihm in einen Operationssaal gewechselt, das OP-Team bei der Arbeit gezeigt und die Operation selbst dann durch eine Animation nachvollziehbar gemacht.

Neben diesen Filmen, in denen auf unterschiedliche Weise themenbezogen medizinische Sachverhalte präsentiert werden, gibt es schließlich auch Filmeinblendungen mit reinem Servicecharakter. In *ZDF Info* findet man im letzten Drittel der Sendung einen Film ausschließlich zu Gesundheitstipps (z. B. Tipps zum

Kauf eines Blutdruckgeräts oder Ernährungshinweise) und zum Sendungende einen Film mit Hinweisen auf weitere Informationsmöglichkeiten. Diese Serviceaufgabe wird in anderen Sendungen von den Moderatoren – unterstützt durch kurze Einblendungen von Telefonnummern oder Internetadressen – übernommen.

6.5.2 Einbindung der Filmeinspielungen in den Sendungsverlauf

Während die Filmeinspielungen selbst schon lange im Voraus konzipiert werden können und die Redaktion festlegen kann, an welchen Stellen innerhalb der Sendung diese Filme präsentiert werden sollen, hat der Moderator die Aufgabe, auf sie hinzulenken und den Zusammenhang mit dem aktuelle Sendungsgeschehen herzustellen. Diese Aufgabe wird von den Moderatoren auf unterschiedliche Weise gelöst; das Vorgehen variiert zwischen explizitem Hinweis auf den Film und dem gänzlichen Verzicht auf einen solchen Hinweis. Gleichzeitig mit dem Hinweis auf den Film erfolgt typischerweise eine Adressierung der Zuschauer zur Aufmerksamkeitssteuerung – entweder direkt (*Und wir, liebe Zuschauer, wollen uns den nächsten Beitrag anschauen* (ALLERG5) bzw. *machen Sie sich ein Bild davon, von den seri*ösen un*d unseriösen Tests* (ALLERG8)) oder indem sie in das Handeln einbezogen werden (*Wir gehen nämlich weiter im Film* (CHOLEST1)).

Explizite Ankündigung des Films und Einbindung ins Sendungsgeschehen

Wenn die Einschaltung eines Filmbeitrags geplant ist, ist der typische Vorgang, dass der Moderator kurz das Thema des Films benennt – *und dieses Schulungsprogramm in Bad Reichenhall stellen wir Ihnen jetzt in einem kurzen Beitrag in seinen wesentlichen Punkten einmal vor* – und den Film mit dem aktuellen Sendungsgeschehen verbindet, z. B. indem er das zuvor mit den Gästen Besprochene kurz zusammenfasst. So gelingt es, einen inhaltlich kohärenten und nachvollziehbaren Übergang zum Film herzustellen.

In eben dieser Weise leitet z. B. der Moderator von *Knackpunkt* in Anknüpfung an das gerade mit Experten behandelte Thema Allergietests den Filmbeitrag über seriöse und unseriöse Allergietests ein:

[Beispiel: *seriöse Tests*]

Mo: Hm. Also ne ganze Menge Mediziner, die sich damit beschäftigen und . natürlich auch unterschiedliche Tests äh anbieten. Die gibt es nicht nur bei den Medizinern. Und wir wollen uns im folgenden Beitrag mal anschaun, machen Sie sich ein Bild davon, von den seriösen und unseriösen Tests. (ALLERG8 39ff.)

Der Moderator setzt ein Gliederungssignal (*also*) zur Ankündigung einer Reformulierung bzw. Zusammenfassung, fasst das Ergebnis des eben stattgefundenen Austausches zusammen (*ne ganze Menge Mediziner, die sich damit be-*

schäftigen und . natürlich auch unterschiedliche Tests äh anbieten) und bringt eine neue Information ein, die aus dem Filmbeitrag stammt: *Die gibt es nicht nur bei den Medizinern.* Damit verknüpft er das Bisherige inhaltlich mit dem Neuen. Danach adressiert er die Zuschauer (*Und wir wollen uns [...], machen Sie sich ein Bild davon*) und kündigt den Filmbeitrag explizit mit seinen Inhalten an (*folgenden Beitrag [...], von den seriösen und unseriösen Tests*).

Statt eines Filmbeitrags könnte der Moderator hier auch einen weiteren Gast ankündigen, z. B. einen kritschen Medizinjournalisten, der Allergietests geprüft hat und einige davon in die Sendung mitbringt; das kommunikative Verfahren der Einbindung bliebe dasselbe.

Eine andere Möglichkeit der expliziten Ankündigung ist, diese in eine fachliche Information einzubinden. In einer Sendung der Reihe *Gesundheit!* zum Thema Bluthochdruck legt Dr. Gerhardt den Zuschauern in einer ausführlichen Einleitung die grundlegenden Funktionen des Herzkreislaufs dar. Zur Unterstützung der Erklärungen (*und wie das so funktioniert*) kündigt er eine vorbereitete *Trickaufnahme* an, die er auch als Darstellungsgrundlage nimmt, indem er das Gezeigte beschreibt und interpretiert:

[Beispiel: *Trickaufnahme*]

MO: Und wie das so funktioniert, das haben wir in einer kleinen Trickaufnahme mal vorbereitet, wir sehen hier, dass das Herz pumpt . . es zieht sich zusammen und wirft Blut aus, erholt sich wieder und es fließt Blut nach. <u>Und</u> wir sehen, dass hier der ganze Körper, Kopf, Arme und Beine und die lebenswichtigen Organe mit Blut versorgt werden. (BLUT 67-73)

Von der Erklärung des Blutdrucks kommt er zum Bluthochdruck und schließlich zu den Blutdruckschwankungen, ein Unterthema, das er mit *jetzt* ankündigt:

[Beispiel: *Schwankungen*]

MO: [...] aber auf jeden Fall nicht mehr als fünfundneunzig, dann würde man <u>auch</u> von einem Bluthochdruck sprechen. . Jetzt, <u>jedes</u> Mal, wenn das . äh Herz schlägt, . ändert sich praktisch der Blutdruck und das ist so am Tag etwa hunderttausend Mal und es gibt auch Schwankungen. Und das haben wir auch in einem kleinen Film vorbereitet, diese Schwankungen kommen eben vor. (BLUT 83-89)

Er nennt das Auftreten von Blutdruckschwankungen, führt das Thema selbst aber nicht weiter aus, sondern bindet den nächsten Filmbeitrag in diese Information ein: *Das haben wir auch in einem kleinen Film vorbereitet.* Dieser Film dann wird von einer Stimme aus dem Off kommentiert.

Die Standardvariante der Ankündigung eines Filmbeitrags ist – neben der Ankündigung selbst – also die Verknüpfung der Filminhalte mit den in der Sendung vorausgegangenen Sachdarstellungen, wie z. B. in der Sendung *Quarks & Co*:

[Beispiel: *typischer Fall*]

MO: Nun, wenn plötzlich die Blutzufuhr nicht mehr richtig funktioniert, dann spricht man von einem Herzinfarkt, und im vergangenen Jahr starben hierzulande etwa fünfundachtzigtausend Menschen daran. Wie kommt es dazu? Der folgende Film zeigt Ihnen ein typischen Fall, und er zeigt Ihnen sogar, was dabei im Innern des Körpers sich abspielt. (Quarks2 250-254)

Implizite Ankündigung eines Films mittels Sachdarstellung

Es gibt auch ein Ankündigungsformat, das ohne expliziten Hinweis auf die Filmeinspielung auskommt, in dem lediglich der Sachverhalt eingeführt und kurz erläutert wird, der im anschließenden Film dann dargestellt wird. Dieses Format kommt vor allem in den Einleitungssequenzen von Sendungen vor, in denen noch nicht auf schon Besprochenes rückverwiesen zu werden braucht.

So beschreibt der Moderator Dr. Gerhardt nach Begrüßung und einigen einleitenden Worten den Sachverhalt der unerkannten Warnzeichen eines Schlaganfalls. Ohne explizite Ankündigung eines Filmbeitrags klärt nur der Sendungsverlauf, dass diese Darstellung zugleich auch eine Ankündigung ist:

[Beispiel: *Zahlen*]

MO: Liebe Zuschauerinnen und Zuschauer, herzlich willkommen zu Gesundheit. (Ob viele)/ obwohl viele von uns im Familien- oder im Bekanntenkreis einen Betroffenen kennen, wissen die meisten nicht, welche Warnzeichen einem Schlaganfall vorangehen können. Schlimmer noch, kaum einer fühlt sich selbst dadurch bedroht. Die Zahlen aber belegen, schon morgen . könnten wir selbst der nächste sein. ((Filmeinspielung)) (GESCHLAG 1ff.)

Ähnlich verfährt der Moderator Heimann in der Sendung *ZDF-Info Gesundheit*:

[Beispiel: *leise*]

MO: denn der Bluthochdruck ist einer der wichtigsten Risikofaktoren, wenn es um Herzinfarkt und Schlaganfall geht, leise, völlig unbemerkt kann er manchmal sogar jahrzehntelang sein Unwesen in unserem Körper treiben. Und was aus ihm werden kann, ist Ärzten und Rettungsteams nur allzu gut bekannt. ((Filmeinspielung)) (BLUTHOC 24ff.)

Anknüpfung des Films an Darstellungen der Betroffenen

Insbesondere Dr. Gerhardt verknüpft seine Filmeinleitungen gern mit vorangegangen Darstellungen der Betroffenen:

[Beispiel: *Normalgewicht*]

MO: ((zu seinem Gast Joy Flemming, mit der er sich zuvor über ihr Übergewicht unterhalten hat))
Joy, . wir wissen beide, dass ähm das auch net ganz so gesund ist, dieses äh Übergewicht, u:nd/ aber ich stell jetzt einfach mal die Frage und das wird uns jetzt n kleiner Film beantworten, was heißt eigentlich Normalgewicht? (DIÄTEN 72ff.)

Diese inhaltliche Verknüpfung erfolgt – wie auch im obigen Beispiel – oft etwas großzügig oder willkürlich, da vorbereitete Filme und aktuelle Aussagen der Betroffenen in nachvollziehbaren Zusammenhang gebracht werden müssen, auch wenn die Anschlussfähigkeit sehr allgemein ist. Im folgenden Beispiel hat eine Betroffene von ihren Asthmaanfällen erzählt:

[Beispiel: *Todesangst*]

MO	Wie sieht so n Anfall aus?
BE	Es verengt sich alles. Es is alles verschleimt. Man

30

MO	Und Sie haben
BE	hustet. Und vor allem, man kommt die Luft nicht mehr hinaus.

31

	((wendet
MO	auch wahrscheinlich . Angst? Todesangst? Hm. Und wie
BE	Und Todesangst. Hm

32

	sich an die Zuschauer))
MO	das bei einem . Asthmaanfall so abläuft, das zeigt uns der nächste Film.

33 (ASTHMA)

Dr. Gerhardt erfragt am Ende der Darstellung die Angstgefühle, die mit den asthmabedingten Erstickungsanfällen einhergehen, geht auf die Antwort der Betroffenen (*Und Todesangst*) aber nicht weiter ein, sondern kündigt einen Film über den Ablauf von Asthmaanfällen im Allgemeinen an (*wie das [...] so abläuft*).

Bezugnahme durch Ergänzung und Zusammenfassung

Nach der Filmeinspielung müssen die Moderatoren den Zuschauern einen verständlichen und kohärenten Übergang vom Film zurück zur Sendung bieten. Eine Möglichkeit den Anschluss herzustellen ist, den Filmbeitrag (SP) zu kommentieren oder zu ergänzen, wie z. B. der Moderator Yogeshwar in der Sendung *Quarks & Co.*

[Beispiel: *grundsolide*]

SP: Das Herz ist ein grundsolider Antrieb ohne größere Schwächen. Wer s besitzt, wird ein Leben lang kaum Probleme und viel Freude an ihm haben.

MO: Bei entsprechender Pflege müsste man sagen. (QUARKS1 56-58)

[Beispiel: *Sicht eines Blutkörperchens*]

SP: Und zum Schluss der Herzschlag aus der Sicht eines Blutkörperchens, aus der Lunge in den linken Vorhof durch die Segelklappen in die linke Kammer . . und durch die Taschenklappen in den Körperkreislauf.

MO: Es ist übrigens verblüffend, wenn wir auf die Welt kommen, besitzt unser Herz nur einen Kreislauf, denn die Versorgung [...] (QUARKS1 228ff.)

Eine der häufigsten Formen, vom Film zum Sendungsgeschehen überzuleiten, besteht in einem knappen Resümee bzw. einer kleinen Zusammenfassung. So formuliert der Moderator im Anschluss an den dritten und letzten Filmbeitrag:

[Beispiel: *sehr komplex*]

MO: Also . das ganze Thema Allergie, Sie habens schon gemerkt liebe Zuschauer, . ist ein sehr komplexes. (ALLERG10 1f.)

Danach fordert er die Experten auf, das jeweils Wichtigste zu diesem Thema aus ihrer Perspektive heraus zu benennen.

Bezugnahme durch Frage an Experten

Die Einbindung des Films durch einen abschließenden Kommentar und eine weiterführende Frage an einen der Experten ist die häufigste und inhaltlich wie funktional zielführendste Methode, um eine enge Verbindung zwischen Film und Sendungsgeschehen herzustellen:

[Beispiel: *Routineeingriff*]

MO: Tja, eine Bypassoperation, ein Routineeingriff. Aber . eine immer noch aufwändige Methode, bei der das Herz immerhin kurze Zeit still gelegt werden muss. Ohne jetzt Spekulationen zu nähren, Herr Professor Wehling, [...] (BYPASS1 75ff.)

Häufig greifen die Moderatoren dazu einen bestimmten Aspekt aus dem Film heraus und geben ihn – als Frage reformuliert – an einen der Experten weiter:

[Beispiel: *Herr Pedro*]

MO: Ja, Herr Pedro, für alle . äh, die jetzt nicht unbedingt ähm im Englischen so fit sind, breath heißt ja zunächst einmal . Atem, aber bei Ihnen heißt es was ganz anderes, Sie haben diesen gleichen Buchstaben benutzt . und wie heißt es nochmal, wir hams zwar im Film gehört, aber [...] (ASTH 68ff.)

Der folgende an einen Film anschließende Kommentar ist eine Besonderheit, weil die Moderatorin sich zunächst direkt an die Zuschauer wendet, um einen relevanten Aspekt zu fokussieren, und dann erst an die Expertin für eine inhaltliche Vertiefung:

[Beispiel: *aufgehorcht*]

MO: Und da haben Sie natürlich aufgehorcht. Jetzt haben Sie doch immer gehört und Bewegung ist ganz ganz wichtig, vor allem für das gute HDL. Also is es denn nicht so, Frau Professor Steinhagen-Thiessen? (CHOLEST1 323ff.)

Eine andere Form der Weiterführung kann z. B. auch die praktische Demonstration eines Gerätes im Studio sein, das zuvor im Film gezeigt wurde:

[Beispiel: *Studioexperiment*]

MO: Und so sieht ein Rotaplator bei der Arbeit aus. Genauer im Studioexperiment. Herr Professor Wehling, was sieht man da? (BYPASS2 78ff.)

Auch hier wird in Form einer Frage an den Experten weiter vertieft.

Bezugnahme durch Frage an Betroffenen

Mitunter kann es auch vorkommen, dass Moderatoren – wenn auch oft nur in Form vager Bezugnahme – einen besonderen Aspekt oder das Ergebnis der Filmeinspielung als Frage an einen der Betroffenen weitergeben (*diese Werte*):

[Beispiel: *bei Männern*]

SP: Bei Männern sollte er [der HDL-Wert] bei mindestens fünfunddreißig Milligramm pro Deziliter liegen, bei Frauen sogar über fünfundvierzig Milligramm pro Deziliter.

MO: Ja, Frau Willmann, als Sie jetzt äh diese Werte . nicht mehr messbar waren, was ha/ was hat man Ihnen da gesagt? (CHOLESTE 109ff.)

Da die Gesundheitssendungen oft monothematisch sind und viele der relevanten Aspekte des jeweiligen Krankheitsthemas im Lauf der Sendung mehrfach vorkommen, sind diese vagen inhaltlichen Bezugnahmen, die einen relativ kohärenten Sendungsablauf erzeugen sollen, möglich und interaktiv unproblematisch.

6.6 Fazit

Die kommunikativen Aufgaben und Funktionen des Personals der Gesundheitssendungen (Kap. 5) wurden in diesem Kapitel auf die Bausteine von Gesundheitssendungen bezogen, also auf die typischen inhaltlich oder/und interaktiv unterschiedenen Elemente, aus denen die Sendungen sich zusammensetzen. In den Analysen wurde das Spektrum der verschiedenen Formen, die diese Bausteine in den Sendungen annehmen können, herausgearbeitet, Verknüpfungen zwischen den Bausteinen dargestellt, die jeweils charakteristischen Interaktionsweisen des Sendungspersonals rekonstruiert und die dabei auftretenden spezifischen Probleme und Schwierigkeiten beschrieben und erklärt.

Die häufigsten und für die untersuchten Gesundheitssendungen konstitutiven Bausteine sind:

- *Moderatoren-Tätigkeiten* wie An- und Abmoderation, Sendungs- und Themensteuerung, Erklärung medizinischer Sachverhalte und Zuschaueradressierung,
- das *Experteninterview*, an dem die Moderatoren ebenfalls zentral beteiligt sind,
- die *Darstellungen der Betroffenen*, die von den Moderatoren stark gesteuert und für die jeweis verfolgten Sendungsziele instrumentalisiert werden,
- und schließlich *Filmeinspielungen* verschiedener Art (Reportagen, Trickfilme usw.), die durch die Moderatoren in den Sendungsverlauf integriert werden.

Der Moderator hat also die zentrale Rolle in den Sendungen, ihm kommt die Aufgabe zu, diese Bausteine zu gestalten, zu verknüpfen, sie auf das Thema, die Sendungsziele und die Erwartungen der Zuschauer zuzuschneiden. Wie dies jeweils kommunikativ realisiert wird, ist außerordentlich vielfältig.

Interessant und praktisch bedeutsam sind die spezifischen Probleme und Schwierigkeiten, die mit diesen Bausteinen jeweils verbunden sind. Bei den Moderatorentätigkeiten werden sie großenteils dadurch verursacht, dass eine Vielzahl von z. T. konkurrierenden Aufgaben gleichzeitig bewältigt werden muss und die Moderatoren dabei auch widersprüchlichen Anforderungen gerecht werden müssen.

In den Experteninterviews scheinen die Probleme am größten zu sein, was der Rollenvielfalt auch der Expertenrolle geschuldet ist. Die Experten sollen im Verlauf der Sendung stets bereit sein die Perspektive zu wechseln und als Kollegen des Arzt-Moderators, als geladene Fachleute und als behandelnde Ärzte von Betroffenen Sachverhalte darzustellen oder zu erklären, Äußerungen des Moderators zu bestätigen oder zu ergänzen und den Zuschauern Ratschläge zu geben. Die Experten stehen in der medialen Situation vor teilweise schwer zu vereinbarenden Aufgaben, z. B. einen komplexen Sachverhalt ganz kurz, aber für medizinische Laien/Zuschauer – die nicht anwesend sind – gut verständlich darzustellen, und zwar im face-to-face-Austausch mit einem u. U. medizinisch geschulten Arzt-Moderator und vor laufenden Kameras. Die ungewohnte Situation des Fernsehauftritts, der enge Zeitrahmen und die fehlenden eigentlichen Adressaten, die Zuschauer, sind mit dafür verantwortlich, dass Experten auf die gewohnte und sichere Routine ihrer Fachsprache zurückgreifen und ihre Erklärungen dann für Laien unverständlich bleiben.

Die Darstellungen der Betroffenen sind entgegen dem ersten Anschein kein spontaner Austausch mit den Moderatoren. Es wirkt sich kommunikativ z. T. negativ aus, dass im Vorfeld Absprachen stattgefunden haben, die jedoch nicht sichtbar werden sollen. Besonders problematisch ist die starke Steuerung der Darstellungen der Betroffenen durch die Moderatoren. In allen Gesundheitssendungen leisten die Betroffen Redebeiträge praktisch nur nach Aufforderung und in vom Moderator vorgegebener Weise; sie werden gerade auch beim Erzählen über ihre Krankheit und über ihr Erleben stark gesteuert. Dadurch kommt der „subjektive Faktor“, den die Darstellungen der Betroffenen im Kontrast zu denen der Experten repräsentieren und einbringen sollen, nur ungenügend und medial verformt zur Geltung.

Filmeinspielungen, die zusätzliche Informationen in die Sendung hereinholen oder Themenaspekte vertiefen, gehören in medizinischen Gesundheitssendungen zum Standard, in Talkshows oder Diskussionssendungen kommen sie gar nicht oder nur vereinzelt vor. Ihr Einsatz scheint auch davon abzuhängen, ob Moderatoren die Sendung allein durchführen oder ob sie Experten zur Seite haben, die fachliche Vertiefungen und Interaktionsdynamik heinbringen.

Behandelt wurden hier nur konstitutive „Standardbausteine“. Telefonate mit Anrufern in Call-in-Sendungen werden in Kap. 12 gesondert analysiert. In seltenen, speziellen Sendungstypen, wie z. B. einem Quiz zu Gesundheitsthemen, kommen noch weitere Bausteine vor. In meinem Datenkorpus nicht repräsentiert sind z. B. Streitrunden von Experten zu medizinischen Fragen.

In einem aktuellen Sendungsformat, den sogenannten Doku-Soaps zu Ernährung, Übergewicht und Gesundheit, finden sich systematisch noch andere Bausteine, z. B. die Begleitung und Beratung von Betroffenen durch einen Ernährungscoach in ihrer Alltagsumgebung, also nicht im Studio. Solche Sendungen und ihre Elemente werden in Brünner/Lalouschek (2010) und Lalouschek/Brünner (2010) untersucht.

Teil B

Vermittlungsstrategien

7 Umgang mit Fachbegriffen

Inhaltsverzeichnis

7.1 Einleitung: Fachbegriffe und verständliche Wissensvermittlung

Für die mediale Vermittlung von Wissen über Krankheit, Gesundheit und gesundheitsförderliches Handeln sind verständliche Darstellungen und Erklärungen medizinischer Sachverhalte zentral. Als Bedrohung für die Verständlichkeit gelten im allgemeinen Bewusstsein vor allem Fachbegriffe. Sie erscheinen in der Kommunikation zwischen Experten und Laien als das typische und größte Problem überhaupt – das belegen die häufigen Klagen von Laien über „unverständlichen Fachjargon" oder „Fachchinesisch".

Fachbegriffe sind für die innerfachliche Verständigung unter Experten entwickelt. Sie erlauben Experten, fachspezifische Gegenstände und Phänomene zu kategorisieren und zu benennen, sie untereinander zu besprechen und zu neuen Erkenntnissen über sie zu gelangen; ihre Bedeutung ist oft abstrakt und komplex. Fachbegriffe für in der Experten-Laien-Kommunikation auftretende Verständigungsschwierigkeiten verantwortlich zu machen ist jedoch nur teilweise richtig. Zwar entstehen in der Tat Probleme, wenn Experten Fachausdrücke verwenden, die den Laien unbekannt sind. Es kommt aber hinzu, dass mit diesen sprachlichen Ausdrücken auch unausgesprochenes Wissen verbunden ist – also das Fach*wissen*, das die Experten besitzen, das den Laien aber fehlt. Dieser Wissensunterschied hat beträchtlichen Einfluss auf die Verständigung, aber seine Bedeutung als Quelle von Verständigungsschwierigkeiten ist weniger offensichtlich als die der Fachwörter selbst.

Auf Fachbegriffe kann und darf in den Gesundheitssendungen nicht verzichtet werden. Für die Verständlichkeit ist entscheidend, wann, wie und in welchem Umfang sie eingesetzt werden, welche Fachbegriffe verwendet bzw. nicht verwendet werden, wie sie erklärt werden bzw. welche unerklärt bleiben können. Das heißt, entscheidend ist der *Umgang* mit Fachbegriffen und dem ihnen zugrunde liegenden Fachwissen und entscheidend ist die Art ihrer *Verwendung* in der Verständigung zwischen Experten und Laien. Hier liegt in der Tat eines der herausragenden Probleme der Experten-Laien-Kommunikation und um dieses Problem soll es in diesem Kapitel gehen. Die Verwendung von Fachbegriffen in Gesundheitssendungen spielt eine maßgebliche Rolle dafür, ob und wie Fachwissen, das eben auch über Fachbegriffe transportiert wird, adressatengerecht vermittelt wird.

In Gesundheitssendungen werden Fachbegriffe vor allem von den Experten benutzt, manchmal auch von den Betroffenen, die zur Gruppe der Laien gehören. Wenn Laien Fachbegriffe verwenden, dann handelt es sich in der Regel um eine Verwendung auf der Grundlage bloßen Alltagswissens oder eines semiprofessionellen Wissens, das Laien sich z. B. als Patienten durch die Beschäftigung mit ihrer Krankheit und dem Kontakt mit Ärzten und medizinischem Personal erworben oder über Fernsehen, Bücher, Zeitschriften oder Vorträge angeeignet haben. Eine „entfachlichte" Verwendung von Fachbegriffen durch Laien kommt auch in Gesundheitssendungen in den Darstellungen der Betroffenen vor.

Deshalb sei an dieser Stelle auf folgende begriffliche Differenzierung aufmerksam gemacht: Die Betroffenen in den Sendungen sind medizinische Laien und sie agieren in der Interaktion aus ihrer Laienperspektive heraus, sie sind aber nicht die primären Adressaten der Experten; die Wissensvermittlung der Experten richtet sich an die heterogene Gruppe der Zuschauer, von denen angenommen oder vorausgesetzt wird, dass sie Laien sind (s. Kap. 10). Aus diesem Grund ist in den folgenden Analysen mit Laien immer das rezipierende Publikum gemeint, auf das die Ausführungen in den Sendungen zugeschnitten werden und für das die Überlegungen zur Experten-Laien-Kommunikation gelten. Zur Unterscheidung werden die Laien in den Sendungen hier systematisch über ihre Situationsrolle als Betroffene erfasst.

Der Umgang mit Fachbegriffen durch Experten und Betroffene unterscheidet sich vor allem darin, wofür und wie die Fachbegriffe benutzt werden. Experten verwenden sie überwiegend, um Sachverhalte zu beschreiben, Wirkungsweisen oder Zusammenhänge zu erklären und um Ratschläge, Tipps und Hinweise zu geben; Betroffene verwenden sie, um ihre persönliche körperliche Situation zu schildern, sich mit ihrer Krankheit vorzustellen und über Untersuchungen, Behandlungen und operative Eingriffe zu berichten.

Die besondere Bedeutung von Fachbegriffen im Gespräch zwischen Experten und Laien, Ärzten und Patienten wurde schon häufiger untersucht (Hartog 1996, Löning 1994, Gülich 1999, Brünner 2005, 2009): Dabei geht es um die Art und Weise sowie die Probleme der Verwendung: wann Fachbegriffe genutzt oder vermieden werden, wie sie gekennzeichnet und wie sie sinnvoll verwendet werden können. Im Fokus stehen bei diesen Fragen meist die individuellen Einzelgespräche zwischen Experten und Laien, z. B. Arzt und Patient im Krankenhaus oder in der Praxis. Im Gegensatz zur öffentlichen Gesundheitskommunikation kann sich der Experte hier üblicherweise auf ein konkret vorliegendes Problem beziehen (z. B. ein bestehendes Krankheitsbild) und kann die Vorkenntnisse des Gesprächspartners besser einschätzen und spezifischer auf diese eingehen, weil er ja ein bestimmtes Individuum vor sich hat. Der Laie wiederum hat in der direkten Interaktion die Möglichkeit, seinen ganz speziellen Informationsbedarf anzumelden, mangelndes Verstehen deutlich zu machen und bei Verstehensschwierigkeiten nachzufragen.

Deutlich wird dieser Kontrast auch, wenn man an wissensvermittelnde Formen wie z. B. Lehr-Lern-Prozesse in der Schule denkt: Wenn eine Lehrperson hier einen Fachbegriff benutzt oder einführt, kann sie sich auf das im Unterricht hergestellte gemeinsame Wissen, die gemeinsame Vorgeschichte der Interaktion beziehen und den Kenntnisstand ihrer SchülerInnen zu dem Thema einschätzen. Diese wiederum haben nicht nur die prinzipielle Möglichkeit, sondern geradezu die Verpflichtung, bei Bedarf nachzufragen und weitere Erklärungen anzufordern; die Lehrperson erhält dadurch ein Feedback. Sie kann darüber hinaus selbst verständnisüberprüfende Verfahren einsetzen und ihre Erklärungen solange reformulieren, erweitern oder vertiefen, bis ein angemessenes Verständnis erreicht ist.

In Gesundheitssendungen ist im Vergleich dazu die angemessene Verwendung oder Einführung von Fachbegriffen schwieriger. Auch wenn Experten und Betroffene, also medizinische Laien, an Sendungen teilnehmen, heißt das – wie oben schon angemerkt – nicht, dass es in den Sendungen zu direkter Experten-Laien-Interaktion kommt. Wie sich in Kapitel 5 und 6 gezeigt hat, erfolgen die Beiträge von Experten und betroffenen Laien typischerweise in der Interaktion mit dem Moderator oder über diesen vermittelt. Die Experten sind mit einem heterogenen und anonymen Publikum konfrontiert und können über das Wissen und die Interessen der Zuschauer nur Vermutungen anstellen. Eine gemeinsame Interaktionsgeschichte fehlt und Nachfragen zur Verstehensüberprüfung sind beim Fernsehpublikum prinzipiell nicht möglich. Das Verstehen der betroffenen Laien in der direkten Interaktion zu überprüfen ist in der Sendung kaum möglich, weil dies gegen Höflichkeitsregeln verstoßen und eine Imagebedrohung darstellen würde.

Die Verwendung von Fachbegriffen in den Gesundheitssendungen ist demnach widersprüchlich oder jedenfalls ambivalent: Fachbegriffe sind zum einen ein notwendiger Bestandteil von Gesundheitsinformation, denn mit ihnen wird relevantes Wissen transportiert. Gleichzeitig aber besteht die Gefahr, dass sie eines der Hauptziele öffentlicher Gesundheitsinformation behindern: die verständliche Vermittlung von Wissen, auf dessen Grundlage gehandelt werden kann.

Auch um das Erreichen dieses Ziels abzuschätzen, ist es sinnvoll zu untersuchen, wie Fachbegriffe in Gesundheitssendungen eingeführt, verständlich gemacht und erläutert werden. Ich beschreibe in diesem Kapitel, wie Experten, Betroffene und Moderatoren Fachbegriffe verwenden und wie sich ihr Umgang mit solchen Begriffen unterscheidet. Die Verwendung durch die Moderatoren ist besonders komplex, weil sie sowohl als Experten wie auch als Laien handeln können und darüber hinaus gleichzeitig die Fachwortverwendung der anwesenden Experten und Betroffenen beeinflussen, regulieren oder kommentieren.

Ich habe mich entschieden, die Verwendung von Fachbegriffen durch Moderatoren, wenn sie aus ihrer Expertenrolle heraus agieren, d. h. wenn sie selbst medizinisches Wissen vermitteln, gemeinsam mit der Fachwortverwendung durch geladene Experten zu behandeln. Die Daten legen diese Entscheidung nahe, weil hier starke Ähnlichkeiten bestehen und eine Trennung nach den beiden Personengruppen viele Doppelungen in der Darstellung mit sich bringen würde. In Kapitel 7.4 wird die Verwendung von Fachbegriffen durch die Moderatoren allerdings gesondert behandelt, und zwar, wenn sie aus ihrer Moderatorenrolle heraus agieren, also als Sendungsverantwortliche, Stellvertreter des Publikums oder als Laien.

Ich stelle verschiedene Möglichkeiten der Verwendung von Fachbegriffen dar und zeige, welche Probleme sich dabei jeweils ergeben. Im Hinblick auf das Ziel einer verständlichen Informationsvermittlung arbeite ich mögliche Aspekte und Ursachen gelungener oder problematischer Fachwortverwendung heraus. Es wird sich zeigen, dass manche Verwendungsweisen und Probleme auf die besondere Kommunikations- bzw. Gesprächssituation der medialen Gesundheitsinformation zurückzuführen sind.

7.2 Verwendung von Fachbegriffen durch Experten

Das Bemühen der Experten und Moderatoren, Fernsehzuschauern komplizierte medizinische Sachverhalte verständlich zu machen und so zu vermitteln, dass sie sich daran in ihrem Handeln orientieren können, steht im Mittelpunkt von Gesundheitssendungen. Obwohl alle geladenen Gäste einer Gesundheitssendung den Zweck der Sendung kennen – nämlich Laien verständlich zu informieren – misslingt dies immer wieder und verfallen Experten in fachsprachliche Kommunikationsformen. Dies gilt für geladene Experten, aber auch für Moderatoren, wenn sie in der Expertenrolle agieren. So findet man in manchen Sendungen Passagen, die Laien nicht oder nur schwer verstehen können. Auf der anderen Seite gibt aber auch viele gelungene Darstellungen, für die seitens der Experten ganz unterschiedliche Strategien eingesetzt werden.

Die Tatsache, dass derselbe Experte an einer Stelle den Fachwortgebrauch reflektiert und den angesprochenen Sachverhalt verständlich erklärt, im späteren Verlauf der Sendung aber gegenteilig handelt, verweist darauf, dass nicht allein das Bewusstsein und der Wunsch nach verständlichem Erklären ausschlaggebend dafür sind, dass dies auch gelingt. Vielmehr haben auch das Sendungsformat und die vorgegebene Zeit einen Einfluss, ferner das Zusammentreffen der unterschiedlichen fremden Personen bzw. Rollen und der ständige Zwang zu reflektieren, in welcher Rolle man gerade handelt. So entgleisen beispielsweise Gespräche zwischen Medizinern und Arzt-Moderatoren im Studio gelegentlich zur innerfachlichen Kommunikation, wenn sie sich in der Interaktion plötzlich als Kollegen betrachten und dann ihre angemessene Rolle und Aufgabe in der Sendung „vergessen" (vgl. Lalouschek 2005, 263ff. und Beispiel [*Abbauprodukt*] in Kap. 7.2.2). Fachbegriffe und fachsprachliche Ausdrucksweisen allgemein dienen nämlich auch zur Selbst- und Rollendarstellung (Brünner 2005). Indem Experten Fachbegriffe benutzen, weisen sie sich als Experten aus, demonstrieren Fachkompetenz und Autorität und ordnen sich einer bestimmten Gruppe zu. Fachwortverwendung erfolgt auch nicht immer bewusst, sondern kann – als Folge beruflicher Sozialisation – aus Gewohnheit oder mangelnder Routine in individueller oder öffentlicher Vermittlung geschehen.

7.2.1 Verwendung von Umgangssprache

Eine der häufigsten Strategien ist die Vermeidung von Fachbegriffen und der Gebrauch von Gemeinsprache, Alltags- bzw. Umgangssprache. Die Art und Weise dieses Gebrauchs ist unterschiedlich.

Umgangssprache statt Fachbegriffe

Experten verzichten in ihren Darstellungen teilweise völlig auf Fachsprache:

[Beispiel: *kaputt*]

EX: Ein Stück des Schädelknochens ist entfe:rnt, damit . das geschwollene Gehirn . das noch gesunde Gehirn nicht kaputt drückt. (GESCHLAG 217-219)

„Kaputt drücken" ist, bezogen auf das Gehirn, ein ausgesprochen umgangssprachliches Verb, das das Gemeinte sehr anschaulich und eingängig bezeichnet. Denn die Vorstellung und die Erfahrung, dass Dinge kaputt gehen, wenn sie zu stark gedrückt werden, ist aus zahlreichen Alltagssituationen vertraut.

Manchmal vermeiden Experten sogar dann Fachbegriffe, wenn deren Bekanntheit relativ groß ist, wie es bei Krankheiten mit hohem Verbreitungsgrad ja oft der Fall ist. So wird etwa der Begriff *Plaque* im Zusammenhang mit Herz- und Gefäßerkrankungen sehr häufig verwendet, meist verbunden mit der Übersetzung *Kalk, Verkalkung* bzw. *verkalken.* Manche Experten verwenden aber auch solche bekannten Fachbegriffe nur in ihrer umgangssprachlichen Übersetzung, wie hier Dr. Gerhardt in seiner Erläuterung eines Bypasses (*Umleitungen*):

[Beispiel: *Umleitungen*]

MO: Nun wissen wir ja aber, dass Umleitungen, ich zeig das noch mal an unserm Modell, dass Umleitungen ja nun auch wieder verkalken können, sag ich mal einfach, dass sich hier was ablagern kann. (HERZINF3 206ff.)

Es ist fraglich, wie sinnvoll das ist. Denn der Ausdruck *Kalk* wird der faktischen Zusammensetzung der Plaque nicht gerecht und wirkt irreführend, wenn man in weiteren Ausführungen z. B. nach den Ursachen der Plaque (der Verkalkung) fragt und zu Aspekten wie Entzündungen und Fettablagerungen kommt. An dieser Stelle gäbe es z. B. auch die Möglichkeit, – im Sinne einer öffentlichen Gesundheitsaufklärung – den eingebürgerten Begriff *verkalken* in seiner Irreführung kritisch zu beleuchten.

Im folgenden Beispiel, das ausnahmsweise aus einer Radiosendung stammt, differenziert der Sprecher bzw. Moderator den Begriff Stress in *schlechten* und *guten Stress* (als umgangssprachliche Übersetzung von Disstress und Eustress) und der Experte übernimmt diese Formulierung:

[Beispiel: *Stressbewältigung*]

MO: Doch nicht jeder Stress . führt zu Bluthochdruck. Es gibt schlechten und . es gibt guten Stress.

EX: Guter Stress . ermöglicht uns die bessere Bewältigung von Belastungssituationen, die Aktivierung unserer geistigen und körperlichen Funktionen. Schlechter Stress fördert die Entwicklung von Bluthoch . druck und ist belastend. Wie unterscheidet sich nun guter und schlechter Stress? Die Unterscheidung liegt in unsrer . Reaktion. Das heißt, ob ein Stress gut oder schlecht ist, hängt von unserem Verhalten ab. (BLUTHOCH 456-464)

Stress ist ein Begriff, der in der Alltags- wie in der Fachsprache vorkommt, jedoch in etwas unterschiedlicher Bedeutung. Durch die Verwendung der umgangssprachlichen Attribute *schlecht* und *gut* gelingt dem Experten eine medizinisch angemessene Differenzierung.

Alltagsbegriffe und Umgangssprache können sinnvoll sein, wenn schwierige Sachverhalte dadurch tatsächlich einfacher dargestellt werden. Problematisch wird es, wenn die Sachverhalte durch alltagssprachliche Formulierungen so verändert werden, dass falsche Vorstellungen entstehen, oder wenn eingebürgerte, aber eigentlich nicht zutreffende Ausdrücke, die das Verständnis von Krankheitszusammenhängen behindern, nicht hinterfragt und ggf. korrigiert werden.

Umgangssprache und anschließender Fachbegriff

Viel häufiger als die reine Verwendung von Umgangssprache ist der Fall, dass ein bestimmter Sachverhalt bzw. ein Thema durch umgangssprachliche Ausdrücke dargestellt wird und anschließend Fachbegriffe damit in Verbindung gesetzt werden. Man spricht hier auch von *upgrading* (Beneke 1992). Dieses Verfahren, den Fachbegriff vorausweisend (kataphorisch) vorzubereiten, gilt allgemein als didaktisch wirksamer, weil der unbekannte Begriff im Anschluss an eine sachliche Erläuterung besser eingeordnet und auch besser behalten werden kann, als wenn er zuerst kommt. Ein häufiger Fall ist die explizite Einführung eines Fachbegriffs, wie hier in einem Filmbeitrag:

[Beispiel: *Herzinsuffizienz*]

SP: Kann das Herz die Organe des Körpers nicht mehr ausreichend mit Blut versorgen, dann spricht man von Herzinsuffizienz. (H-SCHWÄ1 26-28)

Der Sprecher erläutert, was im Körper vor sich geht, wenn die Funktion des Herzens nachlässt und führt danach die fachliche Benennung für die Erkrankung explizit ein: *dann spricht man von Herzinsuffizienz.*

Dieses Verfahren kann erweitert werden, indem nach der Einführung und Nennung des Fachbegriffs – im folgenden Fall der Ausdruck *Remodeling* – weitere umgangssprachliche Erläuterungen folgen:

[Beispiel: *Remodeling*]

EX: Ja . äh man . ähm kann die Narben rausmachen, kann das Herz gewissermaßen verkleinern wieder, äh man kann es/ man spricht von einem Remodeling. Also das Herz wird wieder so: äh zurecht/ ja geschnitzt oder geschnitten, dass es aussieht wie ein richtiges Herz. (H-SCHWÄ3 422-426)

Der Experte beschreibt zuerst umgangssprachlich ein medizinisches Verfahren (*Narben rausmachen*, *verkleinern*), dann nennt er das Fachwort *Remodeling*. Anschließend reformuliert und konkretisiert er seine Erläuterung noch einmal umgangssprachlich (*Also das Herz wird wieder [...]*), was die Vorstellung, die Verarbeitung und das Verstehen sicherlich fördert.

Eine interaktive Variante dieses Verfahrens ist es, die vorangegangene umgangssprachliche Äußerung eines anderen Sprechers fachsprachlich zu reformulieren, hier im Gespräch mit einer Anruferin in einer Call-in-Sendung:

[Beispiel: *Quaddeln*]

AN	und äh der hat gesacht, da könnt er nichts machen, er hat mir zwar
168	
MO	Die N/ so genannte
AN	Massagen verschrieben und er hat mir Quaddeln gesetzt, und aber das/
169	
MO	Neuraltherapie
AN	wird und wird nischt besser.
170 (HERZWO1)	

Der Moderator benennt hier die Therapie, die die Anruferin umgangssprachlich mit *hat mir Quaddeln gesetzt* beschreibt, noch einmal in fachsprachlicher Reformulierung (*so genannte Neuraltherapie*). Dies dient der Information der Zuschauer: „Quaddeln setzten“ ist nichts Beliebiges, sondern eine ganz bestimmte therapeutische Vorgehensweise. Die Reformulierung des Moderators erlaubt es zudem, die Information begrifflich korrekt abzuspeichern und die Therapieform bei Bedarf zuzuordnen.

Im folgenden Beispiel ist es nicht ein Laie, sondern die Arzt-Moderatorin, die in ihrer Frage an die Expertin einen alltagssprachlichen Begriff verwendet (*familiäre Veranlagung*) – dies tut sie in ihrer Rolle als Vertreterin der Zuschauer. Der Ausdruck wird von der Expertin dann in ihrer Antwort zwei Mal fachsprachlich umformuliert und sukzessive spezifiziert (*familiäre Disposition, positive Familienanamnese bezüglich kardiovaskulärer Erkrankungen*):

[Beispiel: *familiäre Veranlagung*]

MO: Und was ist denn mit der familiären Veranlagung?

EX: Ja, das wollte ich gerade noch sagen. Es fehlt uns noch eine ganz wichtige Sache in der Diskussion und das ist die familiäre Disposition. (...) Hingegen wenn ich aus einer Familie komme, wo gehäufte Herzinfarkte, Schlaganfälle, Amputationen und all so was vorkommen, (...) dann muss ich damit rechnen, dass ich so eine familiäre Disposition habe, wir sagen eine positive Familienanamnese bezüglich kardiovaskulärer Erkrankungen. (CHOLEST1 218-229)

Die Expertin erläutert das mit dem Fachbegriff bezeichnete Phänomen *familiäre Disposition* im Anschluss und nennt dafür ein weiteres Fachwort (*positive Familienanamnese*), das durch einen zusätzlichen Fachbegriff differenziert wird (*kardiovaskuläre Erkrankungen*). Die Ersetzung von *familiäre Veranlagung* durch *familiäre Disposition* nimmt immerhin einen Begriff auf, der auch aus anderen, nicht-medizinischen Zusammenhängen bekannt sein könnte. Es erscheint jedoch fraglich, ob die sehr fachspezifische Bezeichnung *positive Familienanamnese bezüglich kardiovaskulärer Erkrankungen* zur genaueren Einordnung bzw. zur Wissensvermittlung etwas beiträgt. Fraglich ist auch, ob den Zuschauern hier ein nützlicher Zugang zu einem relevanten Begriff medizinischer Sprache (*wir sagen*) geboten wird. Der Fachbegriff scheint aus dieser Perspektive funktionslos, eher der Selbstdarstellung der Expertin geschuldet oder einem Bedürfnis nach Vollständigkeit, das mit dem Bemühen um Verständlichkeit in Konkurrenz tritt.

Schwierig ist für Experten immer wieder zu entscheiden, wie viele Fachbegriffe für die Erklärung eines Sachverhalts nötig oder zumutbar sind und welche ausgewählt werden sollen. Für ein und denselben Sachverhalt oder dieselbe Krankheit gibt es oft mehrere Fachbegriffe, dann noch den Fachjargon und darüber hinaus die alltagssprachlichen Bezeichnungen. Aus diesem Wissen und Bewusstsein heraus scheinen manche Experten gleichzeitig mehrere unterschiedliche Begriffe für dasselbe zu verwenden:

[Beispiel: *Rückenschmerzen*]

MO: wir haben natürlich auch die Möglichkeit, dass Rückenschmerzen auch wiederum einen . Herz/ äh hintergrund haben. Herzkranzgefäßverengung. Das nennen wir koronare Herzerkrankung oder heute spricht man mehr von der ischämischen Herzerkrankung. Also, eine Minderdurchblutung des Herzmuskels kann auch mal Rückenschmerzen machen. (HERZWOl 177-181)

Die Mehrfachbenennung, bei der der Arzt-Moderator zunächst einen Sachverhalt einführt (*Herzkranzgefäßverengung*), diesen dann explizit mit einem Fachwort benennt (*nennen wir koronare Herzerkrankung*), anschließend durch ein zweites, aktuelleres ergänzt (*ischämische Herzerkrankung*) und dann mit einer fachnahen Umschreibung (*Minderdurchblutung des Herzmuskels*) endet, könnte z. B. für Zuschauer nützlich sein, die nicht wussten, dass alle Begriffe sich auf ein- und dasselbe Phänomen beziehen. Diese Mehrfachbenennung in so knapper Zeit ist generell jedoch ungünstig und dürfte vermutlich eher verwirren. Eine Häufung von Fachwörtern ist im Fernsehen noch problematischer als in schriftlichen Texten, weil die Flüchtigkeit der mündlichen Form eine verlangsamte oder wiederholte Aufnahme ausschließt. Während man noch mit der Verarbeitung einer Information beschäftigt ist, kommt schon die nachfolgende; das stört den Verarbeitungsprozess beider Informationen. Gerade für wenig vorinformierte Zuschauer kann eine solche Mehrfachbenennung in kurzer Folge zu viel sein. Hier zeigt sich deutlich das Vermittlungsproblem an eine in ihren Wissensvoraussetzungen ganz inhomogene Zuschauergruppe.

Fachbegriffe mit anschließender umgangssprachlicher Übersetzung

Sehr oft setzen Experten oder Moderatoren die umgekehrte Reihenfolge ein: sie verwenden Fachbegriffe, die anschließend umgangssprachlich reformuliert oder übersetzt werden. Dieses Verfahren bezeichnet man auch als *downgrading* (Beneke 1992). Die umgangssprachliche Erläuterung schließt an die Nennung des Fachbegriffs an und nimmt ihn anaphorisch auf. Dazu ein einfaches Beispiel:

[Beispiel: *Recyclingverfahren*]

MO: Es geht dann/ wird dann zurücktransportiert zur <u>Leber</u>, dort findet ein <u>Recycling</u>verfahren, also ein Wiederverwendungsverfahren statt, und das Ganze ist wieder in Ordnung. (CHOLE2PT 33ff.)

Die reformulierende Ersetzung des fremdsprachigen Fachbegriffs *Recyclingverfahren* durch ein geläufiges oder „sprechendes" deutsches Wort (*Wiederverwendungsverfahren*) aus der Alltags- oder Umgangssprache erleichtert das Verstehen.

So plausibel dieses Verfahren grundsätzlich erscheint, gibt es doch auch Fälle, in denen die Übersetzung wenig sinnvoll erscheint:

[Beispiel: *Knorpelfraß*]

MO: Sie haben eine Arthrose in den Hüftgelenken. So, wenn das Arthrose is, also ein/ ich sach mal ganz grob . Knorpelfraß, das kann natürlich auch in anderen Gelenken auftreten. (HERZWOl 171-174)

In diesem Beispiel formuliert der Moderator die Erkrankung einer Anruferin zunächst mit einem Fachbegriff (*Arthrose*) und reformuliert diesen dann durch den sehr bildhaften Ausdruck *Knorpelfraß*. Der medizinische Begriff *Arthrose* ist sicherlich bekannter als der deutsche Ausdruck *Knorpelfraß*, der nicht unbedingt der Umgangssprache angehört, so dass eine Ersetzung wenig hilfreich ist. Dazu kommt, dass das Wort *Knorpelfraß* ohne weiter gehende Erläuterungen ein falsches Verständnis hervorrufen könnte, eine Vorstellung, dass der Knorpel von irgend etwas oder irgend jemandem „(auf)gefressen" wird, was dem tatsächlichen Sachverhalt nicht entspricht. Die Formulierung des Moderators *ich sach mal ganz grob* stuft zwar die Angemessenheit und Präzision des umschreibenden Begriffs herunter, macht diesen jedoch nicht produktiver für das Verstehen.

Auch im nächsten Beispiel finden wir eine problematische Variante der Ersetzung des Fachbegriffs:

[Beispiel: *Neutralfette*]

EX: Ähm, das spricht eigentlich auch ein wenig dafür, dass hier nicht nur das Cholesterin betroffen war, sondern auch die Triglyceride, die Neutralfette, weil <u>die</u> sehr schnell variabel sind. (CHOLESTl 71-78)

Der Experte ersetzt *Triglyceride* durch *Neutralfette*, das oberflächlich als ein einfacheres Wort erscheint, jedoch mindestens so erläuterungsbedürftig ist wie der Fachbegriff *Triglyceride* selbst. Vergleichbares gilt für den folgenden Ausdruck *weil die sehr schnell variabel sind*, der noch dazu erklärend wirken sollte. Da es sich bei der gesamten Aussage des Experten um eine handelt, die Fachkenntnis zu Stoffwechselvorgängen voraussetzt, um wirklich verstanden zu werden, führen diese misslungenen Übersetzungen nur zur Erhöhung der Komplexität.

Im folgenden Beispiel erfolgt der Prozess ganz explizit und mit verteilten Rollen, d. h. ein Fachbegriff, den der Experte verwendet, wird von der ärztlichen Moderatorin umgangssprachlich übersetzt:

[Beispiel: *antioxidativ*]

EX: aber hier finden wir auch antioxidati:ve Stoffe, wie der Herr Professor Krönig gesagt hat, die wiederum eine ganz positive Wirkung auf das Cholesterin haben.

MO: Wir müssen mal dieses antioxidativ trotz allem übersetzen. Wir sagen das so . dahin, weils in jeder Munde ist. Aber kann man nicht einfach sagen, das sind so die Antirostmittel? Also ne Oxidation heißt rosten, ein Fett wird ranzig und das bedeutet Oxidation, und das können wir mit diesen Stoffen etwas verhindern. (RW&OLIÖL 217-225)

Die Moderatorin postuliert die Notwendigkeit, das Fachwort *antioxidativ* zu übersetzen. Dies ist an sich eine ganz übliche Aufgabe von Moderatoren. Auffällig ist hier jedoch zweierlei: Erstens hält sie dies trotz der relativen Bekanntheit des Wortes für nötig (*trotz allem*). Der Grund dafür sind vielleicht Zweifel daran, dass der Begriff trotz seiner Verbreitung auch richtig verstanden wird (*wir sagen das so dahin*). Zweitens misslingt ihre Erläuterung: Zunächst übersetzt sie *antioxidative Stoffe* mit *Antirostmittel.* Auch hier dient ein für solche Übersetzungen typischer Heckenausdruck (*einfach sagen, das sind so die)* dazu zu indizieren, dass der gewählte Begriff nicht präzise ist, aber zur guten Vereinfachung dient. Problematisch wird es, als die Moderatorin den Ausdruck *Oxidation* zugleich auf *rosten* und *ranzig werden* überträgt, was dem Alltagssprachgebrauch widerspricht – *rosten* wird dort für Metalle verwendet. Das passiert, weil sie eine weitere, allerdings unangekündigte Übersetzung eines Begriffs aus der Expertenantwort vornimmt, nämlich *Cholesterin* durch *Fett.* Diese Erläuterung ist zu überfrachtet von mehrfachen Übersetzungen und Übertragungen, um Verständnis herzustellen.

Die Übersetzung von Fachbegriffen macht also nur Sinn, wenn schwierige Sachverhalte dadurch als einfachere, vertraute dargestellt werden, die Übersetzung selbst auch einfach bleibt und keine falschen oder irritierenden Vorstellungen hervorruft.

Eine Begriffsklärung kann auch durch die alltagssprachlich gehaltene Darstellung der Funktion erfolgen, wie im folgenden Beispiel:

[Beispiel: *Omega*]

EX: und das zweite ist das Tromboxan A2. Das ist eine spezielle Substanz, die verhindert, dass die Blutplättchen in unseren Blutgefässen zu stark verklumpen und damit die Arteriosklerose, die Gefässverkalkung, überhaupt erst in Gang setzen können. (RW&OLIÖL 252-257)

Der Experte nennt den Fachbegriff *Tromboxan A2* und erläutert ihn anschließend alltagssprachlich, indem er die physiologische Funktion dieser *speziellen Substanz* speziell im Hinblick auf die *Arteriosklerose* (das Thema des Gesprächsbeitrags) angibt. Eine solche Funktionsangabe ist für das Verständnis der Zuschauer sicherlich sehr hilfreich. Hier wäre auch gar keine einfache Übersetzung durch ein einzelnes alltagssprachliches Wort möglich und eine Begriffsklärung durch Angabe z. B. chemischer Eigenschaften unproduktiv.

Sehr häufig sind alltags- und fachsprachliche Kombinationen:

[Beispiel: *TIAs*]

EX: Die Unterbrechung der Blutzufuhr ruft kurze Ausfälle hervor, die sogenannten TIAs, transitorische, ischämische Attacken. Das heißt Sehstörungen, kurzzeitige Lähmungen oder Sprechstörungen, quasi die Vorboten des Schlaganfalls. (GESCHLAG 49-53)

In diesem Beispiel wird der alltagssprachliche Begriff *Ausfälle* fachsprachlich reformuliert und spezifiziert (*die so genannten TIAs*). Dieses Fachwort wird analysiert, danach liefert der Experte keine umgangssprachliche Übersetzung, sondern eine alltagssprachliche Erläuterung. Diese orientiert sich an den wahrnehmbaren körperlichen Auswirkungen von TIAs und nicht an einer wissenschaftlichen Systematik. Diese Darstellung ermöglicht es dem Experten, nachvollziehbar und ganz praktisch orientiert auf die Auswirkungen und Funktionen des Benannten hinzuweisen (*Vorboten des Schlaganfalls*).

Differenzierung zwischen Alltags- und Fachbedeutung

Mitunter sind Fachbegriffe nicht eindeutig als Fachbegriffe erkennbar, z. B. wenn es sich um muttersprachliche Wörter handelt, die gleichermaßen in der Alltagssprache verwendet werden, dort aber mit anderer Bedeutung. Dies gilt z. B. für den Begriff *Stress*, den der Moderator Dr. Floto in der Sendung *Gesundheitsmagazin Praxis* zum Thema Herz einführt und erläutert:

[Beispiel: *krankmachend*]

MO: In den Augen der Mediziner hat die Psyche keinen krankmachenden Effekt. Die einzige Ausnahme: Stress. ((9 sec Filmsequenz)) Dauerhafter Stress ist für unser Herz genauso gefährlich wie Zigarettenkonsum, Bewegungsmangel und Fehlernährung. Das ist wissenschaftlich bewiesen. (GPRAXIS1 188-192)

Anschließend beschreibt der Moderator, was Stress alles sein kann. Ein geladener Herzchirurg wird gleichzeitig als medizinischer Experte und als Betroffener vorgestellt, der ständig hohem beruflichen Stress ausgesetzt ist. Der Moderator spricht ihn zuerst in seiner Rolle als Betroffener an:

[Beispiel: *OP-Stress*]

MO: Dazu begrüße ich einen Studiogast, der häufig hoch konzentriert arbeiten und dabei stets mit lebensgefährlichen Situationen rechnen muss: den Herzchirurgen, Professor von der Emde. Herzlich willkommen. Wann haben Sie in Ihrem Beruf, heute, noch Stress?

EX: Mein Stress im Operationssaal ist eigentlich gering. Ich operiere gern . und es macht Spaß, wenn es erfolgreich ist. (GPRAXIS1 201-207)

Der Experte differenziert den Begriff *Stress*. Den negativen, weil krankmachenden Stress, benennt er auch als *Dauerstress* und verknüpft ihn mit Misserfolg:

[Beispiel: *Dauerstress*]

EX: Früher war es eigentlich en Dauerstress im Beginn der Herzchirurgie in den Pionierjahren, Ende der sechziger Jahre, als . äh die Erfolge sehr spärlich waren. Da stand man tatsächlich unter Dauerstress (GPRAXIS1 211-214)

In einer Filmsequenz wird der Chirurg in seinem Berufsalltag gezeigt und auch hier betont er, dass er sich trotz stressigem Beruf nicht gestresst fühle; das wird anhand seiner niedrigen Pulsfrequenz belegt. Der Arzt selbst erklärt es mit Routine und Erfahrung. Dann wendet sich der Moderator explizit an ihn als Experten (*wie schätzen Sie es ein*) und ersucht ihn, den krankmachenden Einfluss von Dauerstress aus fachlicher Perspektive zu beurteilen:

[Beispiel: *Überforderung*]

MO: Was meinen Sie/ wie schätzen Sie s ein/ welche Bedeutung hat es, ständig unter Spannung/ unter Strom zu stehen für die Entwicklung von solchen Krankheiten?

EX: Ich denke es hat auch etwas mit Stress zu tun, wenngleich dieser Begriff sehr unterschiedlich äh benutzt wird. In Kriegsjahren als die Angst sehr hoch war und die Menschen sich bedroht fühlten, war es eigentlich in dem Sinne kein Stress. . Während heute die modernen Menschen fühlen sich überfordert [...] (GPRAXIS1 239ff.)

Der Experte unterscheidet Stress entsprechend seinen eigenen Vorstellungen (*Ich denke ...*) und differenziert in Angst und Stress, in Dauerstress und routinierte und erfolgreiche Arbeit. Auffällig an seinen Erklärungen ist, dass es der Verständlichkeit und Nachvollziehbarkeit gut tut, dass sie zwischen der persönlichen beruflichen Erfahrung und der fachlichen Einschätzung oszillieren, dass aus dem gleichen Grund aber nicht immer deutlich wird, ob er aus einer objektiven fachlichen Perspektive heraus argumentiert oder aus der subjektiven seiner persönlichen Erfahrungen und Überzeugungen.

Verdeutlichung der Experten- oder Laienperspektive

Experten können bei Erklärungen eines Sachverhalts in unterschiedliche Wissenshorizonte differenzieren und so z. B. auch kenntlich machen, ob sie aus der Experten- oder Laienperspektive sprechen. Im folgenden Beispiel wird in Bezug auf den umgangssprachlichen Begriff *Gefäßverkalkung* die Laienperspektive hervorgehoben (*im Volksmund*):

[Beispiel: *Gefäßverkalkung*]

MO: Jetzt, wie <u>kommt</u> es zu dieser <u>Gefäß</u>verkalkung, wie man das ja im Volksmund auch ganz gerne nennt. (HERZKREI 26ff.)

Diese Markierung ist für das Verstehen des Sachverhalts nicht erforderlich, aber als Information interessant, dass es sich bei dem eingebürgerten Ausdruck *Gefäßverkalkung* nicht um einen fachsprachlichen handelt.

Ebenso werden auch Fachwörter explizit als Fachwörter markiert:

[Beispiel: *Lebensstil*]

EX: hat ihren Lebensstil, ihre Ernährung umgestellt, sich <u>we</u>nig Cholesterin mit der Nahrung zugeführt, und hat trotzdem noch hohes Cholesterin, und das ist, wie wir Mediziner sagen, das <u>en</u>dogene Cholesterin (CHOLES 147-150)

Die besondere Markierung des Fachbegriffs (*endogenes Cholesterin)* durch die Formulierung *wie wir Mediziner sagen* verdeutlicht, dass es sich hier um medizinische Fachlexik und die Expertenperspektive handelt.

Manchmal kommt es umgekehrt vor, dass Experten nicht – wie in der Experten-Laien-Kommunikation sonst üblich – den fachsprachlichen Begriff, sondern den umgangssprachlichen Begriff besonders markieren:

[Beispiel: *Altersdemenz*]

EX: Diese Zivilisationskrankheit ist auch eine der Hauptursachen für die Altersdemenz, die sogenannte Verkalkung (FIBRINO2 380-382)

Dass der Experte in dieser Radiosendung den umgangssprachlichen Ausdruck *Verkalkung* durch *sogenannte* markiert, als sei es der weniger geläufige Begriff, könnte auf die Schwierigkeit des Rollen- bzw. Perspektivenwechsels hindeuten. Ähnliches passiert sogar dem Arzt-Moderator Dr. Gerhardt:

[Beispiel: *sogenannte Durchblutung*]

BE: und ich habe . begleitend dazu äh . Endoxiphilin . äh eingenommen.
MO: Hm, also auch was für die . sogenannte . Durchblutung. (HÖRSTURZ 145ff.)

Betonung der Vereinfachung und Wissensreduktion

An manchen Stellen machen Experten explizit darauf aufmerksam, dass sie einen Sachverhalt vereinfacht darstellen. Dazu dienen vor allem metadiskursive Kommentare, wie z. B. *jetzt sehr allgemein ausgedrückt, wie der Volksmund sagt* oder *wenn mans auf eine kurze Formel bringen will.* Diese Kommentare orientieren die Hörer über den Status des Gesagten bzw. der Ausdrucksweise, in diesen Fällen darüber, dass die jeweilige Übersetzung nicht den gesamten Sachverhalt wiedergibt bzw. dass es sich um vereinfachende Darstellungen des Sachverhalts handelt.

Im folgenden Beispiel versucht der Arztmoderator mit *ich sags jetzt mal sehr laienhaft* zu erklären, wie ein normales EKG aussieht:

[Beispiel: *Hausarzt*]

MO: Dann gehen sie idealerweise zu ihrem Hausarzt. Und der Hausarzt, diese Rolle is mir sehr gelegen, ich bin Hausarzt, äh denk/ der macht natürlich ein EKG. Ein Ruhe-EKG. Und hier sehen wir mal ein normales EKG. Typisch is eben da, dass diese Linie, ich sags jetzt mal sehr laienhaft, diese Linie und diese Linie, dass das in einem Niveau liegt. (ANGINA 150-154)

Mit dem metadiskursiven Kommentar *ich sags jetzt mal sehr laienhaft* macht er deutlich, dass er mit der umgangssprachlichen Beschreibung *diese Linie und diese Linie, dass das in einem Niveau liegt* absichtlich jeden verwirrenden medizinischen Jargon und alle diagnostischen Feinheiten vermeidet. Die Formulierung *sehr laienhaft* macht aber auch deutlich, dass die tatsächliche Verwendung solcher Ausdrücke, etwa dem eigenen Hausarzt gegenüber, den Sprecher eben als Laien auszeichnen würde.

7.2.2 *Einsatz von Wortanalysen und Bildern*

Analyse des Fachworts

Eine Hilfe für das Verstehen kann auch darin bestehen, medizinische Fachbegriffe nicht nur in ihrer Bedeutung, sondern auch im Hinblick auf ihren Wortkörper und ihre Struktur zu analysieren und zu erläutern. Oft stammen sie aus dem Lateinischen oder Griechischen oder es handelt sich um Abkürzungen, so dass semantische Anhaltspunkte für die Bedeutungserschließung fehlen. Dazu noch einmal das schon zitierte Beispiel TIAs:

[Beispiel: *TIAs*]

EX: Die Unterbrechung der Blutzufuhr ruft kurze Ausfälle hervor, die sogenannten TIAs, transitorische, ischämische Attacken. (GESCHLAG 49-53)

Der betreffende Sachverhalt wird dargestellt und dann mit dem Fachwort, und zwar einer Abkürzung, benannt. Die Abkürzung wird vom Sprecher aufgelöst und damit die Struktur des Wortes *TIA* durchsichtig gemacht. Die einzelnen, wiederum fachsprachlichen Bestandteile des komplexen Begriffs werden nicht weiter übersetzt, obwohl sie den Zuschauern ebenso unbekannt sein dürften, sondern danach beispielhaft erläutert.

Im folgenden Beispiel wird das Fachwort *Digitalis* von *Fingerhut* abgeleitet. Der Ableitungszusammenhang ist jedoch über das Lateinische vermittelt und erschließt sich nur, wenn man den lateinischen Ausdruck kennt – was vermutlich nur bei einem kleinen Teil der Zuschauer der Fall ist:

[Beispiel: *Fingerhut*]

EX: dann ham wir vor allen Dingen . das Digitalis, abgeleitet vom Fingerhut, . wo wir einfach eine Stärkung haben der . Herzmuskelkraft. (WEISS 15-16)

Aber nicht nur fremdsprachlich basierte Fachwörter, sondern auch Ausdrücke mit deutschen Wortbausteinen können in diesem Sinne analysiert werden:

[Beispiel: *Hörstörung*]

EX: aber im Begriff Hörsturz steckt was Akutes. Hinstürzen is da mit drin. Also es muss ein akutes Ereignis sein in Abgrenzung zu anderen sich schleichend entwickelnden Hörstörungen. (HÖRSTURZ 69-72)

Hier wird der Ausdruck *Hörsturz* vom Experten in seine Wortbestandteile zerlegt und analysiert, deren Bedeutung wird herangezogen, um die Bedeutung des gesamten Begriffs zu klären und abzugrenzen.

Mitunter werden den Zuschauern durch Analyse des Fachworts Merkhilfen gegeben und diese auch in einen eindeutigen Lernzusammenhang gestellt:

[Beispiel: *Eselsbrücke*]

MO: Also, liebe Zuschauer, was haben wir gelernt? Das Gesamtcholesterin, das ist nicht unbedingt der Weisheit letzter Schluss, sondern wir sollten das LDL, das liederliche Cholesterin bestimmen und das gute, das HDL. Das L, das ist so ne kleine Eselsbrücke. (CHOLES 123-128)

Der Arzt-Moderator entwickelt die Merkhilfe für das *LDL,* das schlechte Cholesterin im Gegensatz zum guten, dem HDL, indem er auf den ersten differenzierenden Buchstaben der Abkürzung (*das L*) verweist und ihn als Abkürzung für (das) *liederliche* interpretiert. In Wirklichkeit steht das L für engl. *low (density lipoprotein)*, was der Moderator hier verschweigt, weil es für die Funktion und Beurteilung des LDL nicht erhellend wäre. Indem er seine Analyse des Fachworts volkstümlich als *Eselsbrücke* bezeichnet, macht er den Zuschauern klar, dass die Beziehung von *L* und *liederlich* nur eine Hilfskonstruktion für das Behalten darstellt. Diese Eselsbrücke ist nicht spontan erfunden, sondern wird im Datenmaterial von verschiedenen Experten immer wieder verwendet.

Fachbegriffe mithilfe von Metaphern klären

Eine besondere Form des Verständlichmachens ist die Benutzung von Veranschaulichungsverfahren, wie Metaphern und Vergleiche (s. Kap. 8). Diese werden auch für die Einführung oder Erläuterung von Fachbegriffen verwendet. Im folgenden Beispiel erläutert ein Experte die Entstehung von Ablagerung an der Gefäßwand:

[Beispiel: *Tapete*]

EX: Und diese Fresszellen sammeln gewissermaßen dieses . oxidierte, gefährliche, zu viele . LDL-Cholesterin ein, . sacken gewissermaßen an der Gefäßwand ab und verschwinden dann . unter der Tapete, unter der Endotyzinschicht. (PRAKREIS 106-110)

Die Metapher der Tapete geht der Einführung des Fachworts (*Endotyzinschicht*) voraus und macht den Sachverhalt recht anschaulich: Die Fresszellen sammeln das LDL-Cholesterin ein, dringen in die Wand des Gefäßes ein und verbleiben und sammeln sich hinter einer Schicht. *Unter der Tapete verschwinden* ist eine sehr umgangssprachliche, fast schon idiomatische Ausdrucksweise. Vielleicht um klarzustellen, dass es sich um eine tatsächlich vorhandene Schicht in den Gefäßen handelt und nicht um eine besonders laxe Ausdrucksweise für *verschwinden*, fügt der Experte noch das Fachwort *Endotyzinschicht* an – verstehensrelevant ist es nicht.

In einer Darstellung der Formen des Cholesterins kombiniert der Arzt-Moderator den Fachbegriff *HDL* mit einer metaphorischen Darstellung:

[Beispiel: *Eingreiftruppe*]

MO: dann kommt eben das HDL auf den Plan und fängt das böse LDL, . räumt es praktisch weg als Eingreiftruppe. (CHOLE2PT 30-36)

Hier wird erst das Fachwort *HDL* benannt und dann mithilfe der Metapher *Eingreiftruppe* erläutert. *Praktisch* signalisiert den Zuschauern, dass es sich um eine nicht-wörtliche Redeweise handelt.

Während Metaphern – wie in den beiden vorausgehenden Beispielen – helfen können, einen komplizierten Sachverhalt einfacher darzustellen, kann es jedoch zu Irritationen kommen, wenn der Laie nicht unterscheiden kann, ob der Experte gerade einen Fachausdruck oder eine Metapher verwendet hat. Im Medizinjargon wird z. B. vom „sog. stummer Herzinfarkt ohne Beschwerden" (Pschyrembel 2004, 749) gesprochen, einem Herzinfarkt ohne die charakteristischen Symptome, und auch ein medizinischer Experte ordnet diese Formulierung (*stumme Herzinfarkte, wie wir das nennen* (SPRECH 376)) dem medizinischen Sprachgebrauch zu. Wie der Laie, der diesen Ausdruck noch nicht kennt, diese Formulierung versteht, wird letztlich davon abhängen, in welchem Kontext der Begriff vorkommt bzw. ob und wie der Begriff erklärt wird. Un- oder missverstanden könnte er in folgender Darstellung eines Films bleiben:

[Beispiel: *stummer Infarkt*]

SP: Der Herzinfarkt hat viele Gesichter. Vom stummen Verlauf bis zur dramatischen Notfallsituation. Jetzt zählt jede Minute, damit der Infarkt nicht tödlich endet. (SPRECH2 130f.)

Der Sprecher erläutert den Ausdruck *stumm* nicht; dessen Bedeutung kann allenfalls teilweise aus dem Kontrast zu *dramatische Notfallsituation* erschlossen werden, für die Zuschauer bleibt es aber unklar, dass es sich beim Ausdruck *stumm* um einen Fachbegriff handelt.

Fachbegriffe mit visueller Unterstützung klären

Fachbegriffe und fachliche Sachverhalte können durch visuelle Mittel, unter Zuhilfenahme von Bildern, Modellen oder anderen Objekten erläutert und erklärt werden. Diese Verfahren des Verständlichmachens durch gleichzeitiges Zeigen oder Präsentieren bieten sich gerade für das Medium Fernsehen an und werden in Gesundheitssendungen auch sehr oft eingesetzt. Verwendet werden dafür u. a. anatomische Modelle, Zeichnungen und Abbildungen aller Art, einschließlich Röntgen- und Ultraschallbildern, ferner Animationen oder andere Filmsequenzen (s. Kap. 9.4).

Im folgenden Beispiel erläutert ein Experte die Blutversorgung des gesunden und des infarktbetroffenen Herzens, indem er mit einem Zeigestab auf Bilder zeigt, die das Gesagte jeweils verdeutlichen sollen.

[Beispiel: *Pumpleistung*]

EX: und hier in diesem Bild sieht man, diese Stelle ist jetzt vollkommen verschlossen, und der hier schraffiert gezeichnete Bereich hat ein Infarkt erlitten. Hier entsteht eine Narbe, die nicht mehr an der Pumpleistung des Herzens teilnimmt.

((2 sec)) ((Bildwechsel))

Des is jetzt . schon die Therapie. Man sieht hier drei angelegte Venenbypässe, die der Chirurg aus dem Bein entnommen hat und die er hier in der Körperschlageiter einpflanzt und dann nach dem Verschluss an dem gesunden Abschnitt der Herzkranzader wieder einpflanzt. Das heißt, das Blut fließt jetzt . als Umleitung, was ja das Wort Bypass bedeutet, über die Engstellen in des normale Herzkranzgefäß wieder rein. (HERZINF3 51-61)

In diesem Zusammenhang werden die Fachbegriffe *Venenbypass* bzw. *Bypass* verbal erläutert, der Ausdruck *Bypass* selbst übersetzt und motiviert (*Umleitung*) und es wird gleichzeitig auf die betreffenden Elemente des Bildes gezeigt. Gerade räumliche Strukturen und Anordnungen lassen sich visuell gestützt oft leichter vermitteln als rein verbal. Interessant ist, wie der Experte seine Ausführungen zu den Bildern einleitet (*in diesem Bild sieht man* bzw. *man sieht hier*). Was *man* sieht, ist nicht unbedingt das, was die Zuschauer sehen können, deswegen sagt man ihnen, was sie sehen sollen. Gerade fachliche Bilder sind meist keineswegs selbsterklärend und müssen den Laien – gemäß der Sentenz „Man sieht nur, was man weiß" – sprachlich interpretiert werden.

Andere Formen der visuellen Unterstützung, die stärker an die Moderatorenrolle als an die Expertenrolle gebunden sind, greife ich in Kapitel 7.4 noch einmal auf.

7.2.3 Probleme der verständlichen Vermittlung

Die Schwierigkeiten der Experten mit der verständlichen Vermittlung, auch beim Umgang mit Fachbegriffen, hängen häufig damit zusammen, in verschiedenen Rollen agieren und die Perspektiven wechseln zu müssen. Die Experten müssen sich in den Gesundheitssendungen mit ihren fachbezogenen Erklärungen zugleich an im Studio anwesende Kollegen und betroffene Laien wenden wie an ein heterogenes und anonymes Fernsehpublikum und werden zudem noch von Ablauf und Format der Sendung eingeschränkt – der Moderator stellt Zwischenfragen, fordert Erklärungen ein, initiiert neue Themen etc. Diese situativ bedingte Komplexität führt zu Schwierigkeiten, die jeweils angemessene

Interaktionsrolle und Perspektive einzunehmen. In den Sendungen zeigen sich unterschiedliche, gut oder weniger gut geeignete Verfahren der Bearbeitung dieser Problematik.

Fachliche Differenzierung zu Lasten der Verständlichkeit

Im folgenden Beispiel wendet sich die Moderatorin mit einer umgangssprachlich formulierten Frage zum Thema Cholesterin an den Experten:

[Beispiel: *Talgknoten*]

MO: Was ist denn mit den Menschen, die sagen: Ich hab da diese dicken Talgknoten. Haben die etwas mit einer Fettstoffwechselstörung zu tun?

EX: Also wenn Sie die Lipome meinen, dann ist es das nicht, das hat überhaupt nichts miteinander zu tun. Aber Menschen, die so ganz gelbe Ablagerungen, so flache haben, das sind Xanthelasmen, das ist Ablagerung von Cholesterin. (CHOLEST2 752-759)

Die ärztliche Moderatorin formuliert die Frage explizit aus der Rolle als Stellvertreterin der Zuschauer bzw. der Laien (*Menschen, die sagen*) und benützt zur Verständnissicherung den alltagssprachlichen Ausdruck *dicke Talgknoten*. Der Experte übernimmt und übersetzt diesen Ausdruck ins Fachssprachliche (*Lipome*) und vereindeutigt die Frage durch eine differenzialdiagnostische Erklärung: *Lipome* nein, *Xanthelasmen* ja. Damit spricht er die Moderatorin weniger in ihrer Stellvertreterrolle als in ihrer Rolle als Expertin an; die fachliche Differenzierung geht auf Kosten der Verständlichkeit.

Fachinterne Gespräche: Ärztliche Moderatoren im Rollenkonflikt

Umgekehrt kann es passieren, dass ärztliche Moderatoren zu stark in der Expertenrolle agieren oder durch die Gesprächsdynamik zu tief in diese hineingeraten, dabei ihre Übersetzer- und Vermittleraufgaben übersehen und die Laien im Studio wie zu Hause am Fernseher aus dem Blick verlieren. Das kann so weit führen, dass sie Erklärungen und Darstellungen ausschließlich an die Experten zu richten scheinen und sich regelrechte fachinterne Dialoge entwickeln:

[Beispiel: *Abbauprodukt*]

EX: Das ist ein Abbauprodukt aus äh Aminosäuren äh, die in der Niere verstoffwechselt werden und es ist etwas/ eine essenzielle Aminosäure, die wir mit der Nahrung zu uns aufnehmen müssen, und äh bei manchen Patienten läuft dieser Verstoffwechslungsweg nicht schnell genug, so dass sich eine giftige Substanz, Homocystein ist giftig, anreichern kann. Bestimmte . Vitamine können dafür sorgen, dass äh dieser Wert etwas absenkt/ gesenkt wird.

MO: Das sind bestimmte, sag mal Folsäure, B sechs, B zwölf. Aber wenn Sie das Stichwort schon sagen, heißt es ja auch wieder, ist überhaupt das LDL selber schädlich oder nur diese so genannte oxidierte Form, und wäre es deshalb nicht furchtbar sinnvoll, also sogenannte Antioxidantien einzusetzen, die da heißen ACE Selen Zink zum Beispiel?

EX: Ja, prima, dass Sie darauf noch mal kommen, ich hab das schon ein bisschen vermisst. Das native LDL Cholesterin an sich macht keine Arteriosklerose. Wir wissen, dass nur das veränderte, und das ist meistens das oxidierte LDL Cholesterin, das ist dasjenige, was der Übeltäter ist, welches die Arteriosklerose macht. (CHOLEST1 426-444)

Die Arzt-Moderatorin agiert hier primär aus der Expertenperspektive – in der Art, ihre Fragen zu stellen oder das Thema zu vertiefen (z. B. *sag mal Folsäure, B sechs, B zwölf*). Sie greift an keiner Stelle ein, um unverständliche Sachverhalte zu erklären oder die Richtung des Dialogs zu regulieren. Die Frage ist, warum sie hier darauf verzichtet. Vergisst sie wirklich für einen Augenblick ihre Moderatorenaufgabe, nützt sie den Moment für einen fachlichen Austausch mit einem Spezialisten zu einem Aspekt, der sie wirklich interessiert, oder geht es ihr um die Präsentation ihres Expertenstatus in der Runde von medizinischen Kollegen?

Fachbegriffe ohne Erläuterung

Nicht selten kommt es vor, dass Fachbegriffe weder erläutert noch übersetzt oder markiert werden. Die Gründe dafür scheinen ganz unterschiedlich. Wie im obigen Beispiel schon angedeutet, scheint ein Sendungsteam, das nur aus Experten besteht, besonders gefährdet, den Kontakt zu den Fernsehzuschauern zu verlieren. In der Sendung *Knackpunkt* zum Thema Allergien sind drei Professoren als Gäste geladen, und in manchen Situationen scheinen die Experten zu vergessen, an wen sie sich eigentlich richten (sollen):

[Beispiel: *Epithel*]

EX: Nun gut, die Haut ist ein Organ, das außerordentlich viele Immunzellen enthält. Es gibt zwischen den Epithelien eine Reihe von/ . oder ein ganzes Netzwerk von Langerhanszellen, die zu den sogenannten . antigen . auf . bereitenden und den lymphozyten . zuführenden Zellen gehören. Und äh über diesen Weg ist auch eine Sensibilisierung möglich. In diesem Fall aber äh erfolgt ja die Allergisierung über den Magen-Darm-Trakt und dann über den Blutweg. Und dann kommt es natürlich auch vom Blutweg wieder von innen unter anderem an die Haut aber an/ an alle lymphoiden Organe des Immunsystems heran.

MO: Haben also allergene äh Reaktionen immer was auch mit der Reaktion auf der Haut zu tun, oder muss das nicht unbedingt sein? (ALLERG3 13-26)

Dass der Experte sich mit seiner Darstellung eher an seine Kollegen als an die zuschauenden Laien richtet, zeigt sich daran, dass er fast alle Fachwörter unmarkiert und unerklärt lässt. Die Moderatorin greift in den Redebeitrag des Experten nicht ein, formuliert aber am Ende eine umgangssprachlich gehaltene, zusammenfassende Rückfrage, mit der sie sich um eine verständliche Reformulierung der Erklärung des Experten bemüht.

Mitunter scheint es so, dass den Experten nicht klar ist, welchen Stellenwert bestimmte Fachbegriffe haben oder dass sie – solange die Moderatoren nicht intervenieren – davon ausgehen, dass eine Übersetzung dieser Begriffe für das Verständnis des Sachverhalts nicht nötig sei:

[Beispiel: *Stimulation*]

EX: Ich find es schon in Ordnung, dass ma möglichst/ mit möglichst geringem Aufwand zum Ziel kommt, also das sieht auch der Chirurg so, also ne Dilatation oder ne biventrikuläre Stimulation ham wir gar nix dagegen. (H-Schwä3 688-691)

Auf die Frage der Moderatorin nennt der Experte, ein Chirurg, in seiner Antwort zwei unmarkierte Fachbegriffe (*Dilatation* und *biventrikuläre Stimulation*), die von der Arzt-Moderatorin nicht übersetzt oder reklamiert werden. Besonders auffällig ist die Einbettung der Fachbegriffe in stark umgangssprachliche Formulierungen wie *ich find es schon in Ordnung* oder *ham wir gar nix dagegen*.

In Fällen, in denen ein Fachbegriff oberflächlich betrachtet verständlich scheint, gehen Experten häufig davon aus, dass sie auch allgemein verständlich sind, und markieren z. B. nur mit Formeln wie *wie wir sagen*, dass es sich um einen Fachbegriff handelt :

[Beispiel: *falsch positive Befunde*]

EX: Und diese Suchtests, die müssen so gut und so empfindlich sein, dass sie . nach Möglichkeit all die Patienten, die betroffen sind, herausfinden und nach Möglichkeit wenig, wie wir sagen, falsch positive . Befunde ans Tageslicht bringen. (Cholest1 92-96)

Ob das komplexe Fach- und Problemwissen, das sich hinter dem Begriff *falsch positive Befunde* verbirgt, für medizinische Laien tatsächlich verfügbar ist, sei dahingestellt. Auch hier kann es natürlich sein, dass der Experte sich darauf verlässt, dass die Moderatorin mit Nachfragen eingreift, sollte die Verständlichkeit nicht mehr gegeben sein.

Ähnlich verhält es sich bei der Erklärung von Medikamenten; manche werden ausführlich in ihrer Wirkungsweise erklärt und andere gar nicht. Das folgende Beispiel stammt aus einer Anrufsendung, der Moderator agiert hier in seiner Rolle als Arzt:

[Beispiel: *Diuretikum*]

MO: Das is ein sogenannter AC/ ACE-Hemmer. Und dieser ACE-Hemmer, den haben Sie noch kombiniert mit einem Diuretikum, nennt man das. Das is ein Mittel, was eben Wasser ausschwemmt. Dadurch wird der Blutdruck gesenkt. Die Blutgefäße stellen sich weiter. Und der Herzmuskel muss eben nicht gegen diese engen Blutgefäße mit w/ mit Kraft sein/ das Blut auswerfen. (ANGINA2 108-114)

Während der *ACE-Hemmer* (und auch zuvor schon von einem Anrufer genannte Medikamente) lediglich als Fachbegriff markiert (*sogenannter*), aber nicht erläutert wird, gibt der Arzt-Moderator für die Wirkungsweise des *Diuretikums* eine ausführliche Erklärung. Ein Grund dafür könnte sein, dass der Begriff *ACE-Hemmer* allgemein geläufiger ist als der Begriff *Diuretikum*, auch wenn das nicht unbedingt etwas über das Verständnis aussagt. Ein anderer Grund könnte sein, dass die Erklärung der Wirkungsweise von *ACE-Hemmern* umfangreicher und schwieriger ist als die eines *Diuretikums* und der ärztliche Moderator sich deshalb in der Situation des Anrufs dagegen entscheidet.

An der unterschiedlichen Darstellung der Medikamente zeigt sich eine weitere Schwierigkeit in Gesundheitssendungen: Während die Experten im individuellen ärztlichen Gespräch den Patienten nur zu den Medikamenten Erklärungen geben müssen, die sie auch tatsächlich einnehmen (sollen), müssen sie in den Sendungen stets reflektieren, wie wichtig die Erläuterung eines erwähnten Medikaments für die Zuschauer insgesamt sein könnte oder wie umfangreich eine solche Erklärung ausfallen würde, und entsprechend selektiv vorgehen. (Zur Erläuterung von Fachbegriffen in Anrufsendungen generell s. Kap. 12).

Ungeeignete Themen

Nicht zuletzt erweisen sich manche Themen für die Aufbereitung in Gesundheitssendungen auch einfach als zu komplex oder zu speziell, ganz unabhängig davon, wie gut die geladenen Experten es verstehen, ihr Fachwissen verständlich zu vermitteln. Es sind Themen, die von vornherein zu viel Fach- und Hintergrundwissen voraussetzen, bei denen die Experten auf einen ganz engen Bereich in der Medizin spezialisiert sind und bei denen jede weitere Frage nach Details in immer schwerer zugängliche und vermittelbare Dimensionen führt.

In der Anrufsendung *Gesundheit live* geht es um das Thema Hormonbehandlung bei Brustkrebs. Die Expertin ist eine auf die Behandlung von Brustkrebs spezialisierte Onkologin einer Universitätsklinik, der Moderator ist Wissenschafts- und Medizinjournalist. Eine Anruferin weist sich durch die Verwendung etlicher unmarkierter Fachbegriffe und den Hinweis auf ihre weiteren chronischen Erkrankungen wie Multiple Sklerose (*MS*) als Patientin mit beträchtlichem semiprofessionellen Wissen aus. Sie stellt eine Frage nach einer für ihre besondere Situation speziell geeigneten Hormontherapie (*Herzeptin*) und nennt auch einen dafür relevanten Wert (*siebzehn Komma vier*) (s. zum Beispiel [*Herzeptin*] auch Kap. 12.7.1). Der Moderator gibt die Frage der Anruferin an die Expertin im Studio weiter:

[Beispiel: *Fragenbündel*]

MO: Also, das ist ein ganzes Fragenbündel. Ähm MS, . Herzeptin/, äh Chemotherapie hat sie bekommen, wie ist das jetzt einzuschätzen aus Ihrer/ von Ihrer Warte aus?

EX: Also im Moment ist es offensichtlich so, dass Frau Höhne eine Operation hatte und jetzt mit Chemotherapie und Strahlentherapie nachbehandelt wird. In diesem Konzept ist momentan sicher keine Herzeptintherapie vorgesehen, dafür gibt es einfach noch zu wenig Daten. Ich würde generell . sagen, dass natürlich eine Chemotherapie immer auch das Immunsystem angreift, deswegen haben wir immer bei Patienten mit MS natürlich gewisse Befürchtungen auch und setzen nur bestimmte Therapien ein. Ich würde derzeit keinen Grund sehen, jetzt bei dieser Patientin Herzeptin einzusetzen. (BRUSTKRE 18ff.)

Die Expertin passt sich an Thema und Ausdrucksweise der Anruferin an und antwortet in fachlich geprägter Weise. Dem Moderator ist das Dilemma zwischen der individuell angepassten Antwort für die Anruferin und der Verständlichkeit für die Zuschauer bewusst und er greift regulierend ein – in Form von Zusammenfassung, Frage und Bitte um Erklärung:

[Beispiel: *siebzehn Komma vier1*]

MO: Sie hat einen bestimmten Wert genannt, siebzehn Komma vier, wenn ich es richtig verstehe. Was ist darunter zu verstehen? Vielleicht können wir das mal ein bisschen allgemeiner auffassen für unsere Zuschauer. (BRUSTKRE 32ff.)

Trotz dieser expliziten Aufforderung misslingt der Expertin die nachfolgende Erklärung völlig, denn statt sich an die zuschauenden Laien zu wenden, erläutert sie aus einer hoch wissenschaftlichen Perspektive:

[Beispiel: *siebzehn Komma vier2*]

EX: Wir . äh . machen bestimmte Werte im Hinblick auf die Überexpression, wo wir sehen, Herzeptin ist ü/ äh . HER-zwei/neu ist überexprемiert oder nicht. Dieser Wert bei der Patientin sagt uns, für den Fall, dass sie einmal eine Herzeptintherapie benötigen würde, dafür auch eine geeignete Kandidatin wäre. (BRUSTKRE 35ff.)

Anstatt noch einmal Verständlichkeit einzufordern, erhöht der Moderator die Fachlichkeit mit einer Nachfrage nach Details zu *Autoimmunerkrankungen* – wie die von der Anruferin genannte Multiple Sklerose:

[Beispiel: *siebzehn Komma vier3*]

MO: Äh ist das generell so, dass Autoimmunerkrankungen kontraindikativ sind für äh eine Herzeptinbehandlung?
EX: Nein, so kann man es nicht sagen. Es gibt generell noch zu wenig Erfahrungen überhaupt mit Chemotherapien und auch mit Herzeptintherapien bei Autoimmunerkrankungen und man wird da immer im Einzelfall sehr genau abwägen müssen, ob ein akuter Schub ist, ob man im Moment wirklich diese Therapie anwenden kann oder nicht.
MO: Es sind also doch noch einige wissenschaftliche Studien in diese Richtung notwendig.
EX: So is es. (BRUSTKRE 41ff.)

Die einzige nachvollziehbare Information, die normale Zuschauer aus diesem Sendungsteil entnehmen können, ist, dass es hochspezialisierte Behandlungsverfahren bei ganz bestimmten Brustkrebstypen gibt, zu denen aber noch klinische Studien fehlen – der Ertrag ist also gering. Vermutlich ist das Sendungsformat Anrufsendung besonders unglücklich für ein hochspezialisiertes Thema.

7.3 Verwendung von Fachbegriffen durch Betroffene

Verwendet ein medizinischer Laie im Gespräch mit einem Arzt Fachbegriffe, dann handelt es sich meist um eine Akkomodation an den ärztlichen Sprachgebrauch (*doctor's language*), mit der der Patient eine gewisse eigene Expertise, aber auch Kooperativität und Interesse an seinem Befinden ausdrücken möchte (Brünner 2005, 2009). Das kann für die Experten vor allem dann irreführend und problematisch sein, wenn der Laie nicht über das Wissen verfügt, auf das die Fachbegriffe bezogen sind. Diese entfachlichte Verwendung von Fachbegriffen durch Laien kommt auch in Gesundheitssendungen vor und beeinflusst mitunter das Gesprächsverhalten der Experten in Richtung größerer Fachsprachlichkeit – also in einer Weise, die dem Ziel der Sendungen widerspricht, Wissen verständlich zu vermitteln.

In Gesundheitssendungen berichten oder erzählen Betroffene oder deren Angehörige, die ja den Status medizinischer Laien haben, über ihre je individuelle Krankheitssituation, ihre Erfahrungen und Empfindungen sowie über den Umgang mit der Erkrankung und deren Bewältigung. Sie stellen in diesem Zusammenhang auch medizinische Sachverhalte dar und informieren über diagnostische und therapeutische Abläufe. Dazu bedienen sie sich z. T. auch medizinischer Fachbegriffe, allerdings aus einer anderen Perspektive als Experten:

Während das fachsprachliche Handeln der Experten mit einer wissenschaftlichen Perspektive bzw. Orientierung verbunden ist, ist die fachsprachliche Ausdrucksweise der betroffenen Laien auf ihre individuelle Situation ausgerichtet. Sie verwenden Fachbegriffe auf der Grundlage von Erfahrungswissen oder von semiprofessionellem Wissen (Löning 1994), das sie durch die Beschäftigung mit ihrer Erkrankung von Ärzten bzw. Experten oder durch mediale Gesundheitsinformationen erworben haben.

Vor diesem Hintergrund verwenden die Betroffenen in den Sendungen Fachbegriffe typischerweise dann, wenn sie über die eigene Krankheit berichten. Dies soll im Folgenden genauer beschrieben und Funktionen der Fachwortverwendung geklärt werden.

7.3.1 Darstellung von Expertise

Dass die Betroffenen in Gesundheitssendungen gern auch Fachbegriffe zur Darstellung ihrer Krankheit oder damit einhergehender Untersuchungen oder Behandlungen verwenden, hat mehrere Gründe: Erstens werden eher eloquente und gut informierte Personen ausgewählt bzw. von den eingeladenen Experten empfohlen und als Patienten in die Sendung mitgebracht, zweitens handelt es sich bei den Betroffenen häufig auch um Vertreter entsprechender Interessensgruppen, die über ein besonders umfangreiches Erfahrungswissen und damit Ausdrucksrepertoire rund um die Erkrankung verfügen, und drittens darf nicht übersehen werden, dass ein solcher Fernsehauftritt für die Betroffenen üblicherweise eine einmalige Situation bedeutet, in der sie sich als besonders gut informierte, erfolgreiche Kranke bzw. Patienten darstellen wollen.

In der Vorstellungssequenz wird von den Moderatoren gern auf die Expertise der Betroffenen Bezug genommen. In seiner Talkshow zum Thema Herzinfarkt hat der Moderator Schiejok eine Betroffene schon als Herzpatientin begrüßt und ihr Engagement im regionalen Herzverband erwähnt, nun betont er ihre Expertise (*Sie wissen ja sehr viel*):

[Beispiel: *Schützlinge*]

MO: Also, jetzt hab i grad schon so schön Ihre Schützlinge, die Sie heut mitgebracht ham, aus allen Teilen des Burgenlandes, hier vorgestellt, jeder hat aufgezeigt, manche mit beiden Händen für je einen Herzinfarkt einmal. Also Sie wissen ja sehr viel über den Krankheitsverlauf und die Heilungschancen. Unsere Sendung is a bissl so angelegt, dass die Betroffenen was erzählen sollen, und . wir wollen was draus lernen. (INFARKT2 275ff.)

Auf diese Weise entstehen Erwartungen, die zugeschriebene Expertise in den nachfolgenden Darstellungen auch zu zeigen.

Die Expertise von Patienten als Zielvorstellung, die es zu verfolgen gilt, also *den Patienten zum Experten seiner Krankheit zu machen*, wird in den Sendungen übrigens immer wieder thematisiert, wie hier vom Chefarzt einer Asthmaklinik:

[Beispiel: *Schulung*]

EX: Wir haben uns in Bad Reichenhall mit der Patientenschulung beschäftigt und verfolgen das Ziel, den Patienten zum Experten seiner Krankheit zu machen. (ASTH 22-24)

Die Betroffenen thematisieren oder kommentieren mitunter selbst ihre Verwendung oder auch Vermeidung von Fachbegriffen und heben so ihre Expertise hervor:

[Beispiel: *Psoriasissprache*]

BE: Mir hats/ mir hat s genutzt bis äh An/ Anfang Dezember und dann ist die, wie man in der Psoriasissprache spricht, die Blütezeit wieder gekommen. (HAUT8 30ff.)

Hier kommentiert ein Psoriasis-Patient den Ausdruck *Blütezeit* (= akuter Schub) als der *Psoriasissprache* zugehörig und präsentiert sich damit als kundiger Insider. Während dies recht häufig vorkommt, ist der Fall einer expliziten Vermeidung von Fachbegriffen durch Betroffene – wie im folgenden Beispiel – sehr selten:

[Beispiel: *Wiederbelebung*]

BE: Wiederbelebung, da hat er auch keine Zeit gehabt, da jetzt was draufzuschmieren. Ich war also wirklich wie verbrannt. Also des Ding drauf und . das zwei, drei Mal.

MO: Also Wiederbelebung heißt das Ding drauf, das wird mit Elektrizität gemacht.

BE: Ja ja, ich will jetzt keine Fachausdrücke verwenden deswegen. (FLIEGE 423-428)

Der betroffene Gast in der Talkshow *Fliege* zum Thema Herzinfarkt ist Herzpatient und Mitglied der Deutschen Herzstiftung. Er erzählt die dramatische Geschichte von seinem Herzstillstand im Krankenhaus und seiner *Wiederbelebung,* und zwar sehr umgangssprachlich, was den Einsatz des Defibrillators (*das Ding drauf*) betrifft. Als der Moderator diese Formulierung leicht spöttisch aufgreift, rechtfertigt sich der Betroffene damit, dass er *jetzt keine Fachausdrücke verwenden* wolle. So macht er deutlich, dass er die Fachbegriffe kennt, diese aber zur Sicherung der Verständlichkeit für die normalen Zuschauer nicht verwenden möchte. Damit stuft er einerseits seine Expertise noch höher, d. h. er kann entscheiden, welches Repertoire – das umgangssprachliche oder das fachsprachliche – er einsetzt, andererseits zeigt er, wie wichtig ihm die Perspektive der Zuschauer ist.

Im folgenden Beispiel verwendet ein Schlaganfallpatient in seiner Erzählung hintereinander eine Vielzahl von Fachbegriffen (*Computertomographie, Dopplersonogramm, Katheter eingeschwemmt, Herd, Kernspintomograph, Hirnstamminsult, Parese*):

[Beispiel: *Hirnstamminsult*]

BE: Und dann wurde äh . Computertomographie gemacht in der Nacht noch, das war an an Sonntag, dann wurde . Dopplersono/ sonogramm gemacht noch, man fund/ man fand den Herd nicht. Am nächsten Tag hat man mir dann ähm an . Katheder eingeschwemmt, von der Leiste bis zur Halsschlagader, . man hat den . Herd äh nicht gefunden. U:nd es war ja achtundachtzig damals, da hat s in München nur zwei Kernspin . tomographen gegeben, und da musst ich warten bis Dienstag abends zwanzig Uhr, und da konnt ma erst feststellen, was ich hatte. Und dass/ n . Hirnstamminsult, also/ . . u:nd mit/ mit der dann inzwischen schweren Parese, also i hab zugschaut wie ich äh langsam . gelähmt wurde. (SCHLAGAN 201-208) (vereinfacht)

Die Fachausdrücke werden jeweils durch eine kurze vorangehende Pause als solche gekennzeichnet, jedoch bis auf *Parese* nicht erläutert. Der Betroffene übernimmt hier den ärztlichen Fachwortgebrauch und zeigt sein medizinisches Wissen als erfahrener, informierter Patient, der seinem behandelnden Arzt und dem ärztlichen Moderator gegenübersitzt, übersieht dabei aber die Perspektive der Zuschauer.

Nicht immer ist für die betroffenen Laien leicht zu entscheiden, wann sie in der Sendung Fachbegriffe verwenden dürfen oder sollen und wann nicht. Das folgende Beispiel aus einer Talkshow zum Thema Schlaganfall zeigt einen ungewöhnlichen Fall: Der medizinische Experte hat soeben die Verengung von Gefäßen als Hauptgrund für die Entstehung eines Schlaganfalles genannt. Die Ehefrau eines Schlaganfallpatienten soll nun vom Krankheitsverlauf ihres Mannes erzählen. Dazu muss sie vorweg aber differenzieren, da bei diesem nicht eine Gefäßverengung, sondern ein Vorhofflimmern der Auslöser war:

[Beispiel: *Vorhofflimmern*]

AB: Ja, darf ich etwas vorausschicken? Bei meinem Mann kam des/ der Schlaganfall durch n Vorhofflimmern . im Herzen. Vorhofflimmern

MO: Jetzt müssen wir natürlich aufpassen, dass wir jetzt nicht ne Ausbildung zum Mediziner bekommen.

AB: Nein, nein. Nein, nein. Um Gott/ Nein, nein.

MO: Ja.

AB: Ja, und . dann hab ich sofort n Arzt gerufen (...) (FLI-SCH3 915ff.) (vereinfacht)

Der Moderator kritisiert diese medizinische Differenzierung möglicher Auslöser für Schlaganfälle durch die Angehörige und weist sie zurück, er will an dieser Stelle der Sendung keine weitere medizinische Wissensvermittlung (*Ausbildung zum Mediziner*) haben, sondern eine lebendige Erzählung. Die Angehörige unterwirft sich den Korrekturen sofort, bedauert ihren Einschub und fährt mit der eingeforderten, also persönlichen und lebendigen Erzählung fort.

An dieser Stelle wird die ordnende Funktion des Moderators besonders deutlich: Nicht nur die Reihenfolge der Teilnehmer, die Länge ihrer Redezeiten und der inhaltlich-thematische Ablauf der Sendung wird von ihm gesteuert, sondern auch der Grad der Fachlichkeit der Informationen, da er auch für die Qualität der Vermittlung und die Verständlichkeit und Nachvollziehbarkeit der Informationen zuständig ist.

7.3.2 Fachbegriffe in Call-in-Sendungen

Ein besonderer Kontext liegt vor, wenn Betroffene sich in eigener Sache mit Fragen an die Experten richten; das betrifft vor allem (aber nicht nur) die Call-in-Sendungen. Die Anrufer verwenden bei der Formulierung ihrer Fragen oft Fachbegriffe. Hier mischen sich mehrere Funktionen: Erstens kann das Bemühen um eine genaue medizinische Sprache sicherstellen, dass der Experte bzw. Arzt-Moderator die Frage des Anrufers richtig versteht und entsprechend gut beantwortet; zweitens dient die Fachwortverwendung der Zeitökonomie, da Anrufer ihr Anliegen in der meist gedrängten Kürze der Sendezeit knapp und präzise vortragen müssen; drittens müssen die Anrufer gegenüber den Experten natürlich auch das Maß ihrer Expertise bezüglich ihrer Beschwerden verdeutlichen, um Antworten zu erhalten, die ihrem Grad an Informiertheit angemessen sind. Anders als in die Sendung geladene Betroffene haben Anrufer allerdings auch nicht den Auftrag oder Anspruch, sich den Zuschauern gegenüber um eine verständliche Darstellung zu bemühen.

Im folgenden Beispiel aus einer Call-in-Sendung steht für die Anruferin die medizinisch korrekte Bezeichnung ihrer Krankheit funktional im Vordergrund; dem Experten gegenüber hat sie hier eigentlich keine Alternative zur Verwendung des Fachbegriffs:

[Beispiel: *Grundkrankheit*]

AN: Ja, und zwar hab ich das Leiden bereits zwanzig Jahre und meine Grundkrankheit ist progressive Muskeldystrophie und man vermutet damit einen Zusammenhang. (HARNINK5 13-18)

Im folgenden Beispiel ist dies noch eindeutiger:

[Beispiel: *Fußschmerzen*]

BE: Ich habe sehr viele Schmerzen in den Füßen, und zwar f/ . man kann davon sagen vierundzwanzig Stunden. Äh der Hauptschmerz ist meistens der Ruheschmerz . bei der Nacht, . ähm ausgelöst durch eine achtzehn . jährige Diabetes mellitus Typ eins, und äh wie mir die Ärzte sagen . äh Polyneuropathie, und ich . nehme sehr viel Medikamente (CHRONSCH 436-440)

Das Beispiel stammt nicht aus einer Call-in-Sendung, sondern aus einer Sendung von *Die Sprechstunde*, die im Hörsaal eines Klinikums aufgenommen wurde; die im Hörsaal sitzenden Schmerzpatienten können an die auf dem Podium anwesenden Fachärzte Fragen in eigener Sache richten. Dieser Fragesteller erweist sich als sehr gut informiert (*Ruheschmerz, Diabetes mellitus Typ eins*), die Diagnose und den Fachbegriff *Polyneuropathie* markiert er explizit als ein Zitat von Experten (*wie mir die Ärzte sagen*). So zeigt er seinen Status als gut informierter Laie und macht aber auch deutlich, dass es sich bei dem Dargestellten um gesichertes Expertenwissen handelt, das bei der Antwort zu berücksichtigen ist.

Im folgenden Beispiel reformuliert und präzisiert eine Anruferin in ihrer Frage die zunächst umgangssprachliche Beschreibung durch den Fachbegriff *Nonresponder:*

[Beispiel: *Nonresponder*]

AN: Ja, grüß Gott. Es gibt ja die Vorbeugung durch Aspirin. Und nun hab ich a/ gehört, dass also bis zu fünfundzwanzig Prozent äh d/der Menschen äh äh gar nich auf dieser Weise reagieren, also Nonresponder sind. Und äh . wie ist die Untersuchung, ob man Nonresponder ist? Mein Arzt ist da nicht so richtig drauf eingegangen, es . hieß irgendwie, es wäre recht schwierig. Das wäre meine Frage. (KARDIOL1 73-80)

Diese Anruferin macht den Grad ihrer Informiertheit deutlich: Ihre Frage ist keine rein laienhafte Frage mehr (im Sinne von *stimmt es, dass manche gar nicht reagieren?*), sondern basiert schon auf fortgeschrittenen Kenntnissen, dass dies als Phänomen wissenschaftlich bekannt und mit einem Fachwort belegt ist, nämlich *Nonresponder*. So kann der Experte ihr in seiner Antwort auf ihrem Grad an Informiertheit begegnen und seine Antwort genau auf ihre Informationsbedürfnisse zuschneiden.

Auch wenn Anrufer keine Fragen haben, sondern lediglich die Gelegenheit nutzen, ihre Krankheitserfahrungen zu erzählen, führt die notwendige Kürze der Zeit gerade bei komplexeren Darstellungen zu gehäufter Fachwortverwendung. Eine Anruferin ist durch leidvolle Erfahrungen zu einer „Expertin wider Willen" geworden:

[Beispiel: *inkontinent1*]

AN	Also inkontinent bin ich geworden durch eine äußerst mangelhaft
1	
AN	durchgeführte Unterleibsoperation. Ich wollt mich 1990 endoskopisch
2	
AN	sterilisieren lassen. Dieser Frau/
MO	Teleskopisch heißt also mit dem Rohr .
3	
AN	Ja. Ja, also die schonendste Variante, ne?
MO	sterilisieren lassen Ja, ja.
4 (HARNINK1)	

Der ärztliche Moderator sieht sich veranlasst, für die Verständnissicherung der Zuschauer einzugreifen und übersetzt *endoskopisch* (hier als *teleskopisch* aufgenommen) durch *mit dem Rohr*. Die Anruferin zeigt mit der Bewertung *die schonendste Variante* ihre gute Informiertheit, was vielleicht auch klarstellen soll, dass die nachfolgenden Geschehnisse ihr nicht aus eigenem Versäumnis oder Uninformiertheit widerfahren sind. Sie fährt fort:

[Beispiel: *inkontinent2*]

AN: Und äh dieser Arzt hat mich nicht endoskopisch sterilisiert, im Gegenteil, der hat mir den Bauchraum geöffnet, hat mir eine gesunde Gebärmutter ohne Indikation entfernt, mir dabei den linken Harnleiter ganz massiv verletzt, welcher dann acht Tage nach der Operation eben geplatzt ist. Hatte ne linke Harnstauungsniere und dann wurden so so ganz viele/ ähm sagen wer mal/ ähm wie soll ich mich jetzt ausdrücken, also es brach/ ne Lawine von Operationen wurde ausgelöst. Zysten am Eierstock/ an den Eierstöcken bildeten sich, die Zysten mussten entfernt werden samt Eierstöcke, weil sie zu groß waren. Die Inkontinenz wurde immer schlimmer . durch Harnwegsinfektionen, die auch kaum noch mit Antibiotika zu beherrschen waren, so dass ich zum Schluss . also im Sommer sechsundneunzig dann . total inkontinent war. (HARNINK1 5-21)

Die Funktion, in Anrufen Fachwörter zu verwenden, um die eigene Expertise zu verdeutlichen und das sprachliche Handeln der Experten zu steuern, kann in Gesundheitssendungen zu beträchtlichen Schwierigkeiten führen. Oftmals handelt es sich bei den Anrufern um Betroffene mit reicher Krankheitserfahrung und ganz spezifischen Fragen oder Behandlungsproblemen, die die Chance nützen, eine weitere Expertenmeinung einzuholen. Das führt zu Darstellungen und Austausch auf oft hohem fachlichen Niveau. Wenn der Moderator in solchen Situationen seiner Vermittlungs- und Übersetzungsaufgabe nicht nachkommt, bleiben Fragen und Erklärungen für die Zuschauer unverständlich (s. auch Kap. 12).

7.4 Verwendung von Fachbegriffen durch Moderatoren

Im Folgenden wird der Frage nachgegangen, wie und mit welcher Funktion Fachbegriffe durch die Moderatoren verwendet werden, wenn diese primär in ihrer Rolle als Sendungsverantwortliche agieren und nicht als ärztliche Moderatoren in der Rolle erklärender Experten.

7.4.1 Der Moderator als ordnende und wissensvermittelnde Instanz

Eine Aufgabe des Moderators ist es, den Zuschauern und dem Sendungspublikum Orientierung zu geben und dafür zu sorgen, dass die einzelnen Themen von den anwesenden Experten und Betroffenen nachvollziehbar und verständlich bearbeitet werden. Dazu muss er Fachbegriffe bzw. thematische Bereiche ankündigen und einführen, diese selbst bearbeiten, z. B. erklären, und/oder sie zur weiteren Bearbeitung an seine Gäste weitergeben, er muss deren Bearbeitung kontrollieren und diese ggf. durch klärende oder vertiefende Nachfragen optimieren.

Ankündigen von Themen und Einführen von Fachbegriffen

Für eine gute Orientierung müssen die für das Thema relevanten Fachbegriffe jeder Sendung angekündigt, kurz erläutert und in Beziehung zueinander oder zu den jeweiligen Experten oder Betroffenen gesetzt werden. Dieser Aufgabe kommen die Moderatoren mit der Ankündigung und Einführung von Themen und Fachbegriffen nach:

[Beispiel: *Angina Pectoris1*]

MO: Unser Thema: Angina Pectoris. Angina Pectoris, was ist das eigentlich? (ANGINA2 6-7)

Vor Erklärung des Begriffs bzw. des Phänomens *Angina Pectoris* wendet sich der Moderator mit einer rhetorischen Frage an die Zuschauer, um diese gleich selbst zu beantworten:

[Beispiel: *Angina Pectoris2*]

MO: Angina Pectoris heißt nichts anders als Brustschmerz, also hier . Brustschmerz. Und was liegt unter der Brust, unter dem Brustbein? Da liegt das Herz. (ANGINA2 7-10)

Die Form der Moderatorenfragen erinnert an Lehrerfragen in der Schule, wo dann allerdings Antworten der Schüler erwartet werden. Sie scheinen hier dazu zu dienen, die Aufmerksamkeit der Zuschauer herzustellen, ihr vorhandenes Wissen aufzurufen und thematische Signale zu setzen. Die Frage *Angina Pectoris, was ist das eigentlich?* könnte aber auch die eines interessierten Laien bzw.

Fernsehzuschauers sein, der sich aus genau diesem Grund die Sendung ansieht. Mit dieser Einführung haben die Zuschauer eine erste grobe Orientierung: Der Fachbegriff *Angina Pectoris* ist ein bekannter, aber oft nicht wirklich verstandener, er hat eine vergleichsweise einfache Übersetzung, *Brustschmerz*, es handelt sich also nicht um ein kompliziertes Krankheitssyndrom, und er bezieht sich auf das unter dem Brustbein liegende Organ, das *Herz*. In diesen Orientierungsrahmen lassen sich die weiteren Informationen der Sendung sukzessive einordnen.

Erzählen von Beispielgeschichten

Manchmal erzählen Moderatoren – besonders bei der Einleitung in die Sendung – eine Geschichte, in der das Phänomen bzw. die Krankheit, die in der Sendung thematisiert werden soll, beschrieben wird:

[Beispiel: *Blutpfropf*]

MO: Heute, liebe Zuschauer, will ich Ihnen die Geschichte erzählen eines englischen Geschäftsmannes, der während einer langen Flugreise von Hong Kong nach London ein paar Mal das Bewusstsein verlor. Er hatte Schmerzen in der Brust, war kurzatmig und hatte Schweißausbrüche. Und auf der Unfallstation des Londoner Flughafens wurde dann festgestellt, daß der Mann Thrombose in beiden Beinen hatte, aber er hatte auch ein großen Blutpropf in der Lunge, er hatte Lungenembolie. Das ist heute mein Thema: Lungenembolie. Vor etwa zehn Jahre hat man zum ersten Mal festgestellt, dass während langer Flugreisen hin und wieder mal Fälle von Lungenembolie auftraten. Lungenembolie ist die Verstopfung einer Lungenarterie durch ein Blutgerinnsel, durch ein Blutpfropf (LUNGENEM 1-14)

Der Moderator schildert zunächst die körperliche Situation bei Lungenembolie am Beispiel des Protagonisten der *Geschichte*. Nach der Schilderung nennt er das Fachwort (*Lungenembolie*), führt Lungenembolie explizit als Thema ein und liefert dann eine allgemeine Definition des Fachbegriffs.

Solche und ähnliche Beispielerzählungen vermitteln konkrete, anschauliche Informationen über die Symptome von Krankheiten. Sie können helfen, die Umstände der Krankheitsentstehung und den Zusammenhang von Symptomen (Thrombose in den Beinen als Auslöser einer Lungenembolie) besser zu verstehen und im Falle eines Falles angemessen zu handeln. Sie besitzen wie Erzählungen generell auch einen gewissen Unterhaltungswert. Die Geschichte ist als kleines Drama erzählt und trägt – gerade am Sendungsanfang – dazu bei, die Zuschauer anzusprechen und an die Sendung zu binden, und verspricht einen verständlich und anschaulich aufbereiteten Umgang mit Fachbegriffen und fachlichen Informationen.

Zuordnen von Fachbegriffen zu Experten

Ebenfalls zur Orientierung der Zuschauer dient es, wenn durch den Moderator Fachbegriffe und Krankheitsaspekte den jeweiligen Experten bzw. Betroffenen zugeordnet werden. Dies geschieht zumeist in der Vorstellungsrunde:

[Beispiel: *Hämorheologie*]

MO: Im Studio begrüße ich jetzt ganz herzlich Herrn Professor Werner Richter. Sie sind Leiter des Instituts für Fettstoffwechsel und Hämorheologie. [...] Ja, Hämorheologie ä:hm Herr Richter, ich glaub, das müssen wir unsern Zuschauern erst mal erklären. Was versteht man darunter?

EX: Ja, das ist die Lehre von den Blutfließeigenschaften. Es geht also darum, wie zäh oder wie flüssig ist das Blut, und das ist ja auch sicherlich von Bedeutung, wenn es um die Arterien, also um die Blutgefäße geht.

MO: Der Volksmund sagt dazu: Herr Doktor, ich hab dieses dicke Blut. (CHOLESPT 38f.)

Der Moderator stellt einen der Experten vor und fordert ihn auf, den Zuschauern den Begriff *Hämorheologie* aus seiner Berufsbezeichnung zu erklären. Die Erklärung des Experten erfolgt nicht nur umgangssprachlich anschaulich reformuliert (wie *zäh oder wie flüssig das Blut ist*), sondern wird von ihm auch in Beziehung zum Sendungsthema Cholesterin gesetzt: *und das ist ja auch sicherlich von Bedeutung, wenn es um die Arterien, also um die Blutgefäße geht.* Der Moderator ergänzt diese Erläuterung noch durch eine weitere umgangssprachliche Formulierung, die er als *Volksmund* charakterisiert und mit der er seine Patienten zitiert: *Herr Doktor, ich hab dieses dicke Blut.*

Zeigen und Demonstrieren zu Fachbegriffen

Den Moderatoren stehen zur Einführung und Erläuterung von Fachbegriffen auch Verfahren wie Zeigen und Demonstrieren an Objekten, Geräten oder Freiwilligen zur Verfügung, mit deren Hilfe Verstehen hergestellt und gleichzeitig ein gewisses auflockerndes, spielerisches, unterhaltendes Element in die Sendung eingebracht werden kann – hier am Beispiel *Ergometriemessplatz.*

[Beispiel: *Ergometriemessplatz*]

MO: Hallo, liebe Zuschauer, hier wird Schwerstarbeit geleistet, aber nicht von mir, sondern von Christoph. Christoph ist unsere freiwillige Versuchsperson. Christoph, vielen Dank, dass Sie das machen. Ich hoffe, Sie sind pumperlgsund. Wir werden das auch genau feststellen. Ja. Gut, äh liebe Zuschauer herzlich wilkommen zu Gesundheit, unser Thema heute Herzschwäche. (2 sec) So, . liebe Zuschauer das ganze nennt man einen Ergometriemessplatz. Ergometrie, also hier wird die

> Arbeit gemessen, und zwar einmal durch dieses Fitnessrad, das kenn Sie auch, nur ist das/ wird die Leistung hier genau definiert, also in der Wattzahl, es wird dann gleichzeitig der Blutdruck gemessen und der wird auch vorne an dem Gerät wieder ausgedruckt. (HERZSCHW 1-13)

Mitunter scheinen die didaktischen Mittel des Zeigens aber mehr der Auflockerung und Unterhaltung zu dienen als dem Verständlichmachen. So wird bei der Erläuterung des *Jojo-Effekts*, der im Zusammenhang mit Diäten auftreten kann, vom Moderator ein Jojo präsentiert und vorgeführt (DIÄTEN 138f.). Der Gesprächspartner honoriert den Unterhaltungswert mit *Ja, sehr schön.* Das bekannte auf- und abhüpfende Spielzeug visualisiert zwar den alltagssprachlichen Begriff *Jojo*, fügt jedoch dem ohnehin sprechenden metaphorischen Begriff *Jojo-Effekt* nichts Neues hinsichtlich seiner Erklärung und seinem Verstehen bei.

Im folgenden Beispiel wird das Fachwort *allergenarme Basiskost* anhand eines nachgestellten *Marktstandes* eingeführt, auf dem die betreffenden Lebensmittel präsentiert werden:

[Beispiel: *Marktstand*]

MO: Da würd ich vorschlagen, wir gehn nochmal zu unserem Marktstand. Ich geh mal vor und Sie folgen mir, und äh Frau Thiel, es macht sich nämlich viel schöner, wenn Sie das schön anschaulich zeigen können. Wir haben jetzt hier noch mal also diese verschiedenen Gruppen. Wie würde das dann aussehen?

EX: Also das Ganze nennt man allergenarme Basiskost, ausgewählt aus Nahrungsmitteln, die ss/ sehr selten irgendetwas auslösen (LEBENSMI 229-238)

Auch hier ergänzt das Zeigen die verbale Erklärung nur. Der Moderator spricht in seiner einleitenden Formulierung sowohl die Veranschaulichungsfunktion (*schön anschaulich*) als auch die Unterhaltungsfunktion (*es macht sich viel schöner*) selbst an.

7.4.2 Der Moderator als interaktiv vermittelnde und regulierende Instanz

Das Zusammenspiel von Moderator, Experten, Betroffenen oder Anrufern ist wichtig sowohl für die Wissensvermittlung, die Sicherung der Verständlichkeit als auch für den Unterhaltungswert der Sendung. Das Agieren und Reagieren des Moderators in Form von Präsentationen, Fragen, Zwischenbemerkungen und Erklärungen bestimmt den Verlauf und den Erfolg einer Sendung. In den Gesundheitssendungen ist der Moderator gleichermaßen Übersetzer und Vermittler, was sich an vielen Stellen zeigt: Obwohl alle geladenen Gäste einer Gesundheitssendung den Zweck der Sendung kennen, nämlich Laien verständlich zu informieren, misslingt dies immer wieder und verfallen Experten und – wie sich in den bisherigen Beispielen gezeigt hat – manchmal auch Betroffene und Moderatoren selbst in fachsprachliche Kommunikationsformen. Die Moderatoren haben dann die Aufgabe, als regulierende Instanz einzuschreiten, zu kommentieren, zu übersetzen, auf das Publikum als Adressaten hinzuweisen, nachzuhaken und Bedeutungen zu klären, damit die Zuschauer die Sendung weiter verfolgen können.

Fachbegriffe in Kooperation einführen und erläutern

Die interaktive Einführung, Übersetzung und Erläuterung von Fachbegriffen geschieht typischerweise in Kooperation zwischen Moderator und geladenen Experten. Eine häufige Variante ist die, dass ein Fachbegriff vom Experten eingeführt, vom Moderator übersetzt und die Übersetzung dann vom Experten aufgegriffen und weiter bearbeitet wird:

[Beispiel: *Opioide*]

EX: Es gibt sehr viele . Möglichkeiten . Schmerzmedikamente, also Opioide zum Beispiel zu geben, wenn das oral nicht geht/

MO: also wenn man s nicht schlucken kann.

EX: Wenn man es nicht schlucken kann. Es gibt äh . Opioide, die man unter die Zunge legt und die dann wirken. (5CHRONSC 690-694)

Zu Beginn seiner Äußerung bemüht sich der Experte um Verständlichkeit: Er nennt zunächst den umgangssprachlichen Begriff (*Schmerzmedikamente*) und gibt dann fachsprachlich ein Beispiel (*Opioide*). Als er den nächsten Fachausdruck (*oral*) ohne Übersetzung belässt, wird er von der Moderatorin mit einer umgangssprachlichen Reformulierung (*also wenn man s nicht schlucken kann*) kurz unterbrochen. Der Experte nimmt diese Reformulierung wortwörtlich auf, ratifiziert sie somit und ergänzt dann noch ein praktisches Beispiel (*unter die Zunge*).

Hier wird die regulierende Funktion der Moderatoren gut sichtbar. Diesem Experten ist aus seiner Routine heraus vielleicht gar nicht bewusst, dass der Ausdruck *oral* nicht unbedingt allgemein verständlich ist; die Unterbrechung und umgangssprachliche Reformulierung der Moderatorin reguliert die Fachlichkeit und optimiert damit die Verständlichkeit. Das kooperative Element zeigt sich darin, dass die Moderatorin ihre Reformulierung nur als einen kurzen Einwurf gestaltet und der Experte sie bestätigend übernimmt, sie also als angemessene Hilfestellung der Moderatorin wahrnimmt und als notwendiges *downgrading* (s. Kap. 7.2) im Rahmen des medialen Settings.

Ganz ähnlich verhält es sich im nächsten Beispiel, wobei hier die verbale Kooperation um das gemeinsame Zeigen an einem Ballon erweitert wird:

[Beispiel: *Ballonkatheter*]

EX	Aber wenn das der Fall ist, dann führen wir eine PTCA durch. Das heißt eine

196

EX	Ballonkathetherdilatation. Eine Erweiterung
MO	dilatation. Also eine Erweiterung, ja. Ja

197

EX	der Gefäße. Und das passiert mit diesem Ballon. Der is also erst mal

198

EX	eigentlich entfaltet . und kann dann/ Ja.
MO	Ja, ich mach das noch etwas zusammen.

199

EX	Und kann dann eben . durch Druck . ja aufgeblasen werden.
MO	So. Ja.

200

MO	Aufgeblasen werden. Ja. Ja.
EX	Das heißt, so wird das Gefäß aufgedehnt.

201 (ANGINA)

Der Experte erklärt das Verfahren der *Ballonkathetherdilatation*: Er nennt zuerst den Fachbegriff in seiner Abkürzung (*PTCA*), dann in seiner fachsprachlichen Langform (*Ballonkathetherdilatation*). Der Moderator übersetzt umgangssprachlich (*also eine Erweiterung*). Der Experte übernimmt die Übersetzung und ergänzt sie (*Erweiterung der Gefäße*). Dann zeigt er den Vorgang an einem solchen Ballon und wird dabei vom Moderator sekundiert, der ihn zuerst zusammenhält (*ich mach das noch etwas zusammen*) und dann langsam *aufblasen* lässt. So gewinnen die Zuschauer eine sehr deutliche Vorstellung von diesem Verfahren.

Wenn in einem Gesprächsabschnitt ein Betroffener, ein Experte und der Moderator gemeinsam einen Sachverhalt erklären, kann dieser gemeinsame Übersetzungs- und Verständnissicherungsprozess komplex werden. Im folgenden Beispiel der Talkshow *Fliege* erklärt ein gut informierter Betroffener ein Therapieverfahren, dem er unterzogen wurde, die *Korase- oder Urokinasetherapie:*

[Beispiel: *Urokinase*]

BE	Und da hab ich gesagt, ich probiers. Was is denn das? Ja, das is eine

492

BE	Korase- oder Urokinasetherapie. Da hab ich mich natürlich kundig gemacht.

493

BE	Das is eigentlich nichts anders, als was man heute bei Herzinfarkt-

494

BE	akutpatienten verwendet, indem man ihnen einen z/ eine Zuleitung legt und

495

BE n Tropf und da wird/ wird Korase zugefügt.
MO Ich weiß nicht, was Kurase is.

496

BE Ja, Sie können ja nachher Herrn Professor ( ) fragen. Er wirds

497

BE erklärn. Oder können Se s gleich sagen?
MO Nene.
EX Urokinase is also ein

498

MO Also, was
EX Medikament das wie . bei der Lysetherapie des akuten Myocardinfarkts/

499

MO da/ was da verklumpt is, wieder auflöst. Und das hat
EX Gerinnsel auflösend.

500

MO bei Ihnen funktioniert?
BE Nur, ich habe das intravenös, das heißt fünfhundert-

501

BE tausend bis eine Million Einheiten täglich . in die Vene injiziert bekommen.

502

BE Aber ich habs gemacht. Und das einmal, das zweimal, dreimal.

503 (FLIEGE)

Der Betroffene erklärt die Behandlungsform, indem er den Fachbegriff einführt und ihn dann anhand seines eigenen damaligen Informationsprozesses relativ alltagssprachlich erläutert. Sein nur partiell vorhandenes Wissen wird deutlich, als er zum Begriff *Kurase* kommt. Er erklärt diesen nicht weiter und der nichtärztliche Moderator kann zur Regulation nicht in die Expertenrolle schlüpfen und ihn fachkundig übersetzen. Er geht deshalb in die Rolle des Stellvertreters der Zuschauer und reguliert von dieser Seite, indem er dem Erzähler sein Nicht-Verstehen mitteilt: *Ich weiß nicht, was Kurase ist.* Der Betroffene reagiert ausweichend, verweist Fliege an den anwesenden Experten und gibt dann die Nachfrage direkt an diesen weiter. Hinter diesem ungewöhnlichen Interaktionsverhalten (Betroffene können dem Moderator an sich keine Anweisungen geben und Experten nicht das Wort erteilen) steckt vielleicht der Versuch des Betroffenen, diese etwas peinliche Situation des Nicht-Wissens – gerade bei ihm, der auf sein Wissen sichtlich stolz ist – durch eine solche Initiative zu überspielen.

Auch hier wird in Kooperation zwischen Experte und Moderator dann das Medikament *Urokinase* erklärt: Der Experte führt den Begriff ein und klärt ihn (*ein Medikament das*), der Moderator reformuliert die angegebene Wirkung, der Experte nimmt dies ratifizierend auf und spezifiziert es. Danach gibt der

Moderator mittels einer weiterführenden Frage das Wort wieder an den Betroffenen zurück.

Nicht immer gelingt diese Kooperation so gut. Im Dialog mit seinem Gast Barbara Genscher (FG), der Ehefrau von Hans-Dietrich Genscher, der einen Herzinfarkt erlitten hatte, und Schirmherrin der Deutschen Herzstiftung, bleibt das Übersetzen bzw. das Verständlichmachen allein Sache des Moderators. Denn der Gast greift die Übersetzungen und Nachfragen nicht auf, versteht sie nicht als regulierende Hinweise verständlicher zu formulieren, sondern führt weiter neue Fachbegriffe ein:

[Beispiel: *Lyse*]

FG	Mein Mann is also ins Krankenhaus gekommen äh dort wurde äh die die
134	
FG	Lyse durchgeführt und äh von dort/
MO	Ja. Also diese Auflösung dieses äh/ . dieser
135	
FG	Nein, d/ die/ dieses
MO	Verdickung im im Blut, die dann ne Verstopfung macht.
136	
FG	Gerinnsels, . was . in einer Verengung äh/ also hängen geblieben is. Er is
MO	Ja
137	
FG	dann von dort nach äh Siegburg äh zur Dilatation gekommen. ( )
MO	Was is das?
138	
FG	(2 sec) Äh Ba/ Ballondilatation. Ja.
MO	Dilatation? Ach dass das aus/ ausgedehnt
139	
FG	Ja. Also beziehungsweise is
MO	wird, damit wieder Blut da durchfließen kann.
140	
FG	dort zu der Katheteruntersuchung hingefahren und von dort dann nach
141	
FG	Frankfurt zu der Ballondilatation.
142 (FLIEGE)	

Explizite Verweise auf Unverständliches oder fehlende Adressatenorientierung

Ein ganz anderes Verfahren besteht darin, die Gesprächsteilnehmer explizit um eine bessere Verständlichkeit zu bitten, etwa mit metakommunikativen Formeln, sich weniger kompliziert auszudrücken, oder mit direkten Hinweisen auf die Zuschauer als die eigentlichen Adressaten.

[Beispiel: *Schlüssel*]

EX: Ja . das ist genau der Schlüssel, ähm, ich würde Ihren Schmerz einordnen in eine Art von De:afferenzierungsschmerz/.

MO: Nicht so kompliziert ausdrücken, bitte. ((Lachen))

EX: Nein, nein, ich erkläre es gleich. Das ist ein schlimmes Wort, das kann man aber ganz einfach erklären. (2CHRONSC 168-172)

Der Experte führt den Fachbegriff *Deafferenzierungsschmerz* ein. Die Moderatorin weist ihn mit der Aufforderung *nicht so kompliziert ausdrücken* zurecht, mildert diesen zum Verweis geratenen Versuch der Verständnissicherung allerdings gleich durch *bitte* und Lachen ab. Der Experte rechtfertigt sich, verspricht gleich zu erklären und versichert, dass das auch ganz einfach gehe, obwohl der Begriff sich *schlimm* anhöre. Es ist möglich, dass der Experte das schon von sich aus beabsichtigt hatte, nur zu früh von der Moderatorin und ihrem Verweis unterbrochen wurde. Interessant ist, dass es sich hier um eine ärztliche Moderatorin handelt, die den Fachbegriff – wie in den obigen Beispielen – also auch übersetzen hätte können, sich aber für das direktere Verfahren des Verweises entschieden hat.

Wie schon ausgeführt, kommt es gerade durch die ärztlichen Moderatoren oft zu einer erhöhten Fachlichkeit seitens der Experten, da diese Moderatoren fachnahe Formulierungen verwenden und die Experten sie mehr als Kollegen denn als Moderatoren und Stellvertreter der Laien adressieren. Die ärztlichen Moderatoren selbst geraten ihrerseits allzu leicht in einen Konflikt zwischen ihrer Rolle als Experte und als regulierender und Verständlichkeit vermittelnder Instanz.

Im folgenden Beispiel befragt der ärztliche Moderator die geladene Expertin nach einer Behandlungsroutine, was stark an einen fachlichen Austausch erinnert:

[Beispiel: *substituieren*]

MO: So, Homocystein . war erhöht, und jetzt äh . wie/ wurde dann/ wie haben Sie dann behandelt?

EX: Ja, es ist so, Homocystein ist ein Wert, der nur ansteigt, wenn nicht genügend B sechs, B zwölf und Folsäure . zur Verfügung stehen, und man kann eben diese Vitamine äh substituieren. Im Anfang macht man das durch Injektionen, und später dann, indem man sie einnimmt. Und damit konnten wir den Wert normalisieren.

MO: Man muss die, Frau Kollegin, immer die lateinischen Ausdrücke etwas übersetzen. Substituieren heißt also in diesem Fall ersetzen, ja?

EX: Ersetzen. Ja, so ist es. ((schmunzelt))

MO: Zu/ zusätzlich zuführen. (HOMOCYST 157-165)

Die Antwort der Expertin pendelt zwischen Fachlichkeit und alltagssprachlichen Formulierungen. Einzelne Fachbegriffe wie *B sechs, B zwölf* und *Folsäure* werden vergleichsweise spät als *diese Vitamine* benannt, der Begriff *substituieren* wird nicht übersetzt. Der Moderator lässt sie ihre Ausführung beenden und weist sie dann ganz allgemein darauf hin, die *lateinischen Ausdrücke immer* zu *übersetzen.* Das führt er anschließend anhand des Begriffes *substituieren* selbst durch und lässt es von ihr ratifizieren. Dieser Verweis wirkt in seiner Formulierung sehr belehrend, zumal er so spät erfolgt, dass er nicht mehr wirklich zum besseren Verständnis beitragen kann. Hier spricht der Moderator die Expertin zwar mit *Frau Kollegin* an, behandelt sie aber nicht mehr als Kollegin, sondern als hierarchisch untergeordnete Sendungsteilnehmerin. Die Expertin wiederholt die Übersetzung (*ersetzen*), ihr langes Schmunzeln deutet allerdings an, dass sie diese Belehrung nicht angemessen findet oder nicht ganz ernst nimmt.

Es kann sein, dass dieser fast unhöflich geratene Verweis des Moderators auch in der Vorgeschichte begründet ist, darin, dass diese Expertin bei ihren Erklärungen zu stärkerer Fachlichkeit neigt und er schon zuvor verständlichere Formulierungen reklamiert hat:

[Beispiel: *RIVA-Abbruch*]

EX: Das heißt mit RIVA-Abbruch. Das heißt, dass eine Hauptarterie hundertprozent verschlossen war, die zweite mit neunzig, und die dritte, die RCA mit fünfzig war noch offen.

MO: Also rechts war das, ja? Rechts, das sind diese Abkürzungen einmal für rechts und einmal auch für links (HOMOCYST 81-84)

[Beispiel: *Homocystein*]

EX: dass es zu einer deutlichen Besserung der Durchblutung kam, durch Bildung von Kollateralen, die sich auf Grund der Senkung des Homocysteins nicht mehr zugesetzt haben (...)

MO: Also Kollaterale, das müssen wir jetzt auch erklären (HOMOCYST 145-146)

Höflicher und nicht kritisierend ist es, wenn der Moderator – wie auch im obigen Beispiel – sich selbst in die Übersetzungsaufforderung mit einbezieht (*das müssen wir*):

[Beispiel: *hyperbar*]

MO: Das müssen wir jetzt näher erklären: hyperbare Sauerstofftherapie. (HÖRSTURZ 184ff.)

Alle Verfahren der Orientierung und Wissensvermittlung dienen der Information der Zuschauer, sind also immer an diese adressiert. In manchen Fällen weist der Moderator explizit auf diese Adressatenorientierung hin, z. B. um besonders laienhaftes Nachfragen oder Aufforderungen zur Übersetzung zu rechtfertigen.

Nachdem eine Expertin das Cholesterin in gutes und schlechtes aufgeteilt hat, stellt die Arzt-Moderatorin aus Laienperspektive eine Zwischenfrage und bemüht sich damit um angemessene Adressatenorientierung (*Das will man ja auch immer wissen*):

[Beispiel: *Schlechtes*]

MO: Und warum ist nun das eine so schlecht? Das will man ja auch immer wissen. Was ist das Schlechte daran? (CHOLESTl 122f.)

Im folgenden Beispiel wird der schon genannte Fachbegriff *antioxidative Stoffe* aufgegriffen:

[Beispiel: *antioxidativ*]

EX: aber hier finden wir auch antioxidati:ve Stoffe, wie der Herr Professor Krönig gesagt ham, die wiederum eine ganz positive Wirkung auf das Cholesterin haben.

MO: Wir müssen mal dies antioxidativ trotz allem übersetzen. Wir sagen so das . dahin, weil s in jeder Munde ist. (RW&OLIÖL 217-225)

Die ärztliche Moderatorin bezeichnet es hier explizit als notwendig, den Begriff trotz seiner Verbreitung (*in jeder Munde*) zu *übersetzen*, und tut dies dann im Folgenden selbst.

Schließlich gibt es auch Fälle, in denen der Moderator bei sich selbst regulierend eingreift und seine eigene fachliche Ausdrucksweise korrigiert:

[Beispiel: *Herr Mente*]

MO: Herr Mente was wurde bei Ihnen genau diagnostiziert? Festgestellt, sag ich jetzt mal. (HÖRSTURZ, 134-136)

7.4.3 Der Moderator in der Laienrolle

Moderatoren, vor allem nicht-ärztliche Moderatoren, gehen im Gespräch mit anwesenden Experten oder gut informierten Betroffenen oft in die Rolle des Laien, stellvertretend für die Zuschauer – mit der Funktion, die Fachsprachlichkeit zu reduzieren und die Verständlichkeit zu sichern: Sie beschreiben Krankheitsphänomene z. B. betont umgangssprachlich und stellen „laienhafte Fragen“ (Lalouschek 2005, 249ff.). Die Strategie des Verzichts auf Fachbegriffe kann sich allerdings auch verständigungshemmend auswirken, vor allem wenn es um Begriffe geht, die schon Eingang in die Alltagssprache gefunden haben (z. B. *Plaque*), oder wenn der Fachbegriff zuvor schon genannt wurde.

Im folgenden Beispiel aus der Talkshow *Fliege* führt die „laienhafte Weiterführung“ des Moderators zuerst zu einer gewissen Verwirrung: Ein Gast erzählt, wie er seine Frau bis zum Eintreffen des Notarztes mit Herzmassage am Leben gehalten hat, und verwendet in diesem Zusammenhang den Medizinerjargon *Defi* für Defibrillator:

[Beispiel: *Elektrizität1*]

BE: […] die ham s dann/ mit so einem Defi ham se s dann doch noch mal hergeholt. U:nd, mich ham se dann vom Zimmer eben da rausgeschickt gehabt. Und dann is sie halt da mi m Hubschrauber nach/

MO: Ach, is das mit diesem/ was Sie da grade als Handbewegung gemacht haben, das, was ich bei Herrn Köhler schon fest/ also dass da was Elektrisches gemacht wird?

BE: Genau. Ja, genau.

MO: Was man früher mit der Hand gemacht wird, wird dann mit der Elektrizität offenbar intensiviert. Oder wie is das, Herr Kollege? Sag ich mal. (FLIEGE2 247ff.) (vereinfacht)

Die laienhafte Umschreibung des Moderators (*was Elektrisches* für Defi) macht unklar, worauf genau er sich bezieht und ob – und warum eigentlich – er den Jargonausdruck *Defi* vermeiden will. Interessanterweise führt diese betonte Laienhaftigkeit aber dazu, dass der Experte wenig später die Ausdrucksweise des Moderators übernimmt und gemeinsam mit ihm eine für die Zuschauer gut nachvollziehbare Darstellung der mechanischen Ersatzfunktion einer Herzmassage von Hand liefert:

[Beispiel: *Elektrizität 2*]

EX	Ähm. Was man mit der Hand macht is, dass man . mechanisch das Herz .

255

EX	komprimiert/ zusammendrückt im Brustkorb. Und damit hält man einen Not-
MO	Ja Ja

256

EX	kreislauf aufrecht. Wie eine ganz einfache
MO	Also is ne Handpumpe gradezu, ja?

257

EX	Pumpe . funktioniert das.
MO	Ja, also während de/ das Herz selber elektrisch

258

EX	Die is ausgeschaltet.
MO	betrieben wird, sag ich mal, ist die Elektrizität grade ausgefallen.

259

EX	So ist es. Sie
MO	Und jetzt machen Sie dieselbe Geschichte mit der Handpumpe.

260

EX	gehen beim elektrisch gesteuerten Gerät auf Handbetrieb . um, sozusagen.
MO	Hm Hm

261

EX	Sie komprimieren/ drücken das Herz. von außen rhythmisch zusammen, und
MO	Hm

262

EX	dadurch . wirft das Herz Blut aus, und das reicht halt aus, damit das Gehirn
MO	Hm

263

EX	nicht abstirbt.

264 (FLIEGE2)

Die Einnahme der Laienrolle und die völlige Vermeidung von Fachsprache durch die Moderatoren sind Verfahren, die sehr dosiert eingesetzt werden müssen, um nicht über das Ziel der Produktion verständlicher Gesundheitsinformation hinauszuschießen.

7.4.4 *Öffentlichkeitswirksame Verwendung von Fachbegriffen*

Fachbegriffe werden in Gesundheitssendungen nicht immer in erster Linie dafür verwendet, Wissen zu vermitteln, sondern auch mit Blick auf die öffentliche Präsentation im Fernsehen. Eine Selbstdarstellung als Experte z. B. ist dabei ein häufiges und geläufiges Phänomen; ungewöhnlicher und überraschender ist dagegen die Unterhaltungsfunktion, die mit der Verwendung von Fachbegriffen verknüpft werden kann.

Fachwortverwendung und Unterhaltung

In der Fachwortverwendung von Moderatoren verbindet sich manchmal die Funktion der Wissensvermittlung mit der der Unterhaltung oder es geht sogar nur um das Entertainment. Der Moderator Fliege begrüßt in seiner Sendung einen jungen Asthmatiker, der *Nachtkerzensamenöl* als gutes Mittel gegen Asthma vorstellt:

[Beispiel: *Nachtkerzen*]

BE	Alles normal, u:nd/
MO	Alles im grünen Bereich. Im wahrsten Sinne des Wortes.

495

BE	((Lachen)) Ja, und durch Nachtkerzensamenöl, was mir damals die/ .
MO	((Lachen)) Was

496

BE	Nachtkerzensamenöl Ja, genau.
	((Kichern))
MO	ist das? Nacht-kerzen-samen-öl

497

MO	Was ist denn das?

498 (ASTHMAF2)

Im Verlauf der Sendung wird der Begriff *Nachtkerzensamenöl* mehrmals verwendet und Moderator und Gast spielen damit, indem etwa der Gast ihn wiederholt falsch ausspricht (523) oder der Moderator ihn gegenüber einem anderen Asthmatiker erwähnt (588) und seine Schwierigkeiten mit dem Begriff demonstriert. Auch bei der Verabschiedung ist wieder von dem Öl die Rede:

[Beispiel: *Nachtkerzen2*]

MO	Ich danke dir, dass du mit deinem Vater nach München gekommen bist,

645

MO	uns von Nacht . kerzen/ ((lacht)) Nachtkerzensamen/ ich werde das
BE	samen . öl

646

MO	behalten bis an mein Lebensende, ja ((Lachen im Publikum)) .

647

MO	Nachtkerzensamenöl . Vielen Dank.

648 (ASTHMAF2)

Ganz deutlich wird der spielerisch-unterhaltende Effekt im Umgang mit dem Begriff, als der Moderator prüft, ob die Zuschauer den Begriff behalten haben:

[Beispiel: *Nachtkerzen3*]

MO	Jetzt will ich wissen, ob Sie es auch behalten haben.
ZU	o---Lachen----o Nachtkerzen . samenöl.

MO	Ja, das müssten Sie also in der Apotheke noch buchstabieren lernen.
ZU	o-------------------------------Lachen---o

(ASTHMAF3)

7.5 Fazit

Fachbegriffe haben einen Ruf als kritischer Punkt in der Experten-Laien-Kommunikation und Wissensvermittlung. Auch in den Gesundheitssendungen erweisen sie sich als kritisch und ambivalent: Sie sind notwendiger Bestandteil von Gesundheitsinformation, weil mit ihnen relevantes Wissen transportiert wird, bergen andererseits jedoch die Gefahr, ein Hauptziel öffentlicher Gesundheitsinformation, die verständliche Vermittlung von Wissen, zu behindern.

Für die Verständlichkeit entscheidend ist die *Art ihrer Verwendung* in der Kommunikation zwischen Experten und Laien.

In den Sendungen zeigen sich folgende *Verwendungsweisen bzw. Verfahren*, Fachbegriffe produktiv und das Verstehen begünstigend einzusetzen; dabei sind z. T. aber auch Probleme und Einschränkungen zu nennen:

- Häufungen von Fachbegriffen werden in der Regel vermieden;
- Fachbegriffe werden durch alltagssprachliche Reformulierungen, Paraphrasen usw. übersetzt bzw. erläutert; allerdings können alltagssprachliche Formulierungen falsche Vorstellungen hervorrufen;
- Fachbegriffe werden durch vorangehende alltagssprachliche Sachverhaltsdarstellungen vorbereitet;
- bei der Erläuterung wird eher auf die praktischen Auswirkungen als die wissenschaftliche Systematik Bezug genommen;
- Wortanalysen werden vorgenommen, Struktur und Herkunft des Fachworts erläutert (z. B. Abkürzungen, Herkunft aus dem Lateinischen oder Griechischen); der Nutzen ist jedoch beschränkt, wenn die Fremdsprachen nicht bekannt sind;
- Merkhilfen („Eselsbrücken") werden gegeben;
- Veranschaulichungsverfahren wie Metaphern und Vergleiche werden eingesetzt; Irritationen können entstehen, wenn der Laie nicht unterscheiden kann, ob es sich um einen Fachausdruck oder eine Metapher handelt;
- visuelle Mittel werden bei der Klärung der Fachbegriffe unterstützend eingesetzt (Bilder, Modelle, andere Objekte); fachliche Bilder müssen jedoch sprachlich interpretiert werden, den Laien muss gesagt werden, was es jeweils zu sehen gibt.

Besondere *mediale Verfahren von Moderatoren* sind:

- kooperatives Einführen eines Fachbegriffes durch Experte und Moderator gemeinsam;
- Erzählen von Beispielgeschichten zur Illustration eines Fachbegriffs;
- Zuordnen von Fachbegriffen zu anwesenden Experten und ihrem Fachgebiet;
- Erläuterung von Fachbegriffen durch Demonstrationen;
- explizite Aufforderung an Sendungsbeteiligte, sich nicht kompliziert auszudrücken;
- (selbst-)ironische Bezugnahmen auf besonders schwierige Fachbegriffe

Mit Hilfe solcher Verfahren wird durch die Moderatoren gleichzeitig ein unterhaltendes Element in die Sendungen eingebracht.

Medial bedingte Probleme bei der Verwendung von Fachbegriffen entstehen oft im Zusammenhang mit den Rollen der Beteiligten:

- In Sendungen mit Arzt-Moderatoren kommt es häufig zu besonders fachlicher Ausdrucksweise der Experten, wenn diese Moderatoren fachnahe Formulierungen verwenden und von den Experten eher als Kollegen denn als Moderatoren adressiert werden.
- Experten müssen in den Sendungen in verschiedenen Rollen agieren und entsprechend die Perspektiven wechseln und werden zudem noch von Ablauf und Format der Sendung eingeschränkt. Diese situativ bedingte Komplexität führt zu Schwierigkeiten, Fachbegriffe angemessen zu verwenden.
- Arzt-Moderatoren selbst geraten leicht in Konflikt zwischen der Rolle als Experte und als Verständlichkeit vermittelnde Instanz. Sie werden durch die Gesprächsdynamik oft in die Expertenrolle gedrängt und übersehen dann ihre Übersetzer- und Vermittleraufgaben. Statt an die Laien scheinen sie Darstellungen an die Experten zu richten, so dass sich regelrechte fachinterne Dialoge entwickeln.
- Ein Sendungsteam, das nur aus Experten besteht, scheint besonders gefährdet, den Kontakt zu den Fernsehzuschauern zu verlieren. Betroffene Gäste bilden hier ein Korrektiv.
- Nicht-ärztliche Moderatoren gehen im Gespräch mit Experten oder gut informierten Betroffenen oft in die Rolle von Laien, stellvertretend für die Zuschauer, um die Fachsprachlichkeit zu reduzieren und Verständlichkeit zu sichern. Die Strategie des Verzichts auf Fachbegriffe kann sich allerdings verständigungshemmend auswirken, wenn es um Begriffe geht, die schon Eingang in die Alltagssprache gefunden haben, oder wenn der Fachbegriff zuvor schon genannt wurde.

Auch *betroffene Laien* verwenden in Gesundheitssendungen Fachbegriffe:

- Sie berichten oder erzählen über ihre je individuelle Krankheitssituation und bedienen sich in diesem Zusammenhang auch medizinischer Fachbegriffe.
- Die fachsprachliche Ausdrucksweise ist bei ihnen auf ihre individuelle Situation ausgerichtet, nicht auf die wissenschaftliche Perspektive wie bei den Experten.
- Sie bemühen sich durch Fachbegriffe auch um eine Selbstdarstellung als gut informierte, erfolgreiche Patienten.

- Ein besonderer Kontext liegt vor, wenn Betroffene in Call-in-Sendungen Fragen in eigener Sache stellen. Die Anrufer verwenden dann oft Fachbegriffe, um z. B. sicherzustellen, dass der Experte bzw. Arzt-Moderator die Frage richtig versteht, oder um das Maß ihrer Expertise zu verdeutlichen und eine angemessene Antwort zu erhalten. Probleme können sich ergeben, wenn es sich um ganz spezielle Fragen handelt, so dass Darstellungen und Austausch auf einem fachlichen Niveau stattfinden, auf dem normale Zuschauer nicht folgen können.

8 Verfahren der Veranschaulichung

Inhaltsverzeichnis

8.1 Einleitung: Wissensvermittlung durch Veranschaulichung

Bei der Vermittlung von Wissen besteht eine zentrale Aufgabe darin, Sachverhalte anschaulich zu machen, damit sie verständlich werden. Dies gilt besonders für die Experten-Laien-Kommunikation. Beim Vermitteln und Verständlich-Machen brauchen Experten und Laien den Bezug auf das gemeinsame Alltagswissen, auf ein Wissen, das sie miteinander teilen bzw. das als gemeinsam vorausgesetzt werden kann. Sprachlich-kommunikative Verfahren, durch die neues Wissen, das vermittelt werden soll, in Zusammenhang zum geteilten oder vorausgesetzten Alltagswissen gestellt wird, sind Veranschaulichungen und Erklärungen. Der Zweck von Veranschaulichungen in der Gesundheitsinformation ist es, medizinisches Wissen auf das Alltagswissen und die persönliche Erfahrung von (potenziell) Betroffenen und Interessierten zu beziehen. Veranschaulichungsverfahren dienen hierbei nicht nur dem Ausgleich von Wissensdifferenzen, sondern spielen auch bei der Überbrückung der Welten und der Herstellung sozialer Gemeinschaft eine wichtige Rolle und transportieren auch kulturelle Wissensbestände; nicht zuletzt kann die Bildhaftigkeit von Veranschaulichungen auch das für mediale Vermittlung notwendige Unterhaltungselement beisteuern.

Zentrale *Verfahren der Veranschaulichung* sind erstens Übertragungen aus bekannten Bereichen, also Metaphern, Vergleiche und Analogien; zweitens Beispiele und Konkretisierungen, durch die neues, oft abstraktes Wissen auf konkretere, nachvollziehbare Ebenen gebracht wird; drittens Beispielerzählungen und Szenarios, die an vorhandene Erfahrungen aus dem privaten oder beruflichen Alltagsleben anknüpfen bzw. fiktive Alltagssituationen entwerfen und schildern.[1]

Im Unterschied zu Veranschaulichungen dienen *Erklärungen* dazu, Kausal- oder Funktionszusammenhänge zu rekonstruieren und abzubilden, sie für die Rezipienten deutlich werden zu lassen und im Wissen zu verankern. Beim Erklären werden teilweise auch Verfahren der Veranschaulichung eingesetzt, vor allem um zu häufigen Fachwortgebrauch zu vermeiden, die Erklärung konkret zu halten und die Anschlussfähigkeit an vorhandenes (Alltags-)Wissen herzustellen. Da Erklärungen für Gesundheitssendungen elementar sind, ist ihnen im Anschluss an die Behandlung der Veranschaulichungsverfahren ein eigenes Kapitel gewidmet (Kap. 9).

Veranschaulichungen werden als interaktive Darstellungsverfahren von Experten wie Laien verwendet. Experten setzen sie ein, um medizinische Sachverhalte, Fachbegriffe, Erklärungen oder Ratschläge zu vermitteln. Betroffene verwenden sie vor allem, um ihre Körperwahrnehmungen und Krankheitserfahrungen darzustellen und ihr Wissen zu präsentieren. Experten und Nicht-Experten benutzen nicht unterschiedliche Veranschaulichungsverfahren, sondern vielmehr dieselben Verfahren in unterschiedlicher Weise (Brünner/Gülich 2002).

In den Gesundheitssendungen werden Veranschaulichungsverfahren hauptsächlich von Experten und Moderatoren eingesetzt. Insbesondere deren Ver-

1 Die folgenden Analysen zu Verfahren der Veranschaulichung in den Gesundheitssendungen nehmen Ergebnisse aus Brünner/Gülich (2002) auf, die die Verfahren der Veranschaulichung in der Experten-Laien-Kommunikation und speziell der Arzt-Patient-Kommunikation untersuchen, und führen sie weiter. Metaphorik in der Arzt-Patient-Kommunikation behandeln auch verschiedene Beiträge in Brünner/Gülich (Hrsg.) (2002).

wendungsweisen sollen deshalb in diesem Kapitel dargestellt werden. Es wird gezeigt, wie Moderatoren und geladene Experten Veranschaulichungen nutzen, um die Ziele von Gesundheitssendungen umzusetzen, also das Gesundheitswissen verständlich und nachvollziehbar an die Zuschauer zu vermitteln. Dabei wird auch gezeigt, wie Veranschaulichungsverfahren in der Interaktion zwischen Experten und Moderatoren gemeinsam eingesetzt werden können. In Einzelfällen werden ergänzend auch Ausschnitte aus Vorträgen von Medizinern im Rahmen öffentlicher Veranstaltungen zum Thema Herz und Herzerkrankungen herangezogen. Auf die Verwendung von Veranschaulichungen durch Betroffene wird punktuell eingegangen. Im letzten Abschnitt wird dargestellt, was beim Einsatz von Veranschaulichungsverfahren schiefgehen kann, warum sie nicht immer gelingen und der veranschaulichte Sachverhalt mitunter unverständlich bleibt.

8.2 Metaphern, Vergleiche und Analogien

Eine *Metapher* ist – einfach gesagt – eine Übertragung aus einem Bereich in einen anderen. Unter den zahlreichen konkurrierenden Metapherntheorien ist die kognitive Theorie von Lakoff/Johnson (1980/1998; 1999) eine der prominentesten und im Zusammenhang mit Veranschaulichung besonders interessant. Der Begriff *Metapher* wird hier in einem weiten und weitreichenden Sinne verstanden. Er umfasst auch *Vergleiche*, die sich formal dadurch auszeichnen, dass ein Vergleichsausdruck (z. B. „wie") vorhanden ist. Wenn Vergleiche ausgebaut werden, strukturelle oder funktionale Beziehungen zwischen den Elementen unterschiedlicher Wirklichkeitsbereiche Punkt für Punkt verglichen werden, dann handelt es sich um *Analogien*.

Nach Lakoff/Johnson kommen Metaphern zu einem Gegenstand oder Wirklichkeitsbereich häufig nicht isoliert vor, sondern bilden ein ganzes Metaphernsystem, dessen Elemente aufeinander bezogen sind und zueinander passen. Solche Metaphernsysteme werden durch Formulierungen wie „Kommunikation ist (wie) Kampf" charakterisiert. Metaphorische Ausdrucksweisen werden als sprachliche Instanzen metaphorischer Konzepte verstanden, die Wahrnehmung, Denken, Handeln und Sprache strukturieren. Metaphern und metaphorische Konzepte sind selektiv, d. h. sie heben bestimmte Eigenschaften eines Gegenstands hervor und verdecken andere – die mit dem metaphorischen Konzept nicht konsistent sind. Jedes Metaphernsystem impliziert also eine besondere Perspektive, unter der der Gegenstand oder Wirklichkeitsbereich gesehen wird. Die kognitive Metapherntheorie von Lakoff/Johnson ist besonders interessant für diese Untersuchung, weil sie einen Zugang zu den Vorstellungen und Perspektiven verspricht, die mit den metaphorischen Veranschaulichungen verbunden sind.

Im Folgenden wird gezeigt, wie Experten und Moderatoren in den Gesundheitssendungen Metaphern, Vergleiche und Analogien nutzen, um Organe und ihre Funktion, physiologische Prozesse und Krankheiten, Diagnosen und Therapien zu erklären sowie um die Bedeutsamkeit der vermittelten Inhalte hervorzuheben (z. B. die Gefährlichkeit mancher Erkrankungen, wie z. B. Schlaganfall). Insbesondere in Talkshows dient den Moderatoren die Metaphorik auch zur Unterhaltung, Dramatisierung und Evokation von Gefühlen.

Bei der Verwendung von Veranschaulichungsverfahren für die Wissensvermittlung und das Verständlich-Machen werden gleichzeitig Vorstellungen darüber transportiert, wie der menschliche Körper und seine Prozesse, einzelne Krankheiten und die von Krankheit Betroffenen in unserer Kultur wahrgenommen werden (z. B. das Herz als Motor). In den benutzten Metaphern und Vergleichen spiegelt sich die Perspektive der westlich-europäischen Kultur wider und es werden auch spezielle Sichtweisen auf Patienten deutlich (s. Kap. 8.2.6).

8.2.1 Metaphern und Vergleiche zum Verständlichmachen

„Allergien sind Missverständnisse", „die Haut ist Spiegel der Seele", „das Herz ist wie ein Motor" – solche Metaphern, Vergleiche und Analogien werden in Gesundheitssendungen häufig genutzt, um Organfunktionen und Krankheitsaspekte zu veranschaulichen. Dabei fällt eine je nach Sendungsformat differenzierte Nutzung der Metaphern und Vergleiche auf: Während in Talkshows das Evozieren von Gefühlen und die Unterhaltung im Vordergrund stehen, werden sie in Ratgebersendungen und Magazinen vor allem zum Verständlichmachen medizinischer Sachverhalte genutzt, aber z. B. auch beim Erteilen von Ratschlägen oder Warnungen.

Metaphernsysteme bzw. metaphorischen Konzepte sollen nun am Beispiel des Herzens bzw. des Herz-Kreislauf-Systems dargestellt werden.

Die Metaphernsysteme des Herzens

Für das Herz gibt es in unserer Kultur vier gut ausgebaute Metaphernsysteme (s. ausführlich Brünner/Gülich 2002, 26ff.), auf die auch in den Gesundheitssendungen immer wieder zurückgegriffen wird, um die Funktionsweise des Herzens zu veranschaulichen. Diese werden im Folgenden mit je einem Beispiel vorgestellt.

(1) Das Herz ist (wie) ein Motor

In einem öffentlichen Vortrag im Rahmen der Dortmunder Herzwoche (2001) zum Thema Herzinfarkt erklärt ein Mediziner zu Beginn seines Vortrags die Funktion des Herzens mit folgender Formulierung:

[Beispiel: *Motor*]

EX: Sie wissen, dass das Herz . im Grunde genommen der Motor des Kreislaufs is, die Pumpe des Kreislaufs is. (DORTHERZ 11f.)

Der Experte setzt hier als selbstverständlich voraus (*Sie wissen*), dass den Zuhörern das Metaphernsytem vom Herzen als Motor und die damit umschriebene Funktion vertraut ist, dass es Teil des gemeinsamen kulturellen Wissens ist.

In der Veranschaulichung als Motor wird in den Gesundheitssendungen z. B. vom Herzen gesagt, es *laufe auf Hochtouren* oder werde *stillgelegt*. Die Metapher vom Motor ist oft eng mit der von einem Auto gekoppelt, bei dem man den *Gang rausnehmen* kann, das *beschleunigt* oder *angeschoben* werden kann.

(2) Das Herz ist (wie) eine Pumpe

In einer Talkshow zum Thema Herzkrankheiten fragt der Moderator Fliege zu Sendungsbeginn einen geladenen Arzt, was denn das Herz sei. Auch die Metapher vom Herzen als Pumpe erscheint in der Antwort des Experten als selbstverständliches gemeinsames Wissen (*da sind wir uns alle einig*):

[Beispiel: *zentrale Pumpe*]

MO: Rüdiger Dahlke. Was ist das Herz? Herzlich willkommen. Was ist es?

EX: Ja, das ist unsere zentrale Pumpe, da sind wir uns alle einig (HERFLIEG 19ff.) (vereinfacht)

(3) Das Herz-Kreislauf-System ist (wie) ein Rohr- oder Heizungssystem

In einem weiteren Beispiel aus einem Vortrag in der Dortmunder Herzwoche erklärt ein Mediziner einen therapeutischen Eingriff bei einer Verengung der Herzgefäße (eine Ballondilatation und die Einführung eines Stents) und veranschaulicht dabei mit Metaphern:

[Beispiel: *Benzinleitung*]

EX: Sie müssen sich vorstellen, Sie haben ein/ ein Rohr in dem innen/ das ist ja nichts anderes als ein Rohr, ich sach mal die Arterien, die Herzkranzarterien sind die Benzinleitungen des Herzens und diese Benzinleitung ist irgendwo eingeengt. (DORTHERZ2 18ff.)

Der Experte veranschaulicht zunächst die Gefäße als *Rohre*. Dies entspricht der häufig benutzten visuellen Darstellung von Gefäßen, z. B. in Zeichnungen oder Animationen, lässt aber u. a. unberücksichtigt, dass Gefäße im Gegensatz zu Rohren nicht starr sind. In diesem Metaphernsystem haben die Gefäße als (Wasser)rohre einen bestimmten *Abfluss* und eine *Strömung*, im Krankheitsfall (bei Arteriosklerose) können sie *verstopft* oder *verkalkt sein*.

Man erkennt am Fortgang dieses Beispiels, dass Metaphernsysteme für andere offen sein und sich mit ihnen verbinden können. Die allgemeine Bezeichnung *Rohre* wird eingeengt und spezifiziert zu *Benzinleitungen* und knüpft damit an das Metaphernsystem *Herz als Motor* an. Die Nähe der jeweiligen Metaphernsysteme zueinander ist vermutlich der Grund, dass in Veranschaulichungen nicht selten von mehreren zugleich Gebrauch gemacht wird – was zu einer Überfrachtung führen kann. Auch im obigen Beispiel [*Motor*] finden wir eine sehr häufig anzutreffende Koppelung von *Motor* und *Pumpe:* beides technische Geräte zum Erzeugen von Bewegung.

(4) Das Herz-Kreislauf-System ist (wie) ein Verkehrssystem

In einer Sendung zum Thema Herztod wird in einem Filmbeitrag die Verengung der Gefäße als *Fahrbahnverengung* bezeichnet:

[Beispiel: *Fahrbahnverengung*]

SP: Das Herz reagiert mit noch kräftigerem Pumpen, damit der Blutstrom trotz Fahrbahnverengung seine Zielorte weiter in gleichmäßigem Rhythmus versorgen kann. (KAMPHERZ 129ff.)

In dem Metaphernsystem vom *Herz-Kreislauf-System als Verkehrssystem* werden Ausdrücke wie *Engstellen, Umgehungsstraßen, Umleitungen* oder *Überbrückungen* benutzt. Was seine Qualität im Blick auf Veranschaulichung und Verständlich-machen betrifft, so sind den meisten Menschen Verkehrssysteme und Fahrbahnverengungen vertrauter und einsichtiger als Motoren und Benzinleitungen.

Im Zusammenhang mit der Darstellung der Anatomie und Physiologie des Herzens wird fast immer auf die Motor- und/oder Pumpenmetapher zurückgegriffen. Wenn das gesamte Herz-Kreislauf-System einbezogen wird, kommen Metaphern wie *Rohr, Fluss* oder *Fahrbahn* zum Einsatz.

(5) Weitere Herz-Metaphern

Neben diesen vier gut ausgebauten Metaphernsystemen findet man für das Herz auch *Personifizierungen*, also die metaphorische Zuschreibung menschlicher Eigenschaften (es *kämpft,* kann *müde* werden, hat Vorlieben u.ä.) – dies gilt jedoch nicht spezifisch für das Herz, sondern allgemein für den Körper und seine Organe.

Nur selten werden für das Herz andere Metaphern verwendet und dann meist in einem anderen Zusammenhang als dem o.g. In einer Sendung der Reihe *Sprechstunde* zum Thema Herzschwäche veranschaulicht etwa ein Experte, warum Digitalispräparate nicht so sinnvoll sind, wie früher angenommen wurde:

[Beispiel: *müdes Pferd*]

EX: Es hat sich im Grunde, . obwohl dieses Präparat seit zweihundert Jahren verwendet wird, . als nicht lebensverlängernd erwiesen, und man weiß inzwischen, dass das <u>An</u>treiben des Herzmuskels, . ich darf mal das Bild nehmen, einem müden Pferd die Sporen zu geben, dass das <u>schäd</u>lich ist und das Problem verstärkt. (H-SCHWÄ2 282ff.)

Dass es sich hier um eine wenig konventionalisierte Metapher handelt, verdeutlicht der Experte selbst durch den vorausweisenden Heckenausdruck *ich darf mal das Bild nehmen* – solche Hinweise fehlen beim Einsatz der bestehenden Metaphernsysteme völlig. Zugleich ist dieses Bild sehr eingängig und die Information über die schädliche Wirkung des Präparates unmittelbar nachvollziehbar – auch wenn der angemessene Umgang mit Pferden nicht mehr unbedingt der direkten Alltagserfahrung der Zuschauer entstammt.

Metaphern zur Konkretisierung

Metaphern und Vergleiche werden von Experten auch zur Konkretisierung von Zahlenangaben, Warnungen oder Appellen eingesetzt. Im folgenden Ausschnitt veranschaulicht ein Experte während seines Vortrags in der Dortmunder Herzwoche die Gefährlichkeit und Häufigkeit des Herzinfarkts mittels Zahlen:

[Beispiel: *die Hälfte*]

EX: Und . wir haben eben schon gehört, das sind die gleichen Zahlen, die ich hier jetzt auch noch mal vortrage, dass . jeden Tag knapp achthundert Leute/ Menschen einen Herzinfarkt erleiden, und das sind im Jahr . ungefähr . die/ die Hälfte der Einwohner von Dortmund, die einen Herzinfarkt erleiden. Und etwa die Hä/ wiederum die Hälfte davon . verstirbt an einem Herzinfarkt. Wir müssen also auf unser Herz aufpassen. (DORTHERZ 11f.)

Reine Zahlenangaben wie *dass . jeden Tag knapp achthundert Leute/ Menschen einen Herzinfarkt erleiden* sind abstrakte Informationen und so ist es sinnvoll, die betreffende Zahl mit etwas den Adressaten Bekanntem zu vergleichen. Der Vergleich mit der Einwohnerzahl der Heimatstadt der Zuhörer erzeugt ein konkret vorstellbares und auch emotional eindringliches Bild („die Hälfte der Bewohner meiner Stadt"), das die Gefährlichkeit von Herzinfarkten eindrucksvoll verdeutlicht.

Auch Zahlen- bzw. Mengenvergleiche mit wenig vertrauten Gegenständen können durchaus wirkungsvoll sein. Der im folgenden Beispiel vorgenommene Vergleich der vom Herz gepumpten Blutmenge mit dem Gewicht der Titanic ist für den normalen Zuschauer weniger rational, sondern eher intuitiv erhellend.

Er besitzt darüber hinaus gerade wegen der inhaltlichen Ferne der verglichenen Gegenstände auch einen gewissen Unterhaltungswert:

[Beispiel: *Titanic*]

> MO: Hier, . diese Menge wird mit jedem Herzschlag an Blut gepumpt, etwa siebzig Milliliter, macht pro Minute . etwa fünf Liter aus, in einer Stunde summiert sich das zu dreihundert Litern, und man kann es sich kaum vorstellen, über den Zeitraum unseres Lebens sind das summa summarum . einhundert . achtzig . tausend Tonnen. Also nur zum Vergleich, das entspricht dem vier . fachen Gewicht der Titanic. (QUARKS1 29-35)

Eine vielleicht noch wirksamere Funktion hat der Zahlen- oder Mengenvergleich, wenn man die benannte Menge gleichzeitig visuell präsentiert. Dies tut eine Ernährungswissenschaftlerin zusammen mit dem Moderator Dr. Gerhardt in einer Sendung von *Gesundheit!* zum Thema Gefäßerkrankung und Ernährung, in der sie zu fettarmem Essen auffordert:

[Beispiel: *Magerquark*]

MO	was Ähnliches, hier. Schüssel voll Quark.
EX	Genau. Das ham wir ebend aufgebaut, um

94

MO	Guten Appetit. ((Lachen))
EX	diese Verhältnisse zu verdeutlichen. Ja ((lacht)). Das is Magerquark

95

MO	Magerquark. Hm
EX	und es enthält ebenso . kaum Fett und deswegen könnten wir

96

EX	eigentlich, wenn man nur nach Fettgehalt geht, so diesen ganzen . riesigen

97

MO	Hm
EX	Berg von Magerquark essen. Das tut natürlich keiner. Aber es zeigt einfach,

98

MO	Ja, muss ja
EX	dass wir davon einfach n bisschen mehr essen sollten und können.

99 (GEFÄSSERK)

Im Gegensatz zum Beispiel mit den Einwohnerzahlen werden hier die Mengen durch die physische, sinnlich wahrnehmbare Präsenz (*diesen ganzen . riesigen Berg von Magerquark*) zusätzlich anschaulich gemacht.

8.2.2 Die Unterstützung von Metaphern und Analogien durch filmische Mittel

Stehen Verständlichmachen und Wissensvermittlung im Vordergrund von Metaphern und Vergleichen, so werden sie auch durch bildliche bzw. filmische Mittel ergänzt – eine Stärke gerade des Mediums Fernsehen.

In der Gesundheitssendung *Praxis täglich* zum Thema Cholesterin wird beispielsweise ein Film eingeblendet, in dem die Verarbeitung von LDL- und HDL-Cholesterin im menschlichen Körper mit der Arbeit bei einem *Paketdienst* verglichen wird (s. Kap. 9.2.3):

[Beispiel: *Paketdienst*]

SP: Ein ausgeklügeltes System, wie die Arbeit beim Paketdienst funktioniert. Hier finden unzählige Päckchen ihren Weg auf dem Fließband. Von A geht es nach B und durch viele Menschenhände, denn es wird sortiert, was das Zeug hält. Die Endstation zunächst der LKW. Aber funktioniert die . Sortierarbeit beim Paketdienst nicht, bricht schnell das Chaos aus und das heisst, Berge von Paketen sammeln sich an. . . Mit dem Cholesterin im Körper ist es im Prinzip nicht anders. Damit es vom Körper überhaupt verwertet werden kann, sind spezielle Eiweisstransporter notwendig. Ihr Name, LDL und HDL.

[...]

Verschiebt sich dieses Gleichgewicht aber, kann es auch im Körper zu einer Art Paketstau kommen. Der Grund, zuviel LDL. Das Cholesterin lagert sich in den Gefässen ab, die Arterienverkalkung, die Arteriosklerose, beginnt. Die Folge, Lebensgefahr. Ablagerungen im Herzen können zu einem <u>Herz</u>infarkt führen, Ablagerungen im Gehirn zu einem <u>Schlag</u>anfall. (CHOLESPT 7-31)

In der Wissenschaftssendung *Quarks & Co*, in der zur Beschreibung der Leistung des Herzens auf die Motor-Metapher zurückgegriffen wird, wird der Zuschauer durch einen Filmbeitrag in ein Testlabor geführt:

SP: Ein Motor, der über Jahrzehnte siebzig Mal in der Minute eine bestimmte Blutmenge durch den Körper pumpt, wie löst das Herz diese Aufgabe? Ein Testbericht. . Die Konstruktion, zwei Pumpen in einem Gehäuse in Kompaktbauweise, mit Mehrventiltechnik, reibungsfreier Aufhängung und integrierter Steuerungs-Software. Technik vom Feinsten. (QUARKS1 38ff.)

Diese filmischen Darstellungen dienen häufig als eine Basis, auf die im weiteren Verlauf der jeweiligen Sendung erklärend, vergleichend und vertiefend Bezug genommen wird.

8.2.3 *Die heuristische Funktion von Metaphern*

Metaphern und Vergleiche können außer einer veranschaulichenden auch eine heuristische Funktion besitzen, wie im folgenden Beispiel aus einer Ratgebersendung über Hörsturz:

[Beispiel: *Sicherung*]

EX: Ja, dann gibt es noch n zweiten Problembereich, den wir bei sch/ sogenannten Stresspatienten finden, wenn eben . Anspannung und Entspannung nicht mehr in einem Gleichgewicht sind, und da hat vielleicht der Hörsturz . die Funktion einer Sicherung, die dann herausfliegt, um das ganze System vor einer Überforderung zu schützen. (HÖRSTURZ 300ff.)

Der Experte entwirft mit seinem Vergleich zwischen dem *Hörsturz* und einer herausfliegenden *Sicherung* eine Modellvorstellung des Geschehens, die noch hypothetisch (*vielleicht*), noch nicht wissenschaftlich geklärt ist. Solche Modellvorstellungen können die wissenschaftliche Erforschung des Phänomens anleiten und steuern, sie können bei den Zuschauern aber auch ein Verstehen von möglichen Zusammenhängen initiieren, das über den rein physiologischen Vorgang hinausgeht – in diesem Falle, dass ein Hörsturz nicht nur das organische Versagen des menschlichen Gehörs ist, sondern eine Reaktion auf viel umfassendere, gesundheitlich belastende Lebensumstände.

8.2.4 *Metaphern als unterhaltendes Element*

In Talkshows stehen nicht so sehr die Erkrankungen im engeren Sinn im Mittelpunkt als vielmehr die mit ihnen einhergehenden oder durch sie ausgelösten Erlebnisse und Gefühle der Betroffenen. So benutzen Talkshow-Moderatoren im Zusammenhang mit Herzerkrankungen z. B. Metaphern und Vergleiche, mit denen eine Verknüpfung von Psyche bzw. Gefühlen und Körper hergestellt werden kann und die in diesem Zusammenhang als unterhaltende Elemente dienen.

Dazu ein Beispiel aus der Talkshow *Fliege*:

[Beispiel: *Herzbrechen*]

MO: Aber Carl Schell ist auch da, Sie wissen, einer der vier berühmten Schell-Geschwister, und der soll uns mal sagen, ob es so was gibt wie/ äh ((3 sec)) bricht dir vielleicht vorher das Herz, dass du dann einen Infarkt hast? Hat das was mit Seele zu tun? (FLIE_HZ 24ff.)

Fliege thematisiert mit der Metapher *bricht dir vielleicht vorher das Herz*, die zugleich eine Redewendung darstellt, eine kulturell verbreitete, aber von der westlichen Schulmedizin nur eingeschränkt akzeptierte Vorstellung, dass nämlich eine Krankheit Ausdruck eines seelischen Leidens oder Ungleichgewichts sein könnte. Eine Stellungnahme dazu fordert er nicht von einem „gewöhnlichen“ Betroffenen, sondern von einem prominenten, dem Schauspieler Carl Schell, der auf diese Weise auch aufgefordert wird, aus seinem Privat- und womöglich sogar Liebesleben zu erzählen. Denn nicht zuletzt spielt die Metapher des gebrochenen Herzens ja auf eine unerfüllte oder enttäuschte Liebe an.

Diese Metapher wird im späteren Verlauf noch zweimal aufgegriffen: Ein Mal durch den Moderator (A*ber da so in den alten Märchen steht ja immer: Es brach ihm das Herz,* äh *dass man auch n bisschen auf diese Geschichte zurück guckt.* (FLIE_HZ 57ff.) und ein Mal durch den Betroffenen, der im Hinblick auf seinen Infarkt äußert: *dass ich mit der eigentlich Familie manchmal Schwierigkeiten . hatte, das hat mein Herz sehr bedrückt.* (FLIE_HZ 71ff.).

Auch in dem folgenden Ausschnitt aus einer Sendung über Schlaganfall geht es Talkshow-Moderator Fliege weniger darum, mithilfe von Veranschaulichungen etwas zu erklären oder verständlich zu machen, sondern eher um einen dramatischen Einstieg in die Sendung. Er benutzt in der Anmoderation mehrere Metaphern, die beim Zuschauer Gefühle auslösen sollen, wie u. a. eine ungewöhnliche Metaphorisierung des Schlaganfalls als eines platzenden Luftballons:

[Beispiel: *Luftballon*]

MO: ((bläst einen Luftballon auf)) Wir reden über Schlaganfall. Über Schlaganfall. Was hat das mit dem Ballon zu tun? Nun, ich denke, das muss irgendwas damit zu tun haben, dass immer mehr Dampf in einem entsteht und irgendwann knallts durch. (FLI-SCHl 13ff.) (verkürzt)

Fliege hebt das Wort *Schlaganfall* durch Wiederholung emphatisch hervor und unterstützt das ungewöhnliche metaphorische Bild durch visuelle Anschauung, in dem Fall durch den überraschenden Einsatz eines Luftballons, der so lange aufgeblasen wird, bis er platzt. Mit den Ausdrücken *dass immer mehr Dampf in einem entsteht* und *irgendwann knallts* vermittelt er das eindrucksvolle Bild eines Schlaganfalls als „platzender Ballon“ im Menschen selbst.

Medizinisch betrachtet hinkt der Vergleich, denn ein Schlaganfall durch ein platzendes Gefäß kommt wesentlich seltener vor als ein Schlaganfall durch einen Gefäßverschluss (ca. 80% aller Schlaganfälle). Auch die durch *Dampf* metaphorisierte psychische bzw. Stress-Komponente ist als Ursache medizinisch nur teilweise belegt. Aber das Bild, unterstützt durch die Demonstration mit dem Luftballon, scheint medienwirksam und suggestiv und wird dem Zuschauer vermutlich auch wegen der Verbindung zwischen *Schlag* und *durchknallen* einleuchten. Die angenommene Medienwirksamkeit und kalkulierte bzw. vorgeplante Verwendung der Luftballonmetapher zeigt sich auch daran, dass die Metapher im Sendungsverlauf vom Moderator mehrfach wieder aufgenommen wird:

Also da oben ist auf einmal entweder was durchgeknallt (FLI-SCH2 315)
Also, wie krieg ich meinen Druck . raus, ja? (FLI-SCH2 345f.)
ebend genau da, wo es gerade durchbricht oder durchknallt (FLI-SCH2 399f.)
das muss was mit . mit Zuviel, mit Druck, mit Überdruck zu tun haben (FLI-SCH2 570f.)

Auch zum Ende der Sendung hantiert Fliege wieder mit einem echten Luftballon – als Tipp für seine Zuschauer:

[Beispiel: *Luft ablassen*]

MO: nehmen Sie sich doch so n kleinen Luftballon . einfach. Und äh . der soll Sie dran erinnern, dass jeden Tag einen Moment für sich haben müssen, wo Sie Luft ablassen müssen. (FLI-SCH4 58-64)

8.2.5 Die Personifizierung von Krankheiten und Organen

Eine spezielle, sehr häufige Form der Metaphorik ist die Personifizierung: Krankheiten, körperliche Prozesse, Symptome oder Organe werden als handelnde Personen dargestellt. Diese Personen sind in den Gesundheitssendungen mitunter recht gefährlich; sie sind Gegner, Feinde oder Verrückte: so *schlägt der Schlaganfall zu* (GESCHLAG 53), der Bluthochdruck *macht es den Ärzten nicht ganz so einfach* (BLUTHOC 131) und *hinterlässt als leiser Killer fürchterliche Spuren* (BLUTHOC 29), aber trotzdem *ist niemand dem eigenen Blutdruck schutzlos ausgeliefert* (BLUTHOC 192). *Das Immunsystem spielt auch manchmal verrückt* (ALLERG2 1), es hat *harte Arbeit* zu tun, muss unterscheiden zwischen *Feind oder Freund* (LEBENSMI 4) etc. Mit diesen z. T. dramatischen metaphorischen Veranschaulichungen wird die Wichtigkeit und Gefährlichkeit des Sachverhalts und die Dringlichkeit des Handelns hervorgehoben.

Organe und Symptome können Feinde sein, aber sie können auch als Freunde warnen – wie etwa das Herz uns mit Herzrhythmusstörungen sagt, *dass wir auf was horchen müssen [...] Und es sagt uns damit, dass unser/ unsere Rhythmen, also unserer Herzensrhythmus nicht in Ordnung ist. Es tanzt für uns aus der Reihe, also wir sollten in Herzensangelegenheiten ihm die Aufgabe abnehmen.* (HERFLIEG 53).

Oder Organe sind handelnde Personen, deren Bedeutung und Funktion durch spezifische Personifizierungen dargestellt wird: *der Sinusknoten wär so der oberste Impulsgeber, der Chef im Herzen* (HERFLIEG 72).

8.2.6 Metaphern zum modernen Krankheitsmanagement

In der Verwendung von Metaphern und Vergleichen kann auch eine veränderte gesellschaftliche Perspektive deutlich werden, nämlich weg vom duld- und folgsamen Patienten, dessen Gesundung allein in der Verantwortung des Arztes liegt, hin zum selbstständigen und eigenverantwortlichen Menschen, der durch sein Handeln über sein Wohlbefinden mitentscheidet und sein *eigenes Schicksal zu einem Großteil selbst in der Hand* hat (BLUTHOC 191f.; Sprecher in einem Filmausschnitt).

In einer Sendung der Reihe *Gesundheit!* zum Thema Asthma ist die Metapher vom (Asthma)-Patienten als *Manager seiner Krankheit* mit einer solchen Zielvorstellung verbunden: Ihm wird eine aktiv-gestaltende Leitungsfunktion in der Bewältigung seines chronischen Krankheitsgeschehens zugeschrieben:

[Beispiel: *Manager*]

SP: BREATH, die Abkürzung für Bad Reichenhaller-Elektronische-Asthma-Therapie-Hilfe, ist das erste interaktive und multimedial computergestützte Schulungsprogramm für Patienten. . Eine CD-ROM, die es ermöglicht, den Asthmatiker zum Manager seiner Krankheit zu machen. (ASTH 47ff.)

In Anknüpfung an diesen Filmbeitrag weist der geladene Experte mit einer weiteren Metapher (*ein Frühradar an die Hand geben)* ebenfalls auf die erwünschte Selbstständigkeit der Patienten hin:

[Beispiel: *Frühradar*]

EX: Das BREATH beschreibt ein Modul des Patienten-Verhaltens-Trainings, was wir in Bad Reichenhall entwickelt haben, und hat das Ziel, dem Patienten ein Frühradar an die Hand zu geben, damit er seine Atemfunktion jederzeit selbst messen kann. (ASTH 77ff.)

Bei dem Gerät, das hier vorgestellt wird, handelt es sich um ein sogenanntes *Peak-Flow-Meter* (s. u.), mit dem ein Asthmapatient jederzeit seine Atemfunktion selbst messen kann. Mit der Metapher *Frühradar* wird der Patient als jemand dargestellt, dem die selbständige technische Kontrolle (wie dem Fluglotsen im Tower) und u. U. auch die Navigation (wie dem Navigator eines Schiffes) ermöglicht wird und auch obliegt.

Da es bekanntermaßen vergleichbare Blutzuckermessgeräte für Diabetiker oder Blutdruckmessgeräte für Hochdruckpatienten gibt, bietet es sich an, in der weiteren Erläuterung des *Frühradars* den Zusammenhang zu diesen Wissensbeständen herzustellen. Dieser Vergleich wird hier vom Arzt-Moderator Dr. Gerhardt eingeführt und vom Experten positiv kommentiert (*oh ja, hervorragender Vergleich*):

[Beispiel: *Peak-Flow-Meter*]

EX	damit er seine Atemfunktion jederzeit selbst messen kann. Und das macht
81	

EX	man mit einem sogenannten Peak-Flow-Meter, das ist ein Gerät, womit

82

EX	man den Ausatmungsspitzenfluss misst, und dieses Frühradar, was so ähnlich
MO	Hm

83

EX	ist wie das Fieberthermometer bei einem Grippekranken oder das
MO	Das Blut-

84

EX	Oh ja, hervorragender Vergleich. Dieses Gerät, das
MO	druckselbstmessgerät? Ja. Ja.

85 (Asth)

Dieser Experte greift gegen Ende der Sendung mit *Management-Plan* auch die Metapher vom Manager noch einmal auf:

[Beispiel: *Management-Plan*]

EX: Das A und O ist ein Notfallkonzept, ein Management-Plan. Der Patient muss in den einzelnen Situationen genau wissen, jetzt muss ich das machen, jetzt muss ich das machen, jetzt muss ich das machen, dann kommt er nicht mit m Blaulicht in die Klinik. (Asth 251ff.)

Die Verantwortlichkeit jedes Einzelnen für seine Gesundheit, die mit den unterschiedlichen Metaphern vom Patienten als *Manager*, *Regisseur* (vgl. Brünner/Gülich 2002, 17) und *Schicksalsträger* angesprochen wird, kann eine Chance, aber zugleich auch für manche eine Bürde sein. Denn sie schreibt Pflichten zu und darüber hinaus auch Schuld des Versagens („Krankheit als Schuld") – was sich beispielsweise in den Diskussionen darüber widerspiegelt, ob nicht bestimmte Erkrankungen von den Betroffenen selbst zu finanzieren sind, statt von der Krankenversicherung voll getragen zu werden (z. B. bei Krebs, wenn Vorsorgeuntersuchungen nicht in Anspruch genommen wurden, oder bei lebensstilabhängigen Krankheiten).

8.2.7 Die Relativierung von Metaphern

Bekannte Metaphern wie etwa jene vom *Herz als Motor* oder *Pumpe* und die damit verbundenen Vorstellungen werden von Moderatoren oder Experten der Sendungen nicht immer kritiklos aufgenommen, sondern auch relativiert, um z. B. auf falsche Vorstellungen aufmerksam zu machen, die durch manche Metaphern ausgelöst werden können. Auch dies ist eine Aufgabe öffentlicher Gesundheitsinformation.

Der Moderator Yogeshwar aus der Wissenschaftssendung *Quarks & Co* nutzt die Motormetapher, um die Funktion des Herzens zu veranschaulichen, relativiert sie aber gleichzeitig auch: *Also, wenn das Herz wirklich ein Motor wäre, dann wäre das Patent ziemlich teuer.* (QUARKS1 36f.). Er weist aber nicht die Metapher selbst zurück, sondern die damit implizierten technischen Eigenschaften: *So einen Motor gibt es nicht. Gibt es doch, bei Ihnen, bei mir, nämlich unser Herz.* (QUARKS1 8f.).

Damit hebt der Moderator das Besondere des Herzens bzw. der Herzleistung hervor (besser als jeder Motor), thematisiert aber auch das Problematische der Metapher vom Herzen als Motor.

Diese Metapher impliziert eine Sicht des Herzens als eines Organs, das technisch beherrschbar ist – wenn der Motor kaputt ist, wird er z. B. ausgewechselt – und relativ unabhängig und unbeeinflusst vom Rest des Körpers funktioniert. Mit ihr werden also Vorstellungen transportiert, die mittlerweile kritisch hinterfragt werden, wie insgesamt die Maschinenmetapher vom menschlichen Körper. Wie alle Metaphern beleuchtet auch die vom Herzen als Motor nur bestimmte Aspekte und verdeckt zugleich andere. Sie verbirgt z. B. die nicht-mechanischen Aspekte, die psychischen und hormonellen Einflüsse auf das Herz, und dass es durch den Einbau von „Ersatzteilen" durchaus nicht „wie neu" wird.

Es ist vermutlich kein Zufall, dass diese technische Metapher eher in Talkshows als in schulmedizinisch orientierten Gesundheitssendungen hinterfragt wird. So spricht der Experte in der genannten *Fliege*-Sendung zwar vom Herzen als *zentraler Pumpe*, ergänzt jedoch: *aber es ist auch der Ort unserer Emotionen, unserer Gefühle. . Es ist in der Mitte unserer Energie . systeme sozusagen. Das mittlere der Chakren, wie man im Osten sagen würde.* (HERFLIEG 19ff.).

Einen ähnlichen Bekanntheitsgrad wie die o. g. Metaphernsysteme für das Herz hat ein Metaphernsystem für die Haut: *Haut als Spiegel der Seele.* Und wie die Herzmetaphern, so scheint auch das mit der Hautmetapher verbundene Wissen umstritten, wie das folgende Beispiel zeigt. In einer Sendung aus der Reihe *Schiejok täglich* zum Thema Haut knüpft der Experte an die vom Moderator eingebrachte Metapher an:

[Beispiel: *Haut und Seele1*]

EX: Sie haben vorher gesagt, Haut und Seele hängen oft zusammen. Es kann die Haut ein Spiegel der Seele sein. Bei der Akne ist es eher umgekehrt. Da ist dann oft die Seele ein Spiegel der Haut. Das heißt, diese jungen Menschen leiden sehr unter dem Äußeren. Gerade in einer Phase, wo sie ohnehin mit ihrem Körpergefühl Probleme haben. Und das schlägt sich dann aufs Gemüt. Und deshalb sollte man also das nicht als Pubertätserscheinung abtun, sondern sollte man so gut es geht auch behandeln. (HAUT1 123-131)

Statt die Metapher explizit als falsch zurückzuweisen, kehrt der Experte sie mit Bezug auf die spezielle Hautkrankheit *Akne* um (*die Seele ein Spiegel der*

Haut) und weist die damit verbundene und vom Moderator eingebrachte Vorstellung zurück, Hauterkrankungen seien generell psychisch bedingt. Mit der Umkehrung der Metapher *Haut als Spiegel der Seele* im Zusammenhang mit Akne fokussiert der Experte die somatische Komponente dieser Erkrankung. Der Moderator ignoriert die Zurückweisung der Metapher und verwendet sie gleich darauf erneut:

[Beispiel: *Haut und Seele2*]

MO: Ja. Und äh die Haut, das Spiegelbild der Seele, also das is a ganz wichtiges Thema. Viele Menschen sagen ja, wenn s jemandem gut geht, dann hat er a gute, a schöne Haut, ne, dann/ dann merkt man das auch an der Haut. Und in die Haut wird ja sehr viel hineingeheimnist. Da gibts so eine Philosophie der Haut, ja? Die Haut ist Sinnesorgan, das alles registriert. Blinde sagen angeblich, also Blinde sagen angeblich, dass man auch die/ die/ die Farben spürt an der Haut. (HAUT1 131ff.)

In diesem Ausschnitt wird nicht deutlich, ob die Perspektive *Haut als Spiegel der Seele* die des Moderators ist oder ob er sie lediglich als weit verbreitete Sichtweise wiedergibt (*viele Menschen sagen, viel hineingeheimnist)*. Der Experte weist in der folgenden Darstellung die vom Moderator eingebrachte Perspektive nicht zurück und erklärt statt dessen die Wechselwirkung zwischen Haut und Seele:

[Beispiel: *Haut und Seele3*]

EX: Hm. Die Haut is ein ganz wesentliches Kommunikationsorgan für uns. Nicht nur durch die Empfindungen, die wir aufnehmen. Wo vor allem . die Berührempfindung, aber auch Kälte-, Wärme-, Schmerzempfindung über die Haut geht, sondern auch der Kontakt, den wir ausstrahlen. Das ist eben unser Aushängeschild. Und so wie unsere Haut ausschaut, ist ein wesentlicher Faktor, wie wir auf unsere Umwelt wirken. Und das erklärt auch und macht verständlich, warum . Seele und Haut eben immer untrennbar verknüpft sind. (HAUT1 140-149)

Mit der metaphorischen Darstellung der Haut als *unser Aushängeschild* folgt der Experte dem Moderator und bestätigt die Metapher *Haut als Spiegel der Seele*. Es ist fraglich, ob die Zuschauer auch seinen vorherigen Einwand, dass Hauterkrankungen nicht immer psychische Ursachen haben, behalten werden.

Im nächsten Beispiel zur zentralen Funktion einer gesunden Lunge aus der Reihe *Gesundheit!* weist der Experte die vom Arzt-Moderator Dr. Gerhardt gewählte Metapher *Batterien aufladen* als nicht funktionierend zurück und erklärt auch, warum er sie nicht für angemessen hält:

[Beispiel: *Batterien aufladen*]

EX	Ich denk, es wär vorteilhaft, wenn jeder Gesunde mehrmals am Tage tief
152	
EX	durchatmet, seine Lunge also richtig belüftet, wichtig ist dabei jedoch,
MO	Hm
153	
EX	dass er darauf achtet, dass die Luft , die er da tief durchatmet, saubere Luft
154	
EX	ist, das ist der entscheidende Punkt.
MO	Hm. Meinen Sie man kann . so etwas
155	
MO	seine Batterien wieder aufladen mit . gesunder Luft, mit gesundem tiefen
156	
MO	Durchatmen und dann einen la:ngen A:tem behalten beim Ausatmen?
157	
EX	Also der Körper hat keine Reserven für Sauerstoff, insofern kann er nicht
158	
EX	in dem Sinne Batterien aufladen, aber er kann natürlich
159 (ASTH)	

Der Arzt-Moderator greift hier die Empfehlung des Experten, seine Lunge öfter mit sauberer Luft zu belüften, durch die Metapher *Batterien aufladen* auf und veranschaulicht damit einen möglichen Zwecks dieses Verhaltens. Die Redewendung „die Batterien wieder aufladen" ist ja auch eine gängige für „wieder zu Kräften kommen". Der Experte nimmt die Metapher ernst, er greift sie auf und erklärt, warum er *Batterien aufladen* als nicht angemessen für den Sachverhalt betrachtet (*der Körper hat keine Reserven für Sauerstoff*), und weist sie zurück. Möglicherweise hat Dr. Gerhardt, der als Arzt das betreffende medizinische Wissen ja auch besitzt, als Moderator um der bildhaften Sprache willen die Metapher unüberlegt oder in einem weiteren Sinne verwendet, letztlich besteht er nicht weiter auf ihr.

8.2.8 Metaphernnutzung durch Betroffene

Betroffene in Gesundheitssendungen verwenden Metaphern vor allem zur Vermittlung schwer zugänglicher Empfindungen. Da die Darstellung von Empfindungen und Gefühlen eher in Talkshows als Medizinsendungen von ihnen eingefordert wird, kommt die Metaphernnutzung von Betroffenen in Gesundheitssendungen insgesamt selten vor.

In der Talkshow *Fliege* schildert ein Infarktbetroffener, wie er die Symptome seines Infarkts empfunden hat[2].

2 Zu Schmerzbeschreibung und Metaphern s. z. B. Kütemeyer 2002.

[Beispiel: *Pfeil*]

BE: Ich hab gedacht äh, es würde so jemand so einen Pfeil . mitten durch die Brust . k/ stechen . also wirklich so reinklopfen vielleicht. (FLIEGE 276ff.)

Dabei scheint der Betroffene mit der Metapher vom *Pfeil* eine weitere metaphorische Vorstellung zu mischen oder sie zu ergänzen, möglicherweise, weil ein Pfeil das Plötzliche und Schmerzhafte des Geschehens gut illustriert, die Stärke des erlebten Druckgefühls aber nur ungenügend erfasst (*reinklopfen*, wie einen Nagel oder Keil). Mit *vielleicht* am Ende der Äußerung macht der Patient deutlich, dass er sich bei seiner Beschreibung nicht sicher ist, dass sie ein Problem für ihn darstellt, die Metapher aber zumindest ein gewisses gemeinsames Verstehen etablieren soll.

8.3 Beispiele und Konkretisierungen

Beispiele zeichnen sich dadurch aus, dass sie konkreter sind als die Sachverhalte, für die sie stehen. Beispiele für allgemeine Begriffe und Aussagen bzw. Sachverhalte gehören einer hierarchisch tiefer liegenden Kategorie an und können deshalb eine Veranschaulichungsfunktion erfüllen.

So erklärt und veranschaulicht ein Experte z. B. den Fachbegriff *Deafferenzierungsschmerz* beispielhaft durch einen konkreten und gut *bekannten* Repräsentanten dieses Schmerztyps, den *Phantomschmerz*:

[Beispiel: *Phantomschmerz*]

EX: Das ist der Schmerz, der dann auftritt, wenn ein Nerv durchtrennt ist. Einfach/ die/ das beste uns allen bekannte Beispiel ist der Phantomschmerz, bei einer/ nach einer Amputation. (2CHRONSCH 172ff.)

Bei *Konkretisierungen* ersetzt der Sprecher einen in dem jeweiligen Kontext erwartbaren allgemeinen Ausdruck durch einen konkreteren. Anders als bei der Metapher liegt jedoch keine Bedeutungsübertragung vor, sondern die Konkretisierung nutzt eher metonymische Relationen aus.

Im obigen Beispiel [*Management-Plan*] finden wir eine solche Konkretisierung: In dem betreffenden Kontext (dass der Asthmapatient wissen muss, was er zu tun hat), wird formuliert: *dann kommt er nicht mit m Blaulicht in die Klinik.* (ASTH 251ff.). Eine mögliche und erwartbare allgemeine Formulierung wäre z. B. *dann wird der Anfall nicht lebensbedrohlich.* Die Formulierung *mit m Blaulicht in die Klinik kommen* ist kein Beispiel dafür, dass ein Anfall lebensbedrohlich wird, und auch keine Metapher mit Bedeutungsübertragung, jedoch tritt das mit Blaulicht Eingeliefert-Werden in der Realität oft zusammen mit und als Folge des Lebensbedrohlich-Werdens eines Anfalls auf. Es handelt sich bei der Konkretisierung also um eine metonymische Beziehung zu dem abstrakten Ausdruck.

In Gesundheitssendungen nutzen Experten und Moderatoren Beispiele und Konkretisierungen häufig, um das Handeln von Menschen bzw. Betroffenen zu veranschaulichen und damit gleichzeitig auch Empfehlungen zu geben und an die Zuschauer zu appellieren. In einer Sendung über Allergien veranschaulicht ein Experte mittels eines *Beispiels*, was *Prophylaxe betreiben* im Hinblick auf Allergien bedeutet, und gibt im Zusammenhang damit entsprechende Empfehlungen für allergiebetroffene Eltern:

[Beispiel: *Stillen*]

EX: Wesentlich ist, dass man eine Prophylaxe betreibt. Wenn also zum Beispiel ein Kind geboren wird, dessen Vater oder dessen Mutter eine Allergie haben, dann sollte man der Mutter dieses Kindes empfehlen, das Kind zu stillen, möglichst lange zu stillen, also sechs Monate zu stillen. (ZDF-ALL1 44-49)

In einer Sendung zum Thema Bluthochdruck empfiehlt der geladene Experte die Schlusspunkt-Methode, um mit dem Rauchen aufzuhören. Sie wird durch die Konkretisierungen (*Schachtel Zigaretten in das nächste Gebüsch werfen*) – ökologisch etwas inkorrekt – veranschaulicht.

[Beispiel: *Schluss-Punkt-Methode*]

EX: Die einfachste und . schnellste Methode ist die . Schluss . punkt . methode. Man wirft eine angebrochne . Schachtel . Zigaretten . im Urlaub . ganz bewusst in . das nächste . Gebüsch. (BLUTHOCH 318f.)

Seltener werden mittels Beispielen und Konkretisierungen Krankheiten, Organe oder Organfunktionen veranschaulicht, wie im oben zitierten Beispiel [*Phantomschmerz*]. Ein Experte in einer Sendung über Allergien erläutert die Aussagekraft von Allergietests mithilfe der Konkretisierung *die Katze streicheln*:

[Beispiel: *irrelevant*]

EX: Man kann . ein Allergen, wenn es positiv im Test reagiert, nur verwerten, wenn auch die Beschwerden des Patienten darauf zurückzuführen sind. Und wenn der sagt, ich kann die Katze streicheln und da ist nichts, da kann der Test noch so positiv sein, ist das irrelevant. (ALLERG4 9ff.)

Betroffene verwenden Beispiele und Konkretisierungen meist nur nach Aufforderung und Nachfragen durch die Moderatoren. Sie vermitteln damit vor allem detaillierte und anschauliche Vorstellungen von Krankheitssymptomen.

In einer Sendung der Reihe *Gesundheit!* zum Thema Harninkontinenz bittet Dr. Gerhardt eine Betroffene, ihre gerade benutzte Formulierung *total inkontinent* zu erklären. Sie tut das mithilfe von Konkretisierungen:

[Beispiel: *inkontinent*]

MO: Total inkontinent heißt?

BE: Den Urin nicht mehr halten zu können, weder Tag noch Nacht, beim Laufen . beim Lachen, beim Husten, beim Niesen, beim Autofahrn. Ich habs noch nicht ma mehr geschafft, zwanzig Minuten Auto zu fahren, ohne mit ner nassen Hose auszusteigen (HARNINK 22ff.)

Im Folgenden werden die häufigsten Formen der Veranschaulichung durch Beispiele und Konkretisierungen in Gesundheitssendungen vorgestellt.

8.3.1 *Fallbeispiele und Beispielpersonen*

Sehr häufig wird mit Fallbeispielen die individuelle Situation einzelner betroffener Personen, so genannter „typischer Fälle", präsentiert. Sie werden als Beispiel-Patienten, Musterbeispiele oder klassische Beispiele dargestellt. Dazu wird in der Regel zunächst ein medizinischer Sachverhalt erläutert und im Anschluss eine Beispiel-Person vorgestellt, bei der der erläuterte Sachverhalt vorliegt. So informiert ein Moderator die Zuschauer darüber, dass Bluthochdruck oft lange Zeit unerkannt und unbehandelt bleibt. Diese Aussage wird durch die filmische Präsentation einer Bluthochdruckpatientin veranschaulicht:

[Beispiel: *Elke Werner*]

SP: Auch bei Elke Werner aus Hanau war das so. Mehr oder minder zufällig wurde bei ihr vor sechzehn Jahren ein Bluthochdruck entdeckt. (BLUTHOC 117ff.)

Die Betroffene kommt danach auch selbst zu Wort, um von ihren aktuellen Beschwerden zu erzählen. Mit dieser Darstellungweise bekommt die allgemeine Information für die Zuschauer „ein Gesicht", bekommt Realität. Das Beispiel dient auch als Untermauerung, dass das vom Moderator Gesagte nicht nur Theorie ist.

Fallbeispiele werden oft in Filmbeiträgen gezeigt oder von Experten oder Moderatoren als Betroffene in der jeweiligen Sendung vorgestellt. In *Schiejok täglich* zum Thema Herzinfarkt betont der Moderator gegenüber seinen Gästen, dass deren Geschichte ein *Musterbeispiel für eine Lebensrettung* sei:

[Beispiel: *Musterbeispiel*]

MO: Herr Lillie, Herr Lorenz, herzlichen Dank dafür, dass Sie heute hier sind, und dass Sie uns die Geschichte erzählt haben, und ich glaub, es ist ein Musterbeispiel für eine Lebensrettung, so wie sie sein könnte, wärn mehr gut ausgebildete äh Helfer am Ort eines Herzinfarktes. Danke schön! (INFARKT1 249ff.)

Während das oben zitierte Fallbeispiel einer Betroffenen [Beispiel: *Elke Werner*] gleichzeitig eine Warnung an die Zuschauer darstellt, auf sich und ihre Gesundheit zu achten, ist das *Musterbeispiel* als Vorbild auch ein Appell, sich Wissen anzueignen, um in ähnlichen Situationen wie dem geschilderten Fall ebenso gut reagieren zu können.

Bei manchen Falldarstellungen geht es so weit, dass die Betroffenen als anwesende oder erkrankte Personen in den Hintergrund rücken und ihre Krankheit oder ihre Körperprozesse personifiziert werden. Moderator Fliege begrüßt einen Gast in seiner Sendung mit den Worten: *Herzinfarkt Nummero eins, ein Gast unserer Sendung.* (FLIE_HZ 23f.). Moderator Yogeshwar leitet einen Film zur Frage, wie es zu einem Herzinfarkt kommt, folgendermaßen ein:

[Beispiel: *typischer Fall*]

MO: Der folgende Film zeigt Ihnen ein typischen Fall, und er <u>zeigt</u> Ihnen sogar, was dabei im <u>Innern</u> des Körpers sich abspielt.

SP: Es war niemandem etwas aufgefallen an ihm, er war ehrgeizig, und hat schon früh eine leitende Stellung gehabt, und er war ganz selten krank, er war auch nicht zu dick, nur sein Blutdruck war manchmal ein bisschen hoch. ((6 sec)) Sein Herz hat immer gut funktioniert, sagte sein Arzt später, normale Herzkranzgefäße und eine normale Durchblutung. (QUARKS2 254-261)

Der Anfang des Films zeigt die Beispielperson, einen Mann mittleren Alters, bei der Arbeit; im Hintergrund hört man Musik, Herztöne und Gespräche. Nach einer Pause von 3 Sekunden zeigt der Film dann in Trickdarstellung ein schlagendes Herz. Eine solche Parallelisierung von außen und innen auf dem Weg des Mannes zum Herzinfarkt wird lange fortgesetzt.

Als Beispiel-Personen werden üblicherweise tatsächlich existierende Menschen in Filmeinspielungen oder als Gäste im Studio präsentiert. Aber es gibt auch den unterhaltsamen Bezug auf fiktive Personen, wie z. B.einen gewissen *Johann Quark* im Zusammenhang mit Beispielrechnungen in der Wissenschaftssendung *Quarks & Co*:

[Beispiel: *Johann Quark*]

MO: [...] und aus den statistischen Daten kann man jetzt das Risiko rückrechnen. Das Ganze wird auch via Internet angeboten und dazu muss man hier ein Formular ausfüllen. Wir haben unsere Testperson Johann <u>Quark</u> genannt, er ist fünfundfünfzig Jahre alt, hat einen Blutdruck von hundertfünfzig, also zu hoch der systolische Blutdruck (QUARKS2 337ff.)

8.3.2 Verhaltensbeispiele von Personengruppen

Im Gegensatz zur Veranschaulichung mithilfe von einzelnen, individuellen Personen werden auch Personengruppen herangezogen, um die Richtigkeit oder Problematik mancher Verhaltensweisen zu veranschaulichen. In der Sendung *Quarks & Co* werden Sportler im Zusammenhang mit dem Thema Herz als hart an sich arbeitende Vorbilder genannt:

[Beispiel: *Radrennfahrer*]

MO: Beim Erwachsenen wiegt es so dreihundert bis dreihundertfünfzig Gramm, aber wenn man hart an sich arbeitet, zum Beispiel Radrennfahrer oder Langstreckenläufer wird, dann . wächst das Herz. (QUARKS2 463ff.)

In einer Sendung zum Thema Bluthochdruck veranschaulicht ein Experte den Zusammenhang von Kochsalzzufuhr und Bluthochdruck am Beispiel von zwei *Bevölkerungsgruppen*, den Bewohnern von Nordjapan und den Inuit (*Eskimos*):

[Beispiel: *Nordjapan*]

EX: Man hat äh . festgestellt, dass in Bevölkerungsgruppen, die sehr viel Kochsalz zu sich nehmen wie . beispielsweise in Nordjapan mit vierzig Gramm Kochsalz pro Tag, . die Häufigkeit an Bluthochdruck viel höher ist . als . zum Beispiel bei Eskimos, die praktisch gar kein Kochsalz . zu sich nehmen und auch keinen Bluthochdruck . aufweisen. (BLUTHOCH 204ff.)

Oder es stehen Menschen aus unterschiedlichen Klimaregionen im Mittelpunkt. Ein Experte in einer Sendung zum Thema Haut erläutert, warum es nicht *die* Klimaregion zur Behandlung von Hautkrankheiten gibt, und veranschaulicht dies an einem *klassischen Lehrbuchbeispiel*:

[Beispiel: *Lehrbuchbeispiel*]

EX: Und zwar entscheidend . ist ja oft nicht ein absolut gutes Klima jetzt für eine bestimmte Erkrankung, sondern der Wechsel des Klimas. Und es gibt ein klassisches Lehrbuchbeispiel dafür, und zwar die Norddeutschen fahren mit der Neurodermitis nach Davos auf Kur. Und die Schweizer fahren nach Norderney . auf Kur. Und beiden tut es gut. (HAUT8 13ff.)

8.3.3 Rechen-Beispiele

Um gesundheitliche Gefahren oder auch die positive Wirkung bestimmter körperlicher Verhaltensweisen aufzuzeigen, werden in Gesundheitssendungen häufig Rechen-Beispiele vorgeführt. Dabei zeigt sich immer wieder, dass diese sehr einfach und sehr dosiert eingesetzt werden müssen, weil sie rasch Gefahr laufen, aufgrund ihres hohen Abstraktions- und/oder Komplexitätsgrades in der Schnelligkeit der medialen Darstellung unverständlich zu bleiben oder zu verwirren.

Ein ganz einfaches, schon erwähntes Rechenbeispiel ist etwa folgendes:

[Beispiel: *die Hälfte*]

EX: Und . wir haben eben schon gehört, das sind die gleichen Zahlen, die ich hier jetzt auch noch mal vortrage, dass . jeden Tag knapp achthundert Leute/ Menschen einen Herzinfarkt erleiden, und das sind im Jahr . ungefähr . die/ die Hälfte der Einwohner von Dortmund, die einen Herzinfarkt erleiden. (DORTHERZ 11f.)

Die Zahl 800 ergibt übers Jahr gerechnet knapp 300.000, dieses Ergebnis wird in Zahlen gar nicht genannt, sondern gleich auf die Einwohnerzahl der Stadt übertragen, in der der öffentliche Vortrag stattfindet.

In der Gesundheitssendung *Praxis* zum Thema Herz-Kreislauf-Krankheiten werden aufwändigere Rechenbeispiele zur Sinnhaftigkeit von Ausdauersport eingesetzt:

[Beispiel: *regelmäßig joggen*]

SP: Mit am besten geeignet für den Gefäßschutz: Ausdauersport. Wer regelmäßig fünf Kilometer joggt, das heißt dreimal pro Woche, kann sein HDL um eins Komma zwei Milligramm pro Durchschnittskilometer erhöhen. Die Rechnung, fünf Kilometer durchschnittlich pro Lauf mal eins Komma zwei, macht sechs Gramm schützendes HDL mehr. (PRAKREIS 173ff.)

Wie viel von diesem komplizierten Rechenexempel beim Zuschauer allerdings hängen bleibt – außer dem allgemeinen und ohnehin bekannten Eindruck, dass Ausdauersport gesundheitsförderlich ist – bleibt fraglich. Im Anschluss an den Film stellt der Moderator eine weitere Beispiel-Berechnung vor, mit der der Zuschauer sein individuelles Herzinfarktrisiko abschätzen können soll:

[Beispiel: *erhöhtes Infarktrisiko*]

MO: Ein . anderes Beispiel. . Ein ebenfalls fünfundvierzigjähriger Mann mit Werten . Blutdruck hundertsechzig, LDL hundertsiebzig, HDL dreißig, Triglyzeride zweihundertfünfzig, der raucht, zwar nicht an Diabetes leidet, aber familiär vorbelastet ist, der hat ein deutlich höheres Risiko von siebzehn Prozent. (PRAKREIS 206ff.)

Um diese Menge an Zahlen verarbeiten zu können, muss der Zuschauer die Sendung hochkonzentriert verfolgen und sich sehr gut mit Laborwerten auskennen – zwei Voraussetzungen, die nicht unbedingt gegeben sind. Das zum Schluss genannte *deutlich höhere Risiko von siebzehn Prozent* wird nicht veranschaulicht und bleibt daher vage, da die Zahl *siebzehn Prozent* von sich aus nicht sehr beeindruckend ist.

8.3.4 Visuelle und szenische Konkretisierung

Ein Vorteil der medialen Darstellung ist, dass Sachverhalte über unterschiedliche visuelle Formen konkret fassbar präsentiert werden können.

Eine beliebte Präsentationsform beim Thema Ernährung ist es z. B., Nahrungsmittel im Studio oder im Filmbeitrag auf einem Tisch oder einer Theke aufzubauen (s. auch Brünner/ Lalouschek 2010). So wird in einer Sendung der Reihe *Gesundheit!* zum Thema Gefäßerkrankung und Ernährung das Vorkommen und die Aufnahme von Fetten veranschaulicht. Die Ernährungswissenschaftlerin präsentiert hier Beispiele für Nahrungsmittel mit viel *gesättigten Fettsäuren* – physisch anhand eines Tisches und parallel dazu auch verbal:

[Beispiel: *gesättigte Fettsäuren*]

MO wie setzen wir das um? Also wir fang vielleicht mal an mit den gesättigten
73

MO Fettsäuren, das ist das, was wir sowieso zu uns nehmen, ja?
EX Also die gesättigten Fettsäuren, das is das, was .
74

MO Also das hier zum Beispiel auch, ja?
EX oft auch im ( ) ist. Das is zum Beispiel
75

MO Ja.
EX reichlich, hier ham wir mal . Dinge aufgebaut, die sehr viel . ähm . zum Teil
76

MO Gesättige Fettsäure.
EX eben sehr viel Cholesterin, aber eben auch sehr viel gesättigte Fettsäuren
77

EX enthält, das fängt mit der Butter an, Butter, Käse, Crème fraîche, Kassler, das
78

MO Ei. Der Kuchen.
EX Eigelb und eben, und das is eigentlich der Prototyp, der Kuchen, denn
79

MO Aber
EX Fertiggerichte enthalten eben jede Menge von diesen versteckten, das sieht ja
80

EX nun nicht fett aus, ne?
81 (GEFÄSSERK)

Durch den Tisch und die Hinweise auf die einzelnen Nahrungsmittel kann die Ernährungswissenschaftlerin den unsichtbaren Nahrungsbestandteil *gesättigte* bzw. *versteckte* Fettsäuren „sichtbar“ und für die Zuschauer unmittelbar erfahrbar machen.

Bekanntes und in der Bevölkerung verbreitetes Verhalten kann mittels szenischer Konkretisierungen, also kurzer Sequenzen in Filmbeiträgen und Abbildungen im Studio in Erinnerung gerufen und damit gleichzeitig zur kritischen Reflexion des Verhaltens aufgefordert werden. Begleitet von einer entsprechenden filmischen Sequenz formuliertiert ein Sprecher als resümierende Äußerung eines Filmbeitrags:

[Beispiel: *Pillenpackungen*]

SP: Kein Wunder also, dass viele Pillenpackungen zwar aus der Apotheke abgeholt werden, dann aber irgendwo . in der Ecke landen. (BLUTHOC 168ff.)

Damit wird die zuvor beschriebene Situation, dass viele Patienten wegen der Nebenwirkungen von Blutdruckmedikamenten diese nicht einnehmen, durch eine verbale Konkretisierung (*in der Ecke landen*) und szenische Darstellung im Film nicht nur in Erinnerung gerufen, sondern auch plastisch und drastisch vor Augen geführt.

8.3.5 *Beispielhafte Abläufe*

Mit Hilfe von nachgestellten Szenen kann dem Zuschauer verständlich demonstriert werden, wie er sich in bestimmten Situationen verhalten soll. In einer Sendung zum Thema Schlaganfall wird in einem Filmbeitrag beispielhaft der Ablauf eines Anrufs beim *Notruf* (NO) direkt demonstriert:

[Beispiel: *Notruf*]

SP	Rufen Sie also bei den geringsten Anzeichen eines Schlaganfalles .
188	
SP	sofort den Notarzt unter eins eins zwei.
NO	(Röme), Notruf.
BE	Ich glaube meine
189	
NO	Ist der Patient noch ansprechbar?
BE	Frau hat einen Schlaganfall erlitten. Ja,
190	
BE	Lähmungserscheinungen im linken Arm . und sehr starke Kopfschmerzen.
191	
SP	Innerhalb von drei Stunden sollte die Akuttherapie im Krankenhaus begonnen
192	
SP	werden, um möglichst viele Hirnfunktionen retten zu können.
193 (GESCHLAG)	

Anders als in diesem nachgestellten Beispiel wird in einer Sendung zum Thema Herzinfarkt ein solcher Anruf mithilfe einer Konkretisierung veranschaulicht. Ein Experte stellt dar, was Angehörige am Telefon sagen sollen, wenn sie einen vermuteten Infarkt melden wollen:

[Beispiel: *Nachricht*]

EX: Also der/ der am Telefon . ist und diese Nachricht empfängt, der muss ja schnell reagieren können, also muss er auf das Problem aufmerksam gemacht werden. Das heißt man muss sagen, . äh . ich habe einen . einen . Angehörigen, der hat schwerste Schmerzen im Brustkorb. Es besteht der Verdacht auf n Herzinfarkt. Er is so und so alt. Und wir wohnen hier (SPRECH 467ff.)

Der Experte sagt nicht nur, was zu tun ist und warum, sondern veranschaulicht auch, warum der Anruf auf eine bestimmte Weise erfolgen soll und welche Informationen für eine effiziente Hilfe relevant sind.

8.4 Beispielerzählungen und Szenarios

Beispielerzählungen und Szenarios werden von Experten zur Vermittlung von Betroffenheit, Motivierung der Adressaten und Anleitung zu bestimmten Verhaltensweisen benutzt (Brünner/Gülich 2002, 67).

Beispielerzählungen sind eine spezielle Form von Beispielen (Keppler 1988, Schwitalla 1991). Sie teilen die Eigenschaften anderer Alltagserzählungen, d. h. erzählt werden vergangene, für den Sprecher irgendwie bemerkenswerte Ereignisse, die er selbst erlebt hat oder auch nur von Dritten gehört hat. In einer Sendung von *ARD-Buffet* zum Thema Frau und Herzinfarkt veranschaulicht der Arzt-Moderator Gisolf beispielhaft an der Geschichte einer Frau und ihres Arztes, dass der Herzinfarkt bei Frauen andere Symptome als bei Männern hervorruft und seltener diagnostiziert wird:

[Beispiel: *Frau X aus M.*]

MO: Zu unserem Thema heute, liebe Zuschauer, möchte ich Ihnen eine kleine Geschichte erzählen. Die Geschichte von Frau X aus M. Frau X ist neunundfünfzig Jahre, sie ist Raucherin und leicht zuckerkrank. . Und eines Abends war ihr plötzlich schrecklich übel. Sie hatte Magenschmerzen, und sie legte sich ins Bett, und erst im Laufe der Nacht ließen die Schmerzen etwas nach. . Am nächsten Tag rief sie ihren Arzt an, der verschrieb ein Magenmittel und machte einen Termin für eine Magenspiegelung. . Und als sie dann endlich zum Arzt kam und ihre Geschichte erzählte, machte der zur Sicherheit auch noch ein EKG, ein Elektrokardiogramm. Und da: sah er zu seinem Erschrecken, dass Frau X ein Herzinfarkt erlitten hatte. . Sie hatte ihr Herzinfarkt überlebt. Sie hatte nochmal Glück gehabt. (HERZFRAU 14ff.)

Beispielerzählungen sind oft durch wörtliche Rede und andere Mittel der Vergegenwärtigung des Erzählten ausgestaltet. In einem Vortrag im Rahmen der Dortmunder Herzwoche zum Thema Herzinfarkt veranschaulicht ein Neurologe die höher gewordenen beruflichen Anforderungen und die Überlastung vieler Menschen durch eine Beispielerzählung, die Erlebnisse in seiner ärztlichen Praxis wiedergibt. Er greift dabei auf einen nicht näher bezeichneten seiner älteren *Patienten* zurück und lässt ihn mittels Redewiedergabe stellvertretend in Dialog mit dem Arzt wie auch mit dem *jungen Systembeauftragten* treten:

[Beispiel: *Arbeitsveränderungen*]

EX: heute ist das . Schnee von gestern, braucht man nicht mehr, ne, neu. . Arbeitsveränderungen, die Technologie, beispielsweise Arbeiten mit Computer. Sehr viele ältere Patienten Mitte fünfzig, Ende fünfzig, die kommen zu mir in die Praxis und sagen, Herr Doktor, ich komme mit den ganzen Techniken nicht mehr klar, ich hab jetzt n Laptop und ich soll Emails schreiben und dann krieg ich irgendwelche Mails, soll die beantworten und alles ist gelöscht. Ich schaff das nicht mehr, ja? Und dann kommt da so n junger Systembeauftragter, ja? So n junger, der grad von der Uni kommt, und ich hab mich jetzt ganz mühsam in meine Oberfläche dieses Computers eingearbeitet, und ich bin grad dabei, hab das grade endlich verstanden, dass ich weiß, welches Knöpfchen ich soll, sacht er, du hör mal, da gibts was Neues, ich mach dir das mal eben, dann macht der den Computer aus, ich mach den wieder an und ich finde nichts wieder, ja? (DORTHERZ3 101ff.)

Der Zweck von Beispielerzählungen liegt darin, dass Zuschauern bzw. Zuhörern durch eine individuelle, nahe gehende oder erzählenswerte Geschichte ein bestimmter Aspekt eines Krankheitsgeschehens oder eines Sachverhalts nahegebracht und anschaulich gemacht werden soll. Eine vergleichbare Funktion erfüllen die in die Sendungen geladenen Betroffenen, wenn sie beispielhaft einen bestimmten Aspekt eines Krankheitsgeschehens repräsentieren sollen.

Szenarios (Brünner 2005a) werden in Gesundheitssendungen insbesondere von Moderatoren benutzt. Durch sie werden die Zuschauer in eine fiktive Situation versetzt, in der sie agieren; diese Situation wird als eine gegenwärtige vorgestellt. Die zu vermittelnden Informationen werden durch das Szenario veranschaulicht und „erfahrbar“ gemacht, indem fiktive Ereignisse, Handlungen und Äußerungen des Adressaten verbal geschildert und ausgemalt werden. So wird zum Beispiel (implizit) verdeutlicht, wie man sich in der ausgemalten Situation verhalten soll, wie sich ein bestimmtes Ereignis anfühlt oder wie es überhaupt zu diesem Ereignis kommen kann. Mit Hilfe von Szenarios wird an Betroffene appelliert oder es werden Handlungen verständlich gemacht.

Dazu im Folgenden einige Beispiele:

(1) Szenario Asthma – Geben Sie nicht auf!

In einer Talkshow zum Thema Asthma entwickelt Moderator Fliege am Sendungsende ein Szenario, mit dem er an betroffene Zuschauer appelliert, auf ihrer Suche nach Behandlung und Heilung nicht aufzugeben:

[Beispiel: *Sackgasse*]

MO: Und, meine Damen und Herren, wenn Sie zu Hause vielleicht auch unter dieser Volkskrankheit Asthma leiden und mancher Arzt hat Ihnen gesagt, wissen Sie . Sie sind in einer Sackgasse, wir können Ihnen nicht mehr helfen. Die Medizin kann Ihnen nicht mehr helfen, wir haben . nur Medizin, die Ihnen noch Nebenwirkungen beschert. . . Dann lassen Sie sich nicht so schnell in dieser Sackgasse aufhalten, sondern . machen einen entscheidenden Schritt, nämlich . drehen Sie sich um . und suchen . nach alternativen Wegen. Die sind immer . . irgendwo . da. Passen Sie gut auf sich auf. (ASTHMAF4 167ff.)

(2) Szenario Schlaganfall – Wie passiert das?

In einer Talkshow zum Thema Schlaganfall benützt der Experte das Mittel des Szenarios, um die Entstehung eines Schlaganfalls zu verdeutlichen:

[Beispiel: *hochfahren*]

EX	Schlaganfälle treten tatsächlich häufiger am frühen Morgen auf als später

905

MO	Äh, das ist also nicht das Ergebnis der Nacht,
EX	am Tag oder in der Nacht.

906

MO	sondern der tritt morgens auf. Wenn der Motor angeworfen wird.
EX	Ja, man kann es/ Ja,

907

EX	man kann s ganz gu/ ganz gut erklären. Nehmen Sie an, jemand hat ne

908

MO	Ja
EX	ganz hochgradige Einengung einer Schlagader, wo gerade noch n bisschen

909

EX	Blut durchgeht . und jetzt stehen Sie auf, und der Blutdruck wird nicht schnell

910

MO	Ja
EX	genug hochgefahren. Dann reicht eben unter Umständen die Blutversorgung

911

EX	nicht mehr und dann kanns zum Schlaganfall kommen.

912 (FLI-SCH3)

Durch die resümierende Nachfrage ermöglicht der Moderator dem Experten das typischerweise morgendliche Auftreten von Schlaganfällen zu erklären. Er selbst formuliert sein Vorwissen in einer Metapher (*Wenn der Motor angeworfen wird).* Der Experte nimmt diese aber nicht auf, sondern entwickelt das Szenario des Aufstehens bei eingeengter Schlagader. Mit dem Ausdruck *nicht schnell genug hochgefahren* greift er, möglicherweise motiviert durch die Motor-Metapher des Moderators, ebenfalls auf eine technische Metapher zurück. Der Wechsel von der dritten Person (*jemand hat*, Fläche 908) zur Einführung des Adressaten als handelnder Person (*jetzt stehen Sie auf*, Fläche 910) kennzeichnet hier das (allerdings nur wenig ausgebaute) Szenario.

(3) Szenario Hörsturz – Wie fühlt sich das an?

Der Arzt-Moderator Dr. Gerhardt erläutert zu Beginn seiner Sendung einen Hörsturz. Mit *stellen Sie sich vor* initiiert er ein Szenario der Symptome. Die verbale Veranschaulichung wird durch eine akustische Veranschaulichung typischer Tinnitus-Geräusche ergänzt:

[Beispiel: *Watte*]

MO: Stellen Sie sich vor, Sie werden morgens wach, und hören auf einem Ohr oder auf beiden Ohren plötzlich nichts mehr, oder Sie haben so ein Gefühl, als wenn . Watte im Ohr wäre. Oder Sie haben ein Geräusch, wie wir Ihnen jetzt vorspielen wollen. (HÖRSTURZ 1ff.) (vereinfacht)

(4) Szenario Atemübungen – Wie macht man das?

In einer Sendung zum Thema Asthma entwickelt der ärztliche Moderator ein Szenario in Zusammenhang mit einer praktischen Demonstration von morgendlichen Atemübungen:

[Beispiel: *Atemübungen*]

MO: Jetzt machen wir Atemübungen. Sie können mitmachen, Sie bleiben aber hier, nur wir müssen jetzt, liebe Zuschauer, Sie machen hier alle mit und Sie zu Hause natürlich auch. Ich steck jetzt mein Mikro mal hier fest und ich würd Sie einfach mal bitten aufzustehen. So . und jetzt stelln wir uns mal vor, also wir sind morgens aufgestanden, bevor wer ins Bad gehn, machen wir das Fenster auf, stellen uns ans offene Fenster, die gute Bitterfelder Luft und die Frankfurter Luft, die kommt rein. (ASTH 255ff.)

Diese Beispiele zeigen die Vielfältigkeit des Einsatzes von Szenarios durch Experten und Moderatoren, um Sachverhalte zu veranschaulichen, aber auch um die Sendung lebendig zu halten und die Zuschauer in das Geschehen zu involvieren.

Betroffene nutzen Beispielerzählungen und – viel seltener – Szenarios, um ihr Erleben zu vermitteln und Krankheitsereignisse anschaulich zu machen. So erzählt ein Asthma-Patient in einer Talkshow von einem Anfall:

[Beispiel: *Februar*]

BE: Beim Joggen morgens, das war sehr kalt, es war im Februar . äh vor a/ sieben acht Jahren jetzt . äh, kriecht ich auf einmal keine Luft mehr rein. Äh m/ und ich denke, was ist das, und dann äh . hatte ich ja meine Medikamente, habe die dann mit ei/ eingesetzt, und dann gings wieder ein bisschen besser, aber es ging tendenziell immer schlechter. Drei Monate später war es dann soweit. (ASTHMAF 69ff.)

Szenarios werden von Betroffenen auch genutzt, um Wissen zu präsentieren und das Verstehen zu sichern. So veranschaulicht derselbe gut informierte Betroffene im späteren Verlauf der Talkshow mittels eines Szenarios, dass Giftstoffe in Haushaltsgeräten besonders *in Kombination* Gefahren bergen:

[Beispiel: *Gifte*]

BE: Wenn man hört, dass zweihundert Stoffe allein in neunzehn Haushaltsgeräten drin sind, . dann kann man sich überlegen, wie die untereinander, . jeder Einzelstoff, aber auch in der Kombination wirken, weiß kein Mensch. Sie/ nehmen Sie doch mal zwei G/ Gifte, nehmen Sie mal Tabletten, und nehmen Sie mal Alkohol, . und probieren Sie die mal am Menschen aus, da werden Sie sich wundern. Wenn Sie s getrennt nehmen, mags vielleicht noch gehen, aber wenn Sie s zusammenschmeißen . kommts zu Ausfällen. (ASTHMAF3, 56ff.)

8.5 Die interaktive Behandlung von Veranschaulichungsverfahren

Die Nutzung von Veranschaulichungsverfahren kann in der Interaktion beeinflusst, also sowohl gefördert und bestärkt wie unterbunden werden. Moderatoren in Gesundheitssendungen nehmen durch die Art ihrer Fragen, Feedbacks und Kommentare auch Einfluss auf die Verwendung von Veranschaulichungsverfahren der Gäste; diese wiederum können Einfluss nehmen, indem sie z. B. Metaphern übernehmen und weiter ausbauen oder sie zurückweisen, relativieren (s. Kap. 8.2.7) oder ignorieren. Experten greifen manchmal auch zurückliegende Interaktionen auf, nämlich Darstellungen von Patienten, wenn sie Symptome oder Körperempfindungen bei Krankheiten veranschaulichen wollen.

Im Folgenden wird anhand von Gesprächsausschnitten die unterschiedliche Bearbeitung von Veranschaulichungsverfahren in der Interaktion vorgestellt. Es soll gezeigt werden, wie Veranschaulichungsmittel rezipiert und interaktiv weiterverarbeitet werden. Im Mittelpunkt stehen Interaktionen und Bezugnahmen zwischen Experten- und Moderatorenäußerungen, es werden aber auch einzelne Interaktionen zwischen Moderatoren und Betroffenen analysiert. Die Darstellungen konzentrieren sich auf Interaktionen, in denen sich Gäste in Gesundheitssendungen und Moderatoren direkt aufeinander beziehen.

8.5.1 Förderung von Veranschaulichungen durch den Moderator

Eine Aufgabe der Moderatoren ist es, für Verstehen und Verständlichkeit der vermittelten Informationen bei den Zuschauern wie auch für Unterhaltung zu sorgen, und das heißt auch, bei ihren Gästen die Verwendung von Veranschaulichungen zu fördern und sie ggf. auch von ihnen einzufordern.

So erhalten sowohl Betroffene als auch Experten regelmäßig positive Feedbacks auf ihre Verwendung von Metaphern und Vergleichen. Ein Hörsturz-Betroffener veranschaulicht seine fehlenden *Vorzeichen* mit einem Ampel-Vergleich, den der Moderator Dr. Gerhardt gleich zweimal ausdrücklich positiv kommentiert (*schöner Vergleich):*

[Beispiel: *Ampel*]

BE	Es gab keine . Vorzeichen, so dass man sagen könnte, aha, die Ampel wird
98	
MO	Schöner/ schöner Vergleich. Schöner Vergleich.
BE	gelb, bevor se rot wird, das . hat sich nicht so. Ja.
99 (HÖRSTURZ)	

Ein ähnlich positives Feedback erhält ein Experte, obwohl sein Vergleich einigermaßen verwirrend ist – allerdings handelt es sich um das Ende der Sendung.

[Beispiel: *Nussschale*]

EX: Die Allergie ist wie eine schwimmende Nussschale, . die erst zum Ausbruch kommt, sprich: untergeht, wenn viele Gewichte hineingelegt werden. [...] Das ist also ein multifaktorielles Geschehen.

MO: Hm. War nochmal n schönes Bild zum Abschluss unserer Sendung, denn da sind wir jetzt angelangt. (ALLERG10 37-46)

Häufig müssen Moderatoren Veranschaulichungen von Experten einfordern, um die Darstellungen bildhaft und nachvollziehbar zu halten. In einer Talkshow zum Thema Herzkrankheiten bespricht Moderator Fliege mit einem geladenen Arzt den Zusammenhang des Herzens mit der Psyche und *Emotionen* und er fragt ihn aus dieser Perspektive, was Herzrhythmusstörungen bedeuten. Durch seine Art des Fragens provoziert er eine personifizierende Darstellung:

[Beispiel: *das Herz sagt1*]

MO	Da gibts ja viele Leute, die haben Herzrhythmusstörungen, . ohne die zu
EX	Hm

52

MO	kennen. Wa wird denn da/ da gesagt? Was/ was ist das Signal, wenn er hört,

53

MO	ein Mensch hat Herzrhythmusstörungen?

54 (HERFLIEG)

Der Experte orientiert sich an den Fragen des Moderators (*Was wird denn da gesagt?)* und stellt den Sachverhalt tatsächlich mittels einer Personifizierung des Herzens dar (*sagt uns das Herz*):

[Beispiel: *das Herz sagt2*]

EX	Also erstmal sagt uns das Herz, dass wir auf was ho:rchen müssen, ja? Das

55

MO	Ja und
EX	. zieht ja die Aufmerksamkeit <u>an</u> sich mit diesen Rhythmusstörungen,

56

MO	man wird sofort ruhig, (wenn man hier spürt), hier ist was, dann sind einem
EX	Ja Hm Ja

57

MO	die Ohren egal, dann sind einem die Augen egal, da gehts nach innen.

58 (HERFLIEG)

Fliege führt mit einer etwas merkwürdigen Formulierung (*man wird sofort ruhig*) die Darstellung des Experten weiter, der seinerseits akzeptierende Hörerrückmeldungen gibt. Im Anschluss bestätigt der Experte den Moderator explizit und schließt wieder an seine vorausgegangene personifizierende Äußerung *sagt uns das Herz* an. Er baut die Personifizierung unter Verwendung der metaphorischen Redewendung *aus der Reihe tanzen* sogar noch aus:

[Beispiel: *das Herz sagt3*]

MO	Ohren egal, dann sind einem die Augen egal, da gehts nach innen.
EX	Ja .

58

EX	das ist also schon ein zentraler Punkt. Und es sagt uns damit, dass unser/

58

EX	unsere Rhythmen, also unser Herzensrhythmus nicht in Ordnung ist. Es

58

EX	tanzt für uns aus der Reihe, also wir sollten in Herzensangelegenheiten

59

EX	ihm die Aufgabe abnehmen.

60 (HERFLIEG)

In manchen Fällen kann es bei der Einforderung von Veranschaulichungen zu einem gewissen Konflikt kommen zwischen dem Unterhaltungsauftrag des Moderators und der fachlichen Genauigkeit, der der Experte sich verpflichtet fühlt. So versucht der Moderator Fliege in einer weiteren Talkshow zum Thema Herzinfarkt, den Experten auch zur Benutzung von bildhaften Vergleichen für die Reanimation per Hand zu bewegen. Zunächst erklärt der Experte, wie eine Reanimation ohne technische Hilfsmittel funktioniert, danach veranschaulicht Fliege diese Erklärung mit einer Metapher:

[Beispiel: *Handbetrieb1*]

EX	Ähm. Was man mit der Hand macht is, dass man . mechanisch das Herz .

255

EX	komprimiert/ zusammendrückt im Brustkorb.	Und damit hält man einen	
MO	Ja		Ja

256

EX	Notkreislauf aufrecht.		Wie eine ganz
MO		Also is ne Handpumpe gradezu, ja?	

257

EX	einfache Pumpe . funktioniert das.

258 (FLIEGE2)

Die Metapher *Handpumpe*, vermutlich inspiriert durch *mit der Hand* in der Expertenäußerung, wäre für das Verständnis der Reanimation nicht unbedingt notwendig, ist aber ein sehr eingängiges Bild für das zuschauende Publikum. Der Experte stimmt dieser Veranschaulichung nur zum Teil zu, er refomuliert: *Wie eine ganz einfache Pumpe . funktioniert das.* Die Zuschauer könnten die *Handpumpe* als tatsächlichen Gegenstand, der mit der Hand betrieben wird, missverstehen.

Der Moderator ist mit der Darstellung noch nicht zufrieden, möglicherweise, weil das Thema Reanimation viel Potenzial für Bildhaftigkeit und Unterhaltung birgt und der Experte sehr sachlich erklärt. So setzt er zu einer weiteren Veranschaulichung aus dem Bereich Elektrizität an:

[Beispiel: *Handbetrieb2*]

EX	Pumpe . funktioniert das.	
MO		Ja, also während de/ das Herz selber elektrisch

258

EX		Die is ausgeschaltet.
MO	betrieben wird, sag ich mal, ist die Elektrizität grade ausgefallen.	

259

EX	So ist es. Sie
MO	Und jetzt machen Sie dieselbe Geschichte mit der Handpumpe.

260

EX	gehen beim elektrisch gesteuerten Gerät auf Handbetrieb . um, sozusagen.
MO	Hm Hm

261

EX	Sie komprimieren/ drücken das Herz. von außen rhythmisch zusammen, und
MO	Hm

262

EX	dadurch . wirft das Herz Blut aus, und das reicht halt aus, damit das Gehirn
MO	Hm

263

EX	nicht abstirbt.

264 (FLIEGE2)

Fliege veranschaulicht den Ausfall der Herzfunktion mit einem Stromausfall: *ist die Elektrizität grade ausgefallen.* Der Experte stimmt zwar zu, übernimmt aber nicht den Begriff *ausgefallen*, sondern refomuliert ihn als *ausgeschaltet*, was weniger dramatisch und behebbarer klingt; er übernimmt auch nicht die Metapher *Handpumpe*, sondern verwendet die idiomatische Wendung *auf Handbetrieb umstellen* und fügt eine physiologische Erklärung an. Es scheint hier, als ob der Experte in seinen Darstellungen ein gewisses Maß an Veranschaulichung nicht überschreiten möchte und eigene Formulierungen, die weniger bildhaft, sachlich aber zutreffender sind, bevorzugt.

Auch die geladenen *Betroffenen* werden von den Moderatoren an passenden Stellen zur Nutzung von Beispielen u. Ä. aufgefordert, um eine Darstellung für die Zuschauer anschaulicher zu machen. In einer Talkshow zum Thema Asthma erzählt ein Betroffener von einer Studie, die ergeben habe, dass in Alltagsgegenständen Unmengen chemischer Substanzen enthalten seien. Durch die vertiefende Nachfrage *In völlig normalen Gegenständen des Alltags?* initiiert der Moderator eine Veranschaulichung mittels eines konkreten Beispiels:

[Beispiel: *Markenrasierer*]

BE	Und [der] hat festgestellt, dass in diesen Sachen . einhundert verschiedene .

691

BE	chemische Substanzen drin waren, darunter . krebserregende und toxische

692

MO	In völlig normalen Gegenständen des Alltags?
BE	Stoffe. Ja . Sie schalten den Rasierer, en deutscher

693

BE	Markenrasierer, schalten den ein und da kommen krebserregende Stoffe raus.

694 (ASTHMAF2)

Manchmal sorgt der Moderator dafür, dass unterschiedliche Metaphern und Vergleiche verschiedener Betroffener für das gleiche Krankheitserleben in Beziehung zueinander gesetzt werden, wie in folgendem Beispiel aus derselben Sendung von *Fliege* zum Thema Asthma. Auf Aufforderung des Moderators erzählt eine Betroffene von ihrem ersten Asthmaanfall – eine Reaktion auf Pollen während einer Autofahrt – und veranschaulicht diesen durch einen Vergleich mit *tausend Bienen* und mit einem *Schwamm*:

[Beispiel: *tausend Bienen1*]

BE	und auf der Au/ Autobahn plötzlich denk ich, was ist jetzt los, äh . irgendwas

726

BE	passiert im Körper, aber ich konnte es nicht zuordnen. . Und . äh . als wie

727

BE	wenn sich tausend Bienen draufsetzen auf die Bronchien, auf das Lungen-

728

MO	Jan . nickt, das kennt er. Tausend Bienen.
BE	system und äh machen alles (hin), ja? . wie n Schwamm, der alles zusaugt

729

BE	und ((röchelt)) . es geht nichts mehr . rein . und nichts mehr raus,

730

BE	und . äh man denkt, es ist jetzt vorbei, ne, also

731 (ASTHMAF2)

Der Moderator nimmt den Vergleich *wie wenn sich tausend Bienen draufsetzen* bestätigend und nachfragend auf. Er kommentiert während der Erzählung die zustimmende Reaktion (*nickt*) eines anderen Betroffenen, eines dreizehnjährigen Jungen namens Jan (JA), der mit seinem Vater (VA) in die Sendung gekommen ist, und wiederholt dabei dramatisierend *tausend Bienen*. Nachdem die Erzählerin zu einem vorläufigen Abschluss gekommen ist, wendet sich Fliege an den Jungen und befragt ihn nach der Bedeutung des Vergleichs: *was heißt tausend Bienen?*

[Beispiel: *tausend Bienen2*]

MO	Jan, was heißt tausend Bienen, wenn sie sagt, tausend Bienen?
	o-flüsternd-o
VA	Strohhalm
JA	Ähm . .

731

JA	das ist/ Sie können sich das vorstellen, . wie wenn man durch nen Strohhalm

732

JA	versucht Luft zu atmen. Man atmet immer tiefer und immer mehr, man

733

JA	versucht, man hechelt, und . s kommt einfach nichts. . . Weil

734 (ASTHMAF2)

Der Junge veranschaulicht – von seinem Vater sekundiert – einen Asthmaanfall durch einen anderen Vergleich aus seinem eigenen Erleben: *wie wenn man durch nen Strohhalm versucht Luft zu atmen.* Indem Fliege eine Interpretation des Vergleichs anfordert, sucht er die Interaktivität in der Sendung zu erhöhen und die beiden Betroffenen mit ihren Erlebnisweisen und Erfahrungen in Beziehung zueinander zu bringen. Das Beispiel zeigt auch, dass die Veranschaulichung eines Krankheits- oder Schmerzerlebens eine individuelle Angelegenheit ist und auch Betroffene mit ähnlichen körperlichen Symptome ganz unterschiedliche Beschreibungen entwickeln.

Es ist nicht verwunderlich, dass sich Beispiele eigenständiger oder angeforderter Nutzung von Veranschaulichungen durch Betroffene vorwiegend in den Talkshows finden. Denn in diesem Sendungstyp haben die Betroffenen wesentlich stärker die Aufgabe, Alltag und persönliches Erleben in die Sendungen zu bringen als in den medizinischen Gesundheitssendungen.

8.5.2 *Ausbau einer Formulierung zur Metapher*

Der Moderator hat eine weitere Möglichkeit, Veranschaulichungen interaktiv zu erzeugen: Er übernimmt eine Formulierung eines Experten oder Betroffenen und baut diese zur Metapher aus.

In einer Talkshow zum Thema Herzinfarkt spricht der Experte von der *Ahnung* der Betroffenen, dass ihre körperlichen Empfindungen etwas *Ernstes* seien. Im Verlauf der Sendung kommt der Experte noch einmal auf diese Ausdrücke zurück:

[Beispiel: *Ahnung*]

EX	das Wichtigste is, der Patient selber . bekommt eine Ahnung . irgend etwas
332	
MO	Und das ist das Allerwichtigste.
EX	Ernstes ist jetzt mit mir los. Das is das
333	
MO	Also jeder Mensch hat offenbar so eine Ahnung, äh w/ wie man das
EX	Allerwichtigste. Ja
334	
MO	nennen mag, wo das herkommt, ob das nun Seele et cetera is, Achtung .
335	
MO	jetzt stehst du an der Grenze.
EX	Jetzt . ist irgendwas los, was ich vorher noch
336	
MO	Hm
EX	nie hatte, und jetzt brauch ich Hilfe.
337 (FLIEGE)	

Der Moderator reformuliert mit *also jeder Mensch* (Fläche 334) die Äußerung des Experten, übernimmt auch dessen Begriff *Ahnung*, baut diesen aber dramatischer in Richtung Todesahnung aus, gipfelnd in der Metapher *an der Grenze stehen*. Die Ahnung wird mit der *Seele* gleichgesetzt und über direkte Rede personifiziert: *Achtung . jetzt stehst du an der Grenze*. Der Experte nimmt seinen eigenen Gedanken in eher sachlicher Reformulierung wieder auf und rückt dabei von den dramatischen Veranschaulichungen des Moderators ab. Allerdings scheint die *Ahnung* bei Betroffenen wie auch Medizinern ein nicht unbekanntes Phänomen zu sein, denn auch in einer anderen Gesundheitssendung spricht ein Experte von dieser *Ahnung*, sogar im Sinne von *Todesahnung*.

8.5.3 Die Übernahme von Metaphern

Die Moderatoren übernehmen auch metaphorische Veranschaulichungen der anderen Sendungsbeteiligten und bauen sie aus oder verändern sie.

Ein Infarkt-Betroffener berichtet anschaulich von seiner problematischen Bypass-Operation (*Jedenfalls mein Herz, das lag praktisch acht Stunden in einer Ecke*). Der Moderator Fliege nimmt kurz darauf die Metapher *In-der-Ecke-Liegen* nachfragend auf:

[Beispiel: *Herz in der Ecke1*]

MO	Also das heisst, das Herz lag in der Ecke?
BE	Ja, die nehmen das raus, gut sie

187

	o-lachend-o
BE	schmeißen es nicht in die Ecke, aber es liegt da irgendwo, also auf einer

188

BE	Schüssel oder angeschlossen und wird dann wieder aktiviert

189 (FLIE_HZ)

Diese Nachfrage gibt dem Betroffenen die Möglichkeit, die Metapher zu erläutern. Etwas später erzählt er davon, was der Herzinfarkt für ihn bedeutet hat:

[Beispiel: *Herz in der Ecke2*]

BE: genauso wie der Herzinfarkt, das ist der Moment, bist du jetzt tot oder nicht, und das/ da ist der Mensch unendlich allein, da gibts kein Fernsehen und da gibts kein Publikum, da gibts kein/ . da sind Sie <u>völlig</u> allein in einer ungeheuren Welt, . alle haben s mal durchgemacht und alle müssen s mal durchmachen, aber keiner denkt daran.

MO: Als das Herz acht Stunden in der Ecke lag. (FLIE_HZ 231-247)

Der Moderator wiederholt am Ende der Darstellung des Betroffenen noch einmal die Metapher *als das Herz acht Stunden in der Ecke lag*. Möglicherweise kündigt er damit schon den Abschluss des Auftritts dieses Betroffenen an, so wie man den Titel einer Geschichte an deren Ende wiederholt. Der Betroffene interpretiert dies allerdings als Bestätigung seiner Erlebensdarstellung und als Möglichkeit, noch einmal die Operation zur Sprache zu bringen. Er weitet das In-der-Ecke-Liegen (wie *ein alter Lumpen*) als Metapher für seinen psychischen Zustand nach der Operation aus:

[Beispiel: *Herz in der Ecke3*]

BE: Furchtbar. Ich war natürlich nicht bei Bewusstsein, das können Sie sich ja vorstellen. Ein Fachmann wird Ihnen das besser erklären können als ich. Es war furchtbar, aber es war nachher/ es war schrecklich. Erstensmal haben Sie natürlich auch Schmerzen, das ist klar, mein ganzen Brustkorb aufgerissen, jedes Atmen tut Ihnen weh, nich? Und so weiter, aber es waren dies/ diese grausamen seelischen Schmerzen, du bist nicht mehr da, du bist nicht mehr ein Teil der Menschheit, du bist eine halbe/ du bist ein alter Lumpen, den sie in die Ecke geschmissen haben, das ist/ das kann man nicht erklären. (Flie_Hz 231-247)

Wenn dieser interaktive Prozess der Wiederaufnahme, Weiterführung und Vertiefung gemeinsam gelingt, kann er zu einer sehr lebendigen, anschaulichen und auch sehr unterhaltsamen Darstellung für die Zuschauer führen.

8.5.4 Die interaktive Durchsetzung einer Metapher

Da Veranschaulichungen unterschiedliche Funktion haben können – Vermittlung von Wissen und Erleben, Unterhaltung, Themensteuerung oder Einbezug der Zuschauer –, kann es auch geschehen, dass Beteiligte ihre jeweiligen interaktiven Ziele über den Einsatz von Veranschaulichungen gegeneinander durchzusetzen versuchen.

In der Talkshow *Fliege* bezeichnet ein Experte in seiner Darstellung das Herz als *Pumpe*, etwas später greift der Moderator auf diese Metapher zurück und weist die Vorstellung als veraltet zurück:

[Beispiel: *Strom1*]

MO	Nun haben wir j/ vie:le hundert Jahre lang geglaubt, das Herz sei
69	
MO	tatsächlich ne Pumpe, und mittlerweile ham wir äh spitz gekriegt,
70	
MO	wie das Ding funktioniert, nämlich per Strom.
71 (Herflieg)	

Die Zurückweisung bezieht sich an dieser Stelle nicht auf die Motor- bzw. Pumpenmetapher selbst, denn der Moderator, der sich an den Experten wendet, verbleibt in ihr. Dass das Herz mit Strom funktioniert, ist mit der Pumpenmetapher nicht nur verträglich, sondern stützt sie sogar und erweitert sie um modernere Technologien. Dem Moderator geht es hier nicht in erster Linie um den Einsatz der Veranschaulichung zur Vermittlung von Wissen. Wie auch in anderen Situationen dient ihm die Metapher nur in einem ersten Schritt zur Anknüpfung an das Alltagswissen der Zuschauer; in einem zweiten Schritt benützt er sie zur Umsetzung anderer Sendungsziele wie Unterhaltung, Dramatisierung oder Themensteuerung.

Hier geht es um Themensteuerung mit dem Ziel, einen weiteren Gast mit Herzschrittmacher in die Sendung einzubeziehen. Um dies zu realisieren, muss Moderator Fliege den Experten in dessen Erklärung des Reizleitungssystems des Herzens zunächst unterbrechen:

[Beispiel: *Strom2*]

MO	wie das Ding funktioniert, nämlich per Strom.
EX	Es spielt auch die Elektrizität

71

MO	Ja Ja
EX	eine Rolle. Ja, also der Sinusknoten wär so der oberste Impulsgeber, der

72

MO	Ja, denn/ Ja
EX	Chef im Herzen, elektrisch gesehen. Der gibt den Rhythmus vor . . (Da sind)

73

MO	Ja, ich habe nämlich
EX	viele andere . elektrische Strukturen noch drin, ist ei:n Aspekt.

74

Mo	ähm den Herrn Wenneis eingeladen, meine Damen und Herren.

75 (HERFLIEG)

Der Experte unterstützt die Erweiterung der Metapher des Moderators, indem er die Rolle der Elektrizität für die Herzfunktion erklärt – und sich dabei einer weiteren Metapher für den *Sinusknoten* bedient: *der Chef im Herzen*. Die elektrische Steuerung des Herzens und die Metapher vom *Chef* werden aber vom Moderator nicht aufgenommen und nicht mit dem Experten gemeinsam vertieft. Der Grund ist, dass Fliege ein anderes Ziel verfolgt, nämlich über das Thema Elektrizität einen weiteren Gast mit Herzschrittmacher einzuführen.

Dieses eigentliche Ziel zeigt sich auch im folgenden Gespräch mit dem angekündigten Gast. Kurz nach der Begrüßung befragt Fliege ihn, ob er den Schrittmacher z. B. durch einen *Stromstoß* spüre:

[Beispiel: *Strom3*]

MO	Und was macht das, wenn Ihr Herz also zu wenig schlägt? Äh, spüren Sie

90

MO das? Gibt s da so ein Str/ Strom . stoß oder was macht der?
BE Nein, man spürt
91

MO Aha, . aber mit Strom scheint es zu tun zu haben. Das Herz/
BE überhaupt nichts.
92

MO den richtigen Rhythmus wiederzugeben.
93 (HERFLIEG)

Nach einem kurzen Austausch mit dem Betroffenen erklärt der Experte die Funktion des Herzschrittmachers:

[Beispiel: *Strom4*]

EX Ja, also äh . immer wenn er absinkt, sein Puls, kriegt er einen elektrischen
95

EX Impuls und dann gibt das He:rz, also der Schrittmacher . gibt den Takt vor.
96

EX (Nur) ist es kein Rhythmus mehr, es ist jetzt ein maschineller Takt, und
97

MO Aber pickst das geradezu so ein bisschen an?
EX ein/ So ungefähr, ja, also ohne dass
98

MO Hmhm
EX man es natürlich merkt. Eigentlich haben wir einen lebendigen Rhythmus,
99

EX der sich ständig ändert. Und der hat dann unter sechzig nur noch diesen
100

EX Takt, wobei das . ein/ sagen wir mal ein früher Wert ist, so einen Herzschritt-
101

EX macher einzusetzen.
102 (HERFLIEG)

Als der Experte anschließend zu einer kritischen Äußerung zur operativen Medizin ansetzt, bei einer Störung so früh schon Herzschrittmacher einzusetzen, geht Fliege nicht weiter auf dieses Thema ein, sondern erläutert rechtfertigend (*hm, ja, aber mir war das wichtig zu sagen*) seine Verwendung der Strom-Metapher. So gelingt es ihm, diese Veranschaulichung gegenüber den anderen Interaktanten durchzusetzen:

[Beispiel: *Strom5*]

MO: hm, ja, aber mir war das wichtig zu sagen, also wenn wir uns dem Herzen/ wenn es aus dem Lo:t kommt, aus dem Rhythmus kommt, uns nähern wollen, dann müssen wir uns offenbar dem Problem von

Energie . . nähern. Also/ also von Regelmäßigkeit, von Impulsen, jedermann weiß, dass es Stromstöße gibt. . Also, wir machen deshalb den großen Pf/ Stromvorspann, um Sie meine Damen und Herren einzustimmen, jetzt machen wir eine Sendung, wenn man so will, über/ . wenn wir dem Herzen helfen und beistehen wollen, müssen wir über Energie reden. . . Wir müssen darüber reden, wie Ihr Herz in Rhythmus kommt, ob man dem Herzen vielleicht Energie zu:führen muss. . Wie das Herz von Herrn Wenneis Energie ja zugeführt bekommt . ab und zu. (HERFLIEG 108-121)

Fliege verschiebt im Verlauf seines Beitrags den Fokus von *Strom* auf den weiter gefassten Begriff *Energie*. Der Experte nimmt diese Bedeutungsverschiebung in den psychischen Bereich unterstützend auf:

[Beispiel: *Strom6*]

EX: Man kann natürlich am schönsten durch Zuwendung dem Herzen Achtsamkeit, Aufmerksamkeit schenken. Ist doch auch eine Form von Energie. (HERFLIEG 121-123)

Damit klärt sich im Nachhinein die in ihrer Funktion unklare Kontrastierung zwischen *Pumpe* und *per Strom funktionieren*, die Fliege vorher [Beispiel: *Strom1*] vorgenommen hatte. Offenbar zielte er letztlich auf die Vorstellung einer psychischen statt mechanischen Steuerung des Herzens und suchte einen Übergang vom Physiologischen zum Emotionalen und Sozialen. Dazu diente ihm die *Strom*-Metapher, die wiederum den Übergang zum Begriff *Energie* ermöglicht, der dann im Sinne von Herzensenergie etabliert werden kann.

8.5.5 Gemeinsamer Aufbau von Metaphern

Die Entwicklung von Veranschaulichungen kann gemeinsam erfolgen, wie im folgenden Beispiel aus einer Talkshow zum Thema Asthma. Hier bauen zuerst der Moderator und ein Experte mit verschiedenen Metaphern aufeinander auf, daran anschließend baut ein Betroffener die Metaphern in seine Schilderungen ein.

Moderator Fliege thematisiert die Ursachen von Asthma. Nachdem zwei Betroffene geschildert haben, dass bei ihnen durch bestimmte Schadstoffe in der Luft (z. B. Farblösungsmittel) Asthma ausgelöst wurde, wendet er sich mit einer Frage an den Experten:

[Beispiel: *Auslöser1*]

MO: Kann das denn sein, Herr Doktor, dass man Asthma in sich hat und dass es da irgendwelche Auslöser/ . da ist es der Laserdrucker, hier ist es Lösungsmittel von Farbe, hat man das in sich, ist das vererbbar und auf einmal wird es . kling! angeknipst ((schnippt mit den Fingern)) durch irgendeine/ durch irgendeine Begegnung? (ASTHMAF2 667-671)

Mit der metaphorischen Formulierung *kling! angeknipst* und dem gleichzeitigen Fingerschnippen als nonverbale Veranschaulichung erscheint die Entstehung von Asthma als Einschalten eines technischen Gerätes, das dann zu arbeiten beginnt. Durch diese Metapher, aber auch durch Ausdrücke wie *Auslöser* und *auf einmal* veranschaulicht Fliege ein plötzliches Geschehen. Der Experte bestätigt das:

[Beispiel: *Auslöser2*]

EX: Genau so ist es, es gibt . allerdings verschiedene Formen von Asthma und man weiß, dass auch ein Teil davon . ne Veranlagung ist, eine vererbbare Veranlagung, die dann eben durch nen äußeren Reiz, und der kann sehr klein sein, eine Polle . ein Staubkörnchen . dann zur quasi Explosion führt. (ASTHMAF2 672-677)

Der Experte knüpft nicht nur inhaltlich (Vererbbarkeit, Auslösereize) an die Frage Flieges an, sondern verwendet ebenfalls eine Metapher – allerdings eine andere (*Explosion*). Wie zuvor Fliege veranschaulicht auch er damit ein plötzliches Geschehen, aber durch ein anderes, dramatischeres Bild. Wenn bei Fliege die Asthma-Entstehung wie das Einschalten eines technischen Gerätes erschien, so stellt sie sich in der Metapher des Experten – spezifischer und dramatischer – als die Zündung eines Sprengkörpers oder einer explosiven Substanz dar.

Fliege knüpft im Weiteren nicht an die *Explosion* an, was ungewöhnlich ist, weil er in seinen Sendungen sonst gern auf dramatische Formulierungen oder Ereignisse eingeht. Dass er das an dieser Stelle nicht tut, könnte damit zusammenhängen, dass er bei den Ausführungen des Experten über einen möglicherweise *sehr kleinen* Reiz (*eine Polle . ein Staubkörnchen*) eine andere metaphorische Vorstellung entwickelt, die er im Folgenden einbringt:

[Beispiel: *Auslöser3*]

MO: Kann das aber auch sein, dass man selber ist wie ein Fass. Und wo immer so ein Tropfen Gift rein kommt, so eine Polle, noch eine Polle, noch ein Dampf von irgendeiner Farbe, und dann ist das Fass voll . und dann läuft es über, ((schnippt mit den Fingern)) ist das auch eine Möglichkeit? Dass man schon tausend Gifte drin hat?

EX: Auch das gibt es, ja. (ASTHMAF2 677-682)

Die Metapher vom Menschen als *Fass* mit *tausend Giften* darin, das dann schließlich überläuft, impliziert zwar – anders als das plötzliche Ereignis der *Explosion* – einen länger andauernden Prozess. Sie schließt aber insofern an die Explosions-Metapher des Experten an, als sie die allmähliche Anreicherung der explosiven Substanz bis zur kritischen Masse darstellt. Wie am Beginn der Sequenz bei seiner Formulierung *kling! angeknipst* schnippt Fliege auch hier an der Stelle des plötzlichen kritischen Ereignisses (*und dann läuft es über*) mit den Fingern. Auch diese nonverbale Unterstützung stellt eine Verbindung her zwischen der ersten Veranschaulichung des Moderators (*kling! angeknipst*), der *Explosion* des Experten und Flieges zweiter Metapher (überlaufendes Fass).

Auch wenn die Metaphern auf den ersten Blick sehr unterschiedlich und disparat erscheinen, so erkennt man bei genauerer Betrachtung, wie Moderator und Experte sich hier interaktiv gegenseitig stimulieren, sich mit ihren Vorstellungen aufeinander beziehen und aufeinander aufbauen.

Interessanterweise nimmt etwas später einer der beiden Betroffenen sowohl die Metapher der *Explosion* als auch die vom *Fass* auf und verbindet seinerseits beide in einer Äußerung. Dabei entsteht allerdings eine leicht komisch wirkende Katachrese, ein Bildbruch:

[Beispiel: *Dauerbombardement*]

BE: Wenn Sie dieses Dauerbom . bardement von chemischen Stoffen . über Jahre . ertragen, können Sie sich vorstellen, dass das Fass irgendwann wirklich überläuft. (ASTHMAF2 696ff.)

8.5.6 Gemeinsame Entwicklung eines Szenarios

In einer Sendung über Gürtelrose entwickelt der Arzt-Moderator Dr. Gerhardt gemeinsam mit dem geladenen Experten ein Szenario des Ausbruchs einer Gürtelrose. Der Moderator initiiert das Szenario:

[Beispiel: *schlummerndes Virus1*]

MO	Jetzt . ha/ ich hab s vorhin schon gesagt . äh . jetzt ham wir irgendwie/ als
60	
MO	Kind ham wir die Windpocken gehabt, jetzt schlummert dieses Virus in so m
61	
MO	Nervenknoten . und irgendwann . sagt es, ja, jetzt greif ich an, ja. Und wie
62	
MO	werd/ was für n Mechanismus is da/ spielt da ne Rolle?
63 (GÜRTELRO)	

Dr. Gerhardt malt die zu veranschaulichende fiktive Situation aus mithilfe einer Personifizierung des Virus und einer Redewiedergabe (*sagt es, jetzt greif ich an*) sowie weiteren Metaphern wie *schlummern* und *angreifen*, die alle im Zusammenhang mit Infektionen häufig vorkommen.

Der Experte geht in seiner Antwort zunächst mit fachsprachlichen Erläuterungen auf die Frage des Moderators ein. Im Verlauf seiner Darstellung übernimmt er dann aber eine Metapher (*schlummern*) des Moderators, führt sie weiter, indem er die *Reaktivierung* des personifizierten Virus veranschaulicht (*wacht auf*), und greift so das Szenario des Moderators auf:

[Beispiel: *schlummerndes Virus2*]

MO	werd/ was für n Mechanismus is da/ spielt da ne Rolle?
EX	Das weiß man nicht

63

MO	Hm
EX	genau. Das findet auf der, . man sagt so schön, molekularen, also auf der

64

MO	Hm
EX	kleinsten Ebene statt, und man weiß nicht, warum . diese Reaktivierung

65

EX	stattfindet. Das schlummert, wie Sie sagen, und plötzlich wird es wieder

66

MO	Hm
EX	lebendig, wacht auf . meinetwegen . und vermehrt sich. Und das ist eben

67

MO	Hm
EX	das Gefährliche für den betroffenen Menschen.

68 (GÜRTELRO)

Nach der Antwort des Experten veranschaulicht der Moderator auf dieselbe Art und Weise wie zuvor (Personifizierung, Redewiedergabe, Metaphernverwendung) einen möglichen anderen medizinischen Verlauf. Er setzt damit das Szenario vom aufwachenden Virus fort bzw. variiert seinen Verlauf:

[Beispiel: *schlummerndes Virus3*]

MO	Jetzt kann s aber doch auch sein, dass es vielleicht früher schon mal

69

MO	aufwacht, aber . wir dann doch äh/ unser Abwehrsystem ihm sozusagen
EX	Ja

70

MO	eins auf die Mütze gibt, sacht, bleib ruhig in deinem Knoten.
EX	((lacht kurz))

71 (GÜRTELRO)

Auch der Experte knüpft im Folgenden wieder an das Szenario an, indem er, wie auch zuvor schon, eine Metapher des Moderators übernimmt und diese Übernahme explizit markiert (*aufwacht, wie Sie s so nennen*):

[Beispiel: *schlummerndes Virus4*]

EX	Es gibt ne sehr interessante Theorie, die besagt, dass in einem bestimmten

72

EX	Rhythmus oder in einem unbekannten Rhythmus dieses Virus aufwacht, wie

73

MO	Ja Hm
EX	Sie s so nennen, und dann herauströpfelt in die Nervenbahnen, dann aber

74

MO	Hm
EX	gezügelt wird und an der weiteren Vermehrung gehindert wird. Dass also die

75

MO	Ja
EX	Schwelle, die dann zu der Gürtelrose führen kann, nicht überschreiten kann,

76

MO	Hm. Wenn
EX	aufgrund von ganz speziellen Abwehrmechanismen des Menschen.

77

MO	jetzt diese Schwelle überschritten wird, ham wir die Gürtelrose.
EX	So isses.

78 (GÜRTELRO)

Wie in seiner ersten Antwort ergänzt der Experte auch in seiner zweiten Antwort eigene Metaphern, die das Virus als handelnde Person im Szenario *Virus gegen Mensch* darstellen – allerdings weniger prägnant, u. a. weil Redewiedergaben fehlen.

8.6 Das Versagen von Veranschaulichungsverfahren

Nicht immer wird in den Gesundheitssendungen durch die beschriebenen Veranschaulichungsverfahren ein medizinischer Sachverhalt verständlicher, nicht immer werden damit Alltagserfahrungen und Empfindungen für jeden verstehbar prozessiert. Gelegentlich schcinen Veranschaulichungsverfahren nicht mit dem vorrangigen Ziel benutzt zu werden Verständlichkeit herzustellen. Veranschaulichungen können ihre Funktion als Verstehenshilfe verlieren, unter Umständen Darstellungen sogar verkomplizieren oder den Zuschauer irritieren. Im Folgenden soll daher dargestellt werden, aus welchen Gründen Veranschaulichungsverfahren versagen können.

8.6.1 Irritierende Bildbrüche in einem Vergleich

In einer Sendung zum Thema Allergien versucht ein Experte, die Erklärung der Allergie durch einen Vergleich zu veranschaulichen: *Die Allergie ist wie eine schwimmende Nussschale*:

[Beispiel: *schwimmende Nusschale*]

EX: Die Allergie ist wie eine schwimmende Nussschale, . die erst zum Ausbruch kommt, sprich: untergeht, wenn viele Gewichte hineingelegt werden. Ein Gewicht ist . die Disposition, ein weiteres Gewicht ist die/ das Allergen und eine Vielzahl von begleitenden Faktoren, die

> das Schiff gewissermaßen zum Überlaufen bringen, nein, das Wasser zum Einlaufen bringen und zum/ zur Ausprägung der Allergie dann führen. Das ist also ein multifaktorielles Geschehen. (ALLERG10 37-45)

Der Vergleich und die in ihn eingelagerten Metaphern sind aufgrund von Katachresen, Bildbrüchen zwischen den verschiedenen Bereichen *Nussschale*, *Gewichte*, *Schiff* und ihnen zugehörigen Aspekten jedoch irritierend und verwirrend: Es werden *Gewichte* in eine *Nusschale hineingelegt, Gewichte bringen das Schiff zum Überlaufen bzw. das Wasser zum Einlaufen* etc.

8.6.2 Vergleiche mit unklaren Bezügen

Vergleiche können scheitern, wenn die Bezüge unklar bleiben. In einer Sendung zum Thema Herz (*Herznacht ZDF*) wird erläutert, wie ein Bypass eingesetzt wird und wie er funktioniert. Die wenig anschauliche Erklärung des Experten (*deswegen den Anschluss eben im Bereich der großen Körperschlagader)* versucht der Moderator Floto mithilfe eines Vergleichs zu veranschaulichen:

[Beispiel: *Rhein*]

> MO: Also das wäre wie wenn man ein kleines Flüsschen, das n Hindernis hat, äh dadurch auf jeden Fall sicherstellt, dass man zum Beispiel den Rhein anzapfen würde und da die Verbindung äh schafft, dann is auf jeden Fall bei dem kleinen Flüsschen hinter der Engstelle wirklich viel Leben, viel Wasser. (HERZNA 20ff.)

Der Vergleich zwischen Gefäßen und Flüssen ist zu wenig ausgebaut, die Metaphern (*Hindernis, anzapfen, viel Leben*) und Beispiele (*den Rhein anzapfen*) sind zu unklar und unkonkret. Die Bezüge innerhalb des Vergleichs sind ebenfalls unklar: Was genau wird *sichergestellt*? In welcher Beziehung stehen *Flüsschen* und *Rhein*? Wo und wie schafft man die *Verbindung*? Worauf verweist das deiktische Wort *da* (*da die Verbindung schafft*)? Obwohl sich ein Vergleich zwischen fließenden Gewässern und Blutgefäßen grundsätzlich durchaus anbietet, kann er in der hier präsentierten Form nicht als Veranschaulichung funktionieren. So ist es verständlich, dass der Experte nicht an den Vergleich des Moderators anknüpft, sondern ihn lediglich kurz mit *richtig* bestätigt und seine Darstellung dann sofort unmetaphorisch mit Bezug auf die Gefäße fortsetzt.

Manche Vergleiche scheitern daran, dass sie zu wenig ausgebaut werden. In der Talkshow *Fliege* zum Thema Herzinfarkt wird ein geladener Experte von Fliege aufgefordert, die Empfindungen und Körperwahrnehmungen, die Betroffene zuvor in der Sendung geschildert haben, zu kommentieren. Unter Rückgriff auf diese Schilderungen (z. B. *Ausstrahlung . von Schmerzen in den Armen in den Brustkorb, Brustenge oder Ich hab gedacht äh, es würde so je-*

mand so mit einem Pfeil, mitten durch die Brust) stellt der Experte die Körperempfindungen der Betroffenen noch einmal dar:

[Beispiel: *Reifengefühl1*]

EX: Also, eine Ahnung, es ist diesmal irgend etwas Ernstes mit mir los. Das Engegefühl, das Reifengefühl, als . bekäme man keine Luft mehr. (FLIEGE 314ff.)

Der Experte liefert hier nur Fragmente eines Vergleichs, vielleicht, weil die Empfindungen durch die Betroffenen zuvor schon ausführlicher geschildert wurden. Er zählt stichwortartig typische Ausdrücke der Symptombeschreibung auf (*das Engegefühl, das Reifengefühl*) und erläutert sie durch den Vergleich *als . bekäme man keine Luft mehr.* Der Zuschauer versteht, worum es geht, also dass jemand deutliche Luftnot hat, aber was das Reifengefühl genau ist und wie es sich tatsächlich anfühlt, lässt sich nur schwer nachvollziehen.

Das kann man auch an der Reaktion des Moderators erkennen, der sich um Konkretisierung bzw. Präzisierung (*Stahlreifen*) bemüht:

[Beispiel: *Reifengefühl2*]

MO: Reifen heißt hier ist ir/ ein . Stahlreifen um.

EX: Ein Stahlreifen, der den Brustkorb beengt, so dass man nicht mehr . atmen kann, und dann . früher oder später dann hinzukommend ein . dumpfer Schmerz. Der nicht punktgenau lokalisiert werden kann, sondern ein dumpfer Schmerz. (FLIEGE 314ff.)

Durch den Moderator veranlasst, beschreibt der Experte hier noch einmal expliziter und ausführlicher das Engegefühl und bedient sich dabei medizinischen Fachjargons (*Brustkorb, dumpfer Schmerz, punktgenau lokalisiert*).

Im Gegensatz dazu ist die Veranschaulichung desselben Sachverhalts durch einen anderen Experten in der Sendung *Die Sprechstunde* wesentlich nachvollziehbarer. Die Moderatorin Kühnemann spricht einen der Experten auf die körperlichen Empfindungen der Menschen bei einem Herzinfarkt an:

[Beispiel: *Elefant1*]

MO: Jetz aber weiter noch mal zu dieser Enge. Etwas ganz Wichtiges, die wird auch anders empfunden, da is ja auch das ganz bedrohlich Dramatische dabei, das spürt der Patient doch. (SPRECH 401ff.)

Der Experte geht auf das Gefühl der Enge und das Bedrohliche ein, indem er Aussagen der Betroffenen wiedergibt:

[Beispiel: *Elefant2*]

EX: Ja, die sagen, sie haben das Gefühl, als würd n Elefant auf der Brust stehen oder sie wären in einer Schraubzwinge. Und sie kriegen Le:bensangst, sie sind/ . äh sie kriegen Schweißausbruch, sie sind ängstlich, sie ha/ haben die Todesahnung bereits. (SPRECH 405ff.)

Dieser Experte greift zitierend auf Metaphern von Patienten zurück (*Elefant, Schraubzwinge*), mit denen das Gefühl des Eingeengtseins nachdrücklich und nachvollziehbar veranschaulicht wird. Eine Schraubzwinge ist ein Alltagsgegenstand, der zwar nicht auf Menschen angewendet wird, dessen Wirkungen man ansonsten jedoch kennt. Einen *Elefanten*, der *auf der Brust stehen,* hat wohl niemand noch praktisch erlebt, kann sich jeder aber als ungeheuerlich vorstellen. Dieses lebensbedrohliche Gefühl verbalisiert der Experte zusätzlich (*Le:bensangst, Todesahnung*) und benennt darüber hinaus körperliche Symptome (*Schweißausbruch*), die als Phänomen allen Menschen bekannt sein dürften. Insgesamt greift er deutlicher auf Alltagswissen zurück als sein Kollege, der sich in seiner Beschreibung eher an medizinischem Wissen orientiert.

8.6.3 Rückgriff auf Fach- statt auf Alltagswissen

In einem Vortrag im Rahmen der Dortmunder Herzwoche zum Thema Herzinfarkt erläutert ein Mediziner die Notwendigkeit der Einnahme von Cholesterinsenkern für manche Menschen und erklärt in diesem Zusammenhang, warum das durch Todesfälle bekannt gewordene Medikament *Lipobay* trotzdem gut sei:

[Beispiel: *Lipobay*]

EX: Beim Lipobay muss man auch sagen, die . Bayer-AG hat sich hier natürlich sehr sehr schlecht verkauft. Es is sicher/ Punkt eins es ist so, dass die <u>Todes</u>fälle, die uns bekannt sind, aufgetreten sind in der Kombi<u>nation</u>. Is genauso, wenn ich Ihnen sage, nehmen sie Aspirin und Marcumar zusammen. Dann ist natürlich die Blutungsgefahr <u>deutlich</u> erhöht. Es steht ja auch dort drin, im Lipobay, steht im Sortis, äh steht im Pravasin steht es drin, bitte <u>nicht</u> mit <u>Fibraten</u> kombinieren. (DORTHERZ2 244ff.)

Die Darstellung des Experten dürfte für Laien vor allem aus drei Gründen unverständlich sein:

- Der Experte verwendet Formulierungen mit unklaren bzw. fehlenden Bezügen: *dass die <u>Todes</u>fälle, die uns bekannt sind, aufgetreten sind in der Kombi<u>nation</u>*. Oder: *Es steht ja auch dort drin [...].*
- Die Darstellung ist nicht zuschauer- und laienorientiert, sondern Stil und Perspektive sind auf Experten ausgerichtet (*<u>Todes</u>fälle, die uns bekannt*

sind; Dann ist natürlich die Blutungsgefahr deutlich erhöht). Der Vortragende bezieht in seinem Vergleich das medizinische Wissen (*Kombination mit Fibraten* ist gefährlich) nicht auf Alltagswissen, um es verständlich zu machen, sondern der Vergleich macht lediglich von anderem medizinischen Fachwissen Gebrauch (*Aspirin und Marcumar zusammen* führt zu *erhöhter Blutungsgefahr*). Der Vergleich nützt dem Laien deshalb nichts.

- Es werden unerklärte Fachbegriffe (Medikamentennamen) benutzt, die sich in der Selbstkorrektur undurchschaubar häufen, und zu einem weiteren unerklärten Fachbegriff in Beziehung gesetzt (*im Lipobay, steht im Sortis, äh steht im Pravasin steht es drin, bitte nicht mit Fibraten kombinieren*).

Deshalb dürfte die beabsichtigte Argumention des Mediziners, warum *die . Bayer-AG hat sich hier natürlich sehr sehr schlecht verkauft* hat, für die Zuhörer kaum nachvollziehbar und überzeugend sein. Seine Darstellung spricht nicht für Medienerfahrung.

8.6.4 *Verwirrendes Rechenbeispiel*

Rechenbeispiele bergen die Gefahr, aufgrund ihres hohen Abstraktions- und/ oder Komplexitätsgrades unverständlich zu bleiben oder zu verwirren. Im folgenden Ausschnitt aus einer Sendung des *Gesundheitsmagazins Praxis* möchte der Moderator mithilfe eines Beispiels veranschaulichen, wie der Zuschauer durch einen *Test* sein *persönliches Herzinfarktsrisiko* errechnen kann:

[Beispiel: *Rechenprogramm*]

MO: die verschiedenen Risiken. Man weiß zum Beispiel, wie viele . Menschen mit bestimmten Werten in einem Zeitraum von acht oder zehn Jahren einen Herzinfarkt bekommen. Und darauf gründen sich richtige Rechenprogramme zur Ermittlung des persönlichen Herzinfarktsrisikos. Ein Beispiel. . Sie benötigen dazu den oberen, den ersten Blutdruckwert, die einzelnen Blutfettwerte . also LDL, HDL und Triglyzeride und . Angaben zu weiteren Risikofaktoren. Ergebnis ist das Risiko, in den kommenden acht Jahren einem Herzinfarkt zu erleiden. Ein Beispiel, für einen fünfundvierzigjährigen Mann . mit oberem Blutdruckwert von hundertvierzig, LDL hundertachtzig, also hoch, HDL fünfundvierzig, also gut und Triglyzeride nur neunzig, der nicht raucht, kein Diabetiker ist und keinen Fall von Herzinfarkt in seiner Familie hat, ergibt ein Risiko von weniger als zwei Prozent, in den nächsten acht Jahren an einem Herzinfarkt zu erkranken. Das ist vie:l weniger . als der Durchschnitt trotz hohem LDL-Cholesterin. . Ein . anderes Beispiel (PRAKREIS 192ff.)

Dieses Beispiel wird den Zuschauer vermutlich verwirren und sich kaum zu einer Einschätzung des eigenen Risikos eignen, und zwar aus mehreren Gründen:

- Die Darstellung ist sehr kompakt, sie erfolgt z. T. jargonartig (*HDL fünfundvierzig*) und es werden sehr viele und verknappte Informationen auf engstem Raum angeführt.
- Es werden für die Berechnung viele Faktoren gefordert, die dem Zuschauer nicht unbedingt vertraut sind, deren Bedeutung z. T. unklar bleibt (*Triglyzeride nur neunzig*) und über die er auch nicht ohne weiteres verfügt (oberer Blutdruckwert, Blutfettwerte) – schon gar nicht in der Geschwindigkeit.
- Es werden Abkürzungen (*HDL*, *LDL*), Fachausdrücke (*Triglyceride*), Zahlenangaben und Bewertungen (*also gut*) miteinander vermischt.
- Es bleibt unklar, warum genau diese Konstellation letztendlich zu einem Risiko von *weniger als zwei Prozent* bezogen auf die *nächsten acht Jahre* führt.

Das Beispiel wird durch ein weiteres ergänzt, für das Entsprechendes gilt. Etwas später wird darauf hingewiesen, dass und wo man Informationen über diese Berechnungsmethoden erhalten kann.

Eine verständlichere bzw. nachvollziehbarere Anleitung zum Errechnen seines Infarktrisikos bietet der Moderator Yogeshwar in der Wissenschaftssendung *Quarks & Co.* Er bezieht sich auf weniger Faktoren, veranschaulicht die Berechnung unter Zuhilfenahme des dazu im Internet verfügbaren Formulars und unter Bezug auf eine fiktive, aber konkrete Person (vgl. das Beispiel [*Johann Quark*], Kap. 8.3.1).

8.7 Fazit

Veranschaulichungen dienen in den Gesundheitssendungen dazu, medizinisches Wissen auf das Alltagswissen und die persönliche Erfahrung von (potenziell) Betroffenen und Zuschauern zu beziehen, und eignen sich zugleich, das für mediale Vermittlung notwendige Unterhaltungselement beizusteuern.

Zentrale *Verfahren der Veranschaulichung* sind:

- Metaphern, Vergleiche und Analogien, also Übertragungen aus bekannten Bereichen in unbekanntere,
- Beispiele und Konkretisierungen, durch die Abstraktes auf eine konkretere Ebene gebracht wird,
- Beispielerzählungen und Szenarios, die Alltagserlebnisse und -situationen schildern bzw. entwerfen.

Sie werden in den Gesundheitssendungen hauptsächlich – aber nicht nur – von *Experten und Moderatoren* eingesetzt.

Metaphern und Vergleiche werden verwendet, um Organe und ihre Funktion, physiologische Prozesse und Krankheiten, Diagnosen und Therapien zu erklären sowie die Bedeutsamkeit der vermittelten Inhalte hervorzuheben, ferner zur Konkretisierung von Zahlenangaben, für Warnungen oder Appelle. Sehr häufig sind Personifizierungen, durch die Organe, Krankheiten oder Symptome als handelnde Personen dargestellt werden. In Talkshows dient Metaphorik den Moderatoren besonders auch zur Unterhaltung, Dramatisierung und Evokation von Gefühlen.

Betroffene verwenden Metaphern vor allem zur Vermittlung von Empfindungen. Deren Darstellung wird von ihnen eher in Talkshows als in medizinischen Gesundheitssendungen gefordert.

In den verwendeten Metaphern und Vergleichen wird z. T. eine veränderte Perspektive auf die Rolle von Patienten deutlich – weg vom passiven und hin zum selbstständigen und eigenverantwortlichen Patienten, der sich aktiv um seinen gesundheitlichen Zustand kümmert.

Metaphern und die damit verbundenen Vorstellungen werden von Moderatoren der Sendungen oder Experten nicht immer kritiklos aufgenommen, sondern auch relativiert, um z. B. falsche Vorstellungen zu korrigieren. Auch dies ist eine Aufgabe öffentlicher Gesundheitsinformation.

Beispiele und Konkretisierungen nutzen Experten und Moderatoren, um das Handeln von Menschen bzw. Betroffenen zu veranschaulichen und damit gleichzeitig auch Empfehlungen zu geben und an die Zuschauer zu appellieren. Betroffene verwenden Beispiele und Konkretisierungen meist nur nach Aufforderung und Nachfragen durch die Moderatoren. Sie vermitteln damit vor allem ihr Krankheitserleben detailliert und anschaulich.

Mit *Fallbeispielen* wird die individuelle Situation einzelner Betroffener vorgestellt; diese werden z. B. als Musterbeispiele dargestellt. Dazu wird in der Regel zunächst ein medizinischer Sachverhalt erläutert und im Anschluss eine Person beispielhaft vorgestellt, bei der der Sachverhalt vorliegt. Auch Personengruppen werden als Beispiele oder Vorbilder präsentiert.

Rechen-Beispiele werden vorgeführt, um gesundheitliche Gefahren oder die positive Wirkung bestimmter Verhaltensweisen aufzuzeigen. Dieses Verfahren muss sehr einfach und dosiert eingesetzt werden. Rechen-Beispiele hohen Abstraktions- und/oder Komplexitätsgrades werden in der Schnelligkeit der medialen Darstellung leicht unverständlich.

Veranschaulichungen zur Verständlichmachung und Wissensvermittlung werden auch durch *bildliche* bzw. *filmische Mittel* ergänzt und unterstützt, z. B.:

- Nahrungsmittel werden im Studio oder im Filmbeitrag auf einem Tisch präsentiert.
- Typische Verhaltensweisen werden mittels szenischer Konkretisierung in Filmbeiträgen in Erinnerung gerufen und kritisch reflektiert.
- Abläufe werden mithilfe nachgestellter Szenen beispielhaft demonstriert, die zeigen, wie man sich in bestimmten Situationen verhalten soll.

Beispielerzählungen und Szenarios werden von Experten und Moderatoren zur Vermittlung von Betroffenheit, Motivierung der Adressaten und Anleitung zu bestimmten Verhaltensweisen benutzt. Beispielerzählungen dienen dazu, Zuschauern durch eine individuelle, nahe gehende, erzählenswerte Geschichte einen Aspekt eines Krankheitsgeschehens nahe zu bringen und anschaulich zu machen. Durch Szenarios werden die Zuschauer in eine (fiktive) Situation versetzt, um die zu vermittelnden Informationen zu veranschaulichen und „erfahrbar" zu machen.

Die Nutzung von Veranschaulichungsverfahren wird *in der Interaktion gesteuert*, also sowohl gefördert wie unterbunden. Besonders die Moderatoren nehmen durch ihre Fragen, Feedbacks und Kommentare Einfluss auf die Verwendung von Veranschaulichungen der Gäste. Diese wiederum können Einfluss nehmen, indem sie z. B. Metaphern übernehmen und weiter ausbauen oder sie relativieren, zurückweisen oder ignorieren. Experten greifen Veranschaulichungen von Patienten auf, wenn sie Symptome oder Empfindungen bei Krankheiten darstellen wollen. Den Moderatoren obliegt es, bei ihren Gästen die Verwendung von Veranschaulichungen interaktiv zu fördern und sie ggf. einzufordern, Veranschaulichungen der anderen Sendungsbeteiligten zu übernehmen, sie auszubauen oder zu verändern und so Interaktionsdynamik herzustellen.

Veranschaulichungen können ihre *Funktion als Verstehenshilfe verlieren*, Darstellungen verkomplizieren oder den Zuschauer irritieren. Dies geschieht z. B., wenn Bildbrüche in einem Vergleich o.ä. auftreten, die Bezüge unklar bleiben, auf Fach- statt auf Alltagswissen zurückgegriffen wird oder Rechenbeispiele einen zu hohen Abstraktions- oder Komplexitätsgrad aufweisen.

Dass Veranschaulichungen zu Bildhaftigkeit und Konkretheit in Gesundheitssendungen beitragen, bedeutet also noch lange keine Garantie für eine erfolgreiche Wissensvermittlung. Ihr Einsatz verlangt kritische Reflexion und sorgfältige Überlegungen – gerade im Fernsehen, wo die Zauschauer ja nicht nachfragen können, aber auf der anderen Seite ja Vorplanung möglich ist.

9 Erklärungsstrategien

Inhaltsverzeichnis

9.1 Einleitung: Erklären als Herstellen von Zusammenhängen

Das Ziel von Gesundheitssendungen ist nicht allein, Einzelinformationen zu geben und verständlich zu machen, also medizinische Fachbegriffe zu erläutern (Kap. 7) oder Sachverhalte zu veranschaulichen (Kap. 8), sondern auch Wissen zu z. T. komplexen Zusammenhängen herzustellen. Der Zuschauer soll also beispielsweise nicht nur erfahren, dass Hypertonie Bluthochdruck bedeutet und dass ein Blutdruck ab einer bestimmten Höhe ungesund ist, sondern er soll auch verstehen, warum das so ist, welche Funktion der Blutdruck im Körper hat, wie sich ein Bluthochdruck entwickelt, welche gesundheitlichen Auswirkungen das haben kann und warum man den Blutdruck immer zu bestimmten Tageszeiten messen soll. Denn erst das Erkennen und Verstehen von Zusammenhängen ermöglicht Laien auch gesundheitsförderliches Handeln im Alltag. Das Herstellen solcher Zusammenhänge wird hier zusammenfassend als *Erklären* bezeichnet.

Erklären versteht sich als ein Verfahren des Wissensaus- und aufbaus, das auf die Behebung eines rezipientenseitigen Wissensdefizits und auf das Herstellen von Verstehen durch einen Erklärenden gerichtet ist (Spreckels 2009, 1),

d. h. Erklärungen können sich auf Gegenstände, Phänomene, Sachverhalte oder Ereignisse richten, auf Vorgänge, Prozesse oder Strukturen, aber auch auf Handlungen oder Tätigkeiten; sie werden immer dann notwendig, wenn einer der Gesprächspartner nicht über die Kenntnis der Aspekte verfügt, die für das Verständnis des Gesprächs erforderlich sind (s. Spreckels (Hrsg.) 2009, Vogt (Hrsg.) 2009). In der Behebung eines Wissensdefizits treffen sich Erklären und das Handlungsmuster des Begründens (Ehlich/Rehbein 1986).

Zwei zentrale Formen sind kausale und funktionale bzw. teleologische Erklärungen. *Kausale* Erklärungen[1] stellen Ursache-Wirkungszusammenhänge her und geben den Grund an, warum ein Phänomen, Vorgang oder Ereignis ein anderes bewirkt. Ein Beispiel für einen solchen Zusammenhang ist etwa der von Rauchen und Blutdruckerhöhung: Das Nikotin im Tabakrauch führt zur Verengung der Blutgefäße und dies bewirkt eine Blutdrucksteigerung. *Funktionale* oder *teleologische* Erklärungen stellen Zusammenhänge her, indem sie angeben, welche Funktion oder welchen Zweck etwas erfüllt. So lässt sich die Blutdruckerhöhung bei einer körperlichen Belastung mit der Funktion erklären, dass der erhöhte Sauerstoffbedarf der Muskelzellen befriedigt wird. Handlungen (oder auch Handlungsvorschriften oder -normen) erklärt man teleologisch, indem man ihren Zweck oder ihr Ziel angibt: So misst man z. B. seinen Blutdruck immer am frühen Vormittag (bzw. sollte das sinnvollerweise tun), damit die tageszeitlichen Blutdruckschwankungen die Reihe der gemessenen Werte nicht beeinflussen und verfälschen. Diese Erklärungstypen werden in der kommunikativen Realität oft kombiniert oder gemischt (s. Kap. 9.3.1).

Immer geht es beim Erklären um die Rekonstruktion und Offenlegung nicht-evidenter Zusammenhänge und innerer Mechanismen, die einfacher Beobachtung und Überlegung nicht zugänglich sind. Dadurch unterscheidet es sich vom *Beschreiben*, das sich auf die beobachtbare Oberfläche richtet: z. B. auf die Formen, Eigenschaften oder Bestandteile von Gegenständen, auf die Abfolge von Ereignissen oder auf die Teiltätigkeiten und Ausführungsweisen von Handlungen.[2]

Beschreibungen sind jedoch, wie die Transkriptausschnitte im Folgenden zeigen, oft in Erklärungen eingelagert (Rehbein 1984, 88), vor allem, wenn es sich um komplexe Zusammenhänge handelt, die erklärt werden, und die in den Erklärungen vorkommenden Objekte, Ereignisse oder Handlungen er-

1 Kausale Erklärungen gelten in den (Natur-)Wissenschaften als *der* wissenschaftliche Erklärungstyp und werden allgemeiner verstanden als die Ableitung des Explanandums aus einem allgemeinen Gesetz und Anfangsbedingungen.

2 Zur Verwandtschaft und Unterscheidung von Begriffen wie erklären, begründen, erläutern, illustrieren, beschreiben, exemplifizieren etc. s. Ehlich (2009, 13f.), zum Unterschied zwischen instruieren, erläutern und erklären s. Hohenstein (2009), zum Begriff und Handlungsmuster des Begründens s. Gohl (2006, 47f.).

läuterungsbedürftig sind. Hier wird oft auf visuelle Unterstützung, z. B. durch Schaubilder oder Grafiken, zurückgegriffen. In medizinischen Gesundheitssendungen – aber auch in der Experten-Laien-Kommunikation insgesamt – kommen solche unbekannten, noch nicht im Wissen verankerten Mechanismen und Zusammenhänge häufig vor. Den ganzen Komplex samt eingelagerten Beschreibungen fasse ich unter dem Begriff *Erklärung* zusammen.

Die für Gesundheitssendungen relevanten Punkte des Handlungsmusters des Erklärens (Hohenstein 2009) sind das Etablieren eines thematischen Gegenstandes, das Zerlegen des Erklärungsgegenstandes und die Verankerung im Hörerwissen, so dass über die Einsicht des Funktionszusammenhanges des Erklärungsgegenstandes eine „Erkenntnis" möglich wird.

Um Sachverhalte, Ereignisse, Prozesse oder Handlungen zu erklären, können unterschiedliche *sprachliche Strategien* eingesetzt werden. Auf welche Art und Weise man etwas erklärt, ist abhängig z. B. von der Art und Komplexität des Sachverhalts, vom Wissensstand des Adressaten und von den Möglichkeiten und (sprachlichen) Kompetenzen des Erklärenden. Mündliche bzw. schriftliche Erklärungen müssen sich den Bedingungen der jeweilligen Kommunikationsform anpassen. Auch die äußeren Umstände nehmen Einfluss auf die Erklärung: Ob etwas face-to-face in privatem Rahmen erklärt wird oder in einer Gesundheitssendung im Fernsehen, hat beispielsweise Auswirkungen auf das Frageverhalten. Im alltäglichen Leben stellt man eine Frage, wenn man etwas erklärt haben möchte und annimmt, dass eine andere Person die Erklärung weiß; diese gibt daraufhin eine Antwort und beantwortet ggf. auch weitere Nachfragen. Diese Frage-Antwort-Sequenz ist ein Basismuster der Wissensübertragung und auch ein typischer Fall des Erklärens.

Im Fernsehen ist die typische interaktive Form des Erklärens verändert (Keppler/Luckmann 1991, Stuckenbrock 2009, 162; Hohenstein 2009), denn hier wird Wissen an Zuschauer vermittelt, die – bis auf Ausnahmen – nicht selbst fragen können. Der Moderator muss also stellvertretend für die Zuschauer Fragen stellen, das heißt, er muss auch Vermutungen darüber anstellen, was der durchschnittlich informierte und interessierte Zuschauer wissen muss bzw. möchte, was erklärungsbedürftig ist und was nicht, so dass er den Ausführungen folgen kann, genug Neues erfährt, die Informationen für ihn nicht zu redundant sind und die Sendung nicht langweilig wird.

Die Antizipation von Erklärungsbedürftigkeit kommt in vielen Interaktionszusammenhängen wie Lehr-Lern-Situationen bzw. Situationen der Wissensvermittlung vor, für mediale Kommunikation ist sie konstitutiv und unvermeidbar. Eine gewisse Ausnahme bilden Call-in-Sendungen, in denen Zuschauer per Telefon ihre Fragen an die Experten richten, oder Sendungen, in denen Fragen per Fax oder Internet gestellt werden können, die in der Sendung vom Moderator vorgelesen werden – allerdings mit der Möglichkeit der Verkürzung und Reformulierung.

Normalerweise haben Zuschauer keine Möglichkeit, auf eine Erklärung zu reagieren, also z. B. Nicht-Verstehen zu signalisieren oder so lange Zwischen- und Nachfragen zu stellen, bis ihr Wissensdefizit beseitigt ist und die Erklärung die gewünschte Wirkung erzielt hat. Auch diese Aufgabe fällt dem Moderator zu. Mitunter ist es gar so, dass der Moderator sowohl die Fragen stellt als auch darauf antwortet. Das bedeutet, das Was und das Wie einer Erklärung wird von ihm bestimmt und er erhält kein steuerndes oder korrigierendes Feedback auf seine Erklärungen.

Wie sich in den folgenden Beispielen zeigen wird, erfolgt in Gesundheitssendungen der Wissenstransfer außer durch die Erklärung von Fachbegriffen (Kap. 7) und durch Veranschaulichungen (Kap. 8) durch die Erklärung von Zusammenhängen. In den Erklärungen werden häufig sprachliche Verfahren der Veranschaulichung verwendet, wie Metaphern, Vergleiche, Analogien oder konkrete Beispiele. Eher selten sind allerdings rein verbale Erklärungsstrategien, in denen keine weiteren Medien zur Veranschaulichung eingesetzt werden. Meist wird eine Kombination aus verbalen Erklärungen, Beschreibungen und nicht-sprachlichen Hilfsmitteln wie Demonstrationen, Modellen, Röntgenbildern, bewegten Bildern und Filmen verwendet.

9.1.1 *Was wird in Gesundheitssendungen erklärt?*

Die häufigsten Erklärungen beziehen sich auf die Entwicklung und Entstehung von Krankheiten und Symptomen. Solche Geneseerklärungen, wie etwas zustande kommt, sind generell auch in anderen Bereichen häufig. Der Aufbau von Organen und deren Funktion sowie physiologische und pathophysiologische Prozesse werden in diesem Zusammenhang ebenfalls häufig beschrieben und erklärt. Darüber hinaus werden unterschiedliche Aspekte rund um das Thema Krankheitsentwicklung, -vermeidung und -behandlung erklärt, also Empfindungen und Beschwerden im Zusammenhang mit Krankheiten, Nutzen oder Gefährlichkeit von Substanzen/ Nahrungsmitteln für den Körper, unterschiedliche Krankheitsausprägungen, Diagnoseverfahren und -ergebnisse, Therapiemethoden, Funktionen und Zwecke bestimmter Körpersubstanzen, Zunahme von Krankheiten sowie Methoden bzw. Techniken zur Krankheitsbeherrschung und – ganz wichtig in der öffentlichen Gesundheitsinformation – Methoden zur eigenen Gesunderhaltung und Krankheitsvermeidung.

9.1.2 *Die Initiierung von Erklärungen in Gesundheitssendungen*

Erklärungen durchziehen in der Regel die gesamte Sendung. In der Mehrzahl werden sie durch die Moderatoren initiiert, deren Aufgabe es ja ist, für die Verständlichkeit der jeweiligen Sendung zu sorgen, seltener durch geladene Experten und praktisch gar nicht durch Betroffene (bis auf die Ausnahme Call-in-Sendung). Die typische Initiierung einer Erklärung ist eine direkte Frage zu einem Sachverhalt, die Frage nach dem *Warum*:

[Beispiel: *Epithel1*]

MO: Warum is eigentlich, im Film haben wir s ja gesehen was passiert, warum is eigentlich die Haut das Ziel solcher allergenen Reaktionen? (ALLERG3 11-13)

Neben der Initiierung von Erklärungen durch Fragen gibt es eine Vielzahl anderer Formen, insbesondere explizite Aufforderungen und Bitten unter Verwendung des Verbs *erklären*:

[Beispiel: *Sinneszellen1*]

MO: Wir ham dazu ein . kleines Bild vorbereitet äh . mit diesen Sinneszellen, wenn Sie das vielleicht grad nochmal . uns erklären könnten. (HÖRSTURZ 151-153)

Solchen Erklärungsaufforderungen wird allerdings – wie in diesem Fall – manchmal nur durch Beschreibungen Folge geleistet (*man sieht da, dann sieht man*):

[Beispiel: Sinneszellen2]

EX: Ja, man sieht da . äh . mehrere Reihen von Sinneszellen. Die drei Sinneszellen auf der Seite sind die . äußeren Haarzellen, dann sieht man die inneren Haarzellen (HÖRSTURZ 153-155)

Moderatoren können auch mit indirekten Formen wie Handlungs- oder Situationsbeschreibungen zum Erklären auffordern:

[Beispiel: *kurz*]

MO: Und . jetzt bleib ich auch gleich noch bei Ihnen, weil wir doch zu dem guten [Cholesterin] kommen, und das können wir recht kurz beantworten, was das gute nämlich Gutes leistet. (CHOLEST1 134-137)

Abgesehen von diesen Erklärungsaufforderungen kann der Moderator Redebeiträge der geladenen Gäste kommentieren oder Zwischenbemerkungen machen, auf die von den Beteiligten erklärend reagiert wird. Ferner findet man Erklärungen häufig auch ohne jede Ankündigung oder Aufforderung, wenn z. B. ein bestimmtes Thema oder ein Sachverhalt genannt und direkt im Anschluss dazu etwas erklärt wird. Dies lässt sich als Ausdruck dafür verstehen, dass Erklären eine grundlegende kommunikative Aufgabe in Gesundheitssendungen ist.

Die Erklärungsinitiierungen der Moderatoren richten sich in erster Linie an die geladenen Experten, deren Funktion es ja auch ist, fachspezifische Sachverhalte darzulegen. Wenn Laien aufgefordert werden etwas zu erklären, so stets im Zusammenhang mit ihren Erfahrungen mit Krankheit und Therapien. Dies geschieht jedoch selten, was in ihrer Rolle als Betroffene und Fallbeispiele für unterschiedliche Krankheitsausprägungen, therapeutische Verfahren usw. begründet liegt. Die Moderatoren selbst erklären auch, allerdings in Eigeninitiative, das heißt, sie werden von niemandem dazu aufgefordert. Nicht selten kommt es vor, dass sie ihre eigenen Fragen beantworten – meist dann, wenn sie zugleich auch medizinische Experten sind.

Im Folgenden wird dargestellt, wie medizinische Sachverhalte erklärt werden und welche Probleme sich dabei ergeben. Es wird gezeigt, welche Erklärungsstrategien Moderatoren, Experten und Laien nutzen und in welcher Weise sie dazu besondere verbale Verfahren und nicht-verbale Mittel heranziehen. Gleichzeitig wird verdeutlicht, dass und wie sich die Erklärungsverfahren und -weisen von Moderatoren, Experten und Laien unterscheiden und welche Verfahren sich im Rahmen medialer Produktion für die Herstellung von Verständlichkeit besser eignen als andere.

9.2 Erklärungsstrategien von Moderatoren

Obwohl es nahe liegen würde, mit den Expertenerklärungen und ihren Strategien zu beginnen – mit dem Erklären als genuiner Expertenaufgabe in den Sendungen –, erweist es sich als instruktiver, zunächst auf die Moderatoren und ihre Erklärungsstrategien einzugehen.

Die Moderatoren von Gesundheitssendungen sind durchweg erfahrene Medienprofis, d. h. sie haben Routine darin, ein für sie nicht sichtbares Publikum anzusprechen, stellvertretende Fragen zu stellen und diese zu beantworten. Sie wissen, wie man sich im Studio zwischen den Schautafeln, Kameras und Möbeln bewegt, ohne aus dem Bild zu geraten, und wie man Demonstrationsobjekte richtig in die Kamera hält. Sie können nach einem vorgeplanten Sendungsskript vorgehen, so dass die für Erklärungen und Veranschaulichungen passenden Bilder, Geräte und Objekte im Studio vorhanden sind. Ein Großteil ihrer Ausführungen ist bis in die Formulierungen hinein im Wesentlichen vorbereitet, die Erklärungen müssen nicht erst in der Sendung selbst spontan überlegt und formuliert werden. In dieser Hinsicht stehen die Experten vor ganz anderen Anforderungen (s. Kap. 9.3.).

Vor dem Hintergrund ihrer professionellen Routine und Vorbereitetheit verlaufen die Erklärungen der Moderatoren überwiegend einfacher und verständlicher als die der Experten und sind deshalb für eine Darstellung am Beginn dieses Kapitels besser geeignet. An den Erklärungen der Experten, die eher spontan im Gesprächsverlauf produziert werden, lassen sich dann die Grenzen und Problematiken von Erklärungen im Kontext von Wissenschaftssendungen aufzeigen.

Die Erklärungen der Moderatoren sind im Hinblick auf ihre Funktionen auch vielfältiger als die der Experten. Die Moderatoren, vor allem die Ärzte und Wissenschaftsjournalisten unter ihnen, nehmen eine Zwischenposition zu den geladenen Experten ein: Ihre Erklärungen dienen nicht allein dazu, Wissen über Zusammenhänge zu liefern, sondern sind immer in irgendeiner Form mit Zielen und Organisation der Sendungen verknüpft – mit Orientierungen und unterhaltenden Handlungen für die Zuschauer, mit Impulsen für Experten und Betroffene oder mit der Gewährleistung der Verständlichkeit, so dass sie oft auch einspringen müssen, um Defizite der Erklärungen der Experten oder Laien zu kompensieren.

Die Erklärungen der Moderatoren sind aufgrund der Vorbereitetheit des Sendungsablaufs fast immer durch visuelle Mittel unterstützt und dienen vor allem dazu, Wissensgrundlagen und -voraussetzungen herstellen, also das Warum und Wie von Erkrankungen sowie bestimmte physiologische Prozesse im Körper und in den Organen zu verdeutlichen. Erklärungen zu spezifischen Sachverhalten und Detailfragen bleiben dann vor allem den Experten vorbehalten.

9.2.1 Mit Erklärungen in die Sendung einführen

Zu Beginn jeder Sendung ist es die Aufgabe des Moderators, für die Zuschauer eine Wissensbasis zu schaffen, so dass diese dem weiteren Verlauf der Sendung gut folgen können. Durch sendungseinleitende Erklärungen wird zugleich auch auf unterhaltsame und leicht verständliche Weise in das Thema eingeführt oder die besondere Brisanz eines Themas betont. Sendungseinleitung, Unterhaltung und Zuschauerbindung sind eng miteinander verbunden.

Am Beginn einer Sendung zum Thema Herzinfarkt wird zunächst das Sendungsthema benannt und eine statistische Angabe zur Todesrate durch Infarkt gemacht, danach werden die zu behandelnen Hauptfragen genannt und die Gäste der Sendung vorgestellt. Im Anschluss daran zeigt und benennt der Arzt-Moderator mit Hilfe eines Herzmodells und einer Grafik die Körperregionen, in denen sich ein Herzinfarkt abspielt:

[Beispiel: *Herzkranzgefäße1*]

MO: Liebe Zuschauer! Herzinfarkt, äh was ist das eigentlich? Ich habe hier ein Herzmodell. Sie sehen hier sehr schön die Herzkranzgefäße, das sind also diese Gefäße, die hier laufen [...], (INFARKTE 67-83)

Der Moderator begrüßt die Zuschauer und stellt eine deliberierende Frage nach dem Sachverhalt, der mit diesem Begriff bezeichnet wird: *Herzinfarkt, äh was ist das eigentlich?* Diese Frage könnte in derselben Weise auch an einen Experten gerichtet werden oder von einem fiktiven Zuschauer stammen, der gerade den Titel der Sendung zur Kenntnis nimmt. Wie oben schon erwähnt, können Moderatoren ihre Fragen selbst beantworten, und so wechselt der Moderator aus der Rolle des fiktiven Laien in die des Experten: *Ich habe hier ein Herzmodell.* Anhand des Bildes beschreibt er zunächst, wie ein gesundes Gefäß aussieht und erklärt in Gegenüberstellung dazu sowie durch Zeigen, in welcher Weise sich dieses gesunde Gefäß krankhaft entwickeln muss, um einen Herzinfarkt hervorzurufen:

[Beispiel: *Herzkranzgefäße2*]

MO: und wenn es in diesen Herzkranzgefäßen/ wir schauen erst mal in ein solches Herzkranzgefäß, wir haben ein Bild vorbereitet, hier ist ein Blutgefäß mit einem normalen Lumen, ist alles in Ordnung, das Blut kann hier schön durchfließen. Jetzt im nächsten Bild sehen wir schon eine/ etwas Veränderung, also der Durchfluss ist hier durch diese Ablagerung, durch diese Gefäßwandveränderung etwas enger, und hier ist es noch enger geworden, und jetzt kann man sich gut vorstellen, wenn das . Lumen/ wenn diese Öffnung hier/ wenn die total verschlossen wird, dass das dann natürlich auch äh Beschwerden/ zunächst mal Beschwerden macht, auch bei dem geringen Durchfluss, und wenn es total verschlossen wird, dann nennt man das Herzinfarkt. (INFARKTE 67-83)

Die Erklärung ist aufgrund ihrer Vorbereitetheit (*wir haben ein Bild vorbereitet; jetzt im nächsten Bild*) gut strukturiert, die gegenseitige Unterstützung von Wort und Bild führt zu einer Redundanz, die dem Verstehen gut tut und vereinzelte unerklärte Fachausdrücke wie *Lumen* verzeiht. Der Verlauf vom *normalen* Zustand zu ersten *Ablagerungen* und schließlich zum Verschluss wird anschaulich gemacht und der Zusammenhang, dass dieser Verschluss dann der Herzinfarkt ist, nach dem zu Beginn der Erklärung gefragt wurde, wird klar.

Diese visuell unterstützte und ausführlich gehaltene Erklärungssequenz vermag bei Zuschauern, die schon wussten, dass ein Infarkt ein Gefäßverschluss ist, vorhandenes Wissen aktualisieren, sie vermag aber auch bei wenig informierten Zuschauern, die bei Herzinfarkt mehr das dramatische Ereignis von Zusammenbrechen, Reanimation und Blaulicht im Sinn hatten, die Aufmerksamkeit auf das eigentliche körperliche Geschehen zu lenken.

Die Frage als Teil des Frage-Antwort-Musters – wie eingangs ausgeführt das Basismuster der Wissensübertragung – ist darum auch die typische Form, um ein Thema als „wissenswert“ einzuführen und die Aufmerksamkeit zu steuern:

[Beispiel: *Druck*]

MO: Jetz, was <u>is</u> der Blutdruck denn eigentlich? Brauchen wir den? (BLUTDRU 13f.)

Diese Frage kann auch im fiktiven Dialog mit den Zuschauern formuliert werden:

[Beispiel: *Angina Pectoris Anfall*]

MO: Sie werden sicher sich fragen, wie kommt denn ein solcher Angina Pectoris Anfall zustande? (ANGINA 14f.)

Fragen dieser Art dienen zur Ankündigung, dass etwas erklärt wird und zur Verdeutlichung, dass ein Sachverhalt verständlich gemacht werden soll bzw. muss. Durch diese Form der Steuerung der Aufmerksamkeit kann das vorhandene Wissen bei den Zuschauern aktiviert bzw. aufgerufen werden, Wissensdefizite können bewusst gemacht und lokalisiert und das Wissen wie auch die Defizite bearbeitet werden.

9.2.2 Mit Erklärungen unterhalten

Der Moderator als relevanter Mitverantwortlicher für die Einschaltquoten muss von Sendungsbeginn an sicherstellen, dass die Zuschauer das Thema bzw. die Sendung als „sehenswert“ beurteilen und nicht ausschalten oder den Sender wechseln. Dabei können Erklärungen mit dramatisch ausgestalteten Szenarios und überraschenden Demonstrationen helfen:

Zu Beginn einer Sendung zum Thema Hörsturz entwickelt der Arzt- Moderator ein Szenario. Dazu werden verbale Mittel wic Vergleiche (*ein Gefühl als wenn Watte im Ohr wäre*) und nicht-verbale Mittel (eingeblendete Geräusche) genutzt:

[Beispiel: *Watte im Ohr*]

MO: Stellen Sie sich vor, Sie werden morgens wach und <u>hören</u> auf einem Ohr oder auf beiden Ohren plötzlich nichts mehr, oder Sie haben so ein Gefühl, als wenn <u>Watte</u> im Ohr wäre. Oder Sie haben ein Geräusch . wie wir Ihnen das jetzt vorspielen wollen.
((Geräusch wird eingeblendet)) ((2 sec))
Ganz eigenartiges Geräusch. Oder da gibts auch noch ganz andere Geräusche. Wir ham jetzt nur mal zwei ausgewählt.
((Geräusche werden eingeblendet)) ((2 sec))
Also diese Möglichkeiten gibt es, dann noch . viele viele andere Geräusche. Und dann kann es natürlich sein, dass Sie ein Ohrgeräusch haben, ein Tinnitus wie man das nennt, oder Sie haben einen Hörsturz. Und damit sind wir schon beim Thema unserer heutigen Sendung: Der Hörsturz. (HÖRSTURZ 1-12)

Mit den Mitteln des Szenarios, dem eingebetteten Vergleich *Watte im Ohr* und den eingeblendeten Geräuschen erklärt der Moderator den Zusammenhang zwischen typischen Symptomen und den möglichen Diagnosen Tinnitus oder Hörsturz. Eine solche Darstellung kann helfen, ein vergleichbares körperliches Erleben einzuordnen, das man ohne die Erklärung vielleicht nicht deuten könnte oder nicht ernst nehmen würde. Gleichzeitig haben die dramatische Schilderung und besonders die Einspielungen der lauten Tinnitus-Geräusche einen unterhaltenden und neugierig machenden Effekt.

Zur Erklärung des Entstehens eines Schlaganfalls hat der Moderator Jürgen Fliege einen Luftballon in die Sendung mitgebracht, den er aufbläst, und dann einen Vergleich formuliert:

[Beispiel: *Luftballon*]

MO: Heute reden wir über eine Krankheit, und ich hab etwas mitgebracht, wo ich denke, das könnte das vielleicht ganz deutlich machen, worüber wir reden.
((bläst Luftballon auf.))
Wir reden über Schlaganfall, über Schlaganfall. Was hat das mit dem Ballon zu tun? Und ich denke, das muss irgendwas damit zu tun haben, dass immer mehr Dampf in einem entsteht und irgendwann knallts durch. (FLI-SCH 117ff.)

Das Aufblasen, nicht aber das Platzen – der eigentliche Schlaganfall – wird praktisch vorgeführt. Mit dieser Analogie greift Fliege ein verbreitetes Laien-Modell auf, das „Dampfdruck-Modell“ (Fiehler 1990) und stellt einen Bedeutungszusammenhang zwischen Blut*druck* und *Schlag*anfall her, zwischen der Entstehung von *immer mehr Dampf* und dem Platzen des *Ballons*. Allerdings scheint *durchknallen* – anders als knallen – hier ein Bildbruch zu sein, weil es sich auf Sicherungen bezieht. Als Nicht-Mediziner kann dieser Moderator sich das Laien-Modell – scheinbar oder wirklich – mit *ich denke* zu eigen machen und damit zugleich Nähe zu seinem Publikum inszenieren.

Mit dieser Darstellung veranschaulicht der Moderator nicht nur den Schlaganfall, sondern führt auf dramatisch-unterhaltsame Weise in das Thema der Sendung ein. Im Anschluss an diese Einführung wird ein prominenter Schlaganfallbetroffener als Gast der Sendung begrüßt und vorgestellt. Der Luftballon kommt zum Abschluss der Sendung nochmals als Tipp und tägliche Erinnerung für die Zuschauer, immer wieder Luft abzulassen, ins Bild (s. Kap. 8.2.3).

9.2.3 Mit Erklärungen Wissen vermitteln

In den meisten Erklärungen der Moderatoren steht wie bei den Experten die Wissensvermittlung im Mittelpunkt, ganz besonders, wenn es sich um ärztliche

Moderatoren handelt. Der typische Fall von Moderatoren-Erklärungen ist eine Kombination aus sprachlichen und visuellen Verfahren, rein verbale Erklärungen sind seltener. Die Gründe dafür sind, dass diese Erklärungen vor allem die Funktion haben, eine Wissensbasis zu schaffen, daher vorbereitet und mit unterstützenden visuellen Mitteln ausgestattet sind.

Eine visuelle Veranschaulichung kann hilfreich sein, wenn verbale Erklärung und Zeigen aufeinander abgestimmt sind, die Informationen einander ergänzen und unterstützen und die Zuschauer das, was ihnen gezeigt und erklärt wird, hörend und sehend mitverfolgen können. Im folgenden Beispiel aus einer Sendung zu Angina Pectoris erklärt der Arzt-Moderator die Verengung der Herzkranzgefäße an einem Modell:

[Beispiel: *Herzmodell1*]

MO: Ich hab hier ein Herzmodell. Zugegebenermaßen, das Herz is sehr groß. Es is in Wirklichkeit viel viel kleiner. Aber man kann es da ganz gut sehn. (ANGINA 15-26)

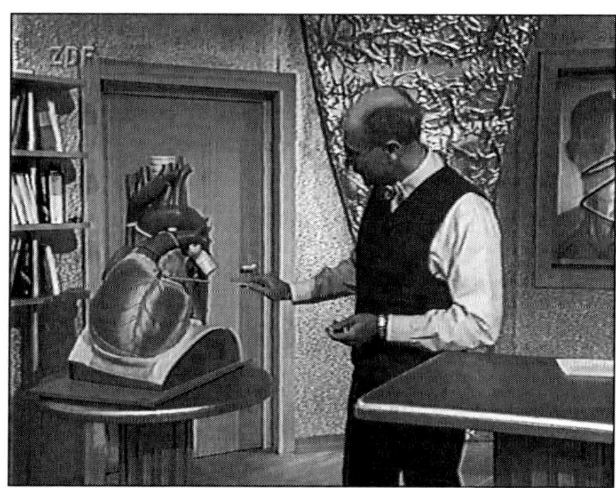

Abb. 9.1: Dr. Gerhardt erklärt das Herzmodell

Vor der eigentlichen Erklärung geht der Moderator zunächst auf die Besonderheiten der Wissensvermittlung per Modell ein und macht den Zuschauern deutlich, dass das Modell nicht eine 1:1-Übertragung der Wirklichkeit ist. Nach dieser Einordnung beschreibt und erklärt er, was auf dem Modell und in der anschließend gezeigten Grafik zu sehen ist:

[Beispiel: *Herzmodell2*]

MO: Hier sind die Herzkranzgefäße aufgemalt, und dort drüben auch. Die laufen hier so rüber. Und wenn es in diesen Herzkranzgefäßen zu einer

> Verengung kommt, das kann man an der Graphik ganz gut sehn, dann . wird der Herzmuskel, . hier oder hier gibt es dann diese Verengungen, dann wird dieser Herzmuskel mit zu wenig Blut, das heißt mit zu wenig Sauerstoff versorgt. Und das kann dann eben sehr weh tun. Und darüber möcht ich mich mit meinen Gästen unterhalten. (ANGINA 15ff.)

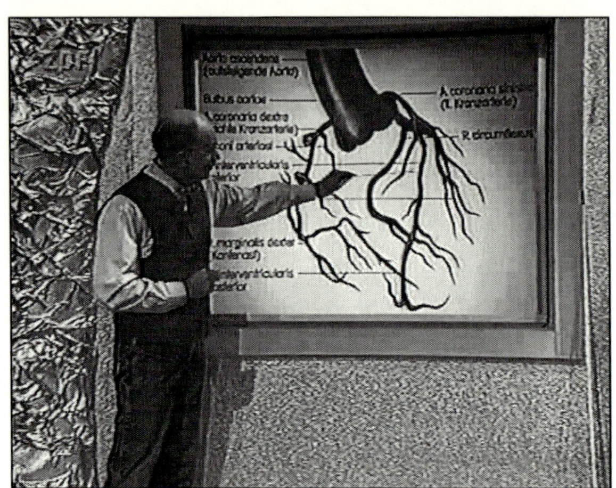

Abb. 9.2: Dr. Gerhardt erläutert die Herzkranzgefäße

Das Modell und die Grafik – wie jede visuelle Veranschaulichung, wenn sie unterstützend und nicht konkurrierend zum Sprachlichen eingesetzt wird – entlastet die verbale Erklärung, da die nötigen Beschreibungen durch den Einsatz von deiktischen Elementen sehr kurz und vor allem umgangssprachlich gehalten werden können (*die laufen hier so rüber; hier oder hier gibt es dann diese Verengungen*). Ein weiterer Vorteil der Kombination sprachlicher und visueller Verfahren ist neben der Vereinfachung auch, dass durch das Zeigen und Beschreiben an Bildern und die damit einhergehenden Reformulierungen (Bührig 1996) Redundanz und eine Verringerung der Informationsdichte entsteht, die für das Aufnehmen und Nachvollziehen der neuen Wissensbestände förderlich ist.

Da es sich um den Sendungsbeginn handelt, schafft die Darstellung am Modell eine gute allgemeine Wissensbasis für die später folgenden Erklärungen zu spezifischen Sachverhalten und Detailfragen, die an die Experten weitergegeben werden.

9.2.4 Die Vorbereitetheit von Erklärungen

Wie schon erwähnt, sind die Erklärungen der Moderatoren zumeist vorbereitet, mit dem Vorteil, dass die passenden visuell veranschaulichenden Geräte und Objekte im Studio vorhanden sind und die Erklärungen selbst nicht erst in der Sendung spontan produziert werden müssen. Wie stark diese Vorbereitetheit tatsächlich ist, soll an folgenden Beispielen aus zwei aufeinander folgenden Sendungen zum Thema Bluthochdruck deutlicht werden.

In einer Anrufsendung zum Thema Bluthochdruck der Reihe *Gesundheit*! beginnt der Arzt-Moderator die Sendung mit einer ausführlichen Erklärung zur Funktion des Blutdrucks. Wie oben schon dargestellt, formuliert er als Erklärungsimpuls zwei Stellvertreter-Fragen:

[Beispiel: *Druck1*]

MO: Jetz, was is der Blutdruck denn eigentlich? Brauchen wir den?
((geht zur Schautafel mit einer anatomischen Darstellung des Menschen))
Wir brauchen ihn sogar ganz dringend, nur . er soll nicht zu hoch ansteigen, dann wird er wieder gefährlich.
((greift zu einem Zeigestab)) (BLUTDRU 13-16)

Mit seinen Fragen (*Brauchen wir den?*) leitet der Moderator die Erklärung zur Funktion des Blutdrucks ein. Er spielt damit auf mögliche Wissensdefizite bei Laien an, für die der Blutdruck nur dann zu einer relevanten Größe wird, wenn er krankhaft wird. Ehe er tatsächlich erklärt, stuft er mittels Beantwortung seiner Frage sowohl die Funktion des Blutdrucks hoch (*ganz dringend*) als auch dessen Gefährlichkeit als Erkrankung (*wieder gefährlich*). So kann er dem Thema und der folgenden Erklärung Relevanz verleihen:

[Beispiel: *Druck2*]

MO: Es ist einfach so, dass hier das Herz/ . dic Pumpe/. der Motor des Körpers/ . . dieses Herz . pumpt das Blut nach oben zum Kopf. Und dafür muss natürlich ein gewisser Druck da sein. (BLUTDRU 16-19)

Der Moderator erklärt Funktion und Wirkung des Blutdrucks und benutzt dabei auch die übliche Herzmetaphorik (*das Herz/. die Pumpe/. der Motor des Körpers*) (Kap. 8.2.1). Seine Worte begleitet er mit dem Zeigestab, mit dem er auf die jeweils angesprochenen Organe der abgebildeten anatomischen Darstellung zeigt. Funktion und Wirkung des Blutdrucks werden schließlich mit einem Vergleich aus dem Tierreich veranschaulicht:

[Beispiel: *Druck3*]

MO: Wenn wir die Giraffe betrachten, die hat einen viel längeren Hals als die Menschen. Deswegen muss hier bei der Giraffe der Blutdruck viel höher sein als beim Menschen. Also hier, dieses wichtige Organ Gehirn . muss mit ausreichend Blut versorgt werden, . sprich mit ausreichend Sauerstoff. Aber es müssen auch lebensnotwendige Organe oder lebenswichtige Organe wie zum Beispiel die Nieren oder hier

> die Leber . oder hier die Milz, müssen dringend mit Blut und mit Sauerstoff versorgt werden. A:ber da wird oft nicht d/ dran gedacht, der/ der Knochen muss natürlich auch mit Blut und mit Sauerstoff versorgt werden, und das geht ganz runter, bis . in die große Zehe oder in die anderen Fußzehen, aber auch hier in die Arme. (BLUTDRU 19-32)

Der Einsatz des Zeigestabs, der die Aufzählung der mit Blut zu versorgenden Organe (vom *Gehirn* bis in die *große Zehe*) begleitet, unterstützt die Erklärung, ebenso der bildhafte Giraffen-Vergleich (*wenn wir die Giraffe betrachten*). Etwas irritierend ist, dass dieser Verleich nur auf der sprachlichen Ebene erfolgt.

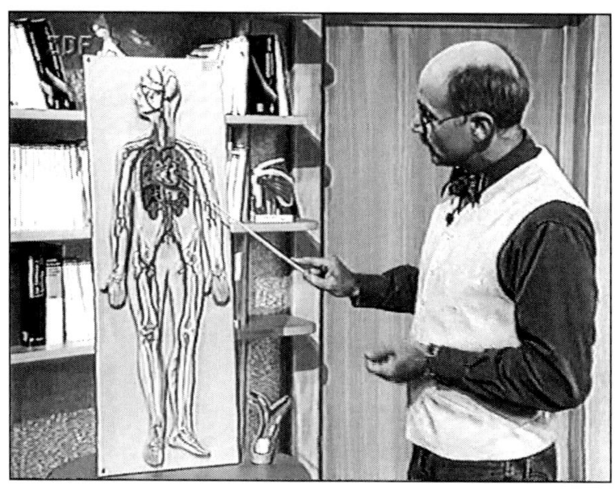

Abb. 9.3: „Hier bei der Giraffe ...“

Das Fernsehbild zeigt, dass Dr. Gerhardt auf der anatomischen Darstellung des Menschen zwischen Herz und Kopf hin und her fährt, dabei sprachlich aber immer auf eine Giraffe (*hier bei der Giraffe*) referiert – ohne dass je ein konkretes Bild einer Giraffe für die Zuschauer eingeblendet wüde. Diese müssen den
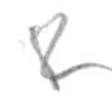
Transfer eigenständig bewerkstelligen.

Am Ende wird die funktionale Erklärung mit dem Reformulierungsindikator *also* nochmals zusammengefasst:

[Beispiel: *Druck4*]

> MO: Also, . der Blutdruck ist etwas ganz ganz Wichtiges, damit unser Körper, unsere Organe, das Gewebe mit ausreichend Blut . sprich mit ausreichend . Sauerstoff . versorgt wird. (BLUTDRU 32-35)

Diese Erklärung an dem Schaubild wird durch eine weitere Veranschaulichung ergänzt:

[Beispiel: *Systole1*]

MO: Wir haben das Ganze hier noch mal vorbereitet in einem kleinen Film (BLUTDRU 35-36)

Der Moderator wendet sich einer Videowand zu, auf der eine Animation abgespielt wird – eine anatomische Abbildung vom Menschen mit Herz, Arterien und Venen – und macht dabei auch die Vorbereitetheit deutlich: *Wir haben das Ganze hier noch mal vorbereitet.* Dann erläutert er – ebenfalls mithilfe eines Zeigestabs – die animierte Darstellung des Blutkreislaufs:

[Beispiel: *Systole2*]

MO: Wir haben das Ganze hier noch mal vorbereitet in einem kleinen Film, wo wir sehen, . wie hier das Herz . pumpt. In der Zusammenziehung . und/ also in dem Auswurf die Systole und in dem Erschlaffen wieder die Diastole, deswegen heißen die zwei Blutdruckwerte auch Systole . und Diastole. Und das geht also zum Kopf, und das geht in die Arme, und das geht auch in die Beine, also wir sehn hier, wie das Herz pumpt und das Blut eben zu den lebensnotwendigen Organen äh . funktioniert. (BLUTDRU 32-43)

Direkt im Anschluss an den Animationsfilm wiederholt der Moderator seine Eingangsfrage *Was ist der Blutdruck?* und setzt zu einer weiteren Erklärung an, die er begründet (*weil das so wichtig ist*):

[Beispiel: *Medikamente1*]

MO: Was ist der Blutdruck? Ich möcht es Ihnen noch mal erklären, warum das/ weil das so wichtig ist auch, zu verstehn, warum wir überhaupt Medikamente brauchen. (BLUTDRU 44-46)

Der Moderator möchte mit der nächsten folgenden Erklärung den Zuschauern also die Wichtigkeit von blutdrucksenkenden Medikamenten verständlich machen, dazu will er die Funktion des Blutdrucks nochmal verdeutlichen, aber mit etwas verändertem Fokus auf dessen medikamentöser Behandlung. Er bleibt bei der Videowand stehen, auf der jetzt eine Grafik mit zwei überdimensionalen Blutgefäßen im Querschnitt eingeblendet wird:

[Beispiel: *Medikamente2*]

MO: Und dazu haben wir auch eine kleine Graphik vorbereitet, . was ist der Blutdruck. Vielleicht die andere Graphik nochmal vorneweg. Das wäre dann erst später. Hier sehen wir schon mal die norma:le Arterie,
((Grafik mit gesunden Gefäßen wird eingeblendet))
hier auch die norma:le . / äh das normale Blutgefäß hier mit der Muskelschicht. (BLUTDRU 46-51)

Auch hier beginnt der Moderator die Erklärung mit einem Hinweis auf die Vorbereitetheit: *Und dazu haben wir auch eine kleine Graphik vorbereitet, was ist der Blutdruck.* Da es sich um die falsche Grafik handelt, tritt an dieser Stelle die mediale Produziertheit, die üblicherweise immer im Hintergrund bleibt, sichtbar in den Vordergrund: Der Moderator bittet die Studioregie, die *andere Grafik* einzublenden und die aktuelle danach (*das wäre dann erst später*). Während die Grafiken überblendet werden, beginnt er mit der angekündigten Erklärung:

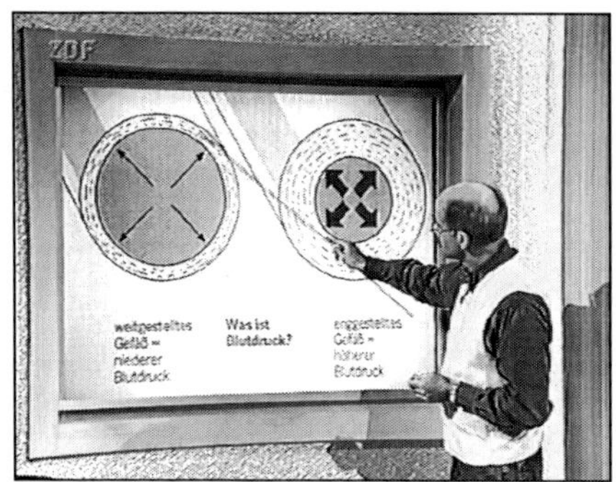

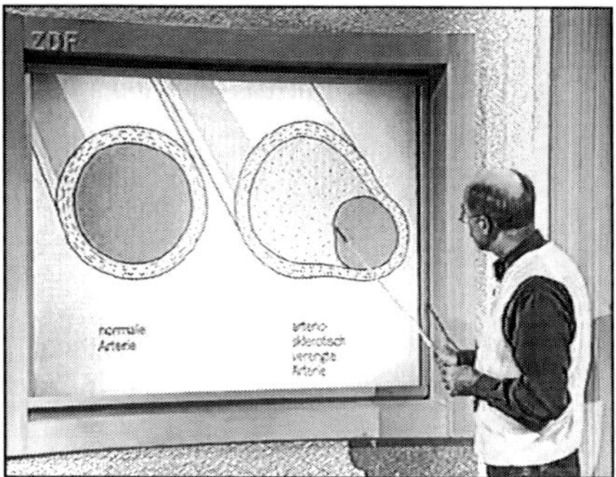

Abb. 9.4: Grafiken mit normalen und mit veränderten Arterien

[Beispiel: Medikamente3]

MO: Hier sehen wir schon mal die norma:le Arterie,
((Grafik mit gesunden Gefäßen wird eingeblendet))
hier auch die norma:le . / äh das normale Blutgefäß hier mit der Muskelschicht. Sehr weit, ein großer Durchmesser. Hier, auch die Muskelschicht, . hat sich zusammengezogen, der Durchfluss ist hier geringer. Das ist notwendig, dass sich ab und zu die Blutgefäße . engstellen im Körper. Und . je/ wenn wir das jetzt/ . das kann natürlich auch krankhaft sein, dass eben das nicht mehr funktioniert mit dem Weitstellen und mit dem Engstellen, und das sehn wir hier.
((Grafik mit krankhaft veränderten Gefäßen wird eingeblendet))
Hier hat sich eine . Arterie. arteriosklerotisch verändert. Das heißt, der Durchfluss ist nu/ nur noch so: groß. Statt so groß. Und hier muss halt dafür gesorgt werden, dass diese Ablagerungen verschwinden, damit sich das Blutgefäß wieder weitstellen kann, und wieder engstellen kann. Das ist auch der Sinn . von blutdruck . senkenden . Medikamenten. (BLUTDRU 49-64)

Der Moderator zeigt an den Grafiken gesunde Blutgefäße mit weitem Durchfluss und krankhaft veränderte Blutgefäße mit geringem Durchfluss, die sich nicht mehr weit- und engstellen können. Er stellt die physiologische Notwendigkeit dieser Funktion fest (*das ist notwendig*), erklärt sie aber nicht. Dann leitet er zu den blutdrucksenkenden Medikamenten über. Es wird allerdings aus dieser Erklärung nicht wirklich klar, wie es zu dem Zusammenhang zwischen Durchflussgröße und der Fähigkeit von Blutgefäßen, sich weit- oder engzustellen, kommt. Zur Unklarheit dieser Erklärung trägt sicherlich auch die Gestaltung der beiden Grafiken bei: Sie sind einander sehr ähnlich und enthalten in der Beschriftung der Blutgefäße noch zusätzliche Informationen zur Weit- und Engstellung, Pfeile etc., auf die verbal aber nicht Bezug genommen wird. Die abschließende Feststellung *das ist auch der Sinn von blutdrucksenkenden Medikamenten* macht nicht eindeutig, welche Wirkung diese nun tatsächlich haben, also die Ablagerungen verschwinden zu lassen oder die Weit- und Engstellung zu unterstützen. Hier zeigt sich, dass die Vorbereitetheit nicht unbedingt ein Garant für die Qualität einer Erklärung ist.

Vorbereitetheit bezieht sich nicht nur auf das geplante Zusammenspiel von sprachlichen Handlungen und unterstützenden visuellen Mitteln innerhalb einer Sendung, sie kann sogar sendungsübergreifend sein.

Im oben bereits zitierten Beispiel [*Druck3*] bringt der Moderator einen Vergleich mit der Giraffe, dabei fällt – wie schon angemerkt – auf, dass dieser Vergleich nur sprachlich erfolgt, allerdings so formuliert ist, als gäbe es auch eine Abbildung einer Giraffe:

[Beispiel: *Druck3*]

MO: Wenn wir die Giraffe betrachten, die hat einen viel längeren Hals als die Menschen. Deswegen muss hier bei der Giraffe der Blutdruck viel höher sein als beim Menschen. Also hier, dieses wichtige Organ Gehirn . muss mit ausreichend Blut versorgt werden, . sprich mit ausreichend Sauerstoff. (BLUTDRU 19ff.)

Bei den Formulierungen *die hat einen viel längeren Hals* oder *hier bei der Giraffe* zeigt der Moderator auf das Schaubild mit der anatomischen Darstellung und damit auf den menschlichen Hals. Wie kommt es zu dieser „Abkürzung“?

Bei den eben genannten Beispielen handelt es sich um den einleitenden Teil einer Call-in-Sendung zum Thema Bluthochdruck; tags zuvor gab es eine Sendung zum selben Thema mit Experten und Betroffenen im Studio. Auch in dieser vorangegangenen Sendung erklärt der Moderator nach Einleitung, Vorstellung der Beteiligten und einem ersten Gespräch mit einem Betroffenen die Funktionsweise des Blutdrucks:

[Beispiel: *Giraffe1*]

MO Ja, . was hoher Blutdruck ist, wie er entsteht, <u>was</u> überhaupt der Blutdruck ist, das möchte ich Ihnen jetzt am Modell . einmal ganz kurz zeigen (BLUT 45-47)

Der Moderator steht auf und geht zu einer Schautafel mit einer anatomischen Abbildung des Menschen. Es zeigt sich, dass die Darstellung in der Anrufersendung quasi eine Wiederholung der Darstellung vom Vortag ist, er benutzt in beiden Sendungen dasselbe Schaubild und unterstützt seine Ausführungen mit dem Zeigestab, auch die Formulierungen sind im Großen und Ganzen identisch:

[Beispiel: *Giraffe2*]

MO: also die Pumpe . im Körper schlechthin, das ist eben das Herz, . und das Herz versorgt eben den ganzen Körper mit Blut, sprich mit Sauerstoff. Und jetzt muss das Herz natürlich kräftig pump/ pumpen, damit das Blut hier hochkommt zum Gehirn, . aber auch in die Arme kommt, in die Hände, natürlich auch in die Beine, bis hin zum großen Zeh oder kleinen Zeh, aber auch zu den lebenswichtigen Organen wie zum Beispiel . die Nieren, die Leber, oder die Milz. (BLUT 47-55)

Vergleicht man dieses Beispiel mit den Beispielen [*Druck2*] und [*Druck3*] der Anrufersendung, so zeigt sich: Die sprachlichen Erklärungen des Moderators sind bis hinein in den Formulierungsverlauf und die benutzten Metaphern vorbereitet und routinisiert: *das Herz/ . die Pumpe/. der Motor des Körpers* [*Druck2*] und *also die Pumpe im Körper schlechthin, das ist eben das Herz* [*Giraffe2*].

Auch der Vergleich mit der Giraffe ist in die Erklärung eingebaut. Der Moderator macht die Zuschauer anhand des anatomischen Schaubildes zunächst auf den (eher geringen) Abstand zwischen Herz und Kopf beim Menschen aufmerksam und geht dann zu dem bekannten Beispiel aus dem Tierreich über – er begibt sich mit ein paar Schritten nach rechts zur Videowand, auf der das Bild einer Giraffenherde eingeblendet wird:

[Beispiel: *Giraffe3*]

MO: Jetzt sehen Sie ja, dass dieser Abstand vom Herz bis zum Kopf . nicht so sehr groß ist, nicht so weit ist, deswegen reicht auch ein Blutdruck, ich sag mal so als Richtgröße, hundertvierzig zu achtzig wäre ein normaler Blutdruck.
((geht zu Videowand))
Wir wissen bei Tieren, . zum Beispiel bei der Giraffe, dass da ein wesentlich höherer Blutdruck vorherscht, warum? . Weil der Weg von hier bis nach oben steil ist und auch sehr lang, so hat die Giraffe zum Beispiel einen Blutdruck von dreihundert zu zwohundertzwanzig, das wäre für einen Mensch sehr schlecht, wahrscheinlich bekäme er sehr schnell einen Herzinfarkt, oder sehr schnell . einen . Schlaganfall. (BLUT 55-67)

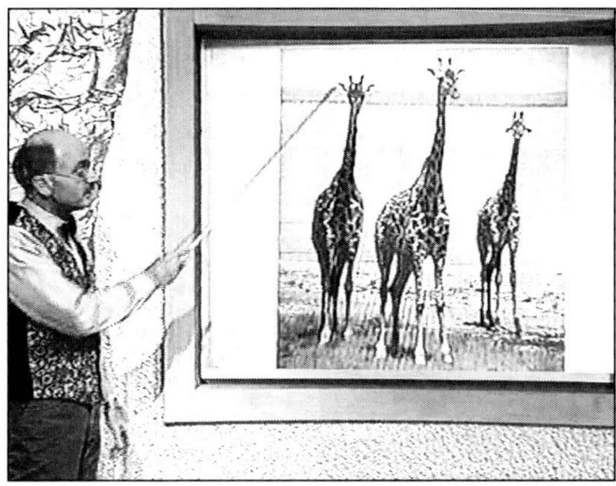

Abb. 9.5: Das Giraffenbild

Im Unterschied zur tags darauf ausgestrahlten Anrufersendung wird hier der Vergleich nachvollziehbar ausgebaut und durch entsprechendes Bildmaterial gestützt: Der Moderator verweilt, solange es um den menschlichen Organismus geht, beim anatomischen Schaubild (*dieser Abstand vom Herz bis zum Kopf*), und als er zum Vergleich aus der Tierwelt ansetzt, wendet er sich zur Videowand und dem Bild der Giraffenherde. Seine Beschreibung *weil der Weg von hier bis nach oben steil ist und auch sehr lang* begleitet er, indem er mit dem Zeigestab den Hals einer Giraffe nachzeichnet.

Dieser visuell gut aufgebaute Vergleich erleidet in der Sendung am Tag darauf aufgrund der Wiederholung – wie schon gezeigt – eine sonderbar anmutende Verkürzung. Der Vergleich wird ohne Vorbereitung eingeführt und die sprachlichen Bezugnahmen zur Giraffe (*wenn wir die Giraffe betrachten, hier bei der Giraffe*) werden am anatomischen Bild eines Menschen visualisiert (Beispiel [*Druck3*]). Hier hat sich beim Moderator vermutlich die eingeschliffene Routine durchgesetzt. Ein Zuschauer, der die erste Sendung nicht verfolgt hat, wird mit dieser Verkürzung wenig anfangen können, außer die Information ist ihm ohnehin schon bekannt.

Es zeigt sich also, dass die Erklärungen der Moderatoren deutlich vorbereitet sind und versatzstückartig zum Einsatz kommen können, durchaus auch in mehreren Sendungen wiederholt, wenn das Thema es zulässt. Damit befinden sich die Moderatoren in einem gewissen Vorteil gegenüber den Experten, die spontaner agieren müssen. Es zeigt sich aber auch, dass diese Vorbereitetheit nicht unbedingt ein Garant für die Güte von Erklärungen ist, z. B. wenn sprachliche und visuelle Informationen konzeptionell nicht gut aufeinander abgestimmt sind oder sie für den Moderator zu sehr zur Routine werden.

9.3 Erklärungsstrategien von Experten

Das Erklären in Gesundheitssendungen ist für die Experten keine leichte Aufgabe: Erstens handelt es sich bei medizinischen Informationen oft um komplexe Sachverhalte, die nicht einfach und schnell zu erklären sind; zweitens sind die Experten Profis für medizinische oder gesundheitswissenschaftliche Fragen, aber nicht unbedingt geübt darin, verständlich zu erklären oder routinemäßig griffige und gut nachvollziehbare Erklärungen für ihre fachlichen Wissens- und Erfahrungsbestände zur Verfügung zu haben. Drittens erfordert die spezielle Situation der Studioaufzeichnung mit Kamerateam und fehlendem konkreten Gegenüber, dem erklärt wird, eine spezifische Medienroutine, die nicht einfach vorausgesetzt werden kann.

Wenn Experten – in der Mehrzahl Ärzte und Ärztinnen – in Gesundheitssendungen etwas erklären, dann bemühen sie sich erkennbar darum, ihre Erklärungen verständlich zu machen. Das mag auch darin begründet sein, dass sie von den Moderatoren stets dazu angehalten und durch die Erklärungsaufforderungen erinnert werden, dass sie medizinische Sachverhalte verständlich machen sollen. Die Experten bedienen sich beim Erklären der gleichen sprachlichen Verfahren wie die Moderatoren, sie benutzen Veranschaulichungsverfahren wie Metaphern, Vergleiche oder Beispiele. Beim Einsatz visueller Hilfsmittel sind sie allerdings stärker davon abhängig, was von der Redaktion für die Sendung geplant und zur Verfügung gestellt wird. So sind ihre Erklärungen – mit wenigen Ausnahmen von Experten, die öffentliche Vermittlungsauftritte gewohnt sind – weniger vorbereitet und routinisiert, sondern spontaner und aus der Situation heraus produziert und damit insgesamt auch fehleranfälliger.

9.3.1 Typen von Erklärungen

Die typischen Formen von Expertenerklärungen sind kausale und teleologische Erklärungen. K*ausale* Erklärungen machen die Gründe für Phänomene und Vorgänge deutlich und geben Ursache-Wirkungszusammenhänge an. *Funktionale* oder *teleologische* Erklärungen stellen Zusammenhänge her, indem sie angeben, welche Funktion oder welchen Zweck etwas erfüllt hat. Dazu einige Beispiele:

Kausale Erklärungen

In einer Sendung zum Thema Weißdorn bei Herzschwäche geht es um die Funktions- und Wirkungsweise dieser Pflanze. Mit einer Frage nach der therapeutischen Rolle dieser Pflanze gibt der Moderator dem Experten einen Impuls für eine kausale Erklärung (*weil . der Weißdorn*):

[Beispiel: *Weißdorn*]

MO: Welche Rolle spielt denn der Weißdorn in der Behandlung der . Herzschwäche? Also hier, unsere . Pflanze?

EX: Unsere Pflanze, von der man ja nimmt . das Blatt, die Blüte, und die Frucht, könnte eigentlich ne viel größere Rolle nach meiner Überzeugung spielen, . als das was es heute an Rolle spielt, weil . der Weißdorn eigentlich das, was wir eben genannt haben, an Wirksamkeit verbinden kann. Vor allen Dingen kann der Weißdorn zunächst einmal . die Kraft des Herzmuskels stärken. Als zweite/

MO: Hm. Nun hier haben wir die Wirkungen des . Weißdorns. ((Einblendung))

EX: Als zweites kann er eben . steigern . die Durchblutung in den Herzkranzgefäßen, also was hier Koronardurchfluss genannt ist, . der Weißdorn kann, das was die Beta-Blocker können, eben (WEISS 21-35)

Der Experte beantwortet die Frage nach der Rolle des Weißdorns, stellt seine Besonderheit heraus und beginnt mit *weil . der Weißdorn* die Gründe aufzuzählen: erstens, zweitens, drittens – weil er die Wirksamkeit herkömmlicher Medikamente verbinden kann, die Kraft des Herzmuskels stärken kann etc. Die Erklärung des Experten wird von einer bildschirmseitigen Einblendung gestützt, auf der die Wirkungen des Weißdorns aufgelistet sind.

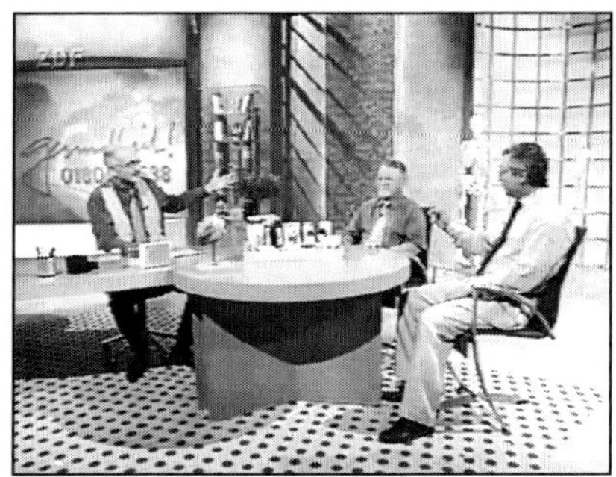

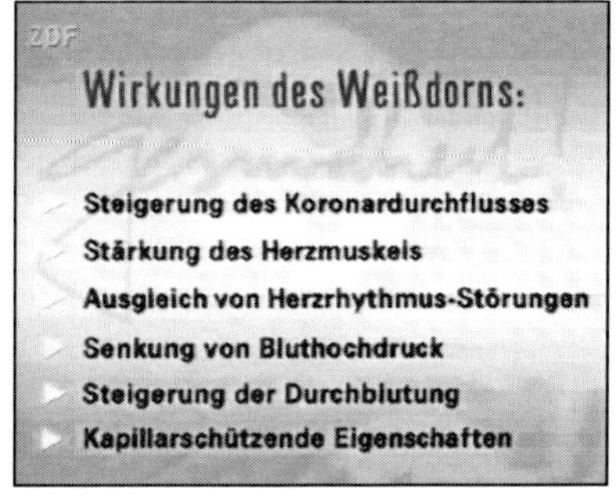

Abb. 9.6: Der Experte erklärt die Wirkungen des Weißdorns

Diese von der Sendungsregie geplante Einblendung führt dazu, dass der Experte ab dem Moment ihres Erscheinens zusätzlich zu seiner Erklärung auch noch Übersetzungsarbeit für Fachbegriffe leisten muss, die nicht von ihm, sondern von der Einblendung eingeführt werden: *also was hier Koronardurchfluss genannt ist.* Hier fehlt sichtlich eine inhaltliche Abstimmung in der Vorbereitung, weil die an sich gut verständliche Darstellung des Experten von seiten der Sendungsplanung durch eine fachsprachlich orientierte Auflistung torpediert wird.

Funktionale/teleologische Erklärungen

Funktionale Erklärungen richten sich oft auf die Funktion von Substanzen, Medikamenten oder auch Symptomen. In einer Sendung zu Hauterkrankungen fordert der Moderator den Experten auf, *das Negative* des Cortisons zu erklären:

[Beispiel: *Cortison*]

MO: Was ist das Negative am Cortison?

EX: Das Cortison is ja eine körpereigene Substanz. Also eine physiologische, natürliche Substanz, die im Körper eine wesentliche Funktion hat. Und zwar muss das Abwehrsystem sich immer einregulieren, so dass es einerseits gegen Krankheitserreger sofort entsprechend reagiert, andererseits harmlose Umweltreize einfach toleriert. Und auf diese Achse übt das Cortison einen modellierenden . und einen beruhigenden Einfluss aus. (HAUT4 80-87)

Der Experte beantwortet die Frage nicht direkt, sondern geht zuerst auf die physiologische Seite von Cortison als körpereigener Substanz ein und erklärt dessen *modellierende* Funktion für das *Abwehrsystem.* Typisch für funktionale Erklärungen sind Konjunktionen wie *damit* oder *so dass.* Mit dieser Erklärung macht der Experte den Zuschauern deutlich, dass Cortison wichtige positive Eigenschaften hat. So kann er durch die Darstellung der Funktion dieses Hormons auch Wissen vermitteln, das geeignet ist, falsche Überzeugungen und Laienvorstellungen, Cortison sei nur gefährlich oder negativ, zu korrigieren. Erst danach geht der Experte auf die negativen Seiten ein, die er vor allem bei den Fehl- und Überdosierungen verortet, die zu Beginn der ärztlichen Verschreibung von Cortison sehr häufig vorkamen und erhebliche Nebenwirkungen erzeugten.

Zwecke von Therapien und Behandlungen werden oft teleologisch erklärt, aber auch der Zweck körperlicher Reaktionen, vor allem in Verbindung mit Personifizierungen (s. Kap. 8). So erklärt ein Experte z. B. den Zweck von Herzrhythmusstörungen: *Und es [das Herz] sagt uns damit, dass unser/ unsere Rhythmen, also unserer Herzensrhythmus nicht in Ordnung ist* (HERFLIEG 53).

In einer Sendung zum Thema Hörsturz zählt der Experte mögliche therapeutische Maßnahmen auf und nennt auch die *hyperbare Sauerstofftherapie.*

[Beispiel: *hyperbare Sauerstofftherapie*]

EX: Und äh . darüber hinaus äh kann man im Anschluss eine . hyperbare Sauerstofftherapie erwägen, wenn . bis dahin der Erfolg nicht/

MO: Das müssen wer jetzt näher erklären, . hyperbare Sauerstofftherapie. Ham wer auch n paar . Fotos oder n kleinen Film vorbereitet, wo man sieht/ . vielleicht sagen Sie uns wiederum etwas dazu.

EX: Ja, man sieht hier ne Kammer, die . luftdruckmäßig von der Umge-

> bung abgeschlossen wird hermetisch. Dann wird äh . der Druck in der Kammer so erhöht, dass die Patienten einem Umgebungsdruck von ich sag mal . fünfzehn Meter Tauchtiefe im Schnitt ausgesetzt werden, und in dieser Zeit atmen sie über eine Maske . Sauerstoff ein. Und nun erreicht man . therapeutisch, dass äh . das Blut nicht nur den Sauerstoff am roten Blutfarbstoff/ äh . am Hämoglobin transportiert, diese Kapazität ist begrenzt, sondern . dass man über diese . Druckerhöhung er/ äh den Sauerstoff physikalisch gelöst im Blut . transportieren kann. (HÖRSTURZ 182-198)

Als der Experte den Fachbegriff *hyperbare Sauerstofftherapie* unübersetzt lässt, unterbricht ihn der Moderator und fordert ihn auf, diese Behandlung gemeinsam mit ihm zu erklären (*müssen wer jetzt näher erklären*). Hier wird, wie oft in den Sendungen, die Aufgabe des Erläuterns und Erklärens von spezifischen Sachverhalten an den Experten delegiert. Zugleich fordert der Moderator die Regie auf, das entsprechende Bildmaterial einzublenden. Hier wird die gemeinsame Vorbereitung der zentralen Themen der Sendung, also Symptome und Ursachen des Hörsturzes, gängige Behandlungsmethoden und Therapieerfolge, transparent. Eine gute gemeinsame Vorbereitung zeigt sich in einer gelungenen Inszenierung, dass das Gespräch zwischen Moderator und Experte spontan erscheint, es aber „wundersamerweise" zu allen so beiläufig zur Sprache kommenden Sachverhalten visuell begleitendes Material (Bilder, Filme, Objekte, Geräte) im Studio gibt (Lalouschek 2005, 138ff. sowie Kap. 3.4.1).

Der Experte beschreibt anhand des Bildes einer Druckkammer die Behandlung und erklärt den Zweck, der therapeutisch damit verfolgt wird: *und nun erreicht man*, eine typische Formulierung innerhalb einer teleologischen Erklärung. Im Detail bleibt die Erklärung komplex und schwer verständlich, da mehrere Wissensvoraussetzungen erfüllt sein müssen, um sie zu verstehen: Blut transportiert Sauerstoff, dieser Transport erfolgt über den roten Blutfarbstoff, dieser heißt fachsprachlich Hämoglobin, die Kapazität des Sauerstofftransports ist begrenzt, Sauerstoff kann noch auf andere Weise im Blut transportiert werden, eine Druckerhöhung kann dies bewirken. Der Ausdruck *Sauerstoff physikalisch gelöst* bleibt unerklärt, obwohl gerade er den (therapeutisch) relevanten Kontrast bildet.

Mit ein Grund dafür könnte sein, dass die visuelle Unterstützung zwar die Druckkammer zeigt, aber keine Animation der *hyperbaren Sauerstofftherapie*. Eine solche könnte den Zuschauern helfen sich die Vorgänge vorstellen, aber auch den Experten unterstützen, ihm die Möglichkeit geben, seine Erklärung an die Animation anzulehnen und stärker Elemente einer Bildbeschreibung zu verwenden, um eine redundantere, deiktischere und umgangssprachlichere Darstellungsform zu erreichen (s. Kap. 9.3.3).

9.3.2 Erklärungen mittels sprachlicher Veranschaulichungsverfahren

Wie eingangs und in Kap. 8.1 schon ausgeführt, werden bei Erklärungen, vor allem wenn es um die Vermittlung von Wissen geht, gern auch Verfahren der Veranschaulichung wie Metaphern, Vergleiche oder konkrete Beispiele eingesetzt. Durch sie kann der Fachwortgebrauch reduziert, die Erklärung konkret gehalten und an vorhandenes Wissen oder Alltagserfahrungen angeschlossen werden. Auch die Experten in den Sendungen bemühen sich, ihre Erklärungen über die Nutzung sprachlicher Veranschaulichungsverfahren für die Zuschauer nachvollziehbar und verständlich zu gestalten.

Erklären mit Vergleichen

In einer Sendung zum Thema Hörsturz hat ein Betroffener geäußert, dass er beruflichen Stress für seine Erkrankung verantwortlich macht. Der Moderator ersucht den Experten, den Zusammenhang zwischen Hörsturz und Stress aus fachlicher Sicht zu erläutern. Der wählt für seine Erklärung einen äußerst bildhaften Vergleich:

[Beispiel: *Sicherung*]

EX: Ja, dann gibt es noch n zweiten Problembereich, den wir bei sch/ sogenannten Stresspatienten finden, wenn eben . <u>An</u>spannung und <u>Ent</u>spannung nicht mehr in einem Gleichgewicht sind, und da hat <u>vielleicht</u> der Hörsturz . die Funktion einer Sicherung, die dann herausfliegt, um das ganze System vor einer Überforderung zu schützen. Das is ne Modellvorstellung. Die is nicht verifiziert, aber sie erklärt vielleicht, was hier sich abspielt. (HÖRSTURZ 300-308)

Der Experte verwendet explizit eine funktionale Erklärung: *die Funktion einer Sicherung*. Durch den Vergleich eines *Hörsturzes* mit einer herausfliegenden *Sicherung* entwirft er ein plastisches, nachvollziehbares Bild, da vermutlich jeder Zuschauer schon einmal das Herausfliegen (oder jedenfalls Auslösen) der Sicherungen, den begleitenden Knall oder Knacks und die eintretende Dunkelheit oder Stille erlebt hat und auch jeder weiß, dass eine Überlastung stattgefunden hat, dass ein Gerät vielleicht defekt war, aber dass andere Geräte geschützt worden sind. Der Experte betont unter Verweis auf die *Modellvorstellung* gleichzeitig, dass der Gesamtzusammenhang komplexer ist, dass das Modell aber ein Mittel zur Erklärung sein könne. Ein solcher Vergleich kann bei den Zuschauern auch ein Verstehen möglicher Zusammenhängen bewirken, das über den rein physiologischen Vorgang hinausgeht – in diesem Falle, dass ein Hörsturz nicht nur das organische Versagen des menschlichen Gehörs ist, sondern eine Reaktion auf umfassendere, gesundheitlich belastende Lebensumstände.

Erklären mit Metaphern

In einer Sendung zum Thema Allergie möchte ein Experte, bevor er zu Detailfragen übergeht, das Geschehen Allergie als gesamtes erklären und bedient sich dabei einer Metapher:

[Beispiel: *Hilfeschrei1*]

EX: Die Allergie ist ja, das müss ma vielleicht mal erklären, . der Hilfeschrei unseres Immunsystems. (ALLERGIS 363-364)

Die Metapher *Hilfeschrei* ist eingängig: Das Immunsystem wird personifiziert, es kommuniziert in Form einer Allergie und schreit um Hilfe. Der Anfang der Erklärung ist gelungen, die Neugier der Zuschauer – warum schreit es um Hilfe? was kann man tun? – wird in der Fortführung jedoch enttäuscht:

[Beispiel: *Hilfeschrei2*]

EX: Die Allergie ist ja, das müss ma vielleicht mal erklären, . der Hilfeschrei unsres Immunsystems. Das Immunsystem hat keine . begrenzte lokale Immunantwort mehr zur Verfügung, also wird die gesamte Armee . der Abwehrkraft mobilisiert. (ALLERGIS 363-366)

Die Erklärung wird zwar weitergeführt, allerdings nicht über den Ausbau der Metapher *Hilfeschrei*, sondern mittels eines fachsprachlichen Ausdrucks (*keine begrenzte lokale Immunantwort*) – der unübersetzt bleibt, obwohl gerade er von zentraler Bedeutung ist –, und dann mit einer anderen Metapher gemischt, in der die Krankheit zum Kriegsgeschehen wird (*wird die gesamte Armee ...* mobilisiert). In dieser Darstellungsweise ist der gesamte Sachverhalt schwer zu verstehen. Es wird ein Zusammenhang postuliert – weil *keine begrenzte lokale Immunantwort mehr zur Verfügung* steht, wird *die gesamte Armee der Abwehrkraft mobilisiert* –, der aus Mangel an weitergeführten Metaphern und zusätzlichen Erläuterungen nicht nachvollziehbar ist. Übrig bleibt das Bild eines dramatischen Geschehens (*Hilfeschrei, gesamte Armee mobilisieren*), das zum Verständnis des Sachverhalts selbst aber wenig beiträgt.

Erklären mit Beispielerzählungen

Abstrakte Sachverhalte lassen sich auch durch Beispielerzählungen konkretisieren. So erläutert ein Arzt im Rahmen eines öffentlichen Vortrags über Stress den Unterschied zwischen dem stressanfälligen A-Typ und dem entspannteren B-Typ unter Bezug auf ein persönliches Erlebnis:

[Beispiel: *Zufriedenheit*]

EX: Der B-Typ dagegen, der ist etwas gelassener, geduldiger, entspannter. Der ist auch mal in der Lage, zu sagen sein/ das was ich jetzt hab,

> damit bin ich zufrieden, ja? Ich muss nicht die neue S-Klasse haben, das andere reicht auch, ja? Ähm, einer meiner Patienten hat mir gesagt: Ähm, Herr Doktor es muss Ihnen ganz schön schlecht gehen. Hab ich gesagt: Wie kommen Sie auf die Idee? Ja, Sie haben ja immer noch keinen Porsche, ja? Das sind solche Sachen, ne? Ich brauch auch keinen. Dann Ungezwungenheit und en Stückchen Normalität. Einfach mit den Dingen normal umgehen, ohne Schwierigkeiten, ohne Probleme, einfach en Stückchen normales Leben. So. (DORTHERZ3 130-137)

Es handelt sich bei dieser Beispielerzählung um eine Begebenheit, die als eigenes Erlebnis mit einem Patienten dargestellt wird – eine bei den Experten in den Gesundheitssendungen seltene Form. Dem Arzt wird in dieser Geschichte vom Patienten das Streben nach dem Besitz eines Porsches zugeschrieben und dies als Beispiel für die Persönlichkeit eines A-Typs behandelt. Indem der Arzt ein solches Streben bzw. die Zuschreibung zurückweist (*Ich brauch auch keinen.*), verdeutlicht er, was einen B-Typ vom A-Typ unterscheidet und erklärt, wieso ein solcher *gelassener, geduldiger, entspannter* ist. Die Erzählung dient hier vielleicht stärker der Unterhaltung als der Erklärung. Denn der *B-Typ* wurde ja am Anfang schon beschrieben und konkretisiert, und der Zusammenhang von Entspanntheit mit Zufriedenheit sowie mit *Normalität* ist leicht verständlich, auch ohne die ausführliche Illustration.

An diesem Beispiel aus einem Vortrag fällt der Umfang auf, den diese Beispielerzählung einnimmt und einnehmen darf. Hier besteht ein Kontrast zu den Gesundheitssendungen, in denen sich immer wieder zeigt, dass die Experten versuchen rasch zu erklären und die Moderatoren stark das Zeitbudget und die noch anstehenden Themen im Auge haben, so dass sie auf zeitraubende klärende und vertiefende Nachfragen oder auf die Anforderung deutlicherer Beispiele verzichten. Ein großzügigerer Umgang mit Zeit, der Wiederholungen, Redundanzen und Vertiefungen erlaubt, unterstützt aber das Verarbeiten und Verstehen. Dies sieht man in den Talkshows zu Gesundheitsthemen, vor allem in den Sendungen von Jürgen Fliege, in denen auch Experten mehr Gelegenheit haben, Sachverhalte ausführlicher darzustellen und bestimmte Themen von unterschiedlichen Seiten zu beleuchten.

Erklären mit Beispielen

Mitunter werden als Hilfen beim Erklären auch Beispiele herangezogen; das können Lebensumstände einzelner Personen sein oder historische Prozesse, wie im folgenden Ausschnitt. Es geht um das Thema Allergien und die Moderatorin wendet sich mit der Vermutung an einen geladenen Allergologen, man könne gegen Allergien gar nichts machen, *man kriegt se einfach.* Dieser antwortet:

[Beispiel: *Mauerfall*]

EX: Tatsache ist, dass Allergien in den letzten zwanzig, dreißig Jahren erheblich zugenommen ham, . und ein sehr . äh markantes Beispiel ist . äh die/ sind die ehemaligen Bundesländer. Bis zum Fall der Mauer gab s dort relativ wenige Allergiker. Nachdem . aber die neuen Bundesländer genauso erwä/ ernährt werden wie wir hier, steigt die Allergierate dort extrem an. . Auf den/ auf unsern Level. Es muss also irgendeine Matrix geben, möglicherweise im Bereich der Ernährung, . die diese Situation fördert und das Angehn von Allergien gegen Pollen, gegen . Schimmelpilze, . Nahrungsmittel und so weiter eben anhebt. (ALLERGIS 116-125)

Der Experte widerspricht der Vermutung der Moderatorin, dass Allergien auf ein rein individuelles Geschehen, eine Veranlagung oder Disposition zurückzuführen seien, indem er auf den Anstieg von Allergien in den letzten Jahrzehnten aufmerksam macht. Als Erklärung bringt er ein für die Zuschauer nachvollziehbares Beispiel, *die neuen Bundesländer.* Dort ist nach dem Fall der Mauer und der Veränderung der Ernährungsgewohnheiten die Allergierate angestiegen, d. h. es sind externe Faktoren, die Allergien mitauslösen. Die Erklärung ist bis zu diesem Punkt gut nachvollziehbar und instruktiv, die Schlussfolgerung aber ist es nicht: Der zentrale Begriff *Matrix* bleibt als Fachbegriff unerklärt, der Ausdruck *diese Situation* ist ohne klaren Bezug und die Abschwächung *möglicherweise im Bereich der Ernährung* widersprüchlich, da es doch im Beispiel um Ernährung ging. Diese unklar formulierte Schlussfolgerung macht es den Zuschauern nicht möglich zu entscheiden, ob das Beispiel nun wissenschaftlich abgesichert ist oder nicht.

Erklärungen mit Analogien

In einer anderen Sendung zum Thema Allergien bittet die Moderatorin die geladenen Experten um abschließende Stellungnahmen zu diesem komplexen und schillernden Krankheitsgeschehen. Ein Arzt erklärt die Allergie mit Hilfe einer Analogie als ein *multifaktorielles Geschehen*:

[Beispiel: *Nussschale*]

EX: Die Allergie ist wie eine schwimmende Nussschale, . die erst zum Ausbruch kommt, sprich untergeht, wenn viele Gewichte hineingelegt werden. Ein Gewicht ist . die Disposition, ein weiteres Gewicht ist die/ das Allergen und eine Vielzahl von begleitenden Faktoren, die das Schiff gewissermaßen zum Überlaufen bringen, nein, das Wasser zum Einlaufen bringen und zum/ zur Ausprägung der Allergie dann führen. Das ist also ein multifaktorielles Geschehen. (ALLERG10 37-45)

Der Experte möchte eine Analogie zwischen dem Ausbruch einer Allergie und dem Untergehen eines schwimmenden, bootartigen Gefährts bilden: Ein Boot geht nicht unter, wenn es mit einem schweren Gewicht beladen wird, sondern erst, wenn es mit vielen Gewichten überladen wird, läuft es voll und geht unter. So bedarf es bei einer Allergie auch mehrerer Faktoren, bis sie zum Ausbruch kommt – das *multifaktorielle Geschehen* ist der Grund, warum sie ganz plötzlich auftreten kann, ein bestimmter Auslöser oft nicht bestimmbar ist und sie schwer behandelbar bleibt.

Diese Analogie misslingt jedoch in mehrfacher Hinsicht: Der Experte wählt die Nussschale als Konkretisierung des Gefährts. Die daraus folgende Gleichsetzung von *Allergie* und einer *schwimmenden Nussschale* ist ungewöhnlich – was per se nicht schlecht sein muss, weil ein überraschender Vergleich sehr wirksam sein kann. Diese Gleichsetzung aber ist von sich aus nicht erhellend, und ihre weitere Ausarbeitung, *viele Gewichte* in eine Nussschale zu legen, geht von der Alltagserfahrung weg und passt besser zu einem richtigen Boot oder *Schiff*. So kommt es zu einem Bildbruch. Die aus der gewählten Analogie folgende Gleichsetzung zwischen *untergehen* (wo etwas verschwindet) und *zum Ausbruch kommen* (wo etwas zum Vorschein kommt) erweist sich in der Realisierung als unglücklich.

Die Aufzählung der einzelnen *Gewichte* erfolgt über Fachbegriffe wie *Disposition* und *Allergen*. In einer Erklärung, die bildlich besser gewählt und redundanter gehalten ist, fallen einzelne unerklärte Fachausdrücke nicht so sehr ins Gewicht, hier erhöhen sie den Grad der Unverständlichkeit. Einen zusätzlichen Beitrag zur Verwirrung leisten die Bildbrüche, syntaktischen Überkreuzungen (*Allergie ..., die erst zum Ausbruch kommt – Nusschale, ... die untergeht*) und semantischen Korrekturen (Überlaufen, nein, *Einlaufen*) auf sprachlicher Ebene, die der spontanen Produktion geschuldet sind. Das Stirnrunzeln des Experten gegen Ende seiner Ausführung macht deutlich, dass ihm selbst auch bewusst ist, dass seine Darstellung aus den Fugen geraten ist, und dass er darüber nicht glücklich ist. Da es sich um das Ende der Sendung handelt, hat er keine Möglichkeit zur Korrektur; an einem anderen Punkt im Sendungsverlauf könnte er mit einer einleitenden Wendung wie *oder um es noch mal anders auszudrücken* eine verbesserte Darstellung nachtragen.

9.3.3 Erklärungen mittels sprachlicher und visueller Verfahren

Wie schon mehrmals erwähnt, werden die Experten von den Moderatoren gern aufgefordert, Sachverhalte anhand zur Verfügung gestellter visueller Hilfsmittel zu erklären, was den Erklärungen von komplexen Zusammenhängen und Sachverhalten zuträglicher ist, als wenn sie nur mit sprachlichen Mitteln erfolgen. Zudem bietet sich gerade bei einem visuellen Medium wie dem Fernsehen das Erklären unter Zuhilfenahme von Bildern, Filmen und Objekten an. Zum Einsatz kommt in den Gesundheitssendungen ein breites Spektrum von anatomischen Modellen, Schautafeln, eingeblendeten Grafiken, Röntgen-, Magnetresonanz- oder Ultraschallaufnahmen, bewegten Bildern, Animationen und Filmen bis hin zu medizinischen Geräten, Freiwilligen und Aufbauten im Studio.

Wichtig bei visuell unterstützen Veranschaulichungen ist, dass verbale Erklärung und visuelles Hilfsmittel aufeinander abgestimmt sind, so dass die Informationen einander ergänzen und unterstützen und nicht miteinander in Konkurrenz treten. Das ist bei den Erklärungen der Experten nicht immer gegeben, vor allem weil sie meist mit visuellen Hilfsmitteln arbeiten müssen, die nicht aus ihrem eigenen Repertoire stammen und die sie selbst vielleicht zum ersten Mal sehen; oder weil sie sich spontan zu einem Film oder Bild äußern müssen und nicht im Vorfeld die Möglichkeit gegeben war, passende Formulierungen auszuprobieren. Nicht zuletzt animieren Filme oder Bilder auch stärker zum Beschreiben als zum Erklären, was manchmal nützlich sein kann, wenn es um grundlegende Informationen geht, was aber die Erklärung von Zusammenhängen auch behindern oder unterbinden kann.

Erklären mit Zeigen am Bild

Im folgenden Beispiel bittet der Moderator den Experten, die *Sinneszellenschädigung* im Innenohr bei einem Hörsturz anhand eines *kleinen Bildes* zu erklären:

[Beispiel: *Sinneszellen*]

EX: Man vermutet, dass die Sinneszellenschädigung . verschiedene äh . Ausprägungen zeigt.

MO: Wir ham dazu ein . kleines Bild vorbereitet äh . mit diesen Sinneszellen, wenn Sie das vielleicht grad nochmal . uns erklären könnten.

EX: Ja, man sieht da . äh . mehrere Reihen von Sinneszellen. Die drei Sinneszellen auf der Seite sind die . äußeren Haarzellen, dann sieht man die inneren Haarzellen, und ähm . äh . diese verschiedenen . Zellreihen haben nun Verstärkerfunktion. Die äußere . Sinneszelle nimmt den Schallreiz als erstes wahr, . verstärkt dann, und . gibts weiter. (HÖRSTURZ 153-159)

Der Experte beschreibt das Bild (*man sieht da*), also die Sinneszellen, ihre Anordnung und ihre Funktion für die Reizübertragung (*Verstärkerfunktion*). Er erklärt jedoch nicht die von ihm eingangs genannte *Sinneszellenschädigung*, für die seitens der Sendungsregie ja auch kein Bildmaterial zur Verfügung gestellt ist. Wäre die Erklärung gemeinsam vorbereitet worden, dann gäbe es zusätzlich zu dem Bild der gesunden Sinneszellen des Innenohres sinnvollerweise auch ein Bild von geschädigten Sinneszellen. Die Bitte um Erklärung geht also oft in eine Beschreibung über, was aber nicht immer negativ sein muss: Es zeigt sich, dass Bildmaterial für Experten auch hilfreich sein kann, weil sie über die Beschreibung des Bildmaterials ihre Erklärung konkretisieren.

Gerade für fachliche Bilder und auch für Demonstrationen gilt: Um aussagekräftig und hilfreich für Laien zu sein, muss das spezifische Wissensdefizit, das sie beheben sollen, durch sprachliches Handeln eingegrenzt und markiert werden.

Das gelingt im folgenden Beispiel. In einer Sendung zu Herzinfarkt erklärt ein Experte die Blutversorgung des gesunden und des infarktbetroffenen Herzens, wobei er mit einem Stab auf Bilder zeigt, die das Gesagte verdeutlichen sollen. Durch *man sieht hier* und den Zeigestab wird die Wahrnehmung der Zuschauer angeleitet. Die verbale Erklärung und auch die Erläuterung von Fachwörtern wird durch diese zeigenden Bewegungen unterstützt:

[Beispiel: *Bypass*]

EX: und hier in diesem Bild sieht man, diese Stelle ist jetzt vollkommen verschlossen. Und der hier schraffiert gezeichnete Bereich hat ein Infarkt erlitten. Hier entsteht eine Narbe, die nicht mehr an der Pumpleistung des Herzens teilnimmt.
((neues Bild wird eingeblendet))
Des ist jetzt schon die Therapie. Man sieht hier drei angelegte Venenbypässe, die der Chirurg aus dem Bein entnommen hat, und die er hier der Körperschlagader einpflanzt, und dann nach dem Verschluss an dem gesunden Abschnitt der Herzkranzader wieder einpflanzt. Das heißt, das Blut fließt jetzt . als Umleitung, was ja das Wort Bypass bedeutet, über die Engstellen in des normale Herzkranzgefäß wieder rein. (HERZINF3 51-61)

Erklären, demonstrieren und üben

In einer Sendung zum Thema Asthma erklären der Arzt-Moderator, ein Betroffener und der medizinische Experte gemeinsam die Atemtechnik *Lippenbremse*. Der Moderator organisiert die Erklärung und gibt vor, wer was wann erklären bzw. vorführen soll. Nachdem der Betroffene auf Aufforderung des Moderators die Lippenbremse erklärt und demonstriert hat und gemeinsam mit dem Publikum übt (vgl. [Beispiel: *Lippenbremse1*], Kap. 9.5.3), wird der Experte aufgefordert, seinerseits die *Lippenbremse* zu erläutern:

[Beispiel: *Lippenbremse2*]

EX: Ja, die Lippenbremse ist nichts weiter als ein leichter Widerstand, den man der Ausatmung gibt, und dadurch kommt es zu einem Offenhalten der Bronchien während der Ausatmung. Wer zum Beispiel

> mal einen schweren Hustenanfall hatte, wird merken, dass, wenn er das mit einer Lippenbremse unterbricht, der Husten sofort nachlässt, denn wenn ich bei der Ausatmung einen Widerstand vorsetze, müssen die Bronchien offen bleiben und können nicht zusammenfallen und so kann Husten nicht wieder Husten induzieren. (ASTH 205-214)

Der Experte beschreibt im ersten Satz die Atemtechnik und erklärt, was sie bewirkt: *Offenhalten der Bronchien während der Ausatmung.* In einem nächsten Schritt zieht er ein allen Zuschauern geläufiges *Beispiel* für die Wirkweise heran (*wer zum Beispiel mal einen schweren Hustenanfall hatte*) und erklärt, warum sie bei Husten wirkt. Verstärkt wird der Vermittlungsprozess durch die vorangegangene und jetzt wiederholte Demonstration, die auf ein Mitmachen und Einüben durch die Zuschauer zielt.

[Beispiel: *Lippenbremse3*]

MO	Hmhm. Also ich machs nochmal, ja? Ich atme nochmal durch die Nase ein

214

MO	((einatmen)) und jetzt ((ausatmen)). Richtig?
EX	Ein hervorragender Patient

215

MO	Gut. ((lacht)) Schön langsam, ja. Es ist einfach so, wenn ich das
EX	sind Sie, Herr Doktor.

216

MO	so machen würde, so ((einatmen)) oder so ((pustet)), ja? Dann geht/ gehn

217

MO	ja die/ die/ der Bronchialbaum, der klatscht zusammen, ja? Die Wände
EX	Genau. Ganz genau.

218

MO	gehn aneinander und dann/ ((schweres Ausatmen)) dann krieg ich die Luft

219

MO	nicht raus. Is ja das Typische beim Asthmatiker, der kriegt ja die Luft
EX	Ja.

220

MO	ganz gut rein ((einatmen), und dann ((schweres Ausatmen))
EX	Ja. Ja. Das war das

221

MO	Das typische Geräusch.
EX	typische Geräusch. Das hat man sehr schön hören

222

EX	können.

223 (ASTH)

Durch die Mischung aus mehreren Demonstrationen und einer verbalen Erklärung gelingt es, die Funktion der *Lippenbremse* und ihren Einsatz als Technik, auch für Zuschauer, die nicht an Asthma leiden, verständlich zu machen. Gleichzeitig ist es auch unterhaltsam, dem Moderator und dem Experten beim Üben zuzuschauen und ihren scherzhaften Bemerkungen dabei zuzuhören.

Auf ähnliche Weise werden häufig auch Geräte vorgeführt und vor oder während der Vorführung bzw. durch diese erklärt: In einer Sendung zum Thema Asthma bläst der Moderator gemeinsam mit zwei Betroffenen in ein sogenanntes Peakflowmeter, ein Gerät, mit dem Asthmakranke sich selbständig kontrollieren können. In einer Sendung zu Bluthochdruck wird an einer Zuschauerin der Blutdruck gemessen und die Funktion des Gerätes erklärt, ein Betroffener wird auf das Fahrrad-Ergometer gesetzt. In einer Sendung zu Allergie wird ein Pricktest, also ein Standard-Haut-Reaktionstest, an einem Freiwilligen vorgeführt.

Erklärungen mit Hilfe von Symbolen und Metaphern im Trickfilm

Trickfilmdarstellungen stehen in ihrer Darstellungsform zwischen dokumentarischen Filmdarstellungen und Erklärungen mit Modell und/oder Bild. Während bei dokumentarischen Filmdarstellungen und den – häufig vorkommenden – mit Kommentarstimme unterlegten Trickfilmen der Moderator oder der Experte lediglich die Aufgabe hat, den Film anzukündigen und im Anschluss darauf einzugehen, muss er bei manchen Trickfilmdarstellungen den Kommentar selbst übernehmen. Es handelt sich dann also in gewisser Weise um eine Fortführung der Erklärungen am Modell bzw. der Erklärungen mit Hilfe unbewegter Bilder. In Trickfilmen wird ein besonderes nicht-sprachliches Erklärungs- und Veranschaulichungsmittel genutzt: das Symbol.

Im folgenden Beispiel aus der Reihe *Praxis* wird im sogenannten „virtuellen Studio“ in einem Trickfilm das Verhalten des Cholesterins dargestellt, und zwar in großer, dreidimensionaler Darstellung, die einem Hologramm ähnelt, nur mit leiser Musik und Geräuschen unterlegt. Gleichzeitig sichtbar sind der Moderator und der geladene Experte, die abwechselnd verbale Kommentare bzw. Erklärungen zu dem geben, was im Film gezeigt wird:

MO: Es gibt zwar nur ein Cholesterin, aber . es wird im Organismus unterschiedlich verpackt, könnte man sagen.

EX: Richtig. Die beiden Container, die wir da sehen, das grüne, das gute HDL-Cholesterin, und das gelbe, das schlechte LDL-Cholesterin. Dies sind die beiden Transportformen im Blut. <u>Aber</u> . aus der Leber kommen sie als sogenannte <u>V</u>LDL. Und diese VLDL enthalten noch eine andere Fettfraktion, nämlich die Triglyzeride. Und die werden auf dem Wege durch die/ . durch das Blut werden die abgebaut, die Triglyzeride immer weiter . untergeworfen, . und es bleiben übrig . die LDL-Container mit Cholesterin, die <u>die</u>ses dann in die pheripheren Zellen bringen, wo daraus dann Gallensäuren, . Hormone und Zellmembranen gemacht werden.

MO: Das sehen wir jetzt gerade hier. Diese LDL-Container gehen regelrecht auf. Das Cholesterin kommt heraus, wird eingebaut in diese Stoffwechselprozesse, ja? Und jetzt kommt auf einmal dieses grüne . HDL wieder ins Spiel, dieser HDL-Container. Was macht der jetzt genau? (Prakreis 72-90)

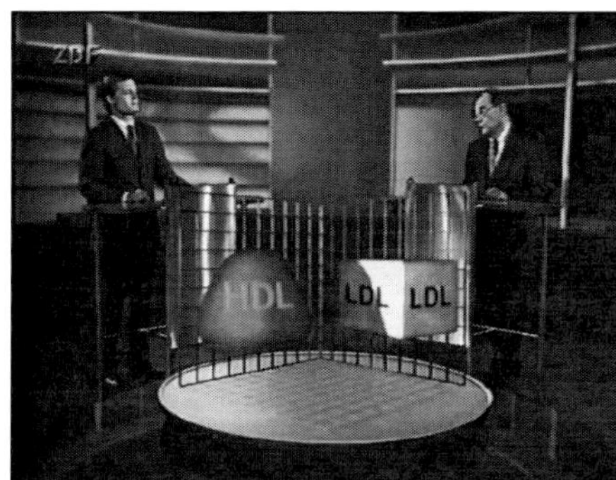

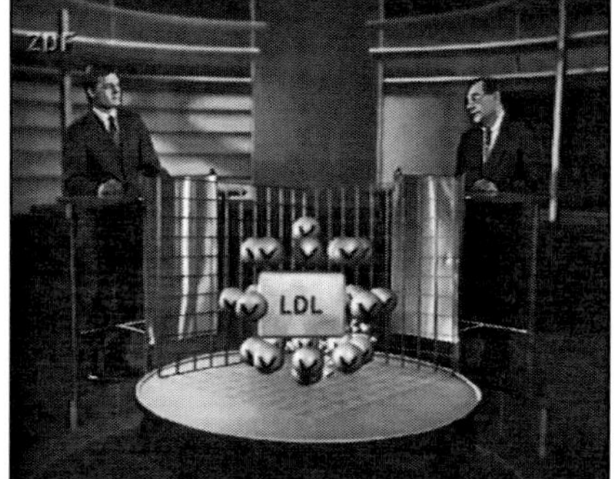

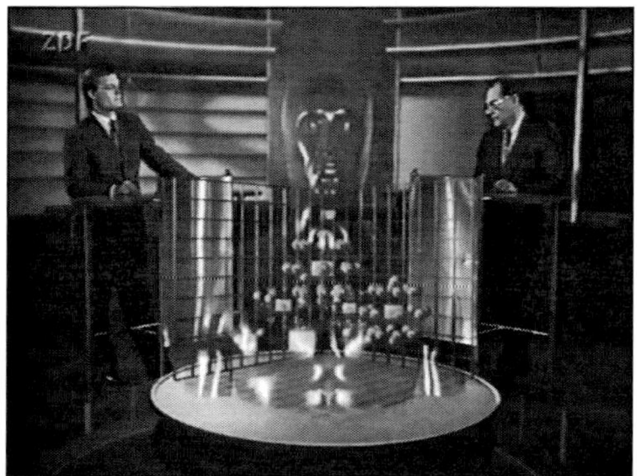

Abb. 9.7: Im virtuellen Studio: LDL- und HDL-Cholesterin

Im Trickfilm symbolisiert das Bild (z. B. eine *grüne* rundliche Form mit der Aufschrift HDL) die Sache (das HDL-Cholesterin). Die Symbolfunktion wird in der kommentierenden Darstellung allerdings übersprungen, es wird vom *grünen HDL* gesprochen, als wäre es die Realität. Diese „abgekürzte" Bezeichnung erlaubt es, die Sacherklärungen eng an die im Trickfim gezeigte symbolische Darstellung anzuschließen, und stellt sicherlich eine sinnvolle Vereinfachung dar. Ganz allgemein enthält diese gemeinsame Kommentierung die schon bekannte Mischung aus Beschreiben und Erklären, aus gelungenen Elementen, wie z. B. der Metapher *es wird im Organismus unterschiedlich verpackt,* und aus weniger gut gelungenen Elementen, wie z. B. den Fachausdrücken *VLDL, untergeworfen* oder *periphere Zellen.*

9.3.4 Erklärungen ohne Veranschaulichungen

Erklärungen ohne Veranschaulichungen, also Erklärungen ohne zusätzliche visuelle oder sprachlich veranschaulichende Mittel laufen Gefahr, in komplizierten Formulierungen zu enden und für Laien schwer bis unverständlich zu bleiben. Ein Grund, warum Experten in den Sendungen zu dieser wenig zielführenden Erklärungsstrategie greifen, ist, dass es zwar ihre Funktion ist, sich auf Aufforderung zu allen medizinischen u.ä. Fragen, die sich stellen, fachlich versiert zu äußern, dass sie aber nicht zu allen Sachaspekten routinemäßig eingängige Beispiele und Vergleiche zur Hand haben können und auch die Sendungsregie nur zu den wichtigsten Aspekten unterstützendes visuelles Material vorbereitet hat.

In einer Sendung zu Allergien geht es um die Frage, was allergische Reaktionen verursacht. Nachdem ein Experte sich zum Thema Pollenallergie geäußert hat, ergänzt ein weiterer die Verbindung von Pollenallergie mit erstens Asthma (*Etagenwechsel*) und zweitens Nahrungsmittelallergie (*Kreuzreaktion*):

[Beispiel: *Kreuzreaktion*]

EX: Und zum zweiten äh, dass man, wenn man gegen Pollen allergisch ist, man auch gegen bestimmte Nahrungsmittel allergisch sein kann. Also Birke, Erle und vor allen Dingen Hasel/ Haselnuss, . hat eben dann auch gegen Steinobst, gegen Kernobst, gegen . Haselnüsse, andere Nüsse, Mandeln, gegen Kiwi äh und gegen manche Gewürze eine . Kreuz . reaktion, indem eine gewisse Antigenverwandtschaft da ist, das heißt, die Eiweißkörper oder die Bruchstücke von Eiweißkörpern, die sogenannten Peptide, sind ganz ähnlich an ihren Antigendeterminanten oder epitopen Gruppen. (ALLERG3 123-133)

Der Beginn der Erklärung ist noch gut nachvollziehbar. Schwierig für das nur hörende Verstehen ist dann der syntaktische Wechsel von *dass man…* allergisch sein kann zu *Birke, Erle ... hat ... eine Kreuzreaktion*; die vielen Einzelbeispiele, die der Experte anführt, überfordern ohne bildliche Unterstützung die kognitive Verarbeitung. Die Erklärung selbst (*indem eine gewisse Antigenverwandtschaft da ist*) besteht dann nur mehr aus Fachbegriffen, die nicht oder nur durch weitere Fachausdrücke erläutert werden. Hier scheint die medizinische Routine des Experten die Oberhand zu gewinnen.

Auch die folgende kausale Erklärung ist unverständlich, weil sie Fachwissen voraussetzt und Erläuterungen fehlen. Die Moderatorin bittet den Experten zu erklären, warum sich Allergien besonders häufig auf der Haut zeigen:

[Beispiel: *Epithel2*]

EX: Nun gut, die Haut ist ein Organ, das außerordentlich viele Immunzellen enthält. Es gibt zwischen den Epithelien eine Reihe von/ . oder ein ganzes Netzwerk von Langerhanszellen, die zu den sogenannten . antigen . auf . bereitenden und den lymphozyten . zuführenden Zellen gehören. Und äh über diesen Weg ist auch eine Sensibilisierung möglich. (ALLERG3 13-19)

Der Experte müsste, um verstanden zu werden, schon den allerersten verwendeten Fachbegriff *Immunzellen* und deren Bedeutung für allergische Reaktionsbereitschaft erläutern. Statt dessen verliert er sich in Details, die für das Verstehen des Sachverhalts aus Laienperspektive überflüssig sind, aber spezialisiertes Fachwissen voraussetzen. Ohne Erläuterungen kann der Laie nicht wissen, in welcher Beziehung *Epithelien, Langerhanszellen, antigenaufbereitende* oder *lymphozytenzuführende Zellen* zu *Immunzellen* stehen. Der Experte stellt aber auch keinen Zusammenhang zwischen den genannten Zellen und der allergischen Reaktion her, beantwortet also auch nicht die Frage der Moderatorin, sondern beschreibt lediglich, welche Zellen sich in der Haut befinden. Die – überraschende – Schlussfolgerung über diesen Weg ist auch eine Sensibilisierung möglich ist so nicht nachvollziehbar.

Ein möglicher Grund für diese rein fachsprachlich ausgefallene Darstellung kann – neben Medienunerfahrenheit und mangelnder Routine mit Erklärungsaufgaben – auch darin liegen, dass sich in dieser Sendung aus der Reihe *Knackpunkt* außer der Moderatorin drei hochrangige Experten im Studio befinden, keine Betroffenen oder Zuschauer, so dass der Experte stärker seine anwesenden Kollegen adressiert als die Fernsehzuschauer. Visuelle Hilfsmittel könnten hier entzerrend, konkretisierend und regulierend wirken.

Im Verhältnis zu den beiden eben beschriebenen Erklärungen scheint die folgende verständlicher. In einer Sendung zum Thema Cholesterin initiiert die Moderatorin mittels einiger Stellvertreter-Fragen (*jetzt müssen wer als erstes mal wissen*) eine grundlegende Stellungnahme des Experten zum Vorkommen von Cholesterin im menschlichen Körper:

[Beispiel: *Teufelskreis*]

EX: Es ist im Wesentlichen das Cholesterin, was wir im Blut messen, ist das, was der Körper selber produziert, . äh der Abbau wird teilweise durch das Essen gestört. Im Prinzip ist es so, je mehr wir äh fettreiche Nahrung zu uns nehmen, desto mehr produziert die Leber auch Vorstufen cholesterinreicher Partikel, die im Blut dann zu den LDL abgebaut werden, und wenn die Leber satt ist, indem sie praktisch mit Fett gesättigt ist, dann wird dieses selbstproduzierte Cholesterin

> nicht mehr abgebaut. Das ist so ein circulus vitiosus, den man so nennen kann. (CHOLESTl 339ff.)

Der Experte benutzt kaum Fachbegriffe; diejenigen, die er benutzt, wurden (mit Ausnahme des nicht medizinspezifischen Fremdwortes *circulus vitiosus*) im Verlauf der Sendung schon erklärt. Die Erklärung ist dennoch nicht leicht zu verstehen, weil es sich um einen sehr komplexen Sachverhalt handelt und eigentlich mehrere einander bedingende Sachverhalte zugleich erklärt werden. D. h., dass manche Informationen nur indirekt gegeben, andere ganz weggelassen werden und der Zuschauer den Ursache-Wirkungszusammenhang selbst herstellen muss.

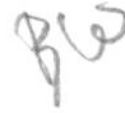

So erklärt der Arzt z. B. gleichzeitig, dass es körpereigenes Cholesterin gibt, das von der Leber produziert wird, dass es Cholesterin gibt, das mit der Nahrung aufgenommen wird, dass der im Labor gemessene Cholesterinwert das im Körper produzierte angibt, dass dessen Abbau durch Essen gestört werden kann – die beiden letzten Informationen sind verwirrend genug, da der Cholesterinwert von Laien eher mit Nahrungsaufnahme und körperfremdem Cholesterin in Verbindung gebracht wird. Bei der *je mehr ... desto*-Erklärung sind deshalb mehrere Ursache-Wirkungszusammenhänge miteinander verknüpft. Außerdem fehlen Informationen zu den *Vorstufen cholesterinreicher Partikel*, um den Erklärungszusammenhang verstehen zu können. Einer solch komplexen Erklärung kann man ohne bildliche Unterstützung, wie z. B. eine Abbildung des beschriebenen Kreislaufs, nicht folgen. Sie müsste zudem einen angemessenen zeitlichen Rahmen erhalten, der Sachverhalt müsste um einzelne Informationen reduziert und in aufeinander folgenden Informationsschritten mit jeweils wenigen Informationen angeboten werden, eingebettet in Wiederholungen, Reformulierungen und Redundanzen.

9.4 Erklärungen durch Filmeinblendungen

In Gesundheitssendungen werden medizinische Sachverhalte auch mit Hilfe von kürzeren dokumentarischen Filmen veranschaulicht und erklärt. Anders als bei den oben genannten Trickfilmen oder animierten Bildern, die von Moderatoren oder Experten noch kommentiert werden müssen, bilden die Filme abgeschlossene kommunikative Einheiten. In ihnen wird erklärt, warum und wie etwas zustande kommt, sich eine Krankheit entwickelt oder wie man einer solchen vorbeugt. Unabhängig davon, welche Thematik in den Filmen im Vordergrund steht, werden oft komplexe und schwierige physiologische und pathophysiologische Prozesse erklärt. Dies geschieht etwa am Beispiel von Krankengeschichten ausgewählter Personen, deren Krankheitsverlauf beschrieben und erklärt wird oder z. B. mit einer „Fahrt“ durch den menschlichen Körper oder einzelne Organe. Wie verständlich diese Erklärungen sind, ist vor allem abhängig davon, wie die sprachlichen und nicht-sprachlichen Mittel eingesetzt werden.

Erklärungen im Film sind geplante Erklärungen. Im Gegensatz zu den z. T. weniger vorbereiteten Beiträgen der Akteure in den Gesundheitssendungen haben die Drehbuchautoren und Regisseure Zeit für die Darstellungen und können Argumentationsstruktur und Wortwahl, Ablauf der Geschichten, Einsatz von Animationen und Bildern und Abstimmung von Text und Bild mit Blick auf die Zielgruppe genau planen. Trotz dieser Möglichkeiten sind manche Filmerklärungen erstaunlich unverständlich. Im Folgenden werden beispielhaft drei Erklärungsformen vorgestellt, wie man sie häufig in Filmen antrifft. Alle drei Filme blicken in den menschlichen Körper, allerdings wird das, was präsentiert und gezeigt wird, jeweils auf unterschiedliche Weise erklärt.

9.4.1 Filmerklärungen mit Metaphern und Vergleichen

In einer Sendung zu Lebensmittelallergien erklärt der ärztliche Moderator zu Beginn der Sendung die allergische Reaktion metaphorisch als Missverständnis. Diese Metaphorik greift er im Verlauf der Sendung mehrfach wieder auf. Er personifiziert das Immunsystem, das *harte Arbeit* leistet und zwischen *Freund* und *Feind* unterscheiden muss:

[Beispiel: *Missverständnis1*]

MO: Für das Immunsystem bedeutet der Umgang mit so viel körperfremden Stoffen harte Arbeit. Es muss unterscheiden . Feind oder Freund? Dabei kann es zu <u>Miss</u>verständnissen kommen, sprich zu allergischen Reaktionen. Und, liebe Zuschauer, jemand der sich mit . Missverständnissen des Immunsystems, sprich mit Allergie, besonders gut . auskennt, den hab ich heute eingeladen. (LEBENSMI 4-9)

Mit der Metapher vom *Missverständnis* nutzt der Arzt-Moderator ein vertrautes Phänomen und kann dadurch eine erste Basis für das Verstehen herstellen. Was der Zuschauer zu Sendungsbeginn noch nicht wissen kann: Der Moderator kennt die nachfolgende Filmerklärung zur allergischen Reaktion und richtet seine eigenen Erklärungen und die Ankündigung des Films darauf aus:

[Beispiel: *Missverständnis2*]

MO: Liebe Zuschauer, . Missverständnisse des Immun/ des Abwehrsystems . und wie das im Körper aussieht, wie das funktioniert, das schaun wir uns jetzt mal an.

SP: ((Musikeinspielung)) Ein häufiges Allergen, . Kuhmilch, der Grund für die überschießende Reaktion des Körpers auf dieses eigentlich wertvolle Nahrungsmittel: Das Immunsystem hat das Milcheiweiß irgendwann in der Vergangenheit einmal mit einem gefährlichen Ein-

> dringling, beispielsweise einem Krankheitserreger, verwechselt. Bei einem erneuten Kontakt schüttet es nun Unmengen von Botenstoffen aus, darunter auch das Histamin, und genau diese Substanz ist es, die für die allergischen Symptome verantwortlich ist. (LEBENSMI 80-91)

Diese Filmerklärung liefert den Zuschauern kaum neue Informationen, sondern erklärt die Ursache der allergischen Reaktion – ähnlich wie zuvor der Arzt-Moderator – durch die Metapher eines Missverständnisses (*verwechselt*). Der Film erklärt also den zu Sendungsbeginn präsentierten Sachverhalt noch einmal und veranschaulicht gleichzeitig die vorausgegangenen Erklärungen des Arzt-Moderators durch das Beispiel *Kuhmilch.* Das Konzept des Missverständnisses bzw. der Verwechslung wird bei den Zuschauern durch das Ineinandergreifen der Darstellungen des Moderators und der Filmeinspielung fest etabliert.

In einer Gesundheitssendung zum Thema Cholesterin wird im Film ebenfalls eine Analogie zu einem vertrauteren Sachverhalt hergestellt, einem Paketdienst:

[Beispiel: *Paketdienst1*]

SP: Ein ausgeklügeltes System, wie die Arbeit beim Paketdienst funktioniert. Hier finden unzählige Päckchen ihren Weg auf dem Fließband. Von A geht es nach B und durch viele Menschenhände, denn es wird sortiert, was das Zeug hält. Die Endstation zunächst der LKW. (CHOLESPT 7-31)

Dann wird eine Analogie vom *Paketdienst* zum Cholesterin hergestellt:

[Beispiel: *Paketdienst2*]

SP: Aber funktioniert die . Sortierarbeit beim Paketdienst nicht, bricht schnell das Chaos aus und das heisst, Berge von Paketen sammeln sich an . . . Mit dem Cholesterin im Körper ist es im Prinzip nicht anders. Damit es vom Körper überhaupt verwertet werden kann, sind spezielle Eiweisstransporter notwendig. Ihr Name, LDL und HDL. ((5 sec)). Das LDL wird zusammen . . mit dem Cholesterin von den Zellen aufgenommen. Enzyme spalten es, seine Inhaltsstoffe können dann zum Beispiel beim Aufbau neuer Zellen helfen. Ist aber zuviel LDL im Blut vorhanden, so lagert es sich ab. Vorerst halb so schlimm, denn nun kommt das HDL ins Spiel. Es kann das abgelagerte LDL in die Leber transportieren, dort wird es abgebaut. Der Cholesterinspiegel befindet sich weiter im Gleichgewicht. Verschiebt sich dieses Gleichgewicht aber, kann es auch im Körper zu einer Art Paketstau kommen. Der Grund, zuviel LDL. Das Cholesterin lagert sich in den Gefässen ab, die Arterienverkalkung, die Arteriosklerose, beginnt. Die Folge, Lebensgefahr. Ablagerungen im Herzen können zu einem Herzinfarkt führen, Ablagerungen im Gehirn zu einem Schlaganfall. (CHOLESPT 7-31)

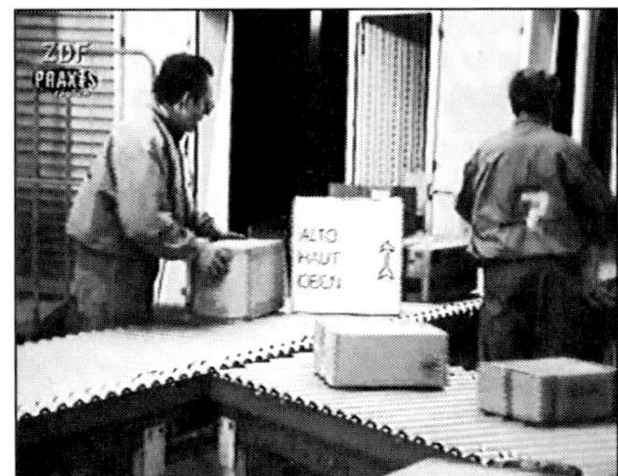

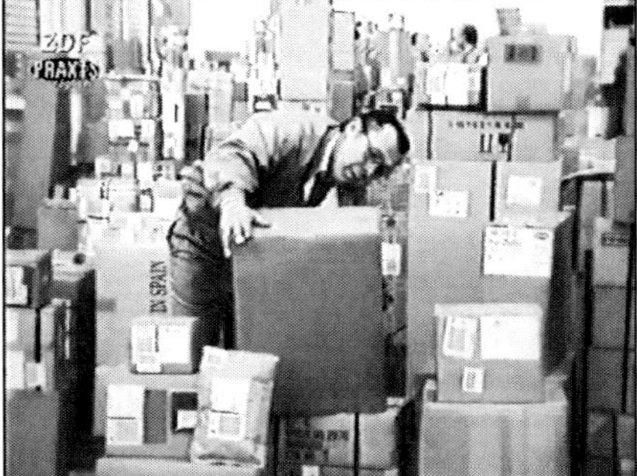

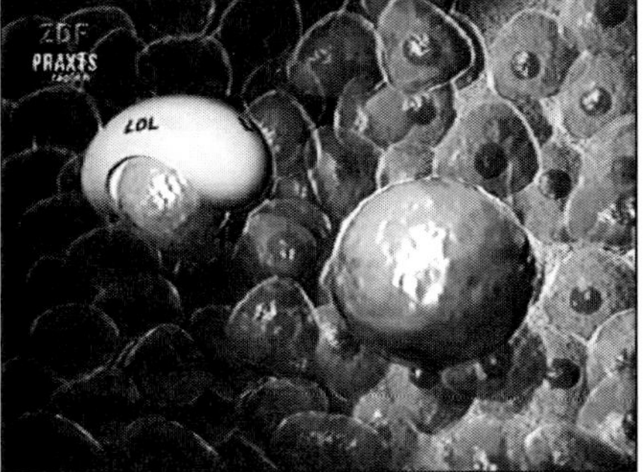

Abb. 9.8: Der Paketdienst und das Cholesterin

Beim *Paketdienst* handelt es sich um eine Erklärung zu Beginn des Sendungsthemas Cholesterin. Der Moderator stellt vorab nur das Thema vor, dann wird schon der Film eingeblendet, ohne eine Ankündigung oder nähere Hinweise dazu. Mit dieser Filmeinblendung wird Wissen vermittelt, das im Verlauf der Sendung aufgegriffen werden kann, und gleichzeitig eine Basis geschaffen, um der Sendung folgen zu können. Als Einstieg in das Sendungsthema hat diese eingängige Analogie vom Paketdienst sicherlich auch einen Überraschungs- und dadurch auch Unterhaltungseffekt.

9.4.2 Filmerklärungen anhand der Darstellung von Einzelfallgeschichten

Eine typische Erklärungsform in Filmen ist die Präsentation von Einzelfallgeschichten. Am Beispiel einzelner Betroffener wird etwa die Entwicklung von Krankheiten erklärt. Dabei wird – im Wechsel mit allgemeinen Erklärungen der medizinischen Sachverhalte und biologischen Prozesse – immer wieder auf die Situation der Betroffenen Bezug genommen. In einer Sendung zum Thema Allergie zeigt der Film, aus dem das folgende Beispiel stammt, zu Beginn das Mädchen Pauline mit ihrer Mutter. Die Krankheitssymptome des Kindes werden genannt und es wird erwähnt, dass die Entwicklung ihrer Allergie nach einem ganz typischen Muster erfolgt sei. Danach gibt es einen Rückblick zum Tag von Paulines Geburt bis zum Ausbruch der Allergie. Ursachen der Auslösung und Entwicklung der Allergie werden mit Trickfilmdarstellungen vom Sprecher erklärt, durchgängig mit Musik unterlegt:

[Beispiel: *Pauline1*]

SP: Doch schon mit der ersten Flasche reagierte ihr Immunsystem. Die Eiweißmoleküle der Kuhmilch, hier grün dargestellt, wurden von einer bestimmten Gruppe weißer Blutkörperchen, den T-Zellen, als körperfremd identifiziert und als gefährlich eingestuft. Der zur Entwicklung einer Allergie ent<u>schei</u>dende Punkt. Damit war ihr Immunsystem für diese Moleküle sensibilisiert. (ALLERG2 19-26)

Nach dieser Erklärung wird wieder auf Pauline Bezug genommen. Die Musik wird ausgeblendet und erst wieder mit der nächsten medizinischen Erklärung eingeblendet. Im Folgenden erklärt der Sprecher, wie eine allergische Reaktion zustande kommt:

[Beispiel: *Pauline2*]

SP: Mit den nächsten Flaschenmahlzeiten brach dann jedoch die Lawine der allergischen Reaktionen los. ((2 sec)) Bei erneutem Kontakt mit den fremden Molekülen lösten die T-Zellen einen für Allergien typischen Fehlalarm aus, mit dem Botenstoff Interleukin vier. ((5 sec)) Dieses Signal führt in den B-Zellen, dem nächsten Glied in der Immunabwehr des Körpers, zur Produktion besonderer Allergieantikörper. ((4 sec)) Bis zu zweitausend von ihnen verlassen pro Sekunde jede Zelle und treiben mit dem Blutstrom in ihr Zielgebiet, zum Beispiel in die Haut. Hier treffen sie die <u>Chemie</u>fabriken im Abwehrsystem, die Mastzellen, und veranlassen sie zur Produktion eines Cocktails agressiver Zellgifte, vor allem Histamin. ((4 sec)) Jetzt erst wird Paulines Erkrankung sichtbar. Mit dem nächsten Allergenkontakt brechen die Symptome in ihrer ganzen Stärke aus. Und zwar genau dann, wenn das Allergen zwei der Antikörper verknüpft. Explosionsartig stoßen die Mastzellen ihre Giftstoffe ab, und die greifen die benachbarten Hautzellen an. Sofort quillt die Haut zu juckenden Pusteln auf. (ALLERG2 27-46)

Der Film wird relativ früh im Sendungsverlauf gezeigt, da es sich ja um eine exemplarische Falldarstellung handeln soll. Die komplexe, mit verschiedenen Metaphern angereicherte Darstellung liefert viele Informationen und erklärt den Ursache-Wirkungszusammenhang einer allergischen Reaktion. Auffallend ist, dass etliche Fachbegriffe verwendet werden, ohne sie zu erläutern. Den groben Zusammenhang kann man dennoch verstehen. Die Bilder von dem trinkenden Baby und den aufquellenden Pusteln sind sehr suggestiv, und dies mag bei manchen Zuschauern auch den Eindruck hervorrufen, Allergien besser zu verstehen, ohne dass dies unbedingt der Fall ist. Im weiteren Verlauf der Sendung wird immer wieder Bezug auf den Film genommen, allerdings ohne die im Film nicht erläuterten Zusammenhänge nachträglich aufzunehmen und zu erklären.

9.4.3 Filmerklärungen als wissenschaftlicher Vortrag

In anderen Filmen steht die wissenschaftlich-sachliche Erklärung im Vordergrund. Diese Darstellungen ähneln sich darin, dass es kaum einen Personenbezug gibt, dass keine oder wenige besondere sprachliche Mittel zur Sicherung der Verständlichkeit verwendet werden und dass unerklärte oder unmarkierte Fachbegriffe bei der Erklärung herangezogen werden:

[Beispiel: *lebensnotwendig*]

SP: Cholesterin ist eine lebensnotwendige fettartige Verbindung. Sie dient dem Aufbau der Zellwand und der Bildung von Hormonen und Gallensäuren. ((2 sec)) Aber wie kommt das Cholesterin ins Blut? Cholesterin und Triglyceride werden mit der Nahrung aufgenommen und durch den Magen in den Dünndarm transportiert. Dort werden mit Hilfe von Gallensäuren und Sekreten der Bauchspeicheldrüse die Fette in die Darmschleimhaut aufgenommen, umgebaut, in die Blutbahn abgegeben und zur Leber transportiert. Auf dem Weg dorthin werden Triglyceride abgespalten, der cholesterinreiche Rest in der Leber umgebaut und erneut ins Blut abgegeben. . Fett und Cholesterin in der Nahrung gefährden die Arterien. . . Herz-Kreislauf-Erkrankungen sind in Deutschland die Todesursache Nummer eins. (CHOLESTl 306-321)

Ob Filmerklärungen verstanden werden, hängt nicht allein von der Art und Weise der Erklärung selbst ab, sondern auch davon, wann und wie sie in die Sendung integriert werden. So wird das Beispiel [*lebensnotwendig*] (ähnlich dem Beispiel [*Missverständnis*]) etwa nach der Hälfte der Sendungszeit eingeblendet und greift manche schon zuvor in der Sendung besprochenen Sachverhalte auf, z. B. die Triglyceride.

9.5 Erklärungsstrategien von Betroffenen

Erklärungen von Betroffenen finden sich in medizinischen Gesundheitssendungen selten; das ist insofern nicht verwunderlich, als das Erklären nicht zu ihren zentralen Aufgaben gehört. Etwas häufiger zu finden sind Erklärungen von Betroffenen in Talkshows zu Gesundheitsthemen. Hier wird Betroffenen deutlich mehr Redezeit zur Verfügung gestellt, und das an Unterhaltung ausgerichtete Sendungskonzept sieht vor, dass spezielle Symptome oder therapeutische Maßnahmen, vor allem auch Maßnahmen abseits des wissenschaftlich akzeptierten Mainstreams, von den Betroffenen selbst dargestellt und erklärt werden sollen.

In der sprachlichen Form unterscheiden sich Erklärungen durch Betroffene deutlich von denen der Experten und Moderatoren. Ihre Erklärungen sind üblicherweise nicht abstrakt oder verallgemeinernd, sondern auf die eigene Person bezogen und in ihre Erlebnisse und Erfahrungen mit der Erkrankung eingebettet. Damit sind Erklärungen von Betroffenen typischerweise „Veranschaulichungen am eigenen Beispiel", mit Erzählungen und Beschreibungen gemischt und mehr von Umgangssprache geprägt als von Fachbegriffen.

9.5.1 Erklärungsaufforderungen durch die Moderatoren

Diese Erklärungsstrategie wird von den Moderatoren gefördert, d. h., die Betroffenen werden explizit dazu aufgefordert, von eigenen Erfahrungen zu berichten, Sachverhalte vor dem Hintergrund eigener Erfahrungen zu erklären und spezielle Krankheitssymptome und deren Erleben zu verdeutlichen.

In einer Sendung zum Thema Gürtelrose fragt der Moderator einen Betroffenen explizit nach seiner Erklärung für das Entstehen der Erkrankung:

[Beispiel: *Herr Liebig*]

MO: Herr Liebig, haben Sie jetzt eine Erklärung als betroffener Patient, wie s bei Ihnen/

BE: ((unterbricht)) Ich möcht noch anfügen, ich hatte, Gott sei Dank, nicht solche schweren Ausprägungen des Krankheitsbildes. Ähm, ich äh stimme nicht ganz überein aus Grund meiner Ärzte und aufgrund meiner Eigendiagnose. Ich habe im Vorfeld der Erkrankung ähm ähm mehrere Krankheitsbilder übergangen, also schwere Erkältungen übergangen, mit anfänglichen Lungenentzündungen, und habe parallel dazu auch noch äh beruflich und privaten Stress gehabt. Beides sind in der Zusammenwirkung sicherlich aus meiner Sicht auch Erklärungsfaktoren. (GÜRTELRO 174-184) (vereinfacht)

Der Betroffene relativiert zuerst seinen eigenen Erkrankungszustand in Bezug auf die vorangegangenen allgemeinen Ausführungen, dann formuliert er eine Erklärung, wie es bei ihm zum Ausbruch der Gürtelrose kam; er betont: *aus meiner Sicht*. Hier wird der Unterschied zu den Erklärungen von Experten ganz deutlich: Während Experten die typischen Aspekte herausarbeiten müssen – im Sinne von: *Gürtelrose entsteht üblicherweise unter den und den Bedingungen* –, sollen sich Betroffene geradezu auf die persönlichen Aspekte und Sichtweisen beschränken.

In einer Sendung zum Thema Asthma bittet der Moderator einen Betroffenen, den Unterschied zwischen zwei Ausprägungen von Asthma zu erklären, und zwar zwischen dem *normalen und dem akuten Asthmaanfall.* Er macht klar, dass er keine fachliche Erklärung zu unterschiedlichen physiologischen Prozessen erwartet, sondern eine Erklärung vor dem Hintergrund des unterschiedlichen Erlebens der Symptome. Dazu macht er eine konkrete Situationsvorgabe (*ich bin mitten in einem akuten Asthmaanfall*) und gibt ihm deutlich eine plastische Darstellungsebene vor; dies ist bei erfahrenen Patienten, die zum Einsatz von Fachvokabular neigen, vermutlich sinnvoll:

[Beispiel: *rausatmen*]

MO: Asthmaanfall und akuter Asthma/ scheint mir ein Unterschied zu sein. Ich bin mitten in einem akuten Asthmaanfall. Können Sie mir das erklären, was der Unterschied ist.

BE: Ja, wenn man äh . m ne/ ein normaler Asthmaanfall, sag ich äh, da kann man sich manchmal wieder rausatmen, man kann sich mit Medikamenten raushelfen, . äh und ein akuter Asthmaanfall, da kann man sich nicht mehr raushelfen, also da braucht man normalerweise dann den Notarzt. (ASTHMAF2 752-759)

Der Betroffene erklärt den von ihm wahrgenommenen Unterschied auch ausschließlich über die praktischen Konsequenzen: Bei einem normalen Asthmaanfall kann man sich selbst helfen, bei einem akuten braucht man den Notarzt.

Während der Arzt-Moderator in der obigen Frage die Erfahrungsperspektive des Betroffenen in den Mittelpunkt stellt, gibt er mit der folgenden Aufforderung die sprachliche Darstellungsform der Erklärung vor: *Erzählen Sie uns doch mal, wie . geht diese Suchdiät?*

[Beispiel: *Suchdiät*]

MO: Aber letztlich wichtig ist ja diese sogenannte Suchdiät. Man sucht also im wahrsten Sinne des Wortes. Man sucht diesen Stoff, auf den Sie allergisch reagieren. Nu stell ich mir das kompliziert vor. Wie macht man das? Sie muss doch täglich/ Sie müssen doch was essen. Sie können nicht sagen, jetzt lass ich mal alles weg, dann kann ich ja auch nicht allergisch reagieren. Erzählen Sie uns doch mal, wie . geht diese . Suchdiät? (ALLERGIE 105-111)

Der Moderator macht zuerst klar, dass es sich bei dem Begriff *Suchdiät* nicht um eine metaphorische Bezeichnung handelt (*man sucht also im wahrsten Sinne des Wortes*). Durch den Wechsel des indefiniten *man sucht* zur Anredeform *Sie* führt er von der allgemeinen Ebene zur individuellen und alltagspraktischen (*Sie müssen doch was essen*), also zu der für Betroffene tatsächlich relevanten. Die angesprochene Allergiepatientin beschreibt und erzählt im Folgenden sehr ausführlich, welche Nahrungsmittel sie getestet hat und wie sie dabei vorgegangen ist. Sie erklärt, wie das beschriebene Vorgehen im Ergebnis schließlich zu einer *Liste* führt, dem Ziel der Suchdiät. Damit verhält sie sich entsprechend den Vorgaben des Arzt-Moderators.

9.5.2 Erklären und Erzählen

Dass Laien beim Erklären eines Sachverhalts meist (auch) erzählen und sich auf eigene Erfahrungen beziehen, geschieht nicht allein auf Veranlassung des Moderators, sondern gibt ihnen, die ja mit ihrer eigenen Krankheit vertraut sind, vermutlich auch Sicherheit. Im Folgenden werden verschiedene Varianten dieses Erzählens als Erklärungsstrategien vorgestellt.

In einer Sendung zum Thema Asthma fordert der Moderator einen Betroffenen auf, vom *Durchbruch* bei seiner Heilung zu erzählen:

MO: Was war denn schließlich so der Kick, sach ich mal, was Ihnen zum Durchbruch verholfen hat?
BE: Der Durchbruch war bei mir die autovakzine Therapie.
MO: Was ist das? (ASTHMA3 96-99) (vereinfacht)

In der Beantwortung der Nachfrage des Moderators wählt der Betroffene eine Mischung aus Erklärung und Erzählung im Rahmen seines Krankheitserlebens:

BE: Das ist eine Therapie, mit der ich die Entzündlichkeit beeinflussen kann. Und das war für mich entscheidend. Ich war ja anfangs nicht so informiert über die Krankheit. Und hab deshalb viele Irrwege beschrie/ beschritten. Also beispielsweise, ich hab alles durchgemacht, Hypnose, Bachblüten, Homöopathie, Akupunktur. […] Und ich lernte dann einen Professor kennen, . der mir also diese autovakzine Therapie nahe gebracht hat. Und . das is so: Auf der Lunge oder den Bronchien befinden sich in der Regel bei diesen Patienten immer irgendwelche bakteriellen Erreger. Die können auch wechseln. Und jetzt äh wird das Sputum abgenommen und in einer Bakterienkultur aufbereitet. Und dann bekommt man insgesamt zwanzig Spritzen in steigender Dosierung. Und der Effekt ist, dass der Körper A/Antikörper bildet, gegen die Entzündung. Und . ich hab eben einfach festgestellt, […] dass die Entzündung ein wichtiger Faktor ist. Wenn man das . beeinflussen kann, dann hat man viel gewonnen. (ASTHMA3 99-123) (vereinfacht)

Der Betroffene bescheibt zuerst die Funktion der Therapie (*die Entzündlichkeit beeinflussen*) in der Ich-Form (*ich kann*). Dann folgt seine persönliche Wertung, keine fachliche oder wissenschaftliche: *Das war für mich entscheidend.* Anschließend erzählt er, warum und wie er überhaupt zu dieser Therapie gekommen ist (*nicht informiert, viele Irrwege, Professor kennengelernt*). Erst dann erklärt er die Therapie selbst: *Und . das is so:*. An dieser Stelle wechselt er interessanterweise zu einer verallgemeinerten Darstellung (*in der Regel, bei diesen Patienten, immer, man, Passivkonstruktionen*) und verwendet fachnahe Ausdrücke (*Sputum, steigende Dosierung, Antikörper*). Am Ende betont er nochmals seine persönliche Erfahrung (*ich hab eben einfach festgestellt*) – was gerade bei Therapien abseits des wissenschaftlichen Mainstreams zu erwarten ist, im Sinne von „bei mir hat es geholfen".

Es ist nicht ungewöhnlich, dass Moderatoren im Anschluss an einen solchen Erfahrungbericht, der wissenschaftlich nicht abgesichert ist, einen der anwesenden Experten um ihre fachliche Einschätzung bitten:

> MO: Herr Lauter, Sie als Spezialist, . was halten Sie von dieser Behandlung?
>
> EX: Es is sicherlich ein Weg. Dabei wird auf ähm/ ich denke mal, dadurch wird maximal das Immunsystem stimuliert, obwohl das äh Immunsystem des Asthmatikers in der Regel völlig in Ordnung is. (ASTHMA3 124-129) (vereinfacht)

Der Experte verhält sich diplomatisch: Er ratifiziert die Behandlung (*sicherlich ein Weg)*, deutet eine fachliche Erklärung für den erlebten Erfolg der Behandlung an (*das Immunsystem stimuliert*), lässt aber doch auch seine Zweifel an der Sinnhaftigkeit der Methode für Asthmatiker (*obwohl)* durchblicken.

Selten kommt es vor, dass Betroffene für Erklärungen Metaphern benutzen. Das folgende Beispiel stellt hier eine Ausnahme dar: Der Betroffene, der Schauspieler Carl Schell, hat seine Erfahrungen in einem Buch veröffentlich; er beschreibt und erklärt die Belastungen einer Herzoperation, die für ihn zu einem einschneidenden Erlebnis wurde, und verwendet dabei die Metapher von *zerrissenen Lebenssträngen*:

[Beispiel: *Lebensstränge3*]

> BE: Nein, es ist furchtbar. Es ist furchtbar, weil ich habe das Gefühl, was die Asiaten oft behaupten, dass da Lebensstränge durchgehen durch den Körper, die wurden auch zerrissen irgendwie. Ich habe ein halbes Jahr die schwersten Depressionen gehabt, und zwar nicht Depressionen dass ich sage, ich bin arm, ich will mir das Leben nehmen oder so, sondern ich la/ war da, und da war ein anderer Mensch. Und denn/ das war ich, aber ich wusste nicht, wo ich war, ich war w/ wie wie wie wie verrückt. Es war furchtbar. Es war so grässlich, das würd man seinem ärgsten Feind nicht gönnen so was. (FLIE_HZ 194-203)

9.5.3 *Erklären und Demonstrieren*

Betroffene werden auch gern darum gebeten, Hilfsmittel oder Techniken zu erklären und zu demonstrieren, die sie selbst nutzen. So wird im folgenden Beispiel ein Betroffener aufgefordert, die Atemtechnik *Lippenbremse* zu erklären, die er selbst als Asthma-Patient schon oft erfolgreich eingesetzt hat (s. Kap. 9.3.3):

[Beispiel: *Lippenbremse1*]

MO: Wenn Sie uns jetzt vielleicht noch mal diese Lippenbremse, das hört man ja überall, jetzt ge/ denkt jeder, wird da ne/ ne Bremse eingebaut, oder was ist denn diese Lippenbremse?

BE: Also es ist so, dass durch die Lippenbremse die Lunge optimal entlüftet werden kann. Also, man atmet durch die Nase ein, und durch en Mund mit leichten Lippen Aufeinanderlegen aus.

MO: ((zum Publikum)): Wir machen s jetzt mal ohne zu reden, Sie können vielleicht was dazu reden, Sie müssen ja nicht unbedingt mitmachen. Also wir atmen durch die ((atmet ein)) Nase ein und ((atmet aus)) (ASTH 196-205)

Der Moderator erfüllt den Unterhaltungsauftrag, indem er ein kleines Wortspiel bzw. Missverständnis in die Frage an den Betroffenen einflicht (*Bremse eingebaut*). Der Betroffene erklärt zuerst die Funktion der Lippenbremse (*Lunge optimal entlüftet*), dann beschreibt er, wie sie praktisch durchgeführt wird (*Also, man atmet …*). Schließlich demonstrieren und üben Moderator und Betroffener gemeinsam mit dem Studiopublikum.

Betroffene werden in Gesundheitssendungen als lebende und konkret erfahrbare Beispiele präsentiert, was sich in ihren Erklärungsstrategien spiegelt. Diese Form der Erfahrungspräsentation – im Gegensatz zur Darstellung abstrakten Wissens – kann bei den Zuschauern Erinnerungen an eigene Erlebnisse wecken, eigene Erfahrungen ins Bewusstsein rufen und darüber den Nachvollzug des dargestellten medizinischen Wissens erleichtern.

9.6 Fazit

Erklärungen sind neben der Erläuterung von Fachbegriffen und der Veranschaulichung von Sachverhalten in Gesundheitssendungen eine weitere Säule der Vermittlung. Sie dienen dazu, Zusammenhänge zwischen Sachverhalten herzustellen bzw. aufzudecken, deren Verständnis gesundheitsförderliches Handeln erleichtert oder erst ermöglicht. Beim Erklären geht es um die Rekonstruktion und Offenlegung nicht-evidenter Zusammenhänge und innerer Mechanismen, die einfacher Beobachtung und Überlegung nicht zugänglich sind. Es unterscheidet sich vom Beschreiben, das sich auf beobachtbare Formen, Eigenschaften, Abfolgen etc. richtet. Allerdings sind Beschreibungen häufig in Erklärungen eingelagert.

Zwei zentrale Formen sind kausale und funktionale bzw. teleologische Erklärungen. Kausale Erklärungen stellen Ursache-Wirkungszusammenhänge her, funktionale bzw. teleologische stellen Zusammenhänge durch die Angabe von Funktionen oder Zwecken her. Sie werden in der kommunikativen Realität oft kombiniert oder vermischt.

Die häufigsten Erklärungen beziehen sich auf die Entwicklung und Entstehung von Krankheiten und Symptomen, den Aufbau von Organen und deren Funktion sowie physiologische und pathophysiologische Prozesse. Darüber hinaus werden unterschiedliche Aspekte rund um das Thema Krankheitsentwicklung, -vermeidung und -behandlung erklärt, also Empfindungen und Beschwerden, Nutzen oder Gefährlichkeit von Substanzen/ Nahrungsmitteln für den Körper, Krankheitsausprägungen, Diagnoseverfahren und -ergebnisse, Therapiemethoden, Zunahme von Krankheiten sowie Methoden zur Krankheitsbeherrschung und zur Gesunderhaltung.

Erklärungen werden häufig durch sprachliche Veranschaulichungen unterstützt (z. B. Metaphern, Vergleiche, Beispiele). Sie erfolgen zumeist in einer Kombination aus verbalen Erklärungen, Beschreibungen und nicht-sprachlichen Hilfsmitteln wie Demonstrationen, Modellen, Grafiken, bewegten Bildern und Filmen.

Initiiert werden Erklärungen fast immer durch die Moderatoren. Sie richten sich primär an die geladenen Experten in ihrer Funktion, fachspezifische Sachverhalte darzulegen, seltener an die Betroffenen; diese sollen im Zusammenhang mit ihren persönlichen Erfahrungen mit Krankheit und Therapien erklären oder auch Hilfsmittel vorführen und erklären, die sie selbst nutzen.

Die Initiierungen erfolgen explizit als Aufforderungen mit dem Verb „erklären" oder in indirekten Formen. Auch ohne Initiierungen, lediglich durch die Nennung des Themas oder Sachverhalts werden Erklärungen geliefert, was zeigt, dass Erklären als grundlegende kommunikative Aufgabe in Gesundheitssendungen verstanden wird.

Moderatorenerklärungen sind funktional vielfältiger als die der Experten, sie dienen nicht nur dazu, Wissen über Zusammenhänge zu liefern, sondern sind immer auch mit der Umsetzung der Sendungsziele und -organisation verknüpft. Sie behandeln weniger Detailfragen, sondern dienen der Herstellung von Wissensgrundlagen – vor allem zu Sendungsbeginn – oder auch der Unterhaltung mittels dramatisch ausgestalteter Szenarios oder überraschender Demonstrationen. Im Fall der ärztlichen Moderatoren steht wie bei den Experten die Wissensvermittlung im Mittelpunkt.

Die typische Moderatorenerklärung ist eine vorbereitete Kombination aus sprachlichen und visuellen Verfahren; spontan produzierte oder rein verbale Erklärungen für größere Wissenszusammenhänge sind selten. *Vorbereitete Erklärungen* haben Vor- und Nachteile. Sie sind einfacher und verständlicher als solche, die spontan im Gesprächsverlauf produziert werden. Wenn jedoch sprachliche und visuelle Informationen nicht gut aufeinander abgestimmt sind, ist Vorbereitetheit keine Garantie für die Qualität einer Erklärung.

Expertenerklärungen richten sich meist auf spezifischere Sachverhalten und werden großenteils auf Aufforderung durch die Moderatoren oder spontan im Gesprächsverlauf produziert. Durch Verfahren der Veranschaulichung kann der Fachwortgebrauch reduziert, die Erklärung konkret gehalten und an vorhandenes Wissen oder Alltagserfahrungen der Zuschauer angeschlossen werden.

Probleme der Expertenerklärungen sind folgende:

- Die fachliche Kompetenz garantiert nicht, dass Experten auch im verständlichen Erklären geübt sind oder routinemäßig griffige und gut nachvollziehbare Erklärungen für ihre fachlichen Wissens- und Erfahrungsbestände zur Verfügung haben.
- Die Anforderung an die Experten, sich zu allen medizinischen u.ä. Fragen, die sich in der Sendung stellen, fachlich versiert zu äußern, bewirkt, dass sie ihre Erklärungen oft spontan und ohne visuelle Unterstützung geben müssen, nicht immer routinemäßig eingängige sprachliche Veranschaulichungen verfügbar haben, so dass die Erklärungen teilweise in komplizierten bis unverständlichen Formulierungen enden.
- Beim Einsatz visueller Hilfsmittel sind Experten davon abhängig, was von der Redaktion für die Sendung geplant wurde und zur Verfügung gestellt wird. D. h., sie müssen bei ihren Erklärungen oft mit Hilfsmitteln arbeiten, die nicht aus ihrem eigenen Repertoire stammen, die sie vielleicht zum ersten Mal sehen, und haben im Vorfeld keine Möglichkeit, passende Formulierungen zu überlegen.
- Die Strategie, rasch zu erklären, der Experten sich in den Sendungen verpflichtet fühlen und zu der sie von Moderatoren auch angehalten werden, wirkt sich negativ auf die Verständlichkeit aus: Es fehlt die Zeit für Wiederholungen und Redundanzen, klärende und vertiefende Nachfragen oder weitere Beispiele.

Die *Erklärungen von Betroffen* sind typischerweise „Veranschaulichungen am eigenen Beispiel“; sie sind auf ihre Person und eigene Krankheitserfahrung bezogen und erfolgen umgangssprachlich und gemischt mit Erzählungen und Beschreibungen. Sie finden sich häufiger in Talkshows als in medizinischen Gesundheitssendungen, weil dort die Betroffenen mehr Redezeit erhalten und das Sendungskonzept stärker auf Unterhaltung ausgerichtet ist.

Erklärungen durch Filmeinblendungen werden häufig eingesetzt. Z. B. werden kürzere dokumentarische Filme verwendet und medizinische Sachverhalte am Beispiel von Krankengeschichten bestimmter Personen erklärt, oft ergänzt um Trickfilmsequenzen zu Abläufen im Körper. Die Verständlichkeit der Filme, die vom Zusammenspiel der eingesetzten sprachlichen und nicht-sprachlichen Mittel (Argumentationsstruktur, Wortwahl, Animationen, Abstimmung von Text und Bild) abhängt, ist nicht immer befriedigend. Über die Verständlichkeit von Filmerklärungen entscheidet auch, wie und wann sie in die Sendung integriert werden.

Visuell unterstützte Erklärungen haben folgende *Vorteile*:

- Eine visuelle Veranschaulichung entlastet und vereinfacht die verbale Erklärung, da die nötigen Beschreibungen über den Einsatz deiktischer Elementen kurz und umgangssprachlich gehalten werden können.
- Eine visuelle Veranschaulichung erweist sich als hilfreich, wenn verbale Erklärung und Zeigen aufeinander abgestimmt sind, die Informationen einander ergänzen und der visuelle nicht konkurrierend zum sprachlichen Teil eingesetzt wird.
- Durch das Zeigen und Beschreiben von Bildern und damit einhergehende Reformulierungen entsteht Redundanz und eine verringerte Informationsdichte, was das Aufnehmen und Nachvollziehen der neuen Wissensbestände begünstigt.
- Visuelle Hilfsmittel können in den Sendungen entzerrend, konkretisierend und regulierend wirken. Indem sie stärker zum Beschreiben als zum Erklären animieren, können sie komplizierten verbalen Erklärungen vorbeugen.
- Sie können Sachverhalte einfach „vor Augen führen“ und damit die Laienperspektive verdeutlichen, die in Expertenrunden leicht verloren geht.

Gute Erklärungen brauchen Zeit: Ein großzügigerer Umgang mit Zeit, der Wiederholungen, Redundanzen und Vertiefungen erlaubt, unterstützt das Verarbeiten und Verstehen.

10 Thematisierung von Laienwissen und das Bild vom Laien

Inhaltsverzeichnis

10.1 Einleitung: Laienwissen über Krankheit und Gesundheit

Wie schon mehrfach ausgeführt, verfügen Menschen auch ohne medizinische Ausbildung über Gesundheits- und Krankheitswissen. Dieses sogenannte *Laienwissen* speist sich aus ganz unterschiedlichen Quellen und ist je nach Individuum unterschiedlich groß und unterschiedlich strukturiert. Bei Gesundheit und Krankheit handelt es sich ja um Themen, die alle Menschen auf irgendeine Weise betreffen, und selbst wer sich nicht damit auseinander setzen möchte, kann sich dem kaum entziehen. In Zeitschriften, Radio, Fernsehen und Internet wird über Krankheiten, deren Ursachen, Vermeidung und Therapien berichtet und diskutiert; im Gespräch mit Familie und Freunden, Nachbarn oder Arbeitskollegen spielen diese Themen eine Rolle. Allein mit Blick darauf, wie oft Menschen in ihrem Alltag mit den Themen Krankheit und Gesundheit konfrontiert und in ihrer Biografie von diesen Themen betroffen werden, ist es praktisch unausweichlich, dass auch medizinische Laien über ein bestimmtes medizinisches Wissen verfügen.

Unter dem Begriff Laienwissen werden erworbenes Wissen und Erfahrungswissen zu Gesundheit und Krankheit subsumiert, die wissenschaftlich gesichert und gesellschaftlich akzeptiert sind, darüber hinaus aber auch Überzeugungen, Vorstellungen, Sichtweisen, Stereotype u. ä., die als laienhaft, fraglich, falsch oder veraltet markiert sind, jedoch ebenfalls handlungsleitende Formen des Wissens darstellen. Die Grenzen zwischen dem, was – gerade in der Medizin – jeweils als gültiges oder aber als überholtes oder ungesichertes Wissen angesehen wird, verschieben sich innerhalb kurzer Zeitspannen; darüber hinaus ist Wissen auch zwischen verschiedenen Richtungen in der Medizin oft strittig.

Die Wissensvermittlung in Gesundheitssendungen muss sich also an ein großes und heterogenes Publikum richten, das nicht nur über ein breites Spektrum an unterschiedlichen, heterogenen Wissensbeständen verfügt, sondern auch über unterschiedliche Interessen am Erwerb neuen Wissens und an der Bearbeitung des vorhandenen. Die Herausforderung der Sendungsgestaltung ist es, das zu vermittelnde medizinische Wissen auf das vermutete Laienwissen der Zuschauer hin zu bearbeiten und zuzuscheiden, so dass es anschlussfähig ist und integriert werden kann.

Nachdem in den vorangegangenen Kapiteln die verständliche Aufbereitung des medizinischen Wissens durch die Erläuterung von Fachbegriffen, die Veranschaulichung von Sachverhalten und die Erklärung von Funktionsweisen und Zusammenhängen im Fokus gestanden hat, geht es in diesem Kapitel um das – vermutete oder unterstellte – Laienwissen, auf das mit jeder medialen Vermittlungshandlung mehr oder weniger explizit Bezug genommen wird.

Es wird untersucht, wie das bei den Adressaten angenommene medizinische und gesundheitsbezogene Wissen in Gesundheitssendungen einbezogen und sprachlich zum Ausdruck gebracht wird und wie die Vorstellungen und das Wissen der Laien thematisiert, bearbeitet und korrigiert (oder bestätigt) werden. Es wird darüber hinaus der Frage nachgegangen, wie veraltetem Wissen neue wissenschaftliche Erkenntnisse gegenübergestellt werden und wie die Aktualität des vermittelten Wissens markiert wird. Dabei wird sich zeigen, dass Laienwissen, wenn es in den Sendungen behandelt wird, nicht nur unter dem Aspekt von richtig oder falsch bearbeitet wird, sondern auch Bewertungsdimensionen wie informiert oder uninformiert, naiv oder reflektiert, konsequent oder inkonsequent hinzukommen. Im letzten Abschnitt wird daher auch den Bildern vom Laien nachgegangen, die in den Sendungen gezeichnet werden und in denen zum Ausdruck kommt, wie die Zuschauer von Moderatoren und Experten modelliert werden und wie die Beziehung zu ihnen definiert und gestaltet wird.

10.2 Laienwissen, subjektive Krankheitstheorien und mediale Gesundheitskommunikation

Beim Laienwissen, wie ich es hier verstehe und wie es in den Sendungen relevant gesetzt wird, handelt es sich sowohl um (oft kollektive) Vorstellungen von Laien über Körper, Gesundheit und Krankheit sowie die damit verbundenen Handlungspraxen, Normen und Bewertungen als auch um subjektive Krankheitstheorien von einzelnen Betroffenen, die an Erkrankungen und Symptomen leiden und sich mit ihnen auseinandersetzen müssen.

Anhand der subjektiven Krankheitstheorien möchte ich den Unterschied zwischen medizinisch abgesichertem Fachwissen und Laienwissen verdeutlichen: In der medizinischen bzw. medizinpsychologischen Literatur werden die Wissensbestände, die Vorstellungen und Sichtweisen von Laien über ihre Erkrankung, deren Entstehung und Behandelbarkeit oft unter dem Begriff *subjektive Krankheitstheorien* diskutiert. Über sie gibt es zahlreiche Untersuchungen.[1]

Verres (1991, 312) charakterisiert subjektive Krankheitstheorien im Unterschied zu wissenschaftlichen Theorien durch:

- ihre mögliche Inkonsistenz (Nebeneinanderbestehen logisch unvereinbarer Vorstellungen),
- ihre mögliche Instabilität über die Zeit (Veränderung je nach aktuellem Erfahrungskontext),
- die mögliche Bedeutung von Affekten (Krankheitsvorstellungen sind durchsetzt von Konnotationen, Symbolik, Metaphorik und Wahrnehmungsabwehr),
- ihren prozessualen Charakter (Widerspiegelung adaptiver Prozesse wie z. B. Umbewertungen zur Angstbewältigung).

Der Begriff der subjektiven Theorien ist analytisch durchaus problematisch. Bezeichnet werden sollen ja Wissensbestände, die man eben nicht als Theorien (Rehbein 1994a) ansehen kann, denn sie basieren großenteils nicht auf systematischer wissenschaftlicher Erkenntnis. Vielmehr handelt es sich um nicht-reflektierte Überzeugungssysteme, oft um (generalisierte) Alltagsvorstellungen, die praktischer, widersprüchlicher Alltagserfahrung entstammen, an Handlungskontexte gebunden sind und zumindest teilweise inkonsistent und fragmentarisch sind. Die Bezeichnung „subjektiv" kontrastiert unglücklich mit „objektiv". Vor allem aber haben die betreffenden Wissensbestände oft gerade einen kollektiven Charakter, gehören meist nicht dem einzelnen Subjekt zu, sondern dem Commonsense in einer Gesellschaft oder sozialen Gruppe.

1 In Flick (Hrsg.) (1991) und Flick (1998) werden Bedeutung und Funktionen von Alltagswissen und subjektiven Theorien über Krankheit behandelt. Subjektive Theorien von Gesundheit stellen Faltermaier/Kühnlein/Burda-Viering (1998) dar. Krankheitstheorien von Herzinfarktpatienten analysiert Faller (1990); Theorien über Krebs und Herzinfarkt, besonders Ursachenvorstellungen, untersuchen Lerch/Kramer (1994) auf der Grundlage von Befragungen und halbstrukturierten Interviews. Auch in Bischoff/Zenz (Hrsg.) (1989) werden die Vorstellungen von Patienten über Körper und Krankheit, auch über Herzinfarkt, analysiert. Birkner (2006) untersucht aus linguistischer Sicht die interaktive Bearbeitung subjektiver Krankheitstheorien im Gespräch.

Das Laienwissen entspricht also nicht dem Expertenwissen, ist in der Regel z. B. unsystematischer und inkonsistenter; oder es handelt sich um medizinisches Expertenwissen, das im Laufe der Jahre „abgesunken" und in das Laienwissen übergegangen, inzwischen jedoch veraltet ist.

Mit dem Laienwissen werden auch die Experten des Gesundheitswesens konfrontiert – in der ärztlichen Praxis wie der öffentlichen Gesundheitsinformation – und müssen dieses berücksichtigen, denn es steuert das alltägliche gesundheitsbezogene Handeln.

> „Eine Gesundheitsförderung, die die Mündigkeit von Bürgern und Patienten ernst nimmt, kommt daher nicht daran vorbei, sich auf deren Lebenswelt und Vorstellungswelt einzulassen." (Faltermaier 1991, 57)

Ein Arzt wird nicht immer erkennen können, dass es bestimmte Vorstellungen des Kranken sind, die zu Missverständnissen in der therapeutischen Interaktion und Beziehung führen, er muss aber prinzipiell in Rechnung stellen, dass die vorhandenen Vorstellungen der Patienten Verhaltenskonsequenzen haben (z. B. falsches Gesundheitsverhalten, überhöhte Behandlungserwartungen). Sie zu erkunden und zu berücksichtigen ist in der direkten Kommunikation zwischen Arzt und Patient viel leichter möglich als im Rahmen öffentlicher Gesundheitsinformation.

Hierbei handelt es sich ja fast durchgängig um Einwegkommunikation, gerichtet an ein großes, anonymes und heterogenes Publikum. In den Gesundheitssendungen sind die Zuschauer für Moderatoren und Experten in der Regel (außer bei Studiopublikum oder in Call-in-Sendungen) nur imaginiert, also nur in der Vorstellung präsent und eine Erkundung des individuellen Laienwissens ist gänzlich unmöglich. Dieses Konzept der „imaginierten Laien" stellt sich als Vermittlungsproblem übrigens in jedem Austausch zwischen Wissenschaft und Öffentlichkeit, in dem anwendungsorientiertes Wissen für ein Laienpublikum zur Verfügung gestellt werden soll (Gisler et al. (Hrsg.) 2004).

Hier liegt also ein *strukturelles Problem*: Das Laienwissen besitzt auch für die mediale Gesundheitskommunikation große Relevanz, denn von ihm hängt ab, welche Veränderungen in diesem Wissen die Gesundheitsaufklärung anzustreben hat und in welcher Weise. Gesundheitsaufklärung im Fernsehen setzt Annahmen über das Laienwissen des Publikums voraus, um adressatenorientiert und wirksam zu sein. Die Kenntnis des vorhandenen Wissens und bestehender Vorstellungen ist Voraussetzung dafür, dieses bei der Vermittlung neuen Wissens angemessen zu berücksichtigen – z. B. dafür, das vorhandene Wissen überhaupt bewusst zu machen, die Bereitschaft für seine Veränderung oder Umstrukturierung zu schaffen, die richtigen Slots oder Positionen in ihm zu öffnen, in die das neue Wissen „eingehängt" werden kann, das neue Wissen an das alte anzuschließen und es integrierbar zu machen. Kurz gesagt: Das zu vermittelnde medizinische Wissen muss auf das Laienwissen der Zuschauer hin bearbeitet und zugeschnitten werden, um es anschlussfähig zu machen. Jedoch kann dies, weil es sich überwiegend um Einwegkommunikation mit einem anonymen Publikum handelt, nur auf Grundlage mehr oder weniger fundierter Vermutungen über das Laienwissen geschehen.

Die Lösung für dieses strukturelle Problem in den Gesundheitssendungen liegt darin, Laienwissen, Laienvorstellungen und damit zusammenhängendes (falsches oder falsch gewordenes) Gesundheitsverhalten aktiv aufzurufen und zu thematisieren. Inhaltliche Grundlage dafür können im Prinzip nur Vermutungen sein, die aus der Erfahrung mit konkreten Patienten bzw. Laien und ihrer (quantitativen) Verallgemeinerung resultieren. Um dieses Aufrufen und Thematisieren von Laienwissen soll es im Folgenden gehen.

10.3 Aufrufen und Einbeziehen von Laienwissen in Gesundheitssendungen

10.3.1 Berufliche ärztliche Erfahrung als Zugang zum Laienwissen

Laienwissen als solches wird überwiegend von Moderatoren in die Sendungen eingebracht und thematisiert, seltener von geladenen Betroffenen oder Experten. Woher Moderatoren und Experten ihr Wissen über die Vorstellungen von Laien beziehen, deuten sie mitunter an. Danach scheint bei den Arzt-Moderatoren insbesondere ihre berufliche Erfahrung mit Patienten eine Quelle des in den Sendungen formulierten Laienwissens zu sein – zumindest stellen sie es in Redewiedergaben von Patienten-Äußerungen so dar (*so Patientensprüche*):

[Beispiel: *Patientensprüche*]

MO: Und . ich zitiere noch mal so . Patientensprüche, sag ich mal, also . lieber Herr Doktor, wird/ krieg ich dann schon mal gesagt. (CHOLES 70ff.)

Auch im folgenden Ausschnitt spielt der Arzt-Moderator Dr. Gerhardt auf seinen Beruf als niedergelassener Arzt an. Er verallgemeinert seine Erfahrung mit Laien hier auf Ärzte generell (*Frau Doktor, Herr Doktor):*

[Beispiel: *fünfundneunzig*]

MO: Nächstes Beispiel: Frau Doktor, Herr Doktor, ich kenne jemand, der hat sein Leben lang erhöhte Cholesterinwerte und ist fünfundneunzig Jahre alt geworden, also das kann doch nicht stimmen immer mit diesem Cholesterin. (CHOLES 103ff.)

In einer anderen Gesundheitssendung spricht derselbe Arzt-Moderator seine persönliche Berufserfahrung ganz konkret an und erkundigt sich bei einem der Experten – „von Kollege zu Kollege“ – nach dessen Erfahrungen (*Erleben Sie das auch?*):

[Beispiel: *Koronarsportgruppe*]

MO: Jetzt hab ich aber persönlich die Erfahrung gemacht in der Praxis, die Leute kommen aus dieser Anschlussheilbehandlung zurück, haben ne ganze Menge gelernt, haben sich sportlich betätigt, über Ernährung, über das was Herr Valerien gesagt hat, das Mentale, und jetzt möchte ich die in die Koronarsportgruppe schicken, und da wollen sie nicht hin. Erleben Sie das auch? (INFARKTE 390ff.)

Die gegenseitige Bestätigung der Experten über ihre beruflichen Erfahrungen scheint gleichzeitig eine Bestätigung dafür zu sein, dass diese Laienvorstellungen tatsächlich existieren bzw. verbreitet sind, und eine Begründung dafür zu liefern, warum es wichtig ist, über sie zu sprechen:

[Beispiel: *vorsichtshalber*]

MO: Und viele denken doch, ich hab ein bestimmtes Alter erreicht, sollt ich dann nicht vorsichtshalber überhaupt gleich Acetylsalicylsäure schlucken, wenn das doch so hilfreich ist?
EX: Das is eine Frage, die . in allen Seminaren an uns gestellt wird. (SPRECH2 283ff.)

Im Gegensatz zu ihren beruflichen Erfahrungen bringen Moderatoren und Experten persönliche private Erfahrungen mit dem Laienwissen nur ausnahmsweise ein, um solches Wissen aufzurufen:

[Beispiel: *Spinat*]

MO: Also ich bin zum Beispiel noch mit Ei/ mit/ mit Spinat gefüttert worden, wegen dem Eisen. (ERNÄHR1 184f.)

Dass die Arzt-Moderatoren und Experten aus dem Repertoire ihrer Erfahrungen und Erlebnisse mit Patienten in ihrem beruflichen Umfeld schöpfen, liegt durchaus nahe, da sich in der praktischen professionellen Erfahrung das Laienwissen kondensiert.

Um Wissen ausdrücklich als Laienwissen aufrufen zu können, ist auch medizinisches Fachwissen vorausgesetzt bzw. wird es mit jenem kontrastiert. So spricht die Arzt-Moderatorin Dr. Kühnemann in einer ihrer Sendungen das Problem an, dass Ärzte üblicherweise früher Betablocker einsetzen wollen als ihre männlichen Patienten, da diese Potenzprobleme befürchten. Sie spricht aus der Perspektive der behandelnden Ärzte (*wir wollen das schon relativ frü:h ein-*

setzen), stellt das Laienwissen der *männlichen Zuschauer* dagegen und gibt es zur Beurteilung an einen der geladenen Experten weiter (*was sagen Sie denjenigen?*):

[Beispiel: *Potenzprobleme*]

MO: Und wenn wir nun sagen, wir wollen das schon relativ frü:h einsetzen, dann kommen jetzt unsere männlichen Zuschauer, und die spreche ich auch jetzt ganz gezielt an, weil die hö:ren nämlich immer wieder, bei Betablockern, da soll es doch Potenzprobleme geben. . Und schon wehren sie sich natürlich. Kann ich bestens verstehen, . aber, . was sagen Sie denjenigen? (H-SCHWÄ2 263ff.)

Interessant ist, wie die Moderatorin hier den Kontrast gestaltet, nämlich nicht abstrakt zwischen den Ärzten (*wir*) und den Patienten, sondern ganz konkret zwischen den Ärzten und den *männlichen Zuschauern*, die sie auch *ganz gezielt* adressiert, also explizit deren Laienwissen anspricht. Auch hier erkennt man noch einmal, dass die Existenz und Verbreitung von Laienvorstellungen zu einem Thema einen Grund dafür darstellt, den betreffenden Sachverhalt auch in der Sendung zu thematisieren.

10.3.2 Typische sprachliche Verfahren

Allgemein lässt sich feststellen, dass das Aufrufen von Laienwissen sehr oft geschieht, indem Moderatoren und Experten markieren, dass es sich dabei um verbreitetes Wissen handelt. Anders als in den oben zitierten Bezugnahmen auf wirkliche oder fiktive Patientenäußerungen wird dies sprachlich häufig durch verallgemeinernde Formulierungen ausgedrückt, wie z. B.:

- man sagt doch; normalerweise sagt man ja immer; heißt es denn nicht
- man hört so viel; da hört man immer; was man ja hier und da vielleicht schon mal gehört oder auch gelesen hat
- so denken viele; denkt man; und mancher denkt jetzt; viele meinen; hat sich ja lange in Deutschland die Meinung gehalten
- das verstehen immer viele so

Typisch sind hier indefinite, unbestimmte und kollektive Subjektausdrücke kombiniert mit *verba dicendi* oder *sentiendi* (Verben des Sagens, des Denkens oder der Wahrnehmung), zum Teil zusammen mit generalisierenden Zeitadverbialen wie *immer*.

Mit solchen Formulierungen können Moderatoren und Experten die präsentierten Vorstellungen von ihrem eigenen Expertenwissen abgrenzen. Sie können den Zuschauern auf höfliche Weise (sie stehen nicht allein mit ihren Vorstellungen) zu verstehen geben, dass es sich hier nicht um Expertenwissen handelt und die Zuschauer darauf vorbereitet sein müssen, dass das aufgerufene Wissen möglicherweise korrigiert wird.

Gelegentlich kommt es vor, dass beim Aufrufen von Laienwissen die aufgerufenen medizinischen Vorstellungen ganz ausdrücklich den Laien zugeordnet oder direkt als falsch bezeichnet werden:

- ein Laie denkt
- das ist ein Vorurteil, das noch in vielen Köpfen der Laien besteht

Laienwissen wird aber auch aufgerufen durch Verben wie *wissen* und *kennen* mit unbestimmtem Subjekt oder auch in direkter Ansprache der Zuschauer. Mit diesen Formulierungen wird nicht eine Problematisierung oder Korrektur vorbereitet, sondern das Laienwissen als zutreffend und Basis für neues Wissen markiert:

- jeder weiß; viele Menschen wissen das; jeder Mitteleuropäer hat Kontakt gehabt mit
- Sie kennen alle; Sie kennen das

Durchaus häufig rufen Moderatoren auch Laienwissen auf, indem sie sich selbst mit einbeziehen (*wir, uns*) und auf das Laien wie Experten gemeinsame kulturelle Wissen Bezug nehmen – also nicht (wie oben) einen Kontrast zum eigenen Expertenwissen herstellen:

- wenn wir das lesen oder hören, dann denken wir sofort
- was wir ja eigentlich alle kennen, also da klingelt s ja schon bei uns allen
- dass wir nicht immer Recht haben, wenn wir sagen
- das ham wer natürlich auch alle verstanden

10.3.3 Aufrufen des Laienwissens im Sendungsverlauf

Die medizinischen Vorstellungen der Laien werden insbesondere zu Sendungsbeginn allein von den Moderatoren aufgerufen und thematisiert; im Sendungsverlauf hingegen handelt es sich meist um ein Zusammenspiel von Moderatoren und Experten. Die Moderatoren nutzen zu Sendungsbeginn gern das Sendungsthema, um über das aufgerufene Laienwissen die Zuschauer für das Thema zu interessieren, sozusagen „diese von dort abzuholen, wo sie stehen“:

[Beispiel: *zusammenzucken*]

MO: Wir wollen uns heute beschäftigen mit . Cholesterin! . Viele von Ihnen werden da . bei diesem Begriff schon zusammenzucken, . warum, da geht gleich so etwas durch den Kopf, . Cholesterin, . Blutfette, Fette überhaupt, . Herzinfarkt, Schlaganfall, . also Cholesterin wird heute gleichgesetzt mit einer Krankheit (CHOLESTE 1ff.)

Wie in diesem Beispiel arbeiten die Moderatoren u.a. mit vermuteten Assoziationen der Laien zum Sendungsthema (*da geht gleich so etwas durch den Kopf*) und schlussfolgern daraus die (ihrer Vermutung oder Erfahrung nach) von Laien vertretenen Ansichten, wie etwa: *Cholesterin wird heute gleichgesetzt mit einer Krankheit.*

Im Sendungsverlauf wird Laienwissen von den Moderatoren häufig in Verbindung mit Fragen an die geladenen Experten aufgerufen oder mit der Aufforderung an diese, etwas zu erklären oder richtig zu stellen. Es lässt sich hier also eine Arbeitsteilung zwischen Moderatoren und Experten beobachten (*Wenn Sie uns mal sagen [...] was die Patienten dann immer fragen, Herr Professor*):

[Beispiel: *was ist Sache?*]

MO: Und jetzt haben wir hier was gehört von der Lyse, also vom Auflösen-Können. Dabei handelt es sich ja nicht um ein Medikament, das ich schlucke, also das verstehen immer viele so. Wenn Sie uns mal sagen was Sache ist, und was die Patienten dann immer fragen, Herr Professor Haberl. ((lacht)) (SCHLAG 146ff.)

Eine andere Form des Aufrufens von Laienwissen durch die Moderatoren besteht darin, Informationen von Experten bzw. Laien zusammenzufassen und diese zueinander in Beziehung zu setzen. So fasst die Arzt-Moderatorin im folgenden Beispiel die Frage einer Anruferin zusammen und bezieht sie auf eine vorangegangene Äußerung der Expertin. Die Formulierung aus Laiensicht (*man hört*) wird mit der Experten-Äußerung abgeglichen:

[Beispiel: *versteckte Fette*]

MO: Also, was hier unsere Frau Schneider aus Augsburg nämlich sagt, man hört so viel von versteckten . äh Fetten in den Nahrungsmitteln. Das ist das, was Sie meinen, wo wir gar nicht dran denken (CHOLEST1 640ff.)

Gelegentlich kommt es vor, dass das angesprochene Laienwissen weder vom Moderator noch vom befragten Experten eindeutig bewertet wird, so dass die Zuschauer über die Bedeutung des Sachverhalts letztlich im Ungewissen bleiben:

[Beispiel: *Vitaminprogramm*]

MO: Nun gibt es doch Ärzte die sagen: Also Herr Schell, am besten wäre, Sie würden anständig Vitamin, Vitamin C/ und Ihnen kann nix mehr passieren, denn Pflanzen haben auch kein Herzinfarkt, Hunde haben auch keinen Herzinfarkt, die ham genug Vitamin C, Zitrone auch, . äh w/ ist das was, is so n Vitaminprogramm entscheidend, . um keinen Infarkt zu bekommen, beziehungsweise keinen nächsten zu bekommen? (FLIE_HZ 412ff.)

Diese Äußerung des Moderators Fliege zielt nicht klar auf Laienwissen ab, denn als Quelle des Wissens werden Ärz*te* genannt. Aber durch die undifferenzierte Formulierung (*Ihnen kann nix mehr passieren*) und banale Begründung (*denn Pflanzen haben auch kein Herzinfarkt*) wird die betreffende Ansicht als unwissenschaftlich markiert – also als laienhaft – und so wird sie vom angesprochenen Experten auch aufgenommen (*Volksmedizin* vs. *Schulmedizin*). Er reagiert differenzierend und bestätigt zunächst unter Verweis auf ernsthafte wissenschaftliche Forschung, dass Vitamine eine positive Wirkung haben, beantwortet aber nicht die Frage des Moderators:

[Beispiel: *Volksmedizin1*]

EX: Also die Vitamine spielen ja immer so in der Volksmedizin ne sehr große Rolle, und werden in der Schulmedizin etwas kritischer gesehen, aber sie haben Bedeutung in diesem Zusammenhang, ohne Frage. Die Hauptrolle spielt dabei das Vitamin <u>E</u>, das ernsthaft wissenschaftlich beforscht ist, und zu dem erste Daten vorliegen, die darauf hinweisen, dass das tatsächlich einen prophylaktischen infarktverhütenden Effekt hat. (FLIE_Hz 419ff.)

Der Moderator stellt eine weitere, betont laienhaft formulierte Nachfrage, ob es denn angeraten sei, Multivitaminpräparate einzunehmen: *Soll ich so n Vitamin-multi-Trallala kaufen?* Hier klingt auch eine kritische, aufgeklärte Laienstimme durch (*Trallala*). Darauf reagiert der Experte explizit ablehnend:

[Beispiel: *Volksmedizin2*]

EX: Das scheint mir zu ungezielt, jetzt einfach irgend so ein Multivitaminpräparat/ so in der Annahme, für irgendwas wirds schon gut sein. (FLIE_Hz 430ff.)

Vergleichsweise selten werden subjektive Krankheitstheorien oder individuelle Vorstellungen durch Erzählungen oder Berichte von Betroffenen selbst einbezogen. Dazu ein Beispiel aus einer Sendung zu chronischen Schmerzen:

[Beispiel: *wetterabhängig*]

BE: aber das Hauptproblem is, was ich jetzt hab, ich werde <u>im</u>mer mehr wetterabhängig. Also, wenn das Wetter umschlägt, merke ich das wie der Wetterhahn, zweieinhalb Tage vorher . bricht der ganze Körper zusammen, alle Muskeln, alle/ alles tut weh.

MO: Also da wird der […] Herr Doktor Löw als . Psychotherapeut antworten. (4CHRONSC 617-624)

Der Experte verdeutlicht dann anhand dieses persönlichen Beispiels die Problematik und lange Dauer der Behandlung chronischer Schmerzerkrankungen, wobei er eine Reihe falscher Laienvorstellungen anspricht und korrigiert (dass, wenn man therapeutisch so viel probieren muss, etwas nicht stimmen kann; dass es bei chronischen Schmerzen keine Hilfe gibt).

Im Gegensatz zu Moderatoren und Experten wird das Laienwissen von den Betroffenen nicht reflektiert oder kritisch als Laienwissen aufgerufen, sondern als persönliche Wahrnehmung und Erfahrung formuliert (s. Kap. 10.4.2).

10.4 Thematisierung und Bearbeitung des Laienwissens

Da man davon ausgehen muss, dass das medizinische Wissen der Laien und ihre Vorstellungen über Gesundheit und Krankheit Einfluss auf ihr Krankheits- und Gesundheitshandeln nehmen, ist es wichtig, dieses Wissen in den Köpfen der Zuschauer nicht nur aufzurufen, sondern auch zu bearbeiten, also z. B. Sachverhalte zu thematisieren, damit Zuschauer verstehen, warum bestimmte Vorstellungen – auch wenn sie verbreitet sind – nicht oder nicht mehr richtig sind, oder auch umgekehrt, warum das Wissen der Laien nicht unbedingt falsch sein muss.

Aus dieser Perspektive sind mit dem Aufrufen und Thematisieren von Laienwissen bestimmte Zwecke wie Information, Aufklärung, Korrektur oder Bestätigung verbunden. Neben dem sach- und vermittlungsbezogenen Nutzen wird durch die Art und Weise der Thematisierung möglicherweise falschen oder veralteten Laienwissens zugleich auch vermittelt, ob man Laien ernst nimmt. Es wird also ein Stück Beziehungsdefinition geleistet und Moderatoren und Experten zeigen, ob sie bereit und in der Lage sind, die Vorstellungen und Sichtweisen der Laien zu verstehen, sie ein Stück weit ernst zu nehmen und zu respektieren, auf sie einzugehen und sich ihnen gegenüber verständlich zu machen.

Selten ist es Zweck der Thematisierung des Laienwissens, die Laienvorstellungen verstehend nachzuvollziehen, indem man z. B. überlegt, woher diese Vorstellungen kommen, und dann erklärt, warum sie nicht (mehr) der Realität entsprechen. Hauptzweck der Auseinandersetzung mit den Vorstellungen der Laien ist das Korrigieren.

10.4.1 Thematisierung von Laienwissen durch Moderator und Experten

Am häufigsten werden Laienvorstellungen von Moderatoren und geladenen Experten besprochen und bearbeitet. Da die Moderatoren in den untersuchten Gesundheitssendungen häufig Mediziner sind, bedeutet dies, dass Laienwissen im Grunde fast ausschließlich von Experten und aus deren Perspektive aufgerufen und behandelt wird. Dieser Umstand und seine Konsequenzen werden nicht immer reflektiert, dass also die deutliche Expertenperspektive die Wahrnehmung und Thematisierung des Laienwissens färbt und dass die Ursprünge des Laienwissens und die Gründe für die Laienvorstellungen fast niemals von Interesse scheinen. Im Vordergrund steht, Laienwissen aus (schulmedizinischer) Expertenperspektive als falsch bzw. korrekturbedürftig zu markieren. Hierin kommt eine eher hierarchisch und z. T. autoritär ausgerichtete Experten-Laien-Beziehung zum Ausdruck.

Im Folgenden sollen einige typische Bearbeitungsformen von Laienwissen durch Moderatoren und Experten aufgezeigt werden:

Laienwissen durch Sachinformationen korrigieren

Ein geladener Arzt und der Moderator Fliege unterhalten sich über Therapiemöglichkeiten bei Asthma und stellen u. a. der *Schulmedizin* die *chinesische Medizin* gegenüber, die bei Asthma gute Möglichkeiten biete. In diesem Zusammenhang formuliert der Moderator vermutetes Laienwissen (*man muss an die Sachen glauben*) und initiiert dazu eine Stellungnahme seitens des Experten:

[Beispiel: *chinesische Medizin1*]

MO: Muss man a/ also jetzt/ man muss nicht chinesisch sprechen, das weiß ich. Aber normalerweise sagt man ja immer, man muss an die Sachen glauben, ja? Es gibt ja so Placeboeffekte auch in der westlichen Medizin, muss man an die chinesische Medizin erst glauben, oder völlig am Ende sein, oder sagen Sie: Nein, nein, die wirkt bei jedem. (ASTHMAF 310ff.)

Durch das Aktualisieren von Laienvorstellungen über die chinesische Medizin (*man muss an die Sachen glauben*, man muss *völlig am Ende sein*) entwickelt der Moderator auch die z. T. übliche Kontrastierung zwischen einer wirkungsvollen *westlichen Medizin* gegenüber einer unwissenschaftlichen *chinesischen Medizin*. Der Experte stützt diese Laienvorstellungen nicht, sondern korrigiert sie durch Informationen:

[Beispiel: *chinesische Medizin2*]

EX: Man muss nicht an sie glauben, das ist inzwischen auch das/ durch das Bestreben des Westen, immer etwas zu dokumentieren, auch in Studien nachgewiesen. Äh . für die verschiedenen Therapiemaßnahmen, sei es Akupunktur, sind es die Kräuter, auch das Chigong, Atemtherapie, . das ist studienmäßig äh nachgelegt, dass es wirkt. (ASTHMAF 310-325)

Neue Handlungsmaximen empfehlen

In der Auseinandersetzung mit den Symptomen eines Herzinfarkts und der Frage danach, wann man zu Arzt gehen soll, thematisiert ein geladener Experte die falsche Laienstrategie des Abwartens, indem er eine fiktive Situation aus der Perspektive eines Betroffenen schildert:

[Beispiel: *belästigen*]

EX: Das is ja der Fehler, wenn das nich ganz so dramatisch is wie Sie s geschildert haben, dass ma sagt, ich kann jetzt in der Nacht niemand belästigen/ ich will niemand belästigen. Das wird schon wieder besser werden, man kocht sich en Tee oder . trinkt irgendwas. Und meint damit wird s besser, und das is der Fehler. Und auf den wollen wir aufmerksam machen, macht den Fehler bitte nicht in dieser Situation. (SPRECH 427-434)

Der Experte weist die Vorstellung mehrmals nachdrücklich als falsch zurück. Dennoch signalisiert er durch die Situationsschilderung Verständnis, indem er in einer Redewiedergabe das altruistische Anliegen *Ich will niemand belästigen* benennt, es hier aber eindeutig als nicht angebracht markiert. Durch die erfahrungsnahe konkretisierende Situationsschilderung (*Tee kochen*) und die Redewiedergabe wird zudem der Sachverhalt präsent und lebendig, was dazu beiträgt, dass er sich gut einprägt. Nicht zuletzt hat der Experte ein für die Handlungsperspektive der Betroffenen gutes Beispiel ausgewählt, das seine Erfahrungen als Arzt hervorhebt: Gerade das Niemand-stören-Wollen wird von ihm als falsch zurückgewiesen.

Ursachen problematischer Laienvorstellungen ansprechen

Laienwissen wird in den Sendungen üblicherweise allgemein und anonym, also ohne Bezug auf eine bestimmte Person, die es verbalisiert, behandelt. Das hat den Vorteil, dass der Umgang damit offensiver und kritischer erfolgen kann, weil durch Zurückweisung oder Kritik niemand persönlich gekränkt wird. Der Nachteil ist, dass derart aufgerufenes Laienwissen oft nur fragmentarisch behandelt wird und es fast immer vermieden wird, ihm auf den Grund zu gehen, ganz besonders, wenn es um problematische Bereiche wie die Angst vor Stigmatisierung, starker Behinderung oder dem Sterben geht. Dabei wäre gerade diese Form der Erkundung und Aufarbeitung im Sinne öffentlicher Gesundheitsinformation gut geeignet, Vorurteile bei den Zuschauern zu beseitigen.

In einer Filmsequenz wird das verbreitete Vorurteil thematisiert, man dürfe nach einem Herzinfarkt keinen Sport treiben:

[Beispiel: *Sport*]

SP: Herzinfarkt und Sport, das passt nicht zusammen. So denken viele, die nach dem gefürchteten Herzanfall die Grenzen des eigenen Körpers nicht mehr einschätzen können. Dabei ist es jedoch gerade der Sport, der die wichtige Rückbildung der Krankheit entscheidend vorantreiben kann (HERZKREI 129-133)

Die (vermuteten) Vorstellungen der Laien (*Herzinfarkt und Sport, das passt nicht zusammen*) werden aufgerufen und anschließend korrigiert. Warum Betroffene nach einem Infarkt sportliche Betätigung meiden, wird ganz allgemein benannt (*Grenzen ... nicht mehr einschätzen können*), aber nicht konkretisiert, vertiefend hinterfragt oder erkundet. So ist zu vermuten, dass etliche Betroffene Angst haben, Bewegung könne dem Herz schaden, einen weiteren Infarkt auslösen und sie, im wahrsten Sinn des Wortes, umbringen. Weder in der Filmsequenz noch im Verlauf der Sendung wird über solche emotional gefärbten Ursachen gesprochen, stattdessen werden Sportarten benannt, die für Menschen mit Herzinfarkt sinnvoll sind und auf Koronarsportgruppen hingewiesen, die man als Betroffener besuchen solle. In diesem Zusammenhang wird sehr vage auf die Ängste vor einem neuen Infarkt und dem Sterben angespielt: *Koronarsportgruppen geben Infarktpatienten die Möglichkeit, die körperlichen Grenzen neu zu definieren.*

Laienwissen differenzieren

Im folgenden Beispiel aktualisiert die Arzt-Moderatorin die Vorstellung, Stress sei einer der stärksten Risikofaktoren für einen Herzinfarkt. Im Verlauf der Sendung wurde schon mehrmals auf das Thema Stress eingegangen und in eingespielten Filmsequenzen wurde Stress zweimal als ein Risikofaktor für Herzinfarkt benannt. Jetzt spricht die Arzt-Moderatorin diesen Sachverhalt abgewandelt als Vorstellung von Laien an und bittet einen der Experten um Stellungnahme:

[Beispiel: *Eustress*]

MO: Und dann kommt die <u>an</u>dere Gruppe, und das ist die da sagt, der Laie meistens, das muss ja wohl das Schlimmste sein, das ist der Stress, der Bewegungsmangel, das Übergewicht. Also wie siehts damit aus?

EX: Also mit dem Stress tun wir uns als Ärzte ja immer schwer, das wissen Sie, weil wir das nich so gut <u>mes</u>sen können.

MO: Ja.

EX: Und wir denken immer auch der Stress äh ist äh als solches ja äh schwer fassbar, Risikofaktor, und es gibt ja den so genannten Eustress, wo s/ einer. sich dabei <u>wohl</u>fühlt . Und denn/ es gibt den schlechten Stress, wo er ständig unter Druck is, und das muss man glaub ich differenzieren. (SPRECH 158-170)

Experte und Moderatorin behandeln das Thema in der Folge noch ausführlicher, sie kommen zu dem Schluss, Stress sei aus medizinischer Perspektive kein *alleiniger Risikofaktor* und weisen damit die Laienvorstellung, Stress sei einer der schlimmsten Risikofaktoren, nicht vollständig zurück, differenzieren die Vorstellung jedoch (*Eustress – schlechter Stress*) . Auch wenn der Experte sich nicht explizit mit einer Verständnis signalisierenden Formulierung an die Zuschauer wendet, deutet er mit dem vorsichtigen Formulieren und seiner Argumentation an, dass auch andere Vorstellungen denkbar sind. Allerdings ist hier nicht eindeutig festzumachen, ob das geschieht, weil der besprochene Sachverhalt wissenschaftlich nicht eindeutig geklärt und schwer zu objektivieren ist oder um die Perspektive der Laien angemessen zu bearbeiten.

Stigmatisierung bekämpfen

Moderator und Experte unterhalten sich über *Psoriasis* (Schuppenflechte) und ihren stigmatisierenden Einfluss auf das Leben der Betroffenen. In diesem Zusammenhang wird überlegt, warum viele Menschen sich gegenüber den Betroffenen offensichtlich irrational verhalten und die Stigmatisierung reproduzieren. Eine Überlegung führt zum *Laienausdruck Schuppenflechte,* der die Menschen möglicherweise in die Irre führe:

[Beispiel: *Psoriasis*]

MO: Ja, und äh vor allem äh Psoriasis äh prägt, hab i gesagt, also sogar das Leben der Menschen, weil . die Psoriasis bei . . vielen anderen, die sie sehen, oder die sie bemerken an einem Patienten, . äh Reaktionen auslöst, also der Abschreckung und des Abscheus, und man weigert sich dem dann oft die Hand zu geben. Das heißt also, diese Krankheit wird total falsch eingeschätzt.

EX: Ahja. Ich glaub, das ist fast schon auf den Laienausdruck Schuppenflechte an sich zurückzuführen, weil bei Flechte denken die Menschen an Pilz und an Ansteckungsgefahr. Die Psoriasis, die Schuppenflechte ist absolut nicht ansteckend, <u>nicht</u> übertragbar, und deshalb sind also viele Ressentiments, die Schuppenflechten-Patienten entgegengebracht werden, wirklich <u>völlig</u> grundlos. Und manche Psoriasispatienten natürlich ziehen sich aus <u>Scheu</u> vor der Öffentlichkeit zurück. Aber es ist absolut unverständlich, warum bei Bädern zum Beispiel noch heute manchmal Schilder zu sehen sind, dass Psoriatiker <u>nicht</u> hineindürfen. Vom medizinischen Standpunkt und vor allem vom menschlichen Standpunkt aus völlig indiskutabel. (HAUT1 92-112)

Moderator und Experte fordern Verständnis für die Betroffenen, äußern aber auch Verständnis für die Laien, die von den Erkrankten abgeschreckt werden. Die Ablehnung wird erklärt, zum einen semantisch (Konnotationen des *Laienausdrucks Schuppenflechte*), zum anderen aber auch mit der *Abscheu* vor dem Erscheinungsbild der Krankheit. Durch die Darstellung ausgrenzender Situationen wird Mitgefühl für die Betroffenen erzeugt und die Ausgrenzung als *indiskutabel* scharf verurteilt. Gleichzeitig wird mehrmals explizit darauf hingewiesen, dass die Laienvorstellungen falsch sind. Die Darstellung zielt darauf, die gesellschaftliche Stigmatisierung von Psoriasis-Patienten durch Bearbeitung des Laienwissens zu bekämpfen und abzubauen.

Vermischung von Laien- und Expertenwissen

Im Folgenden ruft eine Ernährungswissenschaftlerin mit *klingelts ja schon bei uns allen* vermeintliches Laienwissen auf, das sie aber mit ihrem Expertenwissen mischt:

[Beispiel: *Karotin1*]

EX: Ja, also bei der Karotte, klingelts ja schon bei uns allen, das ist natürlich Beta-Karotin. (ERNÄHR1 220-221)

Aus der Perspektive der Expertin ruft der Begriff *Karotte* assoziativ das Wissen zu *Beta-Karotin* hervor, das jeder kenne (*natürlich*), weshalb sie Erklärungen für überflüssig hält. Da es jedoch dem Fachwissen zuzuordnen ist, greift der ärztliche Moderator regulierend mit einer Erläuterung aus inszenierter Laienperspektive ein:

[Beispiel: *Karotin2*]

MO: Beta-Karotin für die Haut und so, ja? Richtig.

EX: Und alles, was auch so an Milchprodukten, also en bisschen gelblich ist, enthält von Natur aus eben auch Beta-Karotin, und . dieses Stück Käse enthält genauso viel . wie diese Karotte, aber hat natürlich ungefähr/ ja ungefähr fünfmal mehr Kalorien. (ERNÄHR1 222-226)

Aufgrund der Indirektheit erkennt die Expertin den Beitrag des Moderators nicht als regulierenden Eingriff, sondern als unterstützend und fährt fort, weitere Nahrungsmittel und Bestandteile um den Begriff *Beta-Karotin* herum zu beschreiben und zu erklären, ohne diesen selbst je zu erläutern.

Im Zusammenhang mit dem Thema Herzinfarkt wird über die sinnvolle und nicht-sinnvolle Einnahme von *Acetylsalicylsäure* gesprochen. Dabei thematisiert die Arzt-Moderatorin Laienwissen (*man sagt doch immer*):

[Beispiel: *Blut verflüssigen1*]

MO: Und wie sieht es denn aus/ man sagt doch immer, man sollte . Acetylsalicylsäure . auch . in/ äh prophylaktisch ja benutzen, wenn . möglicherweise schon bekannt ist, dass da Herzengen äh so grade von den Koronargefäßen vorliegen und so weiter. Dann sagt man wieder, ja, aber, wenn das Blut zu flüssig ist, dann ham wir wieder Probleme, aber ham wir hier nicht sogar Fortschritte in der Kombination? (SPRECH2 263-273)

Die Moderatorin formuliert das Laienwissen am Expertenwissen orientiert, sprachlich z. T. expertenhaft, so dass eine diffuse Mischung aus Laien- und

Expertensicht entsteht, aus Fachbegriffen (*prophylaktisch, Koronargefäße*) und Laienausdrücken (*Herzengen, Blut zu flüssig*). Auch das zweifache *wir* am Ende des Beitrags ist nicht eindeutig auf Mediziner oder Betroffene zu beziehen. Darüber hinaus erschwert die Vorgabe, innerhalb der Sendung keine Handelsnamen von Präparaten zu nennen, das Verstehen: Den meisten Zuschauern dürfte der Begriff Aspirin geläufiger sein als *Acetylsalicylsäure.*

Die sowohl inhaltlich als auch begrifflich am Expertenwissen orientierte Äußerung der Arzt-Moderatorin mag die Ursache dafür sein, dass der angesprochene Experte nicht auf die Vorstellungen der Laien eingeht, sondern auf die Therapiemöglichkeiten aus Perspektive der Experten:

[Beispiel: *Blut verflüssigen2*]

EX: Also das is ja ganz trickreich mit der Acetylsalicylsäure, weil wir dadurch gesehen haben, dass wir die Offenheitsrate nach einer gerinnselauflösenden Behandlung vergrößern können. (SPRECH2 263-273)

Laienvorstellungen abwerten

In einer Sendung zum Thema Cholesterin aktualisiert der Moderator Laienwissen durch die Formulierung *so Patientensprüche*, womit er dieses Wissen von Anfang an negativ qualifiziert:

[Beispiel: *Patientensprüche*]

MO: Und . ich zitiere noch mal so . Patientensprüche, sag ich mal, also, lieber Herr Doktor wird/ krieg ich dann schon mal gesagt, mein Kind is n bisschen dicker, aber das/ . dann hats auch was zum Zusetzen für schlechte Zeiten, der näch/ die nächste Infektion, die nächste Erkältung kommt bestimmt, oder . der nächste Spruch, also wenn einer schwer arbeitet, nicht wie Sie hier am Schreibtisch mit Bleistift und so, sondern richtig . auf m Feld oder Maurer und so, der <u>muss</u> auch was haben, der muss was auf m Teller haben, da muss n Kotelett mit schöner Speck äh seite und so. Was sagen Sie dazu? (CHOLES 70-80)

Der Moderator zieht in seiner Darstellung nicht in Betracht, ob die Vorstellungen der Patienten in bestimmten Situationen vielleicht richtig sein könnten. Er betrachtet sie nicht differenziert und reflektiert, sondern ausschließlich aus seiner medizinischen Sicht auf die momentane gesellschaftliche Situation. Eine Quelle solcher Laienvorstellungen sind ja Hungererfahrungen und beispielsweise auch Werbeanzeigen aus der Zeit kurz nach dem zweiten Weltkrieg. Fett, z. B. in Form von Butter, wurde hier ausschließlich positiv und der Gesundheit zuträglich dargestellt. Sicherlich sind noch andere Quellen, vielleicht auch innerfamiliäre Tradierungen für die o. g. Vorstellungen denkbar. Abgesehen von der ausschließlich negativen Bewertung der Patientenvorstellungen setzt der Moderator sich – wenn auch in Form einer Redewiedergabe – in Opposition zu seinen Patienten: *also wenn einer schwer arbeitet, nicht wie Sie hier am Schreibtisch.* Statt auf die Laienvorstellungen verstehend und erklärend zu reagieren, weist der geladene Experte sie ebenso zurück wie der Arzt-Moderator:

[Beispiel: *vollstopfen*]

EX: Ja, das ist sehr schade, also wer seine Kinder voll Kalorien . stopft, tut den damit keinen Gefallen. Wir wissen, dass Kinder, die übergewichtig sind, und auch Kinder, die sehr viel Fett essen, häufig schon erhöhte Cholesterinwerte haben, und ähm wir wissen auch, dass Personen, die äh schlank sind, eine bessere Lebenserwartung haben als Personen, die übergewichtig sind. (CHOLES 80-86)

Diese Zurückweisung der Laienvorstellungen ist auch vom geladenen Experten zwar mit wissenschaftlicher Begründung, aber abwertend formuliert (*voll Kalorien stopfen*). Eltern mit dicken Kindern erscheinen in dieser Darstellung der beiden medizinischen Experten als dumm und verantwortungslos, was gerade die, die es betrifft, möglicherweise zum Widerspruch reizt und für eine Verhaltensänderung kontraproduktiv ist.

10.4.2 Thematisierung des Laienwissens der Betroffenen

Das Thematisieren des Laienwissens der Betroffenen als Repräsentanten der Laien hat den Vorteil, dass die Zuschauer sich direkter identifizieren können, stellt die Moderatoren und Experten aber vor bestimmte Aufgaben:

- Sie müssen sich auf die individuellen Schilderungen der Betroffenen einlassen;
- sie müssen das aus Betroffenenperspektive individuell Formulierte so umformulieren, dass es auch für die Zuschauer interessant und hilfreich ist, es also verallgemeinern;
- sie müssen das formulierte Laienwissen, wenn es falsch ist, ohne Imageschädigung korrigieren.

Diese Aufgaben zu lösen gelingt nicht immer und es kann passieren, dass der Betroffene bloßgestellt und vorgeführt wird, z. B. indem er für die Ängste gegenüber einem Medikament kritisiert wird oder indem ihm indirekt zu verstehen gegeben wird, dass er die Unwahrheit sagt.

Laienvorstellungen de-thematisieren oder kritisieren

In einer Sendung zum Thema Herzinfarkt wird ein prominenter Betroffener, Harry Valérien, ein ehemaliger Sportmoderator und Medienprofi, zu den Risikofaktoren befragt, die damals zu seinem Infarkt geführt haben. Er liefert eine ausführliche spirituelle Deutung seiner Krankheit und nennt ganz andere als die üblichen Risikofaktoren wie Bluthochdruck, Berufsstress etc. Nur aufgrund seines Prominentenstatus und seiner Medienerfahrung kann er sich diese „abweichende" Darstellung leisten:

[Beispiel: *Lehrauftrag1*]

BE: Ja, ich hab nicht geraucht, ich hab nicht getrunken, ich hab eine . glückliche Ehe, ich hab im Beruf viel Spaß gehabt, aber ich hatte einen wesentlichen Punkt. Alles was so passiert, ist ja nicht ohne Sinn. Und derjenige der meint, er könnte das nach außen verlagern, der soll zuerst mal bei sich suchen. Also ich hab bei mir suchen müssen und auch gesucht und das erste war Hang zur Perfektion. Du willst der beste sein, du willst deine Nase vorn haben, eine so genannte Egodominanz. Du siehst dich mehr mit dem Verstand statt mit dem Herzen, du kommst aus deiner Mitte, statt in der Harmonie, im Gleichgewicht zu sein. Und deshalb kriegt jede Krankheit einen eine Art Lehrauftrag für dich, du musst aus der Krankheit was lernen. Wenn du das nicht begreifst, wirst du wieder krank und der nächste . Schub ist ein viel härterer Schub. (INFARKTE 282-297)

Die Suche nach den individuellen Risiken hat diesen Betroffenen auf die Suche nach dem Sinn der Krankheit geführt (*Alles was so passiert, ist ja nicht ohne Sinn*) und die Krankheit selbst versteht er als Lehre (*eine Art Lehrauftrag für dich*). Der ärztliche Moderator steht vor dem Problem, dass diese Sichtweise in Kontrast zu den Inhalten seiner schulmedizinisch orientierten Sendung steht, er sie aber auch nicht einfach korrigieren oder als „esoterische Laienvorstellung" zurückweisen kann, schon gar nicht gegenüber einem Prominenten. Er löst das Problem, indem er es zum Teil verbalisiert (*Ich weiß gar nicht, was ich was ich jetzt sagen soll)*, die Darstellung als bekannt bestätigt (*es war natürlich schon eine Lehrstunde, Krankheit als Weg, gibt es ja berühmte Bücher dazu*), sich dann aber einer weiteren Betroffenen zuwendet: *Frau Maassen, was hat Ihnen letztlich geholfen*? So wird die Darstellung von Harry Valérien de-thematisiert.

In einer anderen Sendung zum Thema Herzinfarkt wird ein Betroffener vom Arzt-Moderator nach seinen Risikofaktoren befragt (*Welche Risikofaktoren gabs denn überhaupt bei Ihnen*). Der Betroffene liefert eine eher unspezifische Antwort und führt den Infarkt auf Stress zurück, so dass der Moderator ganz konkret nachhakt:

[Beispiel: *nicht bemerkenswert1*]

MO	Ja, wie waren/ sahen denn Ihre Blutwerte aus? Fette?
BE	Eigentlich . nicht

163

MO	Nicht bemerkenswert heißt vom/ vom/
BE	bemerkenswert, ja? Ich habe nicht/ Für mich/
EX	Er hat einen

164

EX	LDL-Chol/ Cholesterin von hundertsiebzig gehabt, und ist damit <u>ein</u> . pf .

165

EX	deutig im Risikobereich.

166 (KAMPHERZ)

Als der Betroffene seinen Cholesterinwert bagatellisiert, sieht sich der Experte, sein behandelnder Arzt, aufgerufen, ihn zu unterbrechen und scharf zu korrigieren (*<u>ein</u>deutig im Risikobereich*). Er wendet sich aber nicht direkt an ihn als seinen Patienten, sondern spricht mit dem Moderator über ihn. Laien- und Expertenwissen fallen hier deutlich auseinander, die Intervention des Experten ist aber in keiner Weise imageschützend. Er benennt die körperlichen Probleme seines Patienten, ohne dass dem Betroffenen Gelegenheit gegeben wird sich zu äußern und ohne ihn zu fragen, warum er den Eindruck hat, er habe keine Risikofaktoren. Daraufhin meldet sich der Moderator einlenkend zu Wort, unterstützt zuerst den Experten und generalisiert dann das Problem der falschen Laienvorstellungen zu Befunden und Werten:

[Beispiel: *nicht bemerkenswert2*]

> MO: Herr Weger, jetzt nicht/ nicht falsch verstehen, aber es ist halt immer so, ja, auch wenn ich Patienten frage, die meisten sagen, nö, eigentlich/ eigentlich <u>nichts</u>. Aber, wenn man dann nachguckt, kommt doch das eine oder andere kommt immer mal zu/ zu:stande. (KAMPHERZ 172-176)

Der Arzt-Moderator berichtet hier von seinen praktischen beruflichen Erfahrungen mit den häufigen Fehleinschätzungen der Patienten hinsichtlich ihrer Risiken. Bei dieser generalisierenden Darstellung spielen die systematischen Ursachen dieser Fehleinschätzungen ebensowenig eine Rolle wie die Beweggründe und Vorstellungen des einzelnen Patienten, Herrn Wegers, und so gelingt es dem Moderator, die Imagegebedrohung des Betroffenen etwas zu mildern.

Laienvorstellungen ernst nehmen und differenzieren

Die folgenden Beispiele stammen aus einer Gesundheitssendung der Reihe *Sprechstunde* mit einem besonderen Setting – sie wurde im Hörsaal eines Klinikums aufgenommen. Eingeladen waren dorthin Patienten, die an chronischen Schmerzen leiden, sowie Ärzte unterschiedlicher Fachrichtungen, die mit Schmerztherapie befasst sind. Die Betroffenen dürfen Fragen stellen, die

die Arzt-Moderatorin Dr. Kühnemann an die Fachärzte weitergibt (vgl. Kap. 12.7.2).

Im Verlauf der Sendung werden u.a. verschiedene Möglichkeiten vorgestellt, Schmerzmittel aus der Gruppe der Opioide anzuwenden. Ein Experte erläutert die mittlerweile große Bandbreite an Darreichungsformen (Pflaster, unter die Zunge, intravenös etc.), woraufhin eine Zuschauerin aber auf das Problem der Dauereinnahme hinweist. Die einschläfernde Wirkung der Mittel illustriert sie mit einer anschaulichen Kombination aus der Interjektion *boing!* und „Mattscheibe-vor-der-Stirn"-Gestik, um das Umfallen im Lauf des Tages deutlich zu machen:

[Beispiel: *Opioide1*]

EX: Also, haben wir verschiedene Möglichkeiten die Opioide zu geben, ohne dass man . sie schlucken muss.

BE: Ja, schon, bloß <u>dauer</u>haft . versuche ich die nicht zu nehmen, muss ich ehrlich sagen, weil ich will soviel wie möglich . noch vom Tag mitkriegen . und nicht . boing! ((deutet mit linker Hand vor der Stirn „Mattscheibe" an))

Der Experte korrigiert diese individuelle Erfahrung als allgemeine *Fehlvorstellung* und *Fehlglaube*, nimmt sie und die Zuschauerin aber ernst und räumt *Einzefälle* ein:

[Beispiel: *Opioide2*]

EX: Es ist sicher eine Fehlvorstellung, wenn man hört, man muss ein starkes Opioid wie Morphin nehmen. Die Vorstellung . dann ist man/ schläft man nur noch den ganzen Tag, kann sich gar nicht mehr unterhalten, also das muss sicherlich nicht sein. Das mag für den Einzelfall schwie:rig sein, aber es ist sicherlich generell äh, ein v/ weit verbreiteter Fehlglaube, dass man unter starken Opioiden nicht äh den täglichen Aktivitäten im Leben nachgehen kann.

MO: Und auch wieder <u>heraus</u>testen, für den einzelnen Patienten testen, was <u>i:hm</u> bekommt. Es ist nicht Opioid gleich Opioid, also das ist <u>ganz</u> wichtig. (5CHRONSC 701-716)

Die Vorstellungen der Zuschauerin werden zwar als falsch zurückgewiesen (*Fehlvorstellung*), in der Folge aber ausformuliert und differenziert, indem die individuelle Situation (*für den Einzelfall*) dem grundsätzlichen Wissen (*es ist sicherlich generell*) über diesen Sachverhalt gegenübergestellt wird. Die Arzt-Moderatorin greift diese Differenzierung auf und formuliert sie als Handlungsempfehlung für Ärzte und Betroffene: *für den einzelnen Patienten testen.*

In einem weiteren Beispiel aus dieser Sendung erläutert ein Schmerzpatient aus dem Publikum seine Vorstellung davon, was bei ihm Schmerzen fördert:

[Beispiel: *wetterabhängig1*]

BE: aber das Hauptproblem ist, was ich jetzt hab, ich werde immer mehr wetterabhängig. Also, wenn das Wetter umschlägt, merke ich das wie der Wetterhahn, zweieinhalb Tage vorher . bricht der ganze Körper zusammen, alle Muskeln, alle/ alles tut weh. (4Chronsc 617ff.)

Der anwesende Psychotherapeut antwortet ausführlich auf diese *sogenannte subjektive Krankheitstheorie*:

[Beispiel: *wetterabhängig2*]

EX: Das andere ist, dass wir natürlich immer eine sogenannte subjektive Krankheitstheorie haben. Also Sie haben den Eindruck, dass es mit dem Wetter zusammenhängen könnte, und Sie spüren das schon . sehr früh. Das gibts tatsächlich, dieses Phänomen, das erleben wir immer wieder mal berichtet, wir können es naturwissenschaftlich noch nicht erklären. (5Chronsc 641ff.)

Wir finden hier ein sehr ausführliches, gleichzeitig akzeptierendes und differenzierendes Thematisieren und Bearbeiten des Laienwissens durch den Experten. Die Vorstellungen des Betroffenen werden als eine andere Form des Wissens bzw. als andere Perspektive betrachtet, die aus wissenschaftlicher Sicht zwar nicht bestätigt, aber dennoch nachvollzogen werden kann. Der Experte prozessiert die Vorstellung also in einer komplexen Verfahrensweise: Er formuliert die Äußerung des Patienten als einen Eindruck, eine Vermutung (*könnte*) um. Er zeigt daraufhin, dass er sie ernst nimmt (*das gibts tatsächlich*), obwohl die Theorie nicht zum naturwissenschaftlichen Paradigma passe (*wir können es naturwissenschaftlich noch nicht erklären*). Er gibt Ratschläge, die die Erfahrung des Patienten einbeziehen (*wenn Sie die Erfahrung machen, dass Sie in einem anderen Lebensraum vielleicht besser zurecht kommen*), hält aber auch die Möglichkeit offen, andere Erklärungen zu finden (*noch mal zu gucken, vielleicht gibt es andere Trägerfaktoren, die Sie jetzt bisher auf das Wetter beziehen, die aber unabhängig davon . auch . da sein können, die Sie vielleicht selbst noch gar nicht so sehen, weil Sie nicht drauf geachtet haben*).

Solches differenzierende und nicht-abwertende Eingehen auf die Patientensicht ist produktiver, als die medizinische Expertenperspektive nur dagegen zu setzen. Das Laienwissen aufzunehmen bedeutet gleichzeitig, sich weniger an der Autorität der Expertenrolle zu orientieren, das Machtgefälle in der Experten-Laien-Kommunikation zu verringern und den Betroffenen bzw. Kranken in seiner Autonomie ernst und wichtig zu nehmen.

10.4.3 Zwecke der Thematisierung von Laienwissen

Die Vorstellungen und das Wissen von Medizin-Laien werden nicht unsystematisch und zufällig in die Gesundheitssendungen eingebracht, sondern stehen in Zusammenhang mit ganz bestimmten Sendungszwecken.

Die Moderatoren als diejenigen, die Laienwissen hauptsächlich thematisieren, wenden sich damit in unterschiedlicher Weise an die Zuschauer. Sie fordern sie auf, etwas zu tun, sich anders zu verhalten oder umzudenken und sich nicht der Verantwortung für ihre Gesundheit zu entziehen; sie informieren, klären auf und warnen; sie wecken die Neugierde und das Interesse der Zuschauer und sie unterhalten sie. Die einzelnen Handlungen treten meist nicht isoliert, sondern in Kombination auf; so wird etwa über einen Sachverhalt aufgeklärt und damit verbunden zu anderem Handeln aufgefordert. Insgesamt ist das Thematisieren von Laienwissen eng mit der Realisierung der Sendungsziele Informieren, Aufklären, Appellieren, Interesse wecken und Unterhalten verbunden.

Die Zuschauer informieren und aufklären

Medizinisch veraltetes oder unzutreffendes Laienwissen wird von Moderatoren in der Absicht thematisiert, Sachverhalte richtig zu stellen und die Zuschauer darüber aufzuklären. Das Informieren und Aufklären sind immer auch ein direkter oder indirekter Appell an die Zuschauer, ihr Verhalten zu überdenken und möglicherweise zu ändern, aber im Vordergrund stehen hier das Verhältnis von Laien- und Expertenwissen und die Korrektur des Laienwissens. Dabei werden – wie im folgenden Beispiel [Öl] – im ersten Schritt von den Moderatoren die falschen Vorstellungen und im zweiten Schritt von Moderatoren oder Experten das medizinisch gültige Wissen benannt; mitunter – nicht immer – wird in einem dritten Schritt der zunächst nur benannte Sachverhalt von Moderatoren oder Experten erläutert.

Im Zusammenhang mit der Diskussion zum Thema gesunde Ernährung, Olivenöl, gesättigte und ungesättigte Fettsäuren thematisiert die Arzt-Moderatorin eine von ihr vermutete häufige Verhaltensweise bzw. Theorie von Laien. Sie richtet sich mit ihrer Frage nicht nur an den Experten, sondern auch an die Zuschauer:

[Beispiel: *Öl*]

MO: und da ist jetzt ein <u>wich</u>tiges Stichwort gefallen, denn viele meinen doch, wenn das jetzt so gesund ist, dann kipp ich richtig schön jetzt überall das Öl drauf, und mein ganzer Salat ist erst dann gesund, wenn er in Öl schwimmt. ((lachend)) Was mach ich damit falsch? (RW&OLIÖL 75-80)

Die Moderatorin legt durch die übertriebene Form der Darstellung und ihr lachendes Sprechen bereits nahe, dass es sich um falsche Laienvorstellungen handelt. Der Experte soll das bestätigen und dann erläutern, wie man sich anders verhalten soll – was er auch tut.

Auch Vorurteilen und Stigmatisierungen soll mit Hilfe von Informationen entgegengewirkt werden, wie in der oben zitierten Sendung über Psoriasis (Kap. 10.4.1): *man weigert sich, dem dann oft die Hand zu geben; das heißt also, diese Krankheit wird total falsch eingeschätzt.* Das Informieren ist hier mit nachdrücklichen Zurückweisungen der Laienvorstellungen eng verbunden (*total falsch, absolut nicht ansteckend, wirklich völlig grundlos, absolut unverständlich, völlig indiskutabel*) und damit gleichzeitig eine Aufforderung, ein Appell an die Zuschauer, ihr ungerechtfertigtes Verhalten, mit dem sie Kranke stigmatisieren, zu überdenken.

An die Zuschauer appellieren

Häufig ist das Thematisieren von Laienwissen auch damit verbunden, die Zuschauer zum Handeln aufzufordern, sie zu mahnen oder zu warnen. Solche Appelle kommen oft im Zusammenhang mit bedrohlichen Krankheiten vor. Nicht selten werden Mahnungen auch in Verbindung mit der Kritik des Nicht-Wissens oder Nicht-wissen-Wollens angestellt und als Appell sich nicht der Verantwortung zu entziehen.

Gleichzeitig mit den Appellen werden Informationen geliefert und Begründungen dafür gegeben, warum man (anders) handeln soll. Jedoch steht der Appell und nicht die Information im Mittelpunkt und erfolgt oft – wie im folgenden Beispiel – in direkter Ansprache der Zuschauer (*Wissen Sie, wie hoch Ihr Cholesterin ist?):*

[Beispiel: *Cholesterinwert1*]

MO: Cholesterin. Wie hoch darf es denn nun wirklich sein? Und das muss ich schon ganz anders fragen, ich muss nämlich fragen, wie hoch ist mein Cholesterin? Wissen Sie, wie hoch Ihr . Cholesterin ist? Jeder siebte . weiß das nicht. Und das ist sehr bedenklich. (CHOLEST1 3ff.)

Das insistierende Fragen der Moderatorin führt jeden einzelnen Zuschauer in eine Art Prüfungssituation zu seinem persönlichen Cholesterinwert. Die Kritik am verbreiteten Nicht-Wissen fordert die unwissenden Zuschauer auf (*sehr bedenklich*), endlich ihre Werte messen zu lassen und zu ihrem Wissen zu machen – also Verantwortung zu übernehmen. Anschließend begründet die Moderatorin, warum das betreffende Wissen wichtig ist, und spricht dabei weiteres, und zwar verbreitetes Laienwissen an (*denn eins wissen die meisten*):

[Beispiel: *Cholesterinwert2*]

MO: denn eins wissen die meisten, dass es nämlich einer der Hauptrisikofaktoren für . oder ge:gen besser gesagt . die Gesundheit unserer Gefäße ist, zum Beispiel auch für die Haupttodesursache Nummer eins, den Herzinfarkt. (CHOLEST1 3ff.)

Information und Mahnung werden verknüpft. Die Arzt-Moderatorin kennzeichnet durch ihre Formulierungen (*bedenklich, Hauptrisikofaktoren, Haupttodesursache*) die Konsequenz ignoranten Laienverhaltens als tödliche Bedrohung und mahnt in der Folge noch einmal mit einer nachdrücklichen Aufforderung: *wir [müssen] wi/ viel früher mit einer Therapie beginnen, wir müssen das Thema ernster nehmen.*

Im folgenden Beispiel thematisiert die ärztliche Moderatorin die bekannte Überzeugung von Laien, dass man in Erste-Hilfe-Situationen lieber nichts tun sollte, als etwas falsch zu machen. Diese Überzeugung wird als völlig falsch zurückgewiesen und es wird an die Zuschauer appelliert, auf jeden Fall etwas zu tun. Anders als im obigen Beispiel ist der Appell jedoch nicht direkt adressiert, er ist auch nicht mit konkreten Beispielen unterfüttert, und deshalb vermutlich nicht sehr wirksam (*man muss etwas tun*):

[Beispiel: *Nichtstun*]

MO: Da hört man immer, ich kann da was falsch machen. Ist das . Schlimmste was ich falsch machen kann nicht möglicherweise das Nichtstun?

EX: Ja, das gibt ja gar keine Alternative, man muss etwas tun, das Nichtstun wär das Schlimmere. (SPRECH2 60-64)

Interesse wecken und aufmerksam machen

Im Zusammenhang mit sendungseinleitenden Thematisierungen von Laienwissen werden von Moderatoren gern sprachliche Verfahren und Mittel benutzt, die dazu beitragen, das Interesse am Thema zu wecken. Insbesondere die Arzt-Moderatorin Dr. Kühnemann gestaltet den Sendungsanfang mitunter fast dramatisch; sie verwendet Metaphern, entwickelt Szenarios, wendet sich unmittelbar an die Zuschauer, kündigt hilfreiche Informationen an und betont ihre Äußerungen an markanten Stellen.

In einer Sendung zum Thema Schlaganfall wendet sie sich mit Fragen direkt an die Zuschauer. Durch die bildhafte Darstellung, das Spiel mit dem Begriff *Schlaganfall* und eine Auswahl von Adjektiven wird der Sachverhalt noch dramatisiert und der Appell, Wissen zu erwerben, dringlicher. Es ist kaum möglich, an dieser Stelle wegzuhören:

[Beispiel: *Gewitterwolken*]

MO: Guten Abend, verehrte Zuschauer! Wie ein Schlag aus heiterem Himmel, Schlaganfall. Trifft er uns wirklich so unvorbereitet, so schicksalhaft, so plötzlich und unvorhergesehen? Es ist nicht so. Die Gewitterwolken brauen sich über lange Zeit über unserm Kopf zusammen und wir hätten die Chance, sie rechtzeitig zu erkennen und sie auch noch wegzuschieben. Ja, wie denn, werden Sie fragen. Nun, indem wir unser Risiko besser einschätzen können, indem wir unsere eigenen Risikofaktoren kennen und bekämpfen. (SCHLAG 1-11)

Mit dem (fehlformulierten) Vergleich *wie ein Schlag aus heiterem Himmel* aktualisiert die Moderatorin das verbreitete, aber falsche Laienwissen, gewisse Erkrankungen wie Schlaganfall oder Herzinfarkt kämen „wie ein Blitz aus heiterem Himmel". In der Weiterführung des Vergleichs erklärt sie, warum diese Ansicht falsch ist und ihre Konsequenzen unverantwortlich sind: Es gebe nämlich *Gewitterwolken*, also Vorboten und *Risikofaktoren*, man müsse sie nur *rechtzeitig erkennen* und könne sie dann *auch noch wegschieben.*

In einer Sendung zum Thema Herzinfarkt baut der Moderator Fliege einen Sendungsbeginn ebenfalls dramatisch auf: Er wendet sich von Anfang an direkt an die Zuschauer und knüpft an ein weit verbreitetes Laienwissen über den Herzinfarkt und seine Ursachen an (*da wissen wir doch eigentlich alles drüber*). Die Dramatik in seiner Einleitung entsteht durch die Gegenüberstellung von vorhandenem Wissen und unbefriedigenden Konsequenzen:

[Beispiel: *Todesursache*]

MO: Herzinfarkt, da wissen wir doch eigentlich alles drüber. Wir wissen, dass das äh die Todesursache Numero eins ist. Wir wissen, was dazu führt. Da darf man nicht rauchen, da darf man nicht trinken, da darf man keinen Stress haben, da darf man nicht Übergewicht/ wir wissen doch alles, und trotzdem ist es in Deutschland so, immer noch ist Herzinfarkt Todesursache Numero eins. . Machen wir was falsch? Was ist mit uns los, dass uns das immer noch treffen kann, Tag oder Nacht und jeden. (FLIE_HZ 4-12)

Flieges Darstellung und seine abschließenden Fragen verweisen auf eine paradoxe und bedrohliche Situation, nämlich auf den Widerspruch zwischen umfassendem Wissen über Herzinfarkt (*wir wissen doch eigentlich alles*) und unbegreiflichem kollektiven Fehlverhalten (*was ist mit uns los*), das *uns* in den Tod treibt *(dass uns das immer noch treffen kann, Tag oder Nacht und jeden*). Der Zuschauer würde nun sicher gern wissen, wie sich dieser Widerspruch löst und ob es hier ein Entrinnen gibt.

Die Zuschauer unterhalten

Dramatische Schilderungen, mit denen Aufmerksamkeit und Interesse erzeugt wird, dienen gleichzeitig auch zur Inszenierung von Unterhaltung für die Zuschauer. Ähnliche Funktion haben auch manche Thematisierungen von Laienvorstellungen, wenn sie komisch sind – wie im Beispiel [Öl], den Salat im Olivenöl zu ertränken, nur weil Olivenöl gesund sein soll. Davon abgesehen lässt sich anhand der Gesundheitssendungen nicht nachweisen, dass die Präsentation von Laienwissen bewusst und systematisch zur Unterhaltung genutzt wird. Eine Ausnahme findet sich in einer Sendung, die keine Gesundheitssendung im engeren Sinne ist, sondern insgesamt primär auf Unterhaltung abzielt: die *Erste-Hilfe-Show,* eine Quiz-Show mit Günther Jauch als Moderator. Hier wird das (unzulängliche) Erste-Hilfe-Wissen und -Können von Prominenten (z. B. stabile Seitenlagerung) zur Erheiterung der Zuschauer vorgeführt.

10.4.4 Gegenüberstellung von Laienwissen und neuen Erkenntnissen

Nach der Darstellung der Zwecke und Funktionen der Thematisierung von Laienwissen sollen im Folgenden noch einmal systematischer die sprachlich-kommunikativen Verfahren vorgestellt werden, mit denen Moderatoren – meist in Kooperation mit geladenen Experten – dem Laienwissen neue wissenschaftliche Erkenntnisse gegenüberstellen.

Es lassen sich drei Fälle unterscheiden, die unterschiedliche Verfahren der Aufbereitung und Bearbeitung erfordern: Laienwissen wird explizit als falsch und medizinisch veraltet markiert; Irrtümer, die durchaus wissenschaftlich begründet sein können und ins allgemeine Laienwissen eingegangen sind, werden aufgedeckt und korrigiert; und Laienwissen wird relativiert oder differenziert.

Laienwissen wird explizit als falsch und medizinisch veraltet markiert

In der überwiegenden Zahl der Belege wird Laienwissen aufgerufen und thematisiert, das ganz eindeutig als falsch oder wissenschaftlich überholt gilt. Um veraltetes oder falsches Wissen neuen Erkenntnissen gegenüberzustellen, gehen die Moderatoren bzw. Experten oft in drei Schritten vor:

(1) Sie benennen das Laienwissen und kennzeichnen es explizit oder implizit als solches, z. B. durch verallgemeinernde Formulierungen (*viele meinen; man denkt*).

(2) Sie markieren das Laienwissen ausdrücklich als falsch oder veraltet, oft mit Hilfe von negierenden Formulierungen oder Wörtern, die eine Verneinung, Ablehnung oder Fehlerhaftes ausdrücken, wie z. B.:

es ist nicht so
ein weit verbreiteter Fehlglaube

das is ja der Fehler
diese Krankheit wird total falsch eingeschätzt
das ist ein Vorurteil, das noch in vielen Köpfen der Laien besteht
so Patientensprüche

Manchmal erfolgt eine Markierung durch eine zeitliche Gegenüberstellung in früher und heute: *Also was wir früher immer so gelernt haben, auch noch hundert plus Alter . das ist also wirklich vorbei* (aus einer Sendung zum Thema Bluthochdruck).

(3) Sie benennen das richtige Wissen entweder selbst oder bitten einen geladenen Experten. Die Aktualität der Wissens wird dabei gelegentlich dadurch gekennzeichnet und belegt, dass auf neue Studien und Forschungsergebnisse verwiesen wird:

MO: gibts auch neuere Studien aus Amerika, die sagen, gerade . äh Patienten mit Herzinfarkt, mit Gefäßveränderungen, da muss das Cholesterin eigentlich noch tiefer gesenkt werden, als wir es die ganze Zeit/ äh diese/ diesen Normalwert angegeben haben (Choleste 218-224)

MO: Jetzt ganz neu ging durch die Presse, dass wahrscheinlich oder sogar sehr sicher auch ein Bakterium eine Rolle spielt, chlamydiae/ chlamydia . pneumoniae heißt der Übeltäter, und wenn das sich . . weiter verfestigt, diese Meinung, diese neue Forsch/ diese neuen Forschungsergebnisse, dann . wäre die Arteriosklerose eine Infektionskrankheit. Und eine Infektionskrankheit, das wissen Sie, kann man mit Antibiotika behandeln. (Choleste 30-37)

Wenn es die Moderatoren sind, die das richtige Wissen benennen, kommt dies meist im Zusammenhang mit der einleitenden Präsentation des Sendungsthemas vor. Häufiger und rollenkonform ist natürlich, dass einer der geladenen Experten das „state of the art-Fachwissen" formuliert. Das bedeutet, das Aufrufen des Laienwissens und das Formulieren des aktuellen bzw. richtigen Wissens erfolgen in einer Rollen- und Aufgabenverteilung zwischen Moderatoren und Experten, wie etwa im folgenden Beispiel: Die Arzt-Moderatorin Dr. Kühnemann ruft Laienwissen auf, markiert es als falsch (*dabei handelt es sich ja nicht um ein Medikament*) und fordert den Experten auf, den Sachverhalt richtig zu darzustellen:

[Beispiel: *was ist Sache?*]

MO: Und jetzt haben wir hier was gehört von der Lyse, also vom Auflösen-Können. Dabei handelt es sich ja nicht um ein Medikament, das ich schlucke, also das verstehen immer viele so. Wenn sie uns mal sagen was Sache ist, und was die Patienten dann immer fragen, Herr Professor Haberl. ((lacht)) (Schlag 146-151)

Im folgenden Beispiel ist das dreischrittige Vorgehen noch deutlicher zu erkennen, allerdings ohne die beschriebene Rollenverteilung. Der Sprecher ist ein Arzt, der gemeinsam mit dem Moderator eine Sendung zu Herzinfarkt bei Frauen aus der Reihe *ARD-Buffet* bestreitet. Innerhalb eines längeren Monologs zum Thema thematisiert er u.a. folgendes Laienwissen:

[Beispiel: *Männersache*]

EX: Ein Herzinfarkt ist Männersache, Frauen kriegen so etwas nicht/ oder wenig. Das ist ein Vorurteil, das noch in vie:len Köpfen der Laien besteht, aber manchmal denken auch Ärzte noch so (HERZFRAU 58-61)

Nach Benennung des Wissens markiert der Experte es als falsch (*Vorurteil*) und gibt in der Folge einzelne Hinweise dazu. Die Begründung allerdings, warum dieses Laienwissen (das auch manche Experten teilen) falsch ist, hat der Arzt schon zuvor geliefert, so dass das an dieser Stelle ausdrücklich betonte Laienwissen auch die Funktion hat, das vorab Berichtete noch einmal zusammenzufassen und seine Wichtigkeit hervorzuheben.

Die drei Schritte: Laienwissen benennen, es als falsch markieren und aktuelles Wissen präsentieren kommen häufig vor, allerdings nicht immer in dieser Reihenfolge. Insbesondere die Arzt-Moderatorin Dr. Kühnemann versäumt es selten, das unzutreffende Laienwissen ausdrücklich zu markieren, so dass man den Eindruck gewinnt, dass sie bei der Markierung von richtigem und falschem Wissen sehr bewusst und systematisch vorgeht. Im Gespräch mit einem geladenen Experten über Ursachen und Formen des Schlaganfalls benennt sie – in Kooperation mit diesem – zunächst das aktuelle medizinische Wissen:

[Beispiel: *Verschluss*]

MO: Kommen wir also jetzt zu diesen Blutungen, das ist aber doch der viel viel kleinere Fall, also sehr selten im Verhältnis zur Durchblutungsstörung, also zu den Gefäßverschlüssen.

EX: Es sind etwa fünfzehn Prozent der Gesamtanzahl von Schlaganfällen sind Blutungen.

MO: Und dabei denkt man daran immer als erstes, nich? Weil ein Laie denkt, wenn das so plötzlich und so, ((lachend)) da muss doch ein Gefäß geplatzt sein, sowas, nich? Aber es ist eben doch nicht der Fall, es ist eher der Verschluss. (SCHLAG 117-125)

Im Anschluss an das medizinische Wissen wird das Laienwissen genannt, das sie zweimal als solches markiert (*denkt man* und *ein Laie denkt*) und ausdrücklich als falsch zurückweist (*aber es ist eben doch nicht der Fall*). Danach wird noch einmal das medizinische Wissen (*eher der Verschluss*) kontrastierend und memorierend wiederholt.

Irrtümer werden aufgedeckt und korrigiert

Interessanterweise befasst sich eine ganze Sendung aus der Reihe *Sprechstunde* speziell mit der Korrektur von Laienwissen, und zwar zum Thema Ernährung. Sie trägt den programmatischen Titel „Zu viel? Zu fett? Zu salzig? Die größten Ernährungsirrtümer!" (ausführlich in Brünner/ Lalouschek 2010 und Lalouschek/Brünner 2010). Auf der Webseite der Sendung wird deren Inhalt folgendermaßen zusammengefasst:

> „Gesund und ausgewogen essen – das wollen die meisten Menschen. Denn die richtige Ernährung macht fit und gesund. Doch was ist gesund? Viele Ernährungslegenden sind inzwischen wissenschaftlich überholt. Zum Beispiel das Märchen vom eisenreichen Spinat: In Wirklichkeit enthält Spinat ungefähr so viel Eisen wie Schokolade. Doch wie wahr sind andere Weisheiten? Ist Kochsalz wirklich für erhöhten Blutdruck verantwortlich? Macht Salat am Abend schlaflos? Ist Margarine gesünder als Butter? Immer wieder gibt es neue vielversprechende Ernährungskonzepte, die noch gesünder sein sollen. Was stimmt? Die Sprechstunde räumt auf mit den Märchen und gibt Tipps für eine sinnvolle und sinnliche Ernährung." (<www.br-online.de/umwelt-gesundheit/sprechstunde>, 30.5.06)

Das *wissenschaftlich überholte* Laienwissen wird in diesem Text durch die Ausdrücke *Ernährungslegenden*, *Märchen* und *Weisheiten* bezeichnet, d.h. als alt und als unwahr charakterisiert. Zugleich wird damit ausdrücklich ihr Charakter als kollektives Wissen betont – dass es sich eben nicht nur um Irrtümer einzelner Individuen oder bestimmter Gruppen handelt. Die Redeweise von *wissenschaftlich überholten Ernährungslegenden* legt ferner nahe, dass es sich um veraltetes medizinisches Wissen handelt, das zum Laienwissen „abgesunken" ist, also nicht um Wissen, das aus der Erfahrung stammt.

Der Kontext, in den die Bearbeitung des Laienwissens, die Korrektur der Ernährungsirrtümer gestellt wird, ist der Wunsch der Menschen nach gesunder Ernährung und ihre Unsicherheit bzw. Verunsicherung, was denn wohl gesund ist. Dementsprechend wird hier eine Reihe von Fragen aus der Perspektive der Laien formuliert, teils allgemein (*Doch was ist gesund? Doch wie wahr sind andere Weisheiten? Was stimmt?*) teils als konkrete Entscheidungsfragen nach der Gültigkeit verbreiteter Ernährungstheorien. Der Zweck der Wissensbearbeitung besteht nach diesem Text darin, die *Ernährungslegenden* durch neue wissenschaftliche Erkenntnisse zu ersetzen und darüber hinaus durch *Tipps* zu einer gesunden Ernährung anzuleiten.

Die Webseite führt dann in 15 Punkten thesenhaft die Ernährungsirrtümer auf (z. B. „*Rohkost ist immer besser als gekocht*", „*Salz ist ungesund*"), stellt sie richtig und liefert darüber hinaus ergänzende Informationen zu den jeweiligen Themen.

Kontrastiert man die Darstellungs- und Bearbeitungsverfahren der genannten Laientheorien auf der Webseite mit denen in der betreffenden Sendung selbst, so werden charakteristische Unterschiede deutlich. Neben den Unterschieden, die mit den unterschiedlichen medialen Produktionsbedingungen verbunden sind, werden auch spezifischere sichtbar. Gleich in der Anmoderation benennt die Moderatorin einen Punkt, der auch für Gesundheitssendungen ungewöhnlich ist:

[Beispiel: *Ernährungsirrtümer*]

MO: Guten Abend, verehrte Zuschauer. Bei uns geht es heute um Ernährungs . irrtümer. Jeder von Ihnen kennt sie. Wenn du Kirschen gegessen hast, blo:ß kein Wasser drauf trinken, kriegst Bauchschmerzen, genauso bei Pflaumen. Oder, . Salat am Abend, blo:ß nicht, da kann man ja nich schla:fen! Oder, . zum Essen . trinken, geht das? Oder, Fett macht natürlich fett, aber Ananas, die macht natürlich schlank! Also . wir wollen einige dieser Beispiele . heute herausgreifen, . ganz besonders natürlich die Ananas, . und Ihnen sagen, was wirklich dran ist, und nicht nur sagen, wir wollen Ihnen auch Einiges dazu zeigen, richtig hier im Experiment im Studio demonstrieren, und wir wollen auch kochen (IRRTÜMER 1ff.)

Im Studio ist auch ein Lebensmittelchemiker anwesend, in weißem Kittel und mit Schutzbrille, der an einem Labortisch zweimal ein *Experiment* durchführt. Das erste führt er so ein:

[Beispiel: *Verdauungsvorgang*]

EX: Ja, und zwar, . wir vergleichen hier . gekochte mit rohen Tomaten. . Die hab ich in diese Gläser hier eingefüllt, und wir stellen jetzt den Verdauungsvorgang nach, indem ich jetzt diesen/ dieses Lösungsmittel hier in die Gläser einfüllen. (IRRTÜMER 8:50ff.)

Nach Abschluss des Experiments zeigt der Chemiker unterschiedlich gefärbte Flüssigkeiten in Reagenzgläsern und erläutert, *dass sich das Lykopin . aus den gekochten Tomaten viel besser herausgelöst hat, das heißt, es wird einfach während der Verdauung viel besser aufgenommen.* Anschließend bezieht die Moderatorin gemeinsam mit zwei weiteren Experten, einem Mediziner und einer Ernährungswissenschaftlerin, dieses Ergebnis zurück auf die unrichtige Laientheorie, dass Rohkost immer gesünder sei.

Ein anderes spezifisches Verfahren, das in der Sendung – anders als im Text der Website – eingesetzt wird, besteht darin, die Laientheorien spontan durch Laien darstellen zu lassen – also nicht in durchgearbeiteten, zusammenfassenden oder thesenartigen Formulierungen einzuführen. In der Sendung wird nach ca. 20 Minuten ein Film mit Ausschnitten aus Interviews mit Passanten eingeblendet, die ihre Überzeugungen zu den Themen Salzkonsum und Bluthochdruck, Eier und Cholesterin, Milchprodukte und Kalzium äußern. Neben den typischen falschen werden hier auch die aktuell gültigen Ansichten dargestellt. Die Laien formulieren z. B.: *Weil ma halt immer hört, dass . Cholesterin, äh . dass Eier* äh *schlecht sind für . Cholesterin.* Oder: *Es schädigt des . Herz und so, ne? Dass ma da dann kein Herzinfarkt oder solche Sachen hat.* Solche Äußerungen wirken authentisch und auch ihre Reihung und Variabilität ermöglicht es dem Zuschauer, sich hier wiederzuerkennen. Zu jedem der genannten Themen gibt der Film dann jeweils Informationen, Richtigstellungen und Ratschläge.

Laienwissen wird relativiert oder differenziert

Wird Laienwissen ausdrücklich als falsch oder medizinisch veraltet beschrieben, ist das für den Zuschauer unmissverständlich. Schwieriger ist eine Gegenüberstellung von Laien- und Expertenwissen, wenn das Laienwissen nicht ganz falsch, aber auch nicht ganz richtig ist. In solchen Fällen wird das Laienwissen von den Moderatoren oder Experten genannt und dann relativiert oder differenziert, wobei der Sachverhalt oft ähnlich wie oben in drei Schritten behandelt wird.

Im folgenden Beispiel werden die Zuschauer darüber im Ungewissen gelassen, was nun das gültige Wissen ist und inwieweit Stress tatsächlich zu Herzinfarkt oder Schlaganfall führen kann:

[Beispiel: *Eustress*]

MO: Und dann kommt die <u>an</u>dere Gruppe, und das ist die da sagt, der Laie meistens, das muss ja wohl das Schlimmste sein, das ist der Stress, der Bewegungsmangel, das Übergewicht. Also wie sieht s damit aus?

EX: Also mit dem Stress tun wir uns als Ärzte ja immer schwer, das wissen Sie, weil wir das nich so gut <u>mes</u>sen können.

MO: Ja.

EX: Und wir denken immer auch der Stress äh ist äh als solches ja äh schwer fassbar, Risikofaktor, und es gibt ja den so genannten Eustress, wo s/ einer. sich dabei <u>wohl</u>fühlt . Und denn/ es gibt den schlechten Stress, wo er ständig unter Druck is, und das muss man glaub ich differenzieren. (SPRECH 158-170)

Auf die Frage der Arzt-Moderatorin reagiert der Experte relativierend: Er sagt, *Stress* als Einflussfaktor sei aus wissenschaftlicher Perspektive schwer zu beurteilen *(tun wir uns . als Ärzte ja immer schwer*), weil nicht gut messbar, aber er weist den Sachverhalt nicht als falsch zurück, sondern differenziert das Phänomen *Stress* stattdessen. Er sagt allerdings nicht, ob nur der *schlechte Stress* negativen Einfluss nimmt. Eine konkrete Bewertung des Laienwissens kann er nicht vornehmen, weil man das Phänomen *nich so gut messen* könne. Für den Zuschauer zusätzlich verwirrend oder unbefriedigend dürfte sein, dass im Verlauf der Sendung mehrmals Stress als Risikofaktor benannt worden war.

Gibt es zu einem Sachverhalt eindeutige wissenschaftliche Erkenntnisse, ist eine Relativierung des Laienwissens unproblematischer, vor allem, wenn verständliche Erklärungen geliefert werden. So wird etwa in der Diskussion des Sporttreibens nach einem Herzinfarkt zunächst das Thema Herzinfarkt und Sport eingeführt, dann eine Filmsequenz eingespielt, in der *Koronarsportgruppen* im Mittelpunkt stehen (vgl. auch das Beispiel [*Koronarsportgruppen*] in Kap. 10.4.1).

Der Film beginnt mit dem Hinweis auf die Laienvorstellung *Herzinfarkt und Sport, . das passt nicht zusammen*, die kurz darauf mit Hinweis auf die positive Bedeutung des Sports zurückgewiesen wird: *Dabei ist es jedoch gerade der Sport, der die wichtige Rückbildung der Krankheit entscheidend vorantreiben kann.* Im Anschluss wird begründet, warum Sport sinnvoll sein kann: *Koronarsportgruppen geben Infarktpatienten die Möglichkeit, die körperlichen Grenzen neu zu definieren und sogar zu erweitern. Der Sport bringt oftmals ein völlig neues Lebensgefühl und eine Steigerung der Lebensqualität mit sich.* Gleichzeitig wird dargestellt, wie er betrieben werden muss, um keinen Schaden anzurichten: *Sinnvoll und sicher ist der Sport jedoch nur unter fachmännischer Aufsicht. So sind die Übungen maßgeschneidert und die Teilnehmer stehen immer unter ärztlicher Überwachung.* Das Laienwissen wird hier also nicht einfach als falsch zurückgewiesen, sondern auf bestimmte Bedingungen hin relativiert; Sport unter Kontrolle wird positiv bewertet.

Für den Zuschauer u. U. schwerer einzuordnen ist es, wenn das Laienwissen nicht explizit als falsch oder richtig markiert und auch nicht explizit differenziert oder relativiert wird, wie im folgenden Beispiel. In einer Sendung zum Thema Bluthochdruck möchte der Arzt-Moderator vom Experten wissen, wie er aus seiner Sicht ein bekanntes Patientenverhalten beurteilt:

[Beispiel: *Gewöhnung1*]

MO: Und was ich Sie noch fragen wollte, was man auch in der Praxis immer noch mal hört: . Herr Doktor, ich habe/ mein Körper hat sich an den Blu:t/ hohen Blutdruck gewöhnt, und wenn/ und wo Sie mir jetzt ihn gesenkt haben, mir geht es schlechter. (BLOCHDRU 15-20)

Der Moderator markiert diese Einschätzung von Patienten nicht als falsch, sondern thematisiert sie als Erfahrung in Form einer Redewiedergabe. Da es zuvor um überholtes Wissen ging, liegt es allerdings nahe, dass dies auch hier der Fall ist. Die Erklärung des Experten richtet sich weniger an die Zuschauer als an den Arztkollegen (*wir Ärzte*):

[Beispiel: *Gewöhnung2*]

EX: Ja, ja, das ist leider etwas, womit wir Ärzte . viel zu tun haben, wenn man sich mit den Patienten unterhält. Es ist auch so, die Patienten empfinden natürlich äh . äh die Blutdrucksenkung dann erst einmal als Last, äh und man muss die Patienten dann versuchen durch Gespräche, durch Aufklärung, was im Körper dabei passiert, äh davon zu überzeugen, dass wenn sie das einmal . eine Woche, . zehn Tage durchgestanden haben, dass sie sich dann danach sehr viel besser fühlen, als sie vorher sich gefühlt haben, als der Blutdruck noch hoch war. Denn viele merken gar nicht, dass sie sich eigentlich bei dem hohen Blutdruck schlechter fühlen. (BLOCHDRU 20-31)

Dieses inszenierte „Fachgespräch unter Kollegen“, das die Zuschauer mitverfolgen können (Lalouschek 2005, 263ff.), gibt auf seine Weise durchaus Aufschluss darüber, dass die Einschätzungen der betroffenen Laien zwar nachvollziehbar, aus medizinischer Sicht aber falsch sind und warum das so ist. Diese Schlussfolgerungen muss jeder Zuschauer aber selbst ziehen.

10.5 Das Bild vom Laien

In den vorangegangenen Abschnitten haben wir gesehen, welche kommunikativen Handlungen bzw. Elemente am Prozess des Aufnehmens und Bearbeitens von Laienwissen typischerweise beteiligt sind:

- den Wissensinhalt benennen,
- den Wissensinhalt den Laien zuschreiben (als Erfahrung, Meinung, Vorstellung, Einstellung u. ä.),
- den Wissensinhalt am Maßstab gültigen professionellen Wissens bewerten (besonders in der Dimension richtig/falsch),
- das Laienwissen kommentieren (z. B. bestätigend, differenzierend, relativierend, zurückweisend),
- professionelles Wissen zum Thema benennen und kontrastieren,
- fakultativ: Bewertung und Kommentierung begründen.

Mit diesen kommunikativen Handlungen verbunden sind auch mentale Elemente bzw. Tätigkeiten: Wenn Vorstellungen von Laien behandelt werden, dann geschieht es häufig, dass das Laienwissen und die damit verbundenen Handlungen verallgemeinert werden, auf umfassendere, typisierte Dispositionen und Handlungweisen der jeweiligen Personen übertragen und entsprechend beurteilt werden. Z. B. jemand, der seine Cholesterinwerte verharmlost (vgl. Beispiel [*nicht bemerkenswert1*]), der geht in vergleichbar bagatellisierender Weise mit seiner Gesundheit insgesamt um und handelt deshalb verantwortungslos oder ignorant; jemand, der seine Risikofaktoren erkennt und ernst nimmt (vgl. Beispiel [*Gewitterwolken*]), der ist insgesamt wissbegierig oder kritisch und handelt gesundheitsbewusst und verantwortungsvoll.

Die Bewertungen erfolgen also nicht nur unter dem Aspekt von richtig oder falsch und auf das eigentliche Wissen bezogen, sondern auch in anderen, stärker auf die Person bezogenen Bewertungsdimensionen wie informiert oder uninformiert, wissbegierig oder ignorant, reflektiert oder naiv, konsequent oder inkonsequent, verantwortlich oder verantwortungslos etc. So können über die Thematisierung von Laienwissen – durch Moderatoren und Experten, aber auch durch Laien selbst – verallgemeinerte *Bilder* (s. Kap. 11.1) von Laien gezeichnet und den Zuschauern zurückgespiegelt werden. Die Bilder können gleichermaßen positiv wie negativ ausfallen.

Im Folgenden soll es um solche Bilder von den Laien gehen – wie „der Laie" als Person ist, was er weiß oder nicht weiß, welche Einstellungen er hat und wie er handelt. In diesen Bildern kommt zum Ausdruck, wie der Zuschauer besonders von Moderatoren, Experten und Sendungsmachern modelliert wird und wie die Beziehung zu ihm definiert wird. Die Bilder entscheiden mit darüber, wie der Laie in den Sendungen angesprochen und wie auf ihn eingewirkt wird. Da die Bewertung des Laienwissens und die Beurteilung des Laienhandelns oft eng miteinander verknüpft sind, sollen sie im Zusammenhang miteinander untersucht werden.

10.5.1 Der gut informierte Laie: vernünftig und wissbegierig

Das Bild, dass Laien über medizinische Sachverhalte gut informiert sind, entsteht vor allem durch solch allgemeine Feststellungen bzw. Zuschreibungen von Wissen wie: *Herzinfarkt, da wissen wir doch eigentlich alles drüber* oder *wir haben diese klassische Entwicklung der Arteriosklerose alle gelernt.* Gerade für Herzinfarkt und Schlaganfall, die ja sehr häufige und zugleich lebensgefährliche Krankheiten sind, wird in den Gesundheitssendungen solches Laienwissen reklamiert, etwa hinsichtlich des Umgangs mit einem Anfall:

[Beispiel: *Examen*]

MO: was ja heute . zum Glück allgemein . sich immer mehr ähm durchsetzt. Ich hab hier so ne/ sieht aus wie eine . Scheckkarte, da steht drauf Schlaganfall, . jede Minute zählt. Und . das war also doch/ als ich zum Beispiel Examen gemacht hab, war das so in den Köpfen noch nicht drin. (SCHLAGAN 215-220)

Auch in Bezug auf Krankheitsursachen und Risikofaktoren wird das Bild vom informierten Laien gezeichnet:

[Beispiel: *Rauchen*]

EX: Denn Rauchen is sicherlich einer der Risikofaktoren, das is nun . glaub ich/ das weiß natürlich nun inzwischen jeder.(HERZ12 196-198)

[Beispiel: *aufgeklärt*]

EX: U:nd die Diabetiker sind aber heute gut aufgeklärt, die wissen s in der Regel, dass sie gefährdet sind. (SPRECH 158-165)

Gerade erhöhtes Cholesterin wird in den entworfenen Laienbildern als allgemein bekannter Risikofaktor dargestellt:

[Beispiel: *Bilder*]

MO: jeder weiß, dass ja das alles nicht so gesund ist, und dann gibt es ja diese Bilder von Blutgefäßen, wo das Cholesterin eine Rolle spielt. (CHOLES 6-11)

Das Cholesterin erscheint in manchen Sendungen geradezu als ein beliebtes Konversationsthema des Alltags. Der Laie wird hier als wissensdurstig und engagiert dargestellt, der medizinische Erkenntnisse aufnimmt, aber durch widersprüchliche *Meldungen* auch verunsichert wird. Deshalb werden *klare Informationen auf dem heutigen Stand* angekündigt:

[Beispiel: *Thema*]

MO: Es ist eben ein Thema, über das viele bei vielen Gelegenheiten reden. Mein Cholesterinspiegel, dein Cholesterinspiegel. Wie hoch ist Ihr gutes, wie hoch ist Ihr schlechtes Cholesterin. Immer wieder aber verunsichern dann Meldungen wie, Cholesterin spielt keine große Rolle. Deshalb, jetzt klare Informationen auf dem heutigen Stand. (PRAKREIS 128-132)

Mit der Bekanntheit der Cholesterinerhöhung als Risikofaktor können zugleich übertriebene Befürchtungen verbunden sein:

[Beispiel: *Begriff*]

MO: Frau Becke, ich habs eben schon gesagt, . ähm . Cholesterin, da zucken viele schon zusammen. Das ist ja heute schon fast äh ein Begriff geworden: Gottes Willen, Cholesterin . is gleich Fett, is gleich Herzinfarkt? . Was sagen Sie als Ernährungswissenschaftlerin dazu? (CHOLESTE 130-134)

Das Bild guter Informiertheit wird auffällig häufig auch von chronisch Kranken gezeichnet, die typischerweise als gut informiert gelten:

[Beispiel: *Hautarzt*]

MO: Ja, da wärn wir jetzt wieder bei dem Punkt, wo ich vorhin gesagt hab, so viele Menschen sagen, sie warn schon bei allen Hautärzten, und bei so vielen Hautärzten, und man konnte ihnen nicht helfen, und man merkt das besonders bei . Psoriasiskranken, die oft sagen, also ich kenn mich mit meiner Krankheit viel besser aus als mein Hautarzt, ja? Frau Roth, Sie haben auch a bissl so etwas in der Richtung angedeutet. Das is keine Kritik an den Hautärzten, aber es is so. (HAUT8 55-63) (vereinfacht)

Auch Herzinfarkt- und Schlaganfallbetroffene betonen in Gesundheitssendungen immer wieder, dass sie seit ihrer Erkrankung darüber mehr wissen, vor allem über die Risikofaktoren, Vorboten und Zusammenhänge, allerdings sagt niemand, wie die Betroffene mit Psoriasis, er kenne sich mit seiner Krankheit besser aus als der Arzt. Während bei Infarkt- oder Schlaganfallbetroffenen verständlicherweise oft bedauert wird, dass das Wissen erst nachträglich erworben wurde, wird die Wissensaneignung nach dem Auftreten der Krankheit bei anderen, z. B. chronischen Erkrankungen positiv bewertet. In dem obigen Beispiel [*Hautarzt*] erfolgt eine Beurteilung aus Laienperspektive. Das Laienwissen wird hier als hilfreicher als das Expertenwissen bewertet, mit der Nahelegung, dass dies in den persönlichen Erfahrungen begründet ist, nicht in wissenschaftlichem Wissen der Laien.

10.5.2 Der inkonsequente Laie: wissen, aber nicht handeln

Ein anderes Bild vom Laien, das besonders in den Gesundheitssendungen zu Herzinfarkt und Schlaganfall immer wieder entworfen wird, zeigt ihn als jemanden, der wohl genug medizinisches Wissen über die entsprechenden Sachverhalte besitzt, aber dennoch nicht vernünftig, angemessen und gesundheitsförderlich handelt. Diese Darstellung wird oft von Moderatoren und Experten geliefert, und zwar in kritischer Absicht:

[Beispiel: *Koronarsportgruppe*]

MO: Jetzt hab ich aber persönlich die Erfahrung gemacht in der Praxis, die Leute kommen aus dieser Anschlussheilbehandlung zurück, haben ne ganze Menge gelernt, haben sich sportlich betätigt, über Ernährung, über das was Herr Valérien gesagt hat, das Mentale, und jetzt möchte ich die in die Koronarsportgruppe schicken, und da wollen sie nicht hin. Erleben Sie das auch? (INFARKTE 390-398)

In dem bereits zitierten Beispiel [*Todesursache*] wird deutlich gemacht, dass vorhandenes Wissen allein nicht ausreicht, um einen Herzinfarkt zu vermeiden. Die Zuschauer werden zur Selbstreflexion ihres Handelns angeregt:

[Beispiel: *Todesursache*]

MO: Herzinfarkt, da wissen wir doch eigentlich alles drüber. Wir wissen, dass das äh die Todesursache Numero eins ist. Wir wissen, was dazu führt. Da darf man nicht rauchen, da darf man nicht trinken, da darf man keinen Stress haben, da darf man nicht Übergewicht/, wir wissen doch alles, und trotzdem ist es in Deutschland so, immer noch ist Herzinfarkt Todesursache Numero eins. . Machen wir was falsch? Was ist mit uns los, dass uns das immer noch treffen kann, Tag oder Nacht und jeden. (FLIE_HZ 4-12)

Dass Menschen entgegen besserem Wissen nicht vernünftig handeln, kann auch daran liegen, dass sie ihr gesundheitsgefährdendes Verhalten und die daraus u. U. resultierenden Krankheiten *verdrängen*; darauf weist zum Beispiel Arzt-Moderator Gerhardt in einer Sendungseinleitung hin:

[Beispiel: *ungesund*]

MO: Herzlich willkommen . zu unserer heutigen Ausgabe von Gesundheit. Sie wissen es alle, .wir rauchen zu viel, wir essen zu viel und wir bewegen uns zu wenig. Wir wissen auch alle, dass dies ungesund ist. Aber dieser Gedanke wird verdrängt. (ANGINA 1-5)

In einer Sendung zum Thema Herzinfarkt entwickelt ein Experte eine deutlich konkretere und anschaulichere Darstellung, wie Verdrängungsmechanismen und falsche Rücksichtnahme zur Laienstrategie des Abwartens statt des raschen Handelns führen. Er entwirft das Bild vom inkonsequenten Laien, indem er eine fiktive Situation aus der Perspektive eines Betroffenen schildert:

[Beispiel: *belästigen*]

EX: Das is ja der Fehler, wenn das nich ganz so dramatisch is wie Sie s geschildert haben, dass ma sagt, ich kann jetzt in der Nacht niemand belästigen/ ich will niemand belästigen. Das wird schon wieder besser werden, man kocht sich en Tee oder . trinkt irgendwas. Und meint damit wird s besser, und das is der Fehler. Und auf den wollen wir aufmerksam machen, macht den Fehler bitte nicht in dieser Situation. (SPRECH 427-434)

Das Laienhandeln wird explizit als *Fehler* bewertet und zu dessen Vermeidung aufgefordert. In ähnlicher Weise, aber mit Bennennung der Mechanismen *Verdrängung* und *Bagatellisierung* geschieht das im folgenden Beispiel, auch aus einer Sendung zum Thema Herzinfarkt:

[Beispiel: *Verdrängung*]

EX	Und der durchschnittliche Patient, es gibt Untersuchungen aus Ludwigshafen,
126	
MO	Hmhm
EX	die haben gezeigt, kommen erst nach vier Stunden ins Krankenhaus.
127	
EX	Es kommt nämlich das Problem Verdrängung, der Problem/ der Bagatellisie-
128	
MO	Ja. Es wird die Wirbelsäule sein! Ich doch nicht!
EX	rung. Es wird der Magen sein!
129	
MO	Ja, ich doch nicht! Ich, ausgerechnet! Ja Ja.
EX	Ja, ich? Warum soll ich einen Herzinfarkt haben? Jetzt leg ich mich
130	
EX	mal zwei Stunden ins Bett, und dann sehn wir schon wieder. Und des is die
131	
EX	Zeit, die verloren geht.
132 (HERZINF1)	

In dem hier entworfenen Bild wird dem beschriebenen *durchschnittlichen Patienten* ausreichendes Wissen zugeschrieben, um eine richtige Verdachtsdiagnose stellen zu können (*Warum soll ich einen Herzinfarkt haben?*). Seine Mechanismen der *Verdrängung* und *Bagatellisierung*, die durch einen inneren Monolog gut nachvollziehbar veranschaulicht werden, hindern ihn aber am richtigen Handeln.

In Zusammenhang mit dem Bild vom inkonsequenten Laien wird immer wieder auch Verständnis signalisiert und – durchaus generalisierend (*wir*) – auf das *große Problem* der Disziplin hingewiesen:

[Beispiel: *konsequent*]

MO: Wir haben es gehört, die Zahl der Herz-Kreislauf-Erkrankungen und deren Folgen könnten . drastisch gesenkt werden, wenn wir . uns der Risikofaktoren bewusst wären, das wissen wir. Und sie aber auch konsequent meiden würden. Das ist unser großes Problem.(KAMPHERZ 211-215)

In dem Bild des inkonsequenten Laien werden – trotz z. T. geäußertem Verständnis für die Gründe des falschen Handelns – die Ursachen dafür, dass die Menschen trotz ausreichender Kenntnisse dennoch krank werden, beim Einzelnen gesucht. Es wird durchweg vermittelt, dass der Zuschauer, der sich in diesem Bild wiedererkennt, seine Inkonsequenz, die Kluft zwischen Wissen und Handeln, die ihm bewusst ist, überwinden soll. Dies wird als Grundvoraussetzung für gesundheitlichen Erfolg propagiert. Strukturelle Gründe für diese

Kluft zwischen Wissen und Handeln werden fast nie im Gesundheitssystem bzw. bei den Ärzten gesucht, gesellschaftliche Gründe nur selten angeführt.

10.5.3 Der unwissende Laie: nicht wissen und nicht wissen wollen

Oft wird der Laie als ungenügend oder falsch informiert dargestellt, beispielsweise indem Moderatoren oder Experten das Nicht-Wissen explizit herausstellen:

[Beispiel: *aus heiterem Himmel*]

SP: Nur wenige wissen, ein Herzinfarkt kommt meist nicht aus heiterem Himmel. Es gibt Symptome, die auf das lebensbedrohliche Ereignis hinweisen. (SPRECH 28f.)

Das Nicht-Wissen wird hier nicht ausschließlich in der Verantwortung der Laien gesehen, sondern auch in der der Experten. So fragt etwa ein Arzt-Moderator danach, warum viele Menschen mit einem Schlaganfall zu spät ins Krankenhaus gehen. Der Experte antwortet, Aufklärung sei nötig:

[Beispiel: *Kollegen*]

EX: Das ist richtig. Es gibt einiges zu verbessern. Wir müssen noch we:sentlich mehr aufklären, . äh zunächst die Laien. Immer wenn wir Aufklärungskampagnen gemacht haben, kommen die Patienten von selbst . äh schneller in die Klinik. Wir müssen aber auch die Kollegen . aufklären. (GESCHLAG 113-117)

Auch im oben bereits zitierten Beispiel [*nicht bemerkenswert1*] weist der Experte, der zugleich der behandelnde Arzt des Betroffenen ist, auf dessen bagatellisierende Fehleinschätzung seiner Cholesterinwerte hin:

[Beispiel: *nicht bemerkenswert1*]

MO	Ja, wie waren/ sahen denn Ihre Blutwerte aus? Fette?	
BE		Eigentlich . nicht

163

MO		Nicht bemerkenswert heißt vom/ vom/	
BE	bemerkenswert, ja? Ich habe nicht/	Für mich/	
EX			Er hat einen

164

EX	LDL-Chol/ Cholesterin von hundertsiebzig gehabt, und ist damit ein . pf .

165

EX	deutig im Risikobereich.

166 (KAMPHERZ)

Im nächsten, ebenfalls schon zitierten Beispiel äußert sich die Moderatorin Kühnemann kritisch über das verbreitete Nicht-Wissen der individuellen Cholesterinwerte. Dies erscheint als *sehr bedenkliche* Ignoranz, weil *die meisten* nach ihrer Einschätzung über das Cholesterin als *Hauptrisikofaktor* informiert sind:

[Beispiel: *Cholesterinwert2*]

MO: denn eins wissen die meisten, dass es nämlich einer der Hauptrisikofaktoren für . oder ge:gen besser gesagt . die Gesundheit unserer Gefäße ist, zum Beispiel auch für die Haupttodesursache Nummer eins, den Herzinfarkt. (CHOLEST1 3ff.)

Das Bild vom unwissenden Laien hat mit dem vom inkonsequenten Laien insofern Berührungspunkte, als hier z. T. ebenfalls Verdrängungsmechanismen als Ursache zumindest nahegelegt werden. Betroffene werden in diesem Zusammenhang als entsprechende Negativbeispiele präsentiert. So stellt die Moderatorin Dr. Kühnemann einen Infarkt-Patienten vor und zeigt an ihm exemplarisch, dass *viele* sich falsch verhalten, weil sie denken, sie seien gesund; deutlich wird aber auch, dass dieser Laien-Typus von seiner Gefährdung auch nichts wissen will (kein *Check-up*):

[Beispiel: *Check-up*]

MO: Waren Sie durch den Check-up gegangen?
BE: Nee.
MO: Auch nicht. Also eigentlich sind Sie nämlich genau der, wie s vielen geht. So gehts wirklich vielen. Sie sagen, mir kanns eigentlich nicht passieren, ich bin doch pumperlgsund.
BE: Ja, ich hab nie gedacht dass ich . n Herzinfarkt erleiden würde.
MO: Genau. (SPRECH 82ff.)

Ähnlich äußerst sich Dr. Gerhardt dem schon genannten Betroffenen gegenüber, der seine Cholesterinwerte nicht bemerkenswert findet:

[Beispiel: *nicht bemerkenswert2*]

MO: Herr Weger, jetzt nicht/ nicht falsch verstehen, aber es ist halt immer so, ja, auch wenn ich Patienten frage, die meisten sagen, nö, eigentlich/ eigentlich nichts. Aber, wenn man dann nachguckt, kommt doch das eine oder andere kommt immer mal zu/ zu:stande. (KAMPHERZ 172-176)

Im folgenden Beispiel erwähnt der Schlaganfall-Patient Dieter E. Zimmer, dass er nie daran gedacht habe, einen Schlag zu erleiden. Der Moderator Fliege unterstellt ihm hier jedoch eine gewisse Ignoranz, indem er auf den häufigen *Kontakt* mit Betroffenen verweist:

[Beispiel: *Mitteleuropäer*]

MO: Jeder Mitteleuropäer hat . Kontakt gehabt mit Menschen, die hatten schon mal en Schlaganfall, normalerweise irgendwie so die Hand und so. So. Rechnet man damit, dass einem das selber blühen könnte?
BE: Nein.
MO: Überhaupt nicht?
BE: Nein, ich hab nie daran gedacht (FLI-SCHl 49-54)

Etwas später in der Sendung gibt Zimmer im Hinblick auf die Warnsymptome, die er hatte, eine gewisse Ignoranz zu:

[Beispiel: *Vorzeichen*]

BE: aber dieses Vorzeichen hätte mich ja eigentlich äh stutzig machen müssen, ich wusst es nicht (SCHLAGAN 92-94)

Auch Arzt-Moderator Gerhardt argumentiert in einer Sendungseinleitung mit den vielen persönlichen Kontakten zu Betroffenen, die es als Ignoranz erscheinen lassen, wenn man diese Informationen, die einem häufig vor Augen geführt werden, nicht in Wissen über die *Warnzeichen* eines Schlaganfalls überführt:

[Beispiel: *Warnzeichen*]

MO: Ob viele/ obwohl viele von uns im Familien oder im Bekanntenkreis einen Betroffenen kennen, wissen die meisten nicht, welche Warnzeichen einem Schlaganfall vorangehen können. Schlimmer noch, kaum einer fühlt sich selbst dadurch bedroht. Die Zahlen aber belegen . schon morgen . könnten wir selbst der Nächste sein. (GESCHLAG 3-7)

Manchmal bleibt unklar, ob bei Infarkt- und Schlaganfallpatienten Verleugnung oder einfache Fehleinschätzungen aufgrund von *Verwechslung* die Ursache für falsches Handeln sind. Auch Dieter E. Zimmer betont emphatisch, dass er bei seinem Schlaganfall völlig falsch gehandelt habe. Die Formulierung, er habe sich *ins Bett geflüchtet*, könnte als Hinweis interpretiert werden, dass auch hier mehr als Nicht-Wissen, nämlich Verleugnung im Spiel war:

[Beispiel: *das Verkehrteste*]

BE: und ich hab natürlich das Verkehrteste gemacht, was man tun konnte, . ich hab mich ins Bett geflüchtet, und hab gewartet, dass es weggeht. Das Falscheste, was man tun kann. (SCHLAGAN 106-109)

Ähnlich klingt dies in der Schilderung einer Herzinfarktbetroffenen an (*alles andere, bloß net s Herz, weil mich triffts ja net*):

[Beispiel: *Frau Heintzel*]

BE	hatten grade Wohnung entrümpelt . und ich bin etwas schneller die Treppe

29

BE	hoch gerannt und hab mich hingesetzt und einma Oh! Hast dich verrissen,

30

BE	verhoben. Ma denkt also auf gar keinen Fall, dass es ans/ ans Herz.

31

MO	Hm Überhaupt nicht?
BE	Auf/ auf gar kein Fall. Na Nee, Sie meinen/( ) alles

32

MO	Ja. Sie haben sich also
BE	andere bloß nit s Herz. Weil, mich triffts ja net. Hm

33

MO	keine Sorgen gemacht.
BE	Nein. Überhaupt nicht.

34

In einer anderen Sendung, in der Dieter E. Zimmer ebenfalls als Gast auftritt, wird sein Nicht-Wissen über die häufige *Volkskrankheit* Schlaganfall von ihm selbst und dem Moderator als der *Hauptfehler* behandelt:

[Beispiel: *Hauptfehler*]

MO: Was war Ihr Hauptfehler, was Sie jedem mit auf den Weg geben wollen.
BE: Nichts zu wissen.
MO: Nichts zu wissen.
BE: Nichts zu wissen . über diese Krankheit, die ja wirklich eine Volkskrankheit ist. Schon von den Zahlen her, und ich war völlig ahnungslos und ich stell immer wieder fest, dass es anderen genauso geht. (SCHLAGA2 422-427) (vereinfacht)

Dass Zimmer *völlig ahnungslos* war, erscheint hier praktisch als seine Schuld. Dadurch geraten er und andere ähnlich charakterisierte Laien bereits nahe an das im nächsten Abschnitt behandelte Bild vom unverantwortlichen Laien.

Die Beispiele zeigen, dass vor allem im Zusammenhang mit lebensbedrohlichen Erkrankungen wie Herzinfarkt und Schlaganfall immer wieder die Wichtigkeit medizinischer Kenntnisse für den Laien betont wird. Aber nicht nur das Wissen kann lebensrettend sein, auch das subjektive *Gefühl* wird als eine Quelle des Wissens gesehen und darf nicht ignoriert werden:

[Beispiel: *Gefühl*]

EX: Also das Gefühl, hoppla im Gegensatz zu früher, jetzt . wirds ernst . Also . eine Ahnung, es ist diesmal irgend etwas Ernstes mit mir los. (FLIEGE 312-315)

Der Experte reagiert hier auf eine Frage des Moderators, die sich aus den Berichten der betroffenen Gäste speist. Der Experte bestätigt und spricht nicht von Wissen, im Sinne eines medizinischen Wissens, das angemessen in Handeln umgesetzt wird, sondern von *Gefühl* und *Ahnung* und bezieht sich damit auf das unmittelbare Erleben der Krankheit. Er hebt hervor, wie wichtig die *Ahnung* beim Infarkt ist *(jetzt . wirds ernst; irgend etwas Ernstes*), und betont etwas später: *das Wichtigste is, der Patient selber . bekommt eine Ahnung.*

10.5.4 Der unverantwortliche Laie: uneinsichtig und irrational

Immer wieder beschreiben Moderatoren oder Experten Betroffene oder Laien als unvorsichtig und unverantwortlich, weil sie *nicht hören* wollen, vorhandene Möglichkeiten nicht nutzen und dadurch sich selbst oder andere Menschen in Gefahr bringen:

[Beispiel: *Botschaft*]

EX: Ich denke, dass . fünfzig Prozent der Herzinfarkte, das sind ja immerhin hundertvierzigtausend, durch das Zigarettenrauchen mit verursacht wurde. Das ist eigentlich eine Botschaft, die allen bekannt ist. Leider hören uns die wichtigen Menschen nicht zu, nämlich die vermeintlich gesunden . Zigarettenraucher . hören das nicht, . und äh wir sind traurig, dass wir diese Botschaft nicht rüberbringen können. (GPRAXIS1 265-272)

Wie in diesem Beispiel (*wir sind traurig, dass wir diese Botschaft nicht rüberbringen können*) wird auch in anderen Sendungen seitens der Experten gefühlsbetont argumentiert. So formuliert ein Experte in einer Sendung zum Thema Haut: *Und da is es oft also für mich als Hautarzt schmerzlich zu beobachten, dass eben Eltern ihr Kind leiden lassen* (aufgrund von Laienvorurteilen, statt sie mit Cortison behandeln zu lassen).

Meist führen Experten sachliche Argumente an, warum ein bestimmtes Laienhandeln als unverantwortlich zu betrachten ist:

[Beispiel: *vollstopfen*]

EX: Ja, das ist sehr schade, also wer seine Kinder voll Kalorien . stopft, tut den damit keinen Gefallen. Wir wissen, dass Kinder, die übergewichtig sind, und auch Kinder, die sehr viel Fett essen, häufig schon erhöhte Cholesterinwerte haben, und ähm wir wissen auch, dass Personen, die äh schlank sind, eine bessere Lebenserwartung haben als Personen, die übergewichtig sind. (CHOLES 70-86)

Es passiert allerdings auch, dass Betroffene sich ganz explizit selbst die *Schuld* geben, wie im folgenden Beispiel, in dem ein Patient vom Moderator befragt wird, wie sich seine Herzkrankheit bemerkbar gemacht hat:

[Beispiel: *Schuld*]

MO: Was hat der Arzt noch alles festgestellt?
BE: Einmal erhöhten Blutdruck,
MO: Erhöhten Blutdruck?
BE: den hatte ich vorher nicht behandeln lassen, . durch meine Schuld, . . und äh dadurch ist das anscheinend ausgelöst worden. (HERZSCHW 84-87)

In einem Gespräch mit einem Anrufer, der Sorge hat, alle sieben Jahre neuerlich einen Schlaganfall zu erleiden, deutet der Arzt-Moderator Dr. Gerhardt an, dass er bestimmte Laienvorstellungen für irrational hält, indem er sich – zumindest anfangs – darüber mokiert:

[Beispiel: *7-Jahre-Rhythmus1*]

BE: Jetzt äh, ei/ zwei Fragen hab ich. Erstens, man hört so im Volksmund, dass sich das im Sieben-Jahre-Rhythmus wiederholt. Kann das sein, nächstes Jahr bin ich im siebten Jahr. Und zweitens hab ich vor
MO: Verwechseln Sie das nich mit dem verflixten siebten Jahr bei/ in der Ehe!
BE: Bitte?
MO: Es gibt das verflixte siebte Jahr in der Ehe. Ich glaub, das verwechseln Sie. ((gemeinsames Lachen))
BE: Nein nein, also da/ bin ich schon vierzig Jahre im nächsten Jahr verheiratet, da hab ich keine Probleme.
MO: Wunderbar, Glückwunsch! (HERZWO2 62-91) (vereinfacht)

Indem der Arzt-Moderator der Laienvorstellung eine völlig andere entgegensetzt (*das verflixte siebte Jahr*) und sie als Unterhaltungselement nutzt, vermittelt er dem Betroffenen, dass seine Vorstellung unsinnig und seine Angst irrational ist. Er geht am Ende des Gesprächs aber auch explizit beruhigend auf diese Vorstellung ein.

Dieser Vorwurf des irrationalen Handelns von Laien, die – mehr oder weniger bewusst – ihre Gesundheit riskieren, findet sich implizit in mehreren der schon genannten Beispiele (z. B. [*nicht bemerkenswert1*], [*Botschaft*], [*vollstopfen*], [*Verdrängung*]), wird aber nicht thematisiert und auf seine emotionalen, moralischen oder kulturellen Hintergründe abgeklopft (vgl. Lupton 1996).

Es zeigt sich also, die vom Laien entworfenen Bilder und damit auch die Gestalt und Gestaltung der Adressaten der Sendungen, der Fernsehzuschauer, fluktuieren und wechseln im Verlauf der Sendungen. Die Modellierung der Laien hängt auch von den jeweils gerade fokussierten Zielen der Sendung ab und steht ihrerseits mit unterschiedlichen Aufgaben in engem Zusammenhang, z. B.:

- von den Vorteilen zu überzeugen, die gutes medizinisches Wissen für den Laien hat, und gesundheitsförderndes Handeln zu bestärken (der gut informierte und vernünftige Laie);
- die praktische Umsetzung des vorhandenen Wissens anzumahnen und positive Handlungsmöglichkeiten aufzeigen (der inkonsequente Laie);
- Problembewusstsein für Gesundheitsfragen herzustellen und zum Wissenserwerb zu motivieren (der unwissende Laie);
- an die Verantwortung für die eigene Gesundheit und die der Angehörigen zu appellieren und Selbstdisziplin anzumahnen (der unverantwortliche Laie);
- unsinnige Vorstellungen und irrationale Verhaltensweisen aufzudecken und zu korrigieren (der irrationale Laie).

10.6 Fazit

Beim Laienwissen zu Gesundheit und Krankheit, wie es in den Gesundheitssendungen relevant gesetzt und thematisiert wird, handelt es sich nicht nur um Wissensbestände, die wissenschaftlich und gesellschaftlich akzeptiert sind. Darüber hinaus umfasst das Laienwissen typischerweise kollektive Überzeugungen, Vorstellungen u.ä. über Körper, Gesundheit und Krankheit, die als fraglich, falsch oder veraltet markiert sind, jedoch ebenfalls handlungsleitende Formen des Wissens darstellen. Bei Betroffenen, die an Erkrankungen und Symptomen leiden, kommen ferner sogenannte subjektive Krankheitstheorien hinzu.

Das Laienwissen der Zuschauer zu medizinischen und gesundheitsbezogenen Aspekten ist – wie die Gruppe der Zuschauer selbst – breit und heterogen. Mit jeder medialen Vermittlungshandlung wird auf Laienwissen Bezug genommen, und die Herausforderung der Sendungsgestaltung ist es, das zu vermittelnde medizinische Wissen auf das angenommene Laienwissen der Zuschauer hin so zuzuschneiden, dass es sowohl anschlussfähig ist als auch bearbeitet, bestätigt oder korrigiert werden kann.

Moderatoren rufen Laienvorstellungen oft zu Sendungsbeginn auf und thematisieren sie, im Sendungsverlauf geschieht das durch *Moderatoren und Experten* im Zusammenspiel. Arzt-Moderatoren und Experten beziehen sich dabei teils auf ihre praktischen ärztlichen Erfahrungen, in denen sich das Laienwissen kondensiert, oder sie kontrastieren es allgemein mit medizinischem Fachwissen. Da auch die Moderatoren häufig Mediziner sind, wird Laienwissen in den Sendungen fast ausschließlich aus Expertenperspektive aufgerufen und behandelt.

Die Thematisierung des Laienwissens *Betroffener* stellt Moderatoren und Experten vor besondere Aufgaben. Die individuelle Laienperspektive der Betroffenen muss so umformuliert und verallgemeinert werden, dass sie für die Gesamtheit der Zuschauer interessant und hilfreich ist. Problematisierung, Differenzierung oder Korrektur des persönlich formulierten Laienwissens muss ohne Imageschädigung erfolgen, d. h., es muss ernst genomen und differenziert werden; Dethematisierung, einfaches Entgegensetzen der medizinischen Expertensicht oder öffentliches Kritisieren werden dem nicht gerecht.

Das Aufrufen und Thematisieren von Laienwissen ist eng mit der *Realisierung der Sendungsziele* Informieren, Aufklären, Appellieren, Verändern, Aufmerksamkeit und Interesse wecken und Unterhalten verbunden und steht im Dienst dieser Ziele:

- *Informieren und Aufklären:* Medizinisch veraltetes oder falsches Laienwissen wird von Moderatoren aufgerufen, um Sachverhalte richtig zu stellen und die Zuschauer darüber aufzuklären. Informieren und Aufklären sind indirekt immer auch ein Appell an die Zuschauer, ihr Gesundheitsverhalten oder ihre Einstellungen zu überdenken.
- *Appellieren:* Das Thematisieren von Laienwissen wird oft damit verknüpft, die Zuschauer explizit zum Handeln aufzufordern, sie zu mahnen ihr Verhalten zu ändern oder sie zu warnen.
- *Wecken von Aufmerksamkeit und Interesse:* Sendungseinleitendes Aufrufen von Laienwissen dient den Moderatoren dazu, Interesse an bestimmten Themen zu wecken und die Zuschauer aufmerksam zu machen.
- *Herstellen von Kontakt und Unterhaltung:* Über die Thematisierung von Laienwissen können Zuschauer direkt angesprochen und ein gewisses Maß an persönlicher Betroffenheit hergestellt werden; über die Bearbeitung falscher oder ungewöhnlicher Laienvorstellungen durch dramatische Ausgestaltung oder Ins-Lächerliche-Ziehen kann Unterhaltung inszeniert werden.

Laienwissen wird nicht nur aufgerufen, sondern durch sprachliche und interaktive Verfahren auch *bearbeitet* – also problematisiert, korrigiert, relativiert, differenziert oder bestätigt. *Typische kommunikative Handlungen bzw. Elemente* im Prozess des Aufnehmens und Bearbeitens von Laienwissen sind: den Wissensinhalt benennen, ihn den Laien zuschreiben (als Erfahrung, Meinung, Einstellung u. ä.), den Wissensinhalt am Maßstab gültigen professionellen Wissens bewerten (besonders in der Dimension richtig/falsch), das Laienwissen kommentieren (z. B. bestätigend, differenzierend, relativierend, zurückweisend), gültiges professionelles Wissen zum Thema benennen und kontrastieren, schließlich (fakultativ) die Bewertung und Kommentierung begründen.

- *Bestätigung*: Laienwissen wird durch Verben wie *wissen* und *kennen* oder in direkter Ansprache der Zuschauer aufgerufen; es wird als zutreffend markiert und als Basis für neues Wissen etabliert.
- *Korrektur*: Laienwissen wird explizit oder implizit als solches gekennzeichnet, als falsch oder veraltet markiert; anschließend wird das richtige Wissen vom Moderator oder Experten in Form von Sachinformationen oder Empfehlung neuer Handlungsmaximen genannt und erläutert.
- *Relativierung und Differenzierung*: Laienwissen wird als teilweise richtig bzw. unrichtig markiert und dann relativiert oder differenziert. Die Kontrastierung von Laien- und Expertenwissen gestaltet sich schwierig, wenn Laienwissen nicht ganz falsch, aber auch nicht ganz richtig ist.
- *Probleme der Vermittlung*: Wenn Laienwissen nicht explizit als falsch oder richtig markiert und auch nicht explizit differenziert oder relativiert wird, ist es für die Zuschauer schwerer als solches einzuordnen bzw. sind die Korrekturen schwerer nachzuvollziehen.
- *Fehlende Erkundung*: Dass Laienvorstellungen verstehend nachvollzogen, ihre Ursprünge erkundet oder gesellschaftliche Ursachen unrichtiger Vorstellungen reflektiert werden, kommt selten vor.

Über die Thematisierung von Laienwissen werden *verallgemeinerte Bilder von Laien* gezeichnet. Die Typisierung gründet auf der Bewertung des Laienwissens, einerseits in wissensbezogenen Bewertungsdimensionen wie richtig/falsch, andererseits in personenbezogenen Bewertungsdimensionen wie informiert/uninformiert, wissbegierig/ignorant, konsequent/inkonsequent, reflektiert/naiv, verantworlich/unverantwortlich. In den Bildern vom imaginierten Laien zeigt sich, wie der Zuschauer von Experten und Sendungsmachern modelliert und die Beziehung zu ihm definiert wird:

- *Der gut informierte Laie*: Er wird – durchweg positiv – als vernünftig, wissbegierig und engagiert gezeichnet, als jemand, der medizinische Erkenntnisse zur Kenntnis nimmt, aber durch widersprüchliche Meldungen auch verunsichert wird. Ein Prototyp ist der gut informierte und therapietreue chronisch Kranke.
- *Der inkonsequente Laie*: Er verfügt über ausreichendes medizinisches Wissen, handelt aber dennoch nicht vernünftig, angemessen und gesundheitsförderlich. Diese Typ wird oft bei Krankheitsthemen wie Herzinfarkt und Schlaganfall gezeichnet; sein Handeln wird kritisch gesehen und mit *verdrängen* und verleugnen in Verbindung gebracht.
- *Der unwissende Laie*: Er ist ungenügend oder falsch informiert, kann sein eigenes Verhalten also nicht beurteilen oder positiv verändern, hat aber

auch nicht das Ziel sich besser zu informieren oder ist sich nicht bewusst, dass ihm Wissen fehlt. Auch hier werden als Ursache Verleugnungsmechanismen nahegelegt.

- *Der unverantwortliche Laie*: Er ist unvorsichtig und uneinsichtig, hat z. T. irrationale Vorstellungen, Verhaltensweisen und Motive. Er handelt unverantwortlich, weil er die vernünftigen Stimmen der Experten nicht hören und vorhandene Möglichkeiten nicht nutzen will, wodurch er sich selbst oder andere in Gefahr bringt.

Die Modellierung der Laien steht in engem Zusammenhang mit den jeweils gerade fokussierten Zielen einer Sendung. Da die Typisierung nicht trennscharf ist, kann sie problemlos angepasst werden; z. B. Problembewusstsein für Gesundheitsfragen herzustellen und zum Wissenserwerb zu motivieren (der unwissende Laie) bzw. die praktische Umsetzung des vorhandenen Wissens anzumahnen (der inkonsequente Laie).

Teil C

Gesund durchs Fernsehen?
Wirkungen und Nebenwirkungen des Mediums

11 Die Inszenierung von Vorbildern – am Beispiel von Diabetes-Patienten

Inhaltsverzeichnis

11.1 Einleitung: Bilder von Krankheiten und ihrer Beherrschung

In Gesundheitssendungen wird bei den Zuschauern ein bestimmtes Wissen über die jeweils präsentierten Krankheiten erzeugt. Aus den einzelnen Elementen des medizinischen Wissens, den spezifischen Informationen, die über bestimmte Aspekte einer Krankheit vermittelt werden, und dem vorhandenen Vorwissen der Laien über die Krankheit entsteht bei den Zuschauern ein bestimmtes mentales *Bild* der betreffenden Krankheit, eine verallgemeinerte Vorstellung von ihr.

Zu dem, was ein solches mentales Bild ist, geben Ehlich/Rehbein (1977) eine nähere Bestimmung. Sie verstehen darunter einen Strukturtyp von Wissen, ein Produkt der Wissensverarbeitung, das entsteht, wenn „mehrere Einschätzungen zu einem Wirklichkeitsausschnitt zusammengesetzt" werden. Es handelt sich also um eine abstrahierte Erfahrung über einen Wirklichkeitsausschnitt: Das von einem Individuum über ein Thema Gewusste kommt im Wissenstyp *Bild* dem Objektbereich *immer* zu. Deshalb formen Bilder ein Arsenal fester Interpretationen der Handlungswirklichkeit (Ehlich/Rehbein 1977, 51ff.). Wenn Bilder von einer Gruppe geteilt werden, werden sie zu einem *Image.* Die öffentliche Gesundheitsinformation erzeugt und verbreitet also überwiegend Bilder vom Typ *Image.*

Sprachlich kann das Bild einer Krankheit durch einen prägnanten Begriff oder eine Metapher zusammenfassend repräsentiert und zum Ausdruck gebracht werden. Beispielsweise bezeichnet man Prostatakrebs häufig als „Haustierkrebs"; in diesem metaphorischen Ausdruck ist ein bestimmtes Bild dieser Krebsart mit ihren hervorstechenden Eigenschaften verdichtet. Ähnlich verhält es sich, wenn der Bluthochdruck als „leiser Killer" bezeichnet wird.

Solche Bilder werden in der öffentlichen Gesundheitsinformation mithilfe verschiedenen Vermittlungsstrategien, wie sie in den vorangegangenen Kapitel dargestellt wurden, produziert. Was in diesem Kapitel behandelt werden soll, ist der Beitrag, den speziell die geladenen Betroffenen aus Patientenperspektive in den Gesundheitssendungen dazu leisten. Dies soll am Beispiel des *Diabetes mellitus*, der Blutzuckerkrankheit, anhand von Ausschnitten aus der Reihe *Gesundheit!* geschehen.

Ich werde zunächst das in der öffentlichen Gesundheitsinformation vermittelte Bild von Diabetes als Krankheit anhand zusammenfassender Charakterisierungen und Bezeichnungen nachzeichnen. In diesen drückt sich vor allem die medizinische Expertenperspektive aus. Das Blickfeld wird dann in zweierlei Hinsicht erweitert: Es wird nicht nur das Bild von der Krankheit selbst nachgezeichnet, sondern auch das Bild von den Umgangsweisen mit ihr und von den Möglichkeiten ihrer Beherrschung. Dafür ist die Patientenperspektive wichtig; sie soll systematisch einbezogen und die Darstellungen der Betroffenen, die an der Krankheit leiden, in den Blick genommen werden.

Allerdings sind Experten- und Patientenperspektive in den Gesundheitssendungen eng verbunden, und zwar durch die mediale Inszenierung. Deshalb soll auch gezeigt werden, in welcher Weise der Arzt-Moderator Dr. Gerhardt die geladenen Betroffenen und ihre Darstellungen steuert und wie er so das Bild von der Krankheit und ihrer Beherrschbarkeit beeinflusst. Was für Patiententypen werden vorgestellt, welche werden ausgeblendet? Wie werden sie inszeniert? Welche Absichten lassen sich rekonstruieren, welche Wirkungen vermuten?

11.2 Diabetes mellitus in der medialen Gesundheitsaufklärung

Das Beispiel, nämlich der Diabetes mellitus (die Blutzuckerkrankheit), ist eine chronische Krankheit, die in den letzten Jahren in der öffentlichen Gesundheitsinformation stark in den Vordergrund getreten ist. Sie ist weit verbreitetet und nimmt immer stärker zu: In Deutschland gibt es gegenwärtig 7 Millionen Diabetiker, die in Behandlung sind; dazu kommen geschätzte weitere 2-3 Millionen behandlungsbedürftige Diabetiker, die von ihrer Krankheit nur noch nichts wissen. Weitere 10 Millionen Deutsche haben eine Vorform des Diabetes (Prädiabetes, gestörte Glukosetoleranz).[1] Von den Erkrankten gehören die allermeisten, nämlich 90%, zum sogenannten Typ 2, der – fälschlicherweise – auch als Alterszucker bekannt ist. Nur um diesen Typ 2 soll es hier gehen.

Wenn die Blutzuckerwerte eines Diabetikers schlecht eingestellt sind, bringt Diabetes eine Vielzahl schwerer Folge- und Begleiterkrankungen mit sich – besonders Schäden an den Nieren, den Nerven sowie an den Gefäßen, die zu Bein-Amputationen oder Netzhautproblemen, besonders aber Herzinfarkt und Schlaganfall führen können. Jeder zweite Diabetiker stirbt frühzeitig den Herz-

1 Zahlen aus: www.netdoktor.de, www.deutsche-diabetes-gesellschaft.de (20.8.2010)

tod (Arand 2007). Da die Krankheit nicht nur großes individuelles Leid verursacht, sondern auch riesige gesellschaftliche Kosten – die Behandlungs- und Folgekosten liegen bei mehr als 25 Milliarden Euro pro Jahr – wurde sie als erste Krankheit ins *Disease Management-Programm* der Deutschen Bundesärztekammer aufgenommen. Sie spielt also nicht zufällig in der öffentlichen Gesundheitsinformation und -aufklärung eine so große Rolle.

In der medialen Gesundheitsinformation werden aus medizinischer Sicht Experten-Bilder des Diabetes mellitus entworfen, die unterschiedliche Aspekte und Bewertungen der Krankheit beeinhalten. Dies geschieht meist in aufklärend-belehrender Absicht. Ich gebe hier eine Auswahl verbreiteter öffentlicher Darstellungen in der Presse, im Fernsehen und im Internet, in denen das Bild der Krankheit jeweils durch einen besonders prägnanten Begriff gekenzeichnet ist:[2]

- *Volkskrankheit Diabetes*: Mit diesem Begriff wird auf die starke Verbreitung der Krankheit in der Bevölkerung und die enorme Zunahme der Erkrankungen fokussiert. Ähnliches leisten Bezeichnungen wie *Volksseuche* oder *Epidemie.*
- *Zivilisationskrankheit Diabetes*: Dieser Begriff zielt wie der der *Volkskrankheit* auf die Verbreitung des Diabetes, darüber hinaus aber auch auf die gesellschaftlichen Ursache, die im ungesunden Lebensstil einer „überzivilisierten Bevölkerung" liegen. Ähnlich verhält es sich bei den Begriffen *Wohlstands-Epidemie, Wohlstands-Krankheit* oder *„Lifestyle-Diabetes"* (Arand 2007).
- Diabetes als *Mitspieler im tödlichen Quartett* (nämlich des sogenannten metabolischen Syndroms): Das tödliche Quartett besteht aus Bluthochdruck, Diabetes, Fettstoffwechselstörung und Fettsucht. Die Metapher betont den Charakter des Diabetes als einer Hochrisiko-Erkrankung (*tödlich*) sowie ihr enges Zusammenspiel (Quartett) und Zusammenwirken mit den anderen angeführten Krankheiten. Die Stiftung Rufzeichen Gesundheit! schreibt ihren jährlichen Gesundheitspreis speziell für Studien zum Problemfeld des metabolischen Syndroms aus: „Die vier Facetten des Syndroms – Übergewicht, Bluthochdruck, erhöhte Bluttfettwerte und erhöhte Blutzuckerwerte – bezeichnen Mediziner als „tödliches Quartett" (www.stiftung-rufzeichen-gesundheit.de).

2 z. B. www.netdoktor.de/Krankheiten/Diabetes (Diabetes-Special, Zugriff 20.8.2010) und andere Gesundheitsportale (s. Kap. 2.2) sowie wissenschaftliche Fachgesellschaften und Informationsportale wie www.deutsche-diabetes-gesellschaft.de oder www.diabetes-deutschland.de (Zugriff 20.8.2010); Arte *Themenabend Tödlicher Zucker* (15.3.2005) und weitere Sendungen zum Thema aus dem Untersuchungskorpus; Forum Gesundheit und Beilage Medizin der Süddeutschen Zeitung, Medical Tribune – Im Blickpunkt: Diabetes (12.2007) etc.

- Diabetes als *Risikofaktor* für Erkrankungen der Blutgefäße: Auch diese Charakterisierung zielt auf die Gefährlichkeit der Krankheit, fokussiert aber stärker als *Mitspieler im tödlichen Quartett* auf den Aspekt der Folgekrankheiten, besonders der Herz-Kreislauf-Erkrankungen und des Herzinfarkts, die bei Diabetikern um ein Vielfaches häufiger auftreten als bei anderen Menschen. Gefäßerkrankungen und Diabetes tauchen oft als zwei Seiten einer Medaille auf, und da Diabetes zu einem Regelfall bei Herzpatienten geworden ist, wird er mittlerweile als Gefäßerkrankung gewertet.
- *Zeitbombe Zucker*: Die Metapher von der Bombe zielt ebenfalls auf die Gefährlichkeit des Diabetes; sie hebt aber besonders auf die Verlaufsdynamik der Krankheit ab, dass nämlich nach langen Phasen ohne größere Beschwerden dann dramatische Spätfolgen eintreten (z. B. Bein-Amputationen, Herzinfarkte).
- *Alterskrankheit Diabetes* und *Alterszucker*: Diese Bezeichnungen und das Bild vom Typ 2-Diabetes als einer Krankheit der Älteren waren früher sehr verbreitet. Diabetes erscheint hier als eine fast „normale" Alterserscheinung, die nicht wirklich ernst zu nehmen ist. Diese Sichtweise wird heute von Expertenseite durchweg kritisch behandelt, weil Diabetes Typ 2 zunehmend auch im jugendlichen Alter und sogar bei Kindern auftritt. *Altersdiabetes war der falscheste Begriff, den man sich ausdenken konnte*, sagt ein Experte in der Sendung *Praxis täglich* (15.2.01), s. auch Arend (2007).
- Diabetes als *wichtigste Nebensache der Welt*: Diese Darstellung zielt ab auf „Erfolgsgeschichten" im Kampf gegen Diabetes, ein Kampf, der sowohl durch „den Einsatz moderner Medizintechnik" als auch durch „Wissen und Disziplin" der Betroffenen geführt wird. Dieses Bild vom Diabetes und die Darstellungen von der zwar unheilbaren, aber *managbaren Krankheit* dominieren in der medialen Gesundheitsinformation ganz deutlich und werden immer und immer wieder reproduziert. Gesundheitssendungen und Texte propagieren, der Einzelne könne durch Informiertheit einerseits und Selbstdisziplin andererseits die gefährliche Krankheit „in den Griff bekommen", er müsse nur konsequent seine Lebensgewohnheiten ändern.

11.3 Die Inszenierung von Patiententypen und Diabetes

Ich möchte nun zeigen, wie dieses Bild von der Krankheit und den Möglichkeiten ihrer Beherrschung auch aus Patienten-Perspektive heraus medial vermittelt wird. Als Material dienen drei Sendungen aus der Reihe *Gesundheit!* zum Thema Diabetes, in der Diabetes-Patienten als „Fallbeispiele" zu der Entwicklung ihrer Krankheit geladen sind.

Bei aller Unterschiedlichkeit der eingeladenen Betroffenen repräsentieren diese ganz überwiegend bestimmte Typen von Patienten, bestimmte Sichtweisen und Umgangsweisen mit der Krankheit. Das mag teilweise ein Resultat der von der Redaktion getroffenen Auswahl der Gäste sein; von größerem Interesse ist hier jedoch, wie weit es der medialen Inszenierung geschuldet ist. Was für Patiententypen werden also vorgestellt und wie werden sie als positive oder bedenkliche Vorbilder geformt und inszeniert?

11.3.1 „Der Experte der eigenen Krankheit"

Häufig findet man in den Sendungen von *Gesundheit!* den Patiententypus „Experte bzw. Expertin der eigenen Krankheit", der sich dadurch auszeichnet, dass er sich aktiv und bewusst mit der Erkrankung auseinandersetzt und sie erfolgreich managt. Dieser Typus wird in einer Sendung durch die Betroffene Frau Straßmann repräsentiert. Der Moderator eröffnet ihre Befragung mit den Worten:

> MO: Frau Straßmann, fangen wir mal . ganz vorne an. Wie hat sich denn der Diabetes bei Ihnen so: . bemerkbar gemacht? Worauf sollte man achten? (DIABETES 1ff.)

Gleich zu Beginn zielt der Moderator nicht nur auf die von Frau Straßmann subjektiv wahrgenommenen Symptome, sondern fordert sie im zweiten Teil der Frage (*Worauf sollte man achten?)* auf, den Zuschauern Beobachtungshinweise oder Ratschläge zu geben. Auf diese Weise schreibt der Moderator Frau Straßmann von Anfang an eine Expertenrolle zu.

Frau Straßmann stellt sich im weiteren Verlauf ihrer Ausführungen dann auch selbst als Expertin für ihre Krankheit dar; dabei wird sie vom Moderator interaktiv unterstützt:

- Sie berichtet, dass sie infolge übermäßigen Durstes selbst den Verdacht auf Diabetes entwickelt und ihren Hausarzt von sich aus danach gefragt hat.
- Sie hat ihren genauen Ausgangs-Zuckerwert im Kopf und benennt ihn mit der abgekürzten Maßeinheit *(weil ich da einen Wert hatte von 329 em-ge*), so dass Dr. Gerhardt für die Zuschauer eine verständnissichernde Ausformulierung vornimmt *(Hmhm. Milligramm*).
- Sie kann auch den Namen (*Glibenclamid*) und die *Höchstdosis* ihrer früheren Medikamente nennen.
- Sie kann die Normal- und Grenzwerte für Blutzucker angeben. Die Frage nach diesen leitet Dr. Gerhardt ein mit: *Jeder Diabetiker ist ja ein Spezia-*

list, äh . ganz automatisch. Sie können uns sicher sagen, was der Normalwert ist. Er formuliert damit explizit ihren Expertenstatus.

- Sie kennt die Diagnosen ihrer Krankheiten (*Lymphdrüsentuberkulose, Arterienverschlüsse, Arterieneinengung, Grauer Star*) sowie der angewendeten medizinischen Verfahren (*Angiographie, Angioplastie, konventionelle und intensivierte Insulintherapie*) und verwendet die entsprechenden Fachbegriffe. Der Moderator nimmt diese z. T. auf, erläutert sie für die Zuschauer oder bestätigt sie als korrekt (*intensivierte nennen Sie s, heißt es auch so, äh Insulintherapie*).
- Sie schreibt sich in ihren Formulierungen selbst eine aktive Rolle zu und äußert sich im aktiven Satzmodus (*hab ich dann; musste ich*), oft in Kooperation mit ihren behandelnden Ärzten (*haben wir reduziert; haben wir festgestellt*):
  - die hab ich dann . äh operieren lassen;
  - (die Tabletten) haben wir reduziert;
  - Anfang sechundneunzig haben wer festgestellt, dass ich also kaum noch Insulin . äh habe, eigenes Insulin, so dass ich zur Insulinspritze greifen musste;
  - und dann die intensivierte Insulintherapie aufgenommen habe.

Durch diese Mittel und Verfahren leistet Frau Straßmann eine Selbstdarstellung als Expertin für ihre Erkrankung, die Ärzte als Partner in ihrem Krankheitsmanagement begreift. Der Arzt-Moderator Dr. Gerhardt bestätigt und verstärkt diese Verfahren interaktiv und leistet so seinen eigenen Beitrag zu ihrer Inszenierung.

Dagegen nimmt er ihre Bewegtheit und emotionale Betroffenheit, die sie an mehreren Stellen des Gesprächs sehr deutlich zeigt, in keiner Weise auf (vgl. Lalouschek (1999) zur systematischen Ausblendung emotionaler Gehalte in schulmedizinisch orientierten Gesundheitssendungen):

[Beispiel: *Unterzuckerungen*]

ST	Und in der Kur hab ich meine ersten beiden Unterzuckerungen erlebt.

1

ST	. Und zwar, . also äh . das war eine sehr unangenehme Sach/
MO	Hm Ist der

2

MO	Zucker also insgesamt zu sehr runter runtergegangen?

3 (DIABETES)

Frau Straßmann (ST) spricht hier mit sehr bewegter, fast weinerlicher Stimme und drückt auch mimisch starke Emotionalität aus. Dr. Gerhardt reagiert in seiner Nachfrage jedoch nicht auf den emotionalen Gehalt der Äußerung, sondern nur auf den faktischen, die *Unterzuckerung*. Damit kontrolliert er, dass die Betroffene in ihrer Expertenrolle verbleibt.

11.3.2 „Der Kämpfer zwischen Sieg und Niederlagen"

Einen weiteren häufigen Patiententypus kann man als „den Kämpfer" bezeichnen, der im Kampf mit der Erkrankung Erfolge erringt, aber immer wieder auch Niederlagen erleidet, von denen er sich jedoch nicht abschrecken lässt. Er wird in einer weiteren Sendung von *Gesundheit!* zur richtigen Ernährung bei Diabetes durch Herrn Schafhauser repräsentiert, der in Begleitung seiner Frau auftritt.

Herr Schafhauser erfüllt recht genau das kulturell sanktionierte Bild, wie man an eine chronische Krankheit wie Diabetes herangehen sollte: Er nimmt den Kampf gegen die Erkrankung auf und erlangt die Kontrolle über sie, d. h., er hat Gewicht reduziert und sein (Ess-)verhalten verändert und weitgehend im Griff. In der Befragung durch den Moderator zeigt er sich im Hinblick auf seinen Diabetes aufgeklärt, aktiv-managend, kooperativ und optimistisch.

- Nach der Diabetes-Diagnose hat er 24 kg abgenommen und dadurch seine Bereitschaft zur Therapiemitarbeit (*compliance*) und seine Selbstdisziplin unter Beweis gestellt. Der Moderator kommentiert dies emphatisch und bewundernd (*vierundzwanzig Kilo!)* und hebt die Leistung hervor. Herr Schafhauser besitzt aber die Aufgeklärtheit und Einsicht, dass er noch weiter abnehmen muss (*Es müsst ja doch noch Einiges runter*), der Kampf mit dem Gewicht ist also noch nicht beendet.
- Er hat in einem Amerika-Urlaub auch Verführung und Niederlagen erlebt, die er mit der Umstellung auf Insulin allerdings wieder bewältigt hat:

  HS: Und dann äh war ich äh in Amerika auf Urlaub und haben eben <u>keine</u> Diät eingehalten, und da kam ich so hoch mit Zucker, dass mer dann auf . Insulin umgestellt haben. (DIABET 140ff.)

- Er isst jetzt gesünder (*Und heute muss ich halt mehr umstellen auf . gekochtes Rindfleisch, Magerfleisch, Fisch*) und empfindet das nicht als Qualitätsverlust im Leben. Er beteuert: *Man <u>kann</u> sich umstellen.*
- Gefragt, ob die (zum Ausstrahlungszeitpunkt der Sendung bevorstehenden) Weihnachtstage für ihn eine *kritische Zeit* seien, gesteht Herr Schafhauser Probleme offen ein: *Ich esse gerne süß . und hab dadurch meine Probleme*. Dass dann – laut Dr. Gerhardt – die Ehefrau *Halt!* sagt, kommentiert er mit *Gott sei Dank*, d. h. er nimmt die Kontrolle durch seine Frau positiv an.

- Frau Schafhauser bekommt in der Darstellung des Moderators (*aber es ist natürlich schon toll, wenn man da so jemand an seiner Seite hat, die da so mitzieht*) die Rolle der loyalen und ebenso aktiven Mitstreiterin zugesprochen – als Vorbild für andere Angehörige unter den Zuschauern.
- Herr Schafhauser ist, wie seine Frau berichtet, seit einigen Jahren in einer *Diabetiker-Selbsthilfegruppe.* Der Moderator kommentiert dies mit *Ah ja! Das ist gut.* Laut Aussage der Ehefrau *fühlt er sich da sehr gut aufgehoben.* Herr Schafhauser erscheint in dieser Darstellung als aktiv und kooperativ und gut in eine Gruppe weiterer Mitstreiter und Kämpfer integriert.
- Bei Einladungen und Festen verfolgt er eine eigene Strategie: Er isst dann statt Kuchen Schinkenbrot und macht sogar seine Späße damit, überwindet also die Versuchung, weil er um den Preis der Niederlage weiß, wofür er von Dr. Gerhardt gelobt wird *(Also toll!)*:

  HS: so dass ich halt statt ein großes Stückel Kuchen, . a schönes Schinkenbrot, schön garniert hab, und des teil ich mir auf, und dann mach ich/ spaßeshalber sag ich, des is jetzt mein Schwarzwälder, und des is jetzt der Apfelkuchen. (DIABET 194ff.)

- Als Dr. Gerhardt den Wert der familiären Unterstützung anspricht (*jemand an seiner Seite hat, die da so mitzieht*), bestätigt Herr Schafhauser dies mit *sicher, sicher*, und als seine Frau äußert: *Manchmal pariert er nicht ganz, aber . da bin ich um so strenger*, bestätigt er dies durch Lachen. Auch hierdurch wird seine Kooperativität sichtbar, die sogar die Bereitschaft einschließt, sich von der Ehefrau kontrollieren zu lassen.
- In dieser gemeinsamen Darstellung kommt ein sehr traditionelles Rollenverständnis des Ehepaares zum Ausdruck, mit der Ehefrau als Hüterin der innerfamiliären Ordnung (*da bin ich umso strenger*), die die „natürliche" Vorrangstellung des Mannes wahrt, ihn unterstützt und gut ausgerüstet in den Kampf schickt, z. B. in die Selbsthilfegruppe, in der er, wie schon erwähnt, *sehr gut aufgehoben* ist und von wo er oft *schöne Rezepte* zum Ausprobieren mit nach Hause bringt. Dieses Rollenverständnis ergänzt sich gut mit der Rolle der loyalen Mitstreiterin im Kampf gegen die Erkrankung.

Was in dem Gespräch an Schwierigem, Problematischem durchscheint, z. B. der *Schock* über den Zucker (Fläche 167) oder dass Frau Schafhauser ihren Mann zum *Parieren* bringen muss (Fläche 303), wird jedoch weder vom Betroffenen vertieft noch vom Moderator aufgegriffen, allenfalls mit stereotypen Floskeln wie *Geteiltes Leid ist halbes Leid* ratifiziert.

11.3.3 „Der Sünder und die Strafe durch Langzeitschäden"

Es gibt einen dritten Patiententypus, der als Negativbeispiel für mangelnde Kooperativität und Aktivität im Umgang mit seiner Erkrankung gezeigt wird, der hier als „bestrafter Sünder" bezeichnet werden soll. In einer Sendung von *Gesundheit!* zum Thema Diabetes und Augenschäden tritt er in Person von Edwin Stanzel auf:

- Herr Stanzel verhält sich nicht konsequent entsprechend den Erfordernissen der Krankheit (sein Gewicht ist z. B. wieder angestiegen) und hat nun als Folge seines langjährigen Diabetes Netzhautschäden am Auge sowie Nervenschädigungen. Er musste operiert werden.
- Herr Stanzel entspricht dem passiven Patienten, der die Verantwortung nicht selbst übernimmt, sondern an die Ärzte und das medizinische System delegiert. Das drückt sich auch in seinen Formulierungsweisen aus, in denen nicht er selbst als Handelnder erscheint, sondern als „Be-handelter" (*ich wurde [...] zur Kur geschickt*) und als jemand, der der Willkür der Krankheit ausgeliefert ist (*kam es also wieder zurück*):

  ES: Ja, ich wurde . nachdem der Arzt das festgestellt hatte . äh n gutes Jahr später zur Kur geschickt (SEDIABET 79ff.)

  ES: Am Beginn der achtziger Jahre . kam es also wieder zurück . und is aber dann auch wieder mit äh . Diät und äh diesem Guar-Mehl behandelt worden. (SEDIABET 91ff.).

- Es ist aber nicht so, dass er nicht über seine Risikofaktoren wie *Übergewicht, zu hohen Blutdruck* und erhöhte Cholesterinwerte (*en bisschen hoch*) oder auch Folgeschäden wie *Kribbeln in den Zehen* Bescheid wüsste. Er handelt nur nicht entsprechend, also dass er wie der Typus „Experte" sich aktiv mit der Krankheit beschäftigt oder wie der Typus „Kämpfer" den Kampf gegen sie aufgenommen hätte. Dieser Widerspruch zwischen Wissen und mangelnder Änderung des Verhaltens macht ihn in der Darstellung des Moderators zum Sünder, der zur Strafe nun mit *Komplikationen* und Langzeitschäden zu kämpfen habe:

[Beispiel: *Tödliches Quartett1*]

MO	Herr Stanzel, Sie haben ja von dem . tödlichen Quartett . gehört, das ich
ES	((Räuspern))

132

MO	vorhin genannt habe? Was ham wer denn von diesen . . Quartettspielern.
ES	Ja.

133

MO	Was ham wer denn da alles. Das Übergewicht hatten wer, das
ES	Ja (ei/) ((Lachen)) Ja.

134

MO	ham wer einigermaßen im Griff, Ja. Zu hoher
ES	Ja. Dann . zu hoher Blutdruck,

135

MO	Blutdruck, Ja, das ist schon ne Komplika-
ES	Ja, und . das Kribbeln in den Zehen.

136

MO	tion auch, das is Sensibilitätsstörung, wie siehts aus mit dem Cholesterin?
ES	Ja.

137

ES	Ja, der ist auch en bisschen hoch.

138 (SEDIABET)

Edwin Stanzel (ES) habe, wenn man *ganz ehrlich* sei, bei allen Mitspielern im tödlichen Quartett *hurra gerufen*:

[Beispiel: *Tödliches Quartett2*]

MO	Also wenn wer ma ganz ehrlich sind, äh .

138

MO	Sie ham bei allen vier Mitspielern im Quartett . ham Sie . hurra gerufen, oder?

139

MO	So. Was unternehmen Sie heute dagegen?
ES	Jaja ((kurzes verlegenes Lachen))

140 (SEDIABET)

Laut Duden-Herkunftswörterbuch (2001) ist „hurra" ein „Ausruf der Freude". Dr. Gerhardt bringt hier also den Vorwurf zum Ausdruck, dass der Patient die Mitspieler seiner Krankheit gewissermaßen freudig begrüßt habe, jedes Mal, wenn sie aufgrund seines falschen Gesundheitsverhaltens in sein Leben getreten seien, er also an der Krankheit (mit-)schuld sei. Das verlegene Lachen von Herrn Stanzel deutet darauf hin, dass er die Äußerung genauso versteht.

Auch die Fragen des Moderators nach der Lebensumstellung – die er zunächst an den anwesenden behandelnden Arzt richtet, erst dann an Herrn Stanzel selbst – wirken zusammen mit der Nennung der Schädigungen vorwurfsvoll. Das Kribbeln in den Füßen erscheint hier als Strafe für die Disziplinlosigkeiten und Versäumnisse. Vorwurf und Beschämung kommen besonders auch in sarkastischen Formulierungen wie *Zeit zum Üben hatten Sie genug, oder?* (326) zum Ausdruck:

[Beispiel: *Leben*]

MO	Und der Herr Stanzel, wie lebt der so? Wie hat der/ ich hab vorhin gesagt, es
323	
MO	ist ja nicht nur das Auge. . Sondern Sie ham ja auch das Kribbeln schon so an
324	
MO	den Füßen Wie leben Sie so? Haben Sie was umgestellt in Ihrem Leben? .
325	
MO	Über die Jahre? Zeit zum Üben hatten Sie genug, oder?
ES	Ja: . sicherlich Sicherlich
326	
MO	Ja Süßigkeiten?
ES	äh nich mehr so fettes Essen, nech? Und . ich versuch schon äh/
327	
MO	Ja Ja Ja
ES	Nja, . gibt ja Diabetiker . süßes, nicht? Das ist also kein Problem. Ich versuch
328	
MO	Hm
ES	also schon . einigermaßen . . . äh . das einzuhalten, was zwar nicht immer
329	
MO	Hm Hm Ja
ES	gelingt, aber . . es geht.
330 (SEDIABET)	

Das moralisierende und verurteilende Verhalten von Dr. Gerhardt ist möglicherweise eine Konsequenz der Mehrfachadressierung der Kommunikation. Es richtet sich vielleicht gerade auch an die Zuschauer, um ihr Gesundheitsverhalten auf diese Weise zu beeinflussen. Aber selbst wenn das zutreffen sollte, ändert es nichts an der Unangemessenheit der Vorwurfshaltung gegenüber Herrn Stanzel.

11.3.4 „Man kann fantastisch damit leben": Diabetes als managbare Krankheit

In den Gesundheitssendungen wird immer wieder versichert und betont, wie gut man die Krankheit Diabetes mellitus *managen* und *in den Griff bekommen* könne, ohne Verzicht leisten zu müssen. Dieses häufig vermittelte Bild der Krankheit stützt wesentlich die Vorstellung vom *bestraften Sünder*: Undiszipliniertes Verhalten und Folgeschäden durch Diabetes erscheinen als ein Versagen des Patienten, das ihm persönlich angelastet werden kann und muss.

Im Schlussteil der eingangs zitierten Sendung bestätigen die beiden positiven Vorbilder, Frau Straßmann (ST) und Herr Vogelsang (VO), ein weiterer Betroffener, dass man mit Diabetes *fantastisch leben* könne, ohne auf etwas verzichten zu müssen:

[Beispiel: *Schlusswort*]

MO Herr Vogelsang. Wie kommen Sie heute . mit Ihrem Diabetes . im
VO Ja, bitte.

1

MO täglichen Leben zurecht? Ihre Familie, ist die nicht manchmal
VO Gut. Gut. Sehr gut.

2

MO am . mosern wegen der Diät? Und so/ was ich so immer wieder höre im
VO Nein!

3

MO Alltag, . äh man ist unterwegs, man muss in n Restaurant. Oder auch . man
VO Ja

4

MO ist beruflich unterwegs. Was
VO Mei/ ja, ich meide dann grunds/ ich trinke zum

5

VO Beispiel kein Bier mehr, ich rauche nich mehr. Ich hab ja früher auch jeraucht

6

MO Hm
VO und Bier getrunken . . das is alles äh . . v/ verschwunden. . Und . ich suche

7

VO mir die Speisen aus, die ich auch . wirklich . äh äh/ was ich für richtig halte,

8

MO Ja. Man kann damit also gut leben.
VO oder die . meinetwegen janz leichte Kost. Ja!

9

MO Frau Straßmann, können Sie das bestätigen? Ja?
ST Man kann fantastisch damit leben. Man/

10

MO Üben Sie Verzicht? Nein.
ST äh ich meine, wenn man ((3 sec)) D/nein. Eigentlich nicht.

11

ST Nein. Das kann ich (äh) also ganz offen sagen, ich brauch auf nichts zu

12

ST verzichten. Man muss halt nur von jedem ein bisschen weniger essen.

13

MO Hm. . Das äh . Frau Straßmann, das is also ein . hervorragendes/ oder Herr

14

MO Vogelsang, das sind hervorragende . . Schlussworte. Macht richtig Mut. .

15

	o-lachend-o
MO	Ähm vielleicht n bisschen früher diese . Einsicht, ja? Und dann wär
	o-lachend-o
VO	Ja, klar!

16

MO	das noch n/ (im Grunde n) Stück besser, aber ich glaube/ . erstmal vielen .

17

MO	Dank. Und auch Ihnen im Studio vielen Dank.

18 (DIABETES)

Dr. Gerhardt befragt zunächst Herrn Vogelsang nach Problemen *im täglichen Leben* und nennt mögliche Beispiele. Der Patient verneint und führt als Antwort seine Verhaltensänderungen an. Diese Antwort evaluiert Dr. Gerhardt im Sinne seiner eigenen Zielsetzungen in der Sendung: *Ja. Man kann damit also gut leben.* (Fläche 9). Diese Schlussfolgerung erscheint nicht ganz überzeugend, auch wenn Herr Vogelsang sie bestätigt. Denn der Patient hatte immerhin schon drei Operationen an seinem diabetischen Fuß, er trägt orthopädische Spezialschuhe und hat einen Rollstuhl. Er hat mit dem Rauchen aufgehört, trinkt kein Bier mehr, isst *janz leichte Kost.*

Frau Straßmann nimmt auf die Frage, ob sie die Schlussfolgerung bestätigen könne, die Formulierung von Dr. Gerhardt auf und steigert dessen Bewertung noch: *Man kann fantastisch damit leben* (Fläche 10). Die Nachfragen des Moderators nach möglichem *Verzicht* verneint sie, aber ihre zögerlich wirkende Pause und die Abschwächung durch *eigentlich* (Fläche 11) sowie die Relativierung *man muss halt nur* (Fläche 13) deuten darauf hin, dass dies nicht die ganze Wahrheit ist. Vielmehr scheint auch Frau Straßmann – gerade am Ende der Sendung – den Wünschen des Moderators nach einer positiven Stellungnahme entgegenzukommen und auf die kulturellen und medialen Erwartungen zu reagieren.

Dr. Gerhardt unterstreicht in seinem Resümé diese positive Sichtweise der Krankheit wie auch ihre mediale Erwünschtheit, indem er die Aussagen lobend evaluiert: *das sind hervorragende Schlussworte. Macht richtig Mut.* (Fläche 15). Mit *Schlussworte* bezieht er sich explizit und mit *Mut machen* implizit auf die mediale Konstellation und die Ziele der Sendung. Im selben Kontext ist auch die anschließende Ermahnung *bisschen früher diese . Einsicht* (Fläche 16) zu verstehen; sie ist an die Zuschauer gerichtet – für Herrn Vogelsang käme sie zu spät.

Die beiden Patienten werden in dieser Sendung gelobt gerade für ihre Deproblematisierung des Problematischen und Schwierigen. Das medial entworfene Bild vom Diabetes als einer managbaren Krankheit und die Inszenierung von Diabetes-Patienten als Menschen, die die Krankheit im Griff haben und beherrschen, mögen als Ermutigung und Motivation intendiert sein. Jedoch werden dadurch die Probleme mit dieser Krankheit in ihrer Relevanz herabgestuft mit der Folge, dass undiszipliniertes Verhalten und gesundheitliche Schäden durch Diabetes als ein Versagen der Patienten erscheinen. Wie komplex das gesamte Problem des Diabetes ist, zeigen die folgenden, zusammenfassenden Überlegungen.

11.4 Fazit: Risiken und Nebenwirkungen der vermittelten Bilder

Die mediale Inszenierung von Diabetes mellitus als managbarer Krankheit wird deutlich mittels der Typisierung von Patienten vorgenommen, die an Diabetes leiden und als Betroffene in den Gesundheitssendungen zu Wort kommen.

Lalouschek (1999, 2005, 228ff.) beschreibt in ihren Untersuchungen, wie Patienten im Studio als Falldarstellungen funktionalisiert und ihre Darstellungen dazu fragmentiert und entsprechend der Bedeutung als „Fall" zugerichtet werden. Auch hier erscheinen die Betroffenen eher als beispielhafte medizinische Fälle denn als leidende Personen. Am Beispiel der Diabetespatienten wird eine weitere Funktion der Betroffenen erkennbar: Präsentation, Typisierung und Selbstdarstellung der Patienten entsprechen sowohl den typischen Vorstellungen von kompetenten/inkompetenten, erfolgreichen/erfolglosen, aktiven/passiven Kranken als auch den medialen Erwartungen an eine entsprechende Fremd- und Selbstinszenierung. D. h., die Moderatoren- und die Patientenperspektive greifen in der Interaktion ineinander und tragen dazu bei, das Bild von der Krankheit zu entwickeln, einschließlich der möglichen Umgangsweisen mit ihr und ihrer Beherrschbarkeit.

Wenn man sich fragt, welche Patiententypen vorgestellt und welche ausgeblendet werden, stellt man fest, dass den Fernsehzuschauern überwiegend Betroffene gezeigt werden, die sich aktiv, positiv und erfolgreich mit ihrer Erkrankung auseinandersetzen. In der medialen Inszenierung erscheinen sie nicht so sehr als Leidende, sondern als Kämpfer, Manager und Kontrolleure ihres Diabetes – mit der Implikation des Diabetes als gut beherrschbarer Krankheit. Dr. Gerhardt präsentiert sie durch die Art der Befragung und durch die Steuerung und Bewertung ihrer Beiträge als rational im Umgang mit dem Diabetes, als gut über ihn informiert und auf die Kontrolle der Krankheit orientiert. Dies steht in Einklang mit dem Anspruch der öffentlichen Gesundheitsinformation, das Publikum zu informiertem, zu diszipliniertem gesundheitsförderlichen Handeln zu bewegen und betroffene Zuschauer zu einer Lebensstiländerung zu motivieren.

Dennoch sind die vermittelten Bilder nicht unproblematisch und ihre Wirkung *fragwürdig*. Ein Punkt wurde schon angesprochen: Wenn sich Diabetes wirklich so leicht managen und beherrschen lässt, erscheint der inkonsequente oder versagende Patient als jemand, der für seine Folgeerkrankungen selbst verantwortlich ist, gewissermaßen für seine Sünden büßen muss. Wie sich zeigt, erfolgt in der Sendung auch eine entsprechende Typisierung.

Dies führt zu einem allgemeineren Kritikpunkt: Die Darstellungen des Diabetes und der Erkrankten vermitteln ein einseitiges bzw. falsches Bild der Realität, nämlich eines, das nicht den Erfahrungen von Ärzten in ihrem beruflichen Alltag entspricht. In einer Kooperation zum Thema dieses Kapitels mit einer Ärztin und Psychotherapeutin[3] wurde deutlich, dass der Normalfall in den ärztlichen Praxen eher solche Patienten sind, bei denen sich der Diabetes als Mehrfacherkrankung zeigt, eng verbunden mit anderen Begleit- oder Folgeerkrankungen. Das Krankheitserleben der Patienten ist eher emotional als rational bestimmt, geprägt durch Gefühle wie Kränkung, Hilflosigkeit, Versagen und Scham und eng verwoben mit ihrer Biographie und Lebensführung. Es fehlt den Patienten oft an ausreichender Information über die Krankheit und die erforderliche therapeutische Haltung ihrer behandelnden Ärzte.

Bei Diabetikern ist Studien zufolge das Risiko verdoppelt, zugleich an einer Depression zu erkranken. Bei ihnen liegt die Krankheitshäufigkeit der Depression bei 28% für Frauen bzw. 18% für Männer.[4] Die Depression ist für die Krankheitsverarbeitung ungünstig, führt zu stärkerem Leiden, passivem Verhalten und Selbstvorwürfen. Diese Verarbeitungsstile gehen mit einer herabgesetzten Lebensqualität und einem schlechteren Krankheitsverlauf einher. Die Patienten erleben von den Ärzten oft Vorwürfe und fühlen sich durch Gewichtskontrollen oder Blutdruckmessungen beschämt. Die Wut über die Abhängigkeit kann sich dem Arzt gegenüber in Non-Compliance äußern. Seine Ratschläge werden nicht befolgt, Insulin wird nicht oder falsch gespritzt, Medikamente nicht vorschriftsmäßig eingenommen.

Die in der nicht-medialen Realität viel häufigeren Patienten sind also die sogenannten „schwierigen Patienten“, die emotional belasteten, relativ erfolglosen, bei denen die chronische Krankheit komplex mit dem gesamten Leben verwoben und die Bedeutung des Diabetes dadurch verschoben, nicht vorrangig ist. Ihre subjektiven Sicht- und Erlebensweisen der Krankeit sind mit den öffentlich-medial präsentierten Bildern schwer verträglich.

In den Gesundheitssendungen kommen ja nicht Betroffene mit ihren emotionalen Problemen, psychosozialen Schwierigkeiten und Misserfolgen zu Wort. Die Darstellung ist experten-, nicht patientenzentriert und blendet die komplexen Lebenszusammenhänge und Affekte der Patienten tendenziell aus. In dieser Hinsicht reproduzieren die Medien das Medizinsystem. Auswahl und Inszenierung der Patienten richten sich auf die positiven und aktiven, die sich mit

---

3 Dr. med. Iris Veit, der ich für wertvolle Hinweise danke; vgl. zum Folgenden Brünner/Veit (2005)

4 www.beepworld.de/members58/derdiabetes/diabetesaktuell.htm (27.7.2007)

ihrem Diabetes auskennen, ihn und sich selbst „im Griff" haben und erfolgreich managen. Wertschätzung erfahren sie vor allem in ihrer Funktion als Vorbilder. Weniger erfolgreiche Betroffene dienen der Darstellung der Folgeschäden und Komplikationen, also als Negativbeispiele; sie dienen nicht der Differenzierung der Sichtweise, ob es also bei der Bewältigung des Diabetes tatsächlich nur um Diät, Bewegung und Disziplin geht oder ob nicht andere soziale, emotionale und körperliche Faktoren ebenfalls eine große Rolle spielen.

Im Blick auf die *Wirkungen*, die solch einseitige, reduktionistische Darstellungen auf die Betroffenen unter den Zuschauern haben, sind Zweifel angebracht. Wenn die Differenz zum eigenen Erleben groß ist, werden die vermittelten Bilder und positiven Vorbilder eher nicht Motivation und Befähigung zum produktiven, förderlichen Umgang mit der eigenen Krankheit liefern. Vielmehr ist mit Versagens- und Schamgefühlen der Patienten zu rechnen, dass sie nicht den öffentlichen Bildern und den damit verbundenen Erwartungen entsprechen – mit der Folge von Resignation und Abwehr des subjektiv ohnehin nicht Erreichbaren. Die mediale Wissensvermittlung wird unter diesen Bedingungen kaum auf fruchtbaren Boden fallen.

Realitätsgerechtere Darstellungen in den Gesundheitssendungen ohne diese Reduktionen und Ausblendungen, dafür aber mit einer offeneren Darstellung auch des Schwierigen, der emotionalen Belastungen, des Nicht-Managbaren könnten auf eine andere Weise zum Vorbild werden; sie könnten z. B. Betroffenen Mut machen, ihre psychosozialen Probleme, Schwierigkeiten und Niederlagen offen zu thematisieren – auch im Gespräch mit ihren Ärztinnen und Ärzten.

12 Ärztlicher Rat in Anrufsendungen

Inhaltsverzeichnis

12.1 Einleitung: Anonymes und individualisiertes mediales Ratgeben

Es ist in dieser Untersuchung immer wieder deutlich geworden, dass Gesundheitssendungen sich nicht nur als Informations-, sondern auch als Ratgebersendungen verstehen. Besonders Arzt-Moderatoren geben den Fernsehzuschauern zahlreiche Empfehlungen, Ratschläge oder Hinweise zum gesundheitlichen Handeln. Nicht-ärztliche Moderatoren übertragen diese Aufgabe häufig den anwesenden Experten im Studio. Die Verfahren des Ratgebens sind breit gefächert und in verschiedene Kontexte eingebunden; sie finden sich in aktuellen Informationen zu Krankheitsentstehung und -behandlung, in Erklärungen von komplexen Wirkungszusammenhängen, in Veranschaulichungen von Sachverhalten, in Appellen zu gesundheitsbewusstem Handeln und zu Lebensstilveränderungen, in Korrekturen von veralteten oder falschen Laienvorstellungen und in Zusammenfassungen der wichtigsten Informationen oder Tipps am Sendungsende. Der so gegebene Rat ist notwendigerweise verallgemeinert: *man* macht das so, *man* tut oder lässt dieses, *man* sollte darauf achten.

Diese Form des *anonymen medialen Ratgebens* ergibt sich aus der Tatsache, dass sich die vermittelten Informationen und Tipps an ein anonymes, heterogenes Publikum wenden, für das seitens der Sendungsplanung ein bestimmter allgemeiner Informationsbedarf angenommen wird bzw. angenommen werden muss. Es kann sich gar nicht – wie Ratgeben in face-to-face-Situationen – an einzelne Individuen richten, die aufgrund ihres Wissens- und Erfahrungshintergrunds oder Krankheitszustands spezifische Ratschläge benötigen, welche auf ihre Bedürfnisse und ihr Vorwissen zugeschnitten sind.[1]

Allerdings gibt es sogenannte Anrufsendungen, in denen das *anonyme mediale Ratgeben* für ein breites Publikum durch *individualisiertes mediales Ratgeben* in Interaktion mit einzelnen Zuschauern ergänzt wird. In diesen Sendungen können Zuschauer in der Redaktion anrufen, werden im günstigen Fall mit dem Moderator verbunden und können mit ihm in einen Dialog treten, ihm ihre Anliegen vorbringen, Fragen stellen oder um Rat bitten. Um diese Form des medialen Ratgebens, seine Vorzüge, aber auch seine problematischen Seiten soll es im Folgenden gehen.

Sendungen, in denen Anrufe von Zuschauern während der Sendezeit systematisch als Baustein vorgesehen sind, werden als *Call-in-Sendungen* bezeichnet (s. Kap. 6.6). Sie stellen eine Weiterentwicklung von Magazinsendungen dar, insofern sie die Zwecke der öffentlichen Gesundheitsförderung mit einer individualisierten Servicefunktion verknüpfen. Ein solcher Service stellt für die einzelnen Anrufer einen konkreten Mehrwert dar; für das Publikum insgesamt ist er ein Element des Emotainments, ein Zugang zu authentischen Darstellungen anderer Zuschauer, in denen von ihren Sorgen, Problemen oder Hoffnungen im Zusammenhang mit Erkrankungen und Therapien berichtet wird. Unter beiden Aspekten ist der Service dazu geeignet, die Zuschauerbindung zu erhöhen.

Möglichkeiten zum Anrufen und zum Gespräch mit Moderatoren oder Experten gibt es in verschiedenen Sendungen aus dem Datenkorpus, etwa in *Hauptsache gesund* (MDR) mit Dr. med. Franziska Rubin oder in *Gesundheit*

1 Literatur zum Thema sind Jefferson/Lee 1981, Wunderlich 1981 zu Ratschlägen; aus dem IdS-Projekt „Beratungsgespräche" die Arbeiten von Schank 1981, Schwitalla 1983, Nothdurft 1984, Kallmeyer 1985, Nothdurft/Reitemeier/Schröder 1994; funktionalpragmatische Arbeiten von Rehbein 1985, Partheymüller 1994, Hartog 1996 zum medizinischen Bereich; zur telefonischen Sexberatung im Rundfunk Kastner/Maasen 1995; zu Umformulierungen in telefonischen Lebensberatungen im Rundfunk Bührig 1996; zur Aneignung von Gesundheitsmagazinen durch Kommunikation unter den Zuschauern Habscheid 2001, Holly/Habscheid 2001.

live (n-tv) mit dem nicht-ärztlichen Moderator Klaus Wiesinger und den jeweiligen Experten im Studio. Besonders intensiv kam diese Möglichkeit in der Reihe *Gesundheit!* (ZDF.) mit Dr. med. Gerhardt zum Einsatz. Als Call-ins wurden hier neben regelmäßigen Sendungen zu thematischen Schwerpunkten auch sogenannte „offene Sprechstunden" angeboten, in denen Zuschauer am Telefon live Fragen zu allen gesundheitlichen Bereichen im weitesten Sinne stellen konnten. Die Call-in-Sendungen der Reihe *Gesundheit!* stelle ich in den Mittelpunkt meiner Analysen, Beispiele aus anderen Sendungen ziehe ich kontrastiv am Ende heran.

Zu den Funktionen der Call-in-Sendungen sowie zu den Anrufern und ihren Anliegen wurde in Kapitel 6.6 bereits Einiges gesagt. Hier soll es nun darum gehen zu zeigen, wie der Arzt-Moderator Fragen und Bitten um Rat telefonisch beantwortet, wie das *Handlungsmuster Ratgeben* durchgeführt wird und welche strukturellen Probleme diese mediale Form mit sich bringt. Wie werden die Voraussetzungen für einen Rat geschaffen und welche Rolle spielt die Inszenierung von Arzt-Patient-Kommunikation wie in einer ärztlichen Praxis? In welcher Form wird Rat gegeben? Wie werden individuell adressierte Informationen und Ratschläge mit der Orientierung an einem breiten Publikum (scheinbar oder faktisch) in Einklang gebracht? Zum Ende der Ausführungen werde ich exemplarisch auf einige alternative Möglichkeiten eingehen, die sowohl den Erwartungen und Bedürfnissen von Ratsuchenden wie dem zuschauenden Publikum besser gerecht werden können.

12.2 Ärztliches Ratgeben im Fernsehen

12.2.1 Auswahl und Organisation der Anrufe

In *Gesundheit!* können die in den vorausgehenden Sendungen angekündigten und regelmäßigen Zuschauern ja bekannten Telefonnummern der Redaktion schon vor Sendungsbeginn angewählt werden. Je nachdem, ob die Sendung als „offene Sprechstunde" oder als thematisch vorgegebene Call-in-Sendung angekündigt ist, darf frei oder themenbezogen gefragt werden.

Dr. Gerhardt steht im Studio ein Laptop zur Verfügung, auf dem Name, Wohnort und stichwortartig das Fragethema der einzelnen Anrufer angezeigt werden. Wie die Redaktion diese selektiert und bearbeitet, wird für die Zuschauer nicht transparent. Dass dies aber selbstverständlich geschieht, spricht Dr. Gerhardt gelegentlich an:

[Beispiel: *Aufschreiben*]

MO: da haben wir schon eine ganze Menge Fragen bekommen, . die hab ich mir hier mal aufschreiben lassen (BLUTDRU 180-183)

Häufiger wird für die Zuschauer erkennbar, dass Dr. Gerhardt auf einige der thematisch gebundenen Fragestellungen vorbereitet ist, wenn nämlich passende Demonstrationsmaterialien (z. B. Organ-Modelle) im Studio bereit stehen und vorbereitete Grafiken oder Filmbeiträge während eines Telefonats eingespielt werden (vgl. Kap. 9.2.4 zur Vorbereitetheit von Erklärungen):

[Beispiel: *Lageveränderung*]

MO: Trotzdem . muss natürlich . äh . der Blutdruck . äh eingestellt werden, weil er sich ja auch durch diese Lageveränderung im Stehen und Liegen in vierundzwanzig Stunden . verändert. Auch dazu ham wir einen kleinen Film vorbereitet, der ganz schön zeigt, wie sich der Blutdruck verändert. (BLUTDRU 95-100)

[Beispiel: *Koronarangiographie*]

MO: Ja. Gut. Ich werd mal versuchen dann Ihre Frage zu beantworten. Jetzt vielleicht mit Hilf/ mithilfe der Bilder, die wir vorbereitet haben. Wir haben zwei Bilder zur Koronarangiographie. (ANGINA2, 132-135)

Die vorgebrachten Anliegen der Anrufer sind ganz überwiegend Bitten um Rat zu aktuellen Gesundheitsproblemen, gelegentlich auch reine Informationsfragen. Zuschauer rufen an, weil sie bestimmte Zusammenhänge nicht verstehen, weil ihnen medizinisches Wissen fehlt oder weil sie die Einschätzungen ihrer Ärzte überprüfen, sozusagen „eine zweite Meinung einholen“ wollen.

12.2.2 Die Inszenierung ärztlicher Konsultation

Gesundheit! bietet wie gesagt auch regelmäßig eine *Offene Sprechstunde* an, in der man ohne thematische Begrenzung anrufen kann. Als Dr. Gerhardt sie erstmals einführt, nimmt er den Namen programmatisch. Indem er das Sendungsformat charakterisiert, steuert er die Erwartungen des Publikums:

[Beispiel: *Wehwehchen*]

MO: Hallo! . Guten Tag, liebe Zuschauer, herzlich willkommen zu Gesundheit, ja:. Ja . Wir ham uns einfach mal gedacht, wir veranstalten mal eine offene Sprechstunde. . Mittwoch nachmittags sind die meisten Praxen geschlossen, . meine übrigens auch, u:nd äh . wir öffnen einfach mal die Sprechstunde, ersetzt natürlich nicht den Arztbesuch. Wir können Ihnen den einen oder andern Tipp geben, ne? Und natürlich muss die Ärztin und der Arzt des Vertrauens deswegen weiterhin aufgesucht werden. Gut. Rufen Sie an! Wenn Sie Wehwehchen haben, vom Kopf bis zu den Füßen (OFFENE 1-15)

Hier wird *medizinische Konsultation* wie in einer ärztlichen Praxis medial inszeniert:

- Der Trailer zeigt – wie sonst auch – Dr. Gerhardt bei prototypischen ärztlichen Tätigkeiten (Spritze aufziehen, mit dem Stethoskop abhorchen etc.).
- Die Sendung wird als *Sprechstunde* benannt.
- Dr. Gerhardt begründet den Zeitpunkt der Sendung damit, dass die Arztpraxen am *Mittwoch geschlossen* seien, und legt damit eine Ersatzfunktion nahe.
- Er präsentiert sich in seiner Rolle als Arzt mit eigener Praxis (*meine übrigens auch*).
- Er fordert die Zuschauer auf, ihm ihre Gesundheitsprobleme vorzutragen (*Rufen Sie an!*) und formuliert dies bewusst niederschwellig (*wenn Sie Wehwehchen haben*).

Zur Inszenierung einer ärztlichen Sprechstunde trägt auch die schon mehrfach erwähnte räumliche Gestaltung des Studios bei. Es ist mit Requisiten eines ärztlichen Sprechzimmers ausgestattet (z. B. einer Liege, anatomischen Modellen, medizinischen Schautafeln) und ab Frühjahr 1998 sitzt Dr. Gerhardt nicht mehr im Cocktailsessel, sondern hinter einem Schreibtisch und empfängt dort seine Gäste (vgl. Lalouschek 2005, Kap. 3.2).

In dem zitierten Beispiel [*Wehwehchen*] wird der bloße Inszenierungscharakter einer „Sprechstunde" sprachlich durch Folgendes deutlich:

- Der Ersatz für die ärztliche Sprechstunde wird gleich wieder negiert (*ersetzt natürlich nicht den Arztbesuch*).
- Die folgenden Ratschläge des Arzt-Moderators werden als *Tipps* bezeichnet.

Für die Zuschauer und die ratsuchenden Anrufer ist die diskursive Situation und das Muster *Ratgeben* damit ambivalent und wenig transparent. Diese Ambivalenz zeigt sich auch in anderen Sendungen. In einer Call-in-Sendung zum Thema Herz wirkt der Kardiologe Dr. Liem mit. Dr. Gerhardt führt ihn als Facharzt ein (*Herzspezialist*) und bezeichnet seine eigene Rolle als die des *Hausarztes*:

[Beispiel: *Hausarzt*]

MO: Doktor Liem ist äh Herzspezialist mit eigener Praxis hier in . München. So! Herr Kollege Liem, jetzt wolln wir mal sehen, . ob wer die ersten Fragen . zum Thema Herz, die filtern wir etwas raus, . und dann äh . werden wir . gemeinsam, der Hausarzt und der ((lachend)) Spezialist, wir werden gemeinsam . diese Fragen beantworten. (HERZWOL 11-20)

Im Verlauf der Sendung betont Dr. Gerhardt zwar:

[Beispiel: *Spezialist*]

MO: Wir können keine Sprechstunde ersetzen. Ja? Und . das/ . letzte Entscheidung hat natürlich Ihr Spezialist. (HERZWO1 105f.)

Etwas später ruft er jedoch den anwesenden Spezialisten in seine *kardiologische Sprechstunde* zurück:

[Beispiel: *kardiologische Sprechstunde*]

MO: Herr Liem, . wir müssen Ihre Sprechstunde/ Ihre ((lachend)) kardiologische Sprechstunde noch mal eröffnen (HERZWO2 122f.)

Es zeigt sich in der Inszenierung ein struktureller Grundkonflikt des medialen Ratgebens, aus dem sich weitere Konflikte und Probleme ergeben: Zur Befriedigung von Zuschauerbedürfnissen wird individuelle ärztliche Beratung angeboten und gleichzeitig negiert. Die strukturellen Probleme beim medialen Ratgeben werden im Folgenden näher beschrieben (s. auch Brünner 1999).

12.2.3 Die Problematik ärztlicher Handlungen beim medialen Ratgeben

Bei den Telefonaten zwischen den Anrufern und Dr. Gerhardt bzw. anderen medizinischen Experten kommt es zum Einsatz ärztlicher Handlungsmuster – mit allen Problemen, die ein solcher Import in Fernsehsendungen bedeutet.

Diagnosestellungen

Beschwerde- und Problemvorträge von Anrufern bearbeitet Dr. Gerhardt nach den Mustern, die aus dem ärztlichen Fragen (Rehbein 1993, 1994b, Lalouschek 2002), der ärztlichen *Beschwerdeexploration* und *Anamnese* bekannt sind – durch Fragen zum Auftreten der Beschwerden, zu persönlichen Umständen, vorliegenden weiteren Erkrankungen, Medikamenteneinnahmen usw. Sie werden gesteuert durch das professionelle medizinische Wissen des Arztes und dienen dazu, vom Patienten Krankheitsaspekte in Erfahrung zu bringen, die als Symptome für bestimmte Erkrankungen klassifizierbar sind. Aus den Problemvorträgen der Patienten und dem erfragten kranheitsbezogenen Wissen werden im professionellen Wissen des Arztes *Diagnosen* erstellt.

Dr. Gerhardts Diagnosen in den Sendungen bleiben notwendigerweise unvollständig und tentativ. Im folgenden Ausschnitt gibt er nach einigen explorierenden Fragen dem Anrufer eine Diagnosemitteilung, die durch *scheint mir* relativiert ist:

[Beispiel: *Komponente*]

MO: Also hier auch so eine/ . äh . scheint mir auch so mehr eine . vegetative/ psychovegetative . äh Komponente zu sein. (SCHWITZN 147-149)

Wieweit diese Relativierung von den Anrufern allerdings wahrgenommen und beachtet wird, bleibt offen. In anderen Beispielen finden sich viel dezidiertere Diagnosemitteilungen:

[Beispiel: *Ursache*]

AN: Ist das jetzt der . ausschlaggebend durch die Nier/ chronische Nierenentzündung, dass ich den Bluthochdruck nicht in den Griff bekomme?

MO: Jaa, das ist die Ursache. (Blutdru 229-232)

Eine andere Anruferin klagt über Herzschmerzen. Dr. Gerhardt stellt ihr symptombezogene Fragen und stoppt ihre Darstellung, als die Diagnose für ihn klar scheint. Für den anwesenden Kardiologen ist die Diagnose aber noch keineswegs abgeschlossen, er stellt eine weitere explorierende Frage:

[Beispiel: *belastungsabhängig*]

MO	Brauch gar nich weiter zu erz/ Sie brauchen gar nicht weiter zu erzählen,

137

MO	das is also/ . Herr Liem!	
EX		Sind diese . äh Beschwerden belastungsabhängig?

138 (Herzwo2)

Diagnosebezogene Fragen sind notwendig, um das „professionelle Wissensdefizit" (Rehbein 1994b, 147) des Arztes über den Patienten zu beheben und damit die Voraussetzungen für einen Rat überhaupt erst herzustellen. Im öffentlichen Medium können sie jedoch heikel sein. Dr. Gerhardt ist sich dessen im folgenden Ausschnitt offenbar bewusst. Der Anrufer hat in der Sendung wegen seiner eher harmlosen Probleme mit übermäßigem Schwitzen angerufen.

[Beispiel: *Abhängigkeit*]

MO		Darf ich Ihnen mal äh/ . darf ich Ihnen eine Frage äh en
AN	noch machen soll.	

38

MO	bisschen indiskret stellen? War das mit dem Alkohol/ war das nur so wie

39

MO	man ab und zu mal macht, oder war das	
AN		Nee nee, das war zuviel, deswegen hab ich

40

MO		Ging so en bisschen Richtung Abhängigkeit?	Ja. Gu:t.
AN	damit aufgehört.		Ja.

41 (Schwitzn)

Indem der Anrufer die *indiskrete Frage* des Arzt-Moderators nach seinem Alkoholkonsum und einer eventuellen *Abhängigkeit* bejaht, gibt er eine intime und heikle Information öffentlich und noch dazu unter vorheriger Nennung seines Namens und Wohnortes preis.

Empfehlungen von Medikamenten und Therapien

Probleme entstehen auch bei anderen ärztlichen Handlungsmustern, wenn sie in den Sendungen Verwendung finden sollen. So empfiehlt Dr. Gerhardt die Einnahme von *Medikamenten*, deren Namen er jedoch nicht nennen darf (Verbot der Schleichwerbung). Als Lösung für dieses Dilemma wählt er, nur den Wirkstoff oder die Medikamentengruppe zu benennen. Dies erschwert aber für Laien das Verstehen und Behalten der Empfehlung. Die Anruferin im folgenden Ausschnitt gibt am Ende der Empfehlung keine positiven Verstehenssignale:

[Beispiel: *Dihydralazin*]

MO	würd ich besprechen, ob hier nicht ein anderes Präparat, . ich sag jetz

140

MO	mal ähm . chemische Bezeichnungen, Beta eins . Rezeptoren Blocker,
AN	Ja.

141

MO	Beta-eins-Blocker, oder Dihydralazin oder . Methyldopa

142 (BLUTDRU)

Das Verbot der *Schleichwerbung* und die Schwierigkeit des Behaltens werden im folgenden Beispiel explizit thematisiert. Dr. Gerhardt versucht eine Ausweichstrategie:

[Beispiel: *Anticholinergika*]

MO: und dann ist die Frage, ob Sie mit Ihrem Arzt äh Ärztin besprechen sollten, diese sogenannten/ die innerliche Anwendung dieser . Anticholinergika. Anti . chol . iner . gi . ka. Es tut mir wirklich Leid, dass ich immer diese . na ja verflixt komplizierten Begriffe nennen muss, aber ich darf Ihnen . kein Präparatenamen nennen, das wäre Schleichwerbung und das/ das/ das darf ich einfach nicht. Deswegen/ . oder merken Sie sich einfach, es gibt Mittel, wo das vegetative Nervensystem, was wir nicht beeinflussen können, was mir jetzt natürlich auch/ n bisschen aufgeregt ist man ja, auch etwas mehr den Schweiß äh treibt/ zum Treiben bringt, ja? Wo man dieses vegetative Nervensystem einfach . beeinflussen kann. (SCHWITZN, 58-70)

Gelegentlich wird Anrufern eine medikamentöse Therapie empfohlen, die der des behandelnden Arztes direkt widerspricht. Eine Anruferin berichtet z. B., dass ihr Neurologe ein Medikament gegen Depressionen *mal absetzen wollte*. Obwohl es bei ihr Nebenwirkungen hat – einschließlich beschleunigtem Herzschlag und Halluzinationen, wie sie sagt –, setzt Dr. Gerhardt eine abweichende Empfehlung dagegen:

[Beispiel: *Dosierung*)

MO: Aber ich sag Ihnen auch, ich würde es nicht ganz absetzen. Ich würde höchstens versuchen, mit dem Präparat, was Sie genannt haben, mit der Dosierung etwas runterzugehen. (HERZWO2 51f.)

Er handelt hier wie ein Arzt, der seiner Patientin eine individuelle Therapieempfehlung gibt, obwohl er die Anruferin nicht kennt.

Die ratsuchenden Anrufer beziehen in ihren Problemvortrag häufig die Einschätzungen und Therapien ihrer behandelnden Ärzte ein, z. T. deshalb, weil sie Dr. Gerhardts Bewertungen hören wollen. Dieser gibt – meist in vorsichtiger Form – auch durchaus bewertende Einschätzungen der Therapien, z. B.:

[Beispiel: *optimale Therapie*]

MO: Also in Ihrem Falle würd ich dringend noch mal mit dem Arzt Rücksprache äh halten, Sie haben noch nicht die . ich sag mal optimale Therapie (ANGINA3, 115f.)

Wenn Anrufer Bewertungen ihrer Therapien anfordern, holen sie damit so etwas wie eine „zweite Meinung“ ein. Wenn die Bewertungen durch den Arzt-Moderator negativ ausfallen, dürfte sie das als Patienten wohl verunsichern. Aber auch eine positive Bewertung der Therapie des behandelnden Arztes kann für die Anrufer irritierend sein, wie im folgenden Beispiel:

[Beispiel: *Quaddeln*]

AN	und äh der hat gesacht, da könnt er nichts machen, er hat mir zwar
168	
MO	Die N/ sogenannte
AN	Massagen verschrieben und er hat mir Quaddeln gesetzt, und aber das/
169	
MO	Neuraltherapie
AN	mir Quaddeln gesetzt und aber das wird und wird nischt besser.
170	
MO	Wunderschön. Also Frau Koch, jetzt fangen wir mal von vorne an.
171 (HERZWO1)	

Die positive Bewertung *Wunderschön* von Dr. Gerhardt bezieht sich offenbar auf die Therapie als solche, nicht auf die von der Anruferin artikulierte Beschwerde (*wird nischt besser*). D. h. er orientiert seine Bewertung nicht am individuellen Fall der Anruferin, die die Therapie ja als bei ihr unwirksam einschätzt, sondern an den Zuschauern und deren Informationsbedürfnis: Er übersetzt (*sogenannte Neuraltherapie*) und bewertet sie als guten Behandlungsweg (*wunderschön*).

Es kommen jedoch auch fachlich sehr fragwürdige Einschätzungen von Hausärzten zur Sprache, denen widersprochen wird.

[Beispiel: *Grenzwert*]

AN: Und äh also der, der erste Wert is normal, und der zweite is immer über hundert, und jetzt äh wollt ich halt mal wissen, äh . was ich denn da machen kann, also der Arzt sagt immer, bis hundert braucht das noch nicht behandelt werden. Und deshalb . äh hab ich auch noch keine Tabletten. [...]

MO: der zweite Wert . sollte auf keinen Fall ((schluckt)) . über fünfundneunzig sein. . Neunzig bis fünfundneunzig is schon . die sogenannte Grenzwert . hochdruck/ der Grenzwerthochdruck, deswegen sollte dieses zweite Wert . gesenkt werden, den kann man auch mit Medikamenten . sehr gut . senken. Ja die nächste Anruferin aus Frohburg, (Blutdru, 261-289) (vereinfacht)

Hier wird die wichtige Kontrollfunktion der „zweiten Meinung" deutlich. Allerdings lässt sich nicht erkennen, welche Konsequenzen die widersprechende Beurteilung Dr. Gerhardts für die Anruferin hat. Diese für sie ganz praktischen Konsequenzen werden im Telefonat mit ihr auch nicht besprochen oder gemeinsam überlegt, wie sie das mit ihrem behandelnden Arzt bearbeiten könnte.

Probleme des Musterimports

Als Fazit der bisherigen Analysen möchte ich festhalten: Es findet ein *Musterimport* (Rehbein 1985, 391) aus der ärztlichen Konsultation in das mediale Ratgeben statt. Die kommunikativen Handlungen der Beschwerdeexploration, Anamnese, Diagnosemitteilung und Therapieempfehlung ähneln sehr denen der ärztlichen Konsultation im Arzt-Patient-Diskurs. Obwohl sie in ihren Musterstrukturen und Realisierungsformen ärztlichen Handlungen weitgehend entsprechen, stellen sie aus folgenden Gründen in der medialen Situation *Pseudo-Formen* dar (Brünner 1999):

- Die institutionellen und situativen Bedingungen für eine ärztliche Konsultation sind nicht gegeben. Obwohl Dr. Gerhardt Arzt ist, darf er im medialen Diskurs keine individuelle ärztliche Beratung geben.
- Die genannten Handlungen bleiben unvollständig, weil z. B. keine körperlichen Untersuchungen vorgenommen werden (können).
- Die Handlungen sind nicht auf den Zweck der Behandlung und Heilung individueller Erkrankungen gerichtet.

Die Kommunikation mit den Anrufern wird also der Arzt-Patient-Kommunikation in der ärztlichen Praxis ähnlich, ohne mit ihr identisch zu sein. Der Inszenierungscharakter führt zur Gefahr einer Verwechslung – mit möglichen negativen Folgen für die Ratsuchenden, wie z. B. Verunsicherung des Vertrauens in den behandelnden Arzt.

12.2.4 Ärztlicher Rat oder Tipp?

Das Verbot individueller ärztlicher Beratung im Fernsehen steht also im Konflikt mit dem Anspruch des Sendungsformats Call-in-Ratgeber. Um ethischen, fachlichen und juristischen Vorwürfen zu entgehen und Missverständnisse zu vermeiden, muss die Differenz von medialem Ratgeben und ärztlicher Beratung kommunikativ herausgestellt werden. Häufig wird in den Sendungen deshalb geäußert, dass ohne Untersuchung und Kenntnis des Anrufers kein spezifischer ärztlicher Rat möglich sei, und dazu aufgefordert, sich an den Hausarzt zu wenden oder Rücksprache mit dem behandelnden Arzt zu nehmen. Diese Lösung des Konflikts durch „Weiterverweisen" ist für die Anrufer in einer Ratgebersendung paradox und u. U. mit enttäuschten Erwartungen verbunden: Sie rufen den Arzt Dr. Gerhardt an und erhalten den Rat, sich an einen Arzt zu wenden.

Ein anderer häufiger Lösungsversuch ist die Selbstbeschränkung auf sogenannte *Tipps*. Insgesamt kommt *Tipp* in den Daten sehr oft vor – nicht nur in der Sendung von Dr. Gerhardt.

[Beispiel: *letzte Entscheidung*]

MO: Jetzt ist ja ganz allgemein so, liebe Zuschauer, das kennen Sie auch schon, wenn Sie treue Zuschauer sind, wir können nur Tipps geben, wir können keine Sprechstunde ersetzen ja? Und das . letzte Entscheidung hat natürlich Ihr Spezialist. (HERZWOl 102-106)

[Beispiel: *nur Tipps*]

MO: dann würde ich äh/ . mein, es is ja so. Ich kann nur Tipps geben. Ich kenn Sie ja nicht als Patientin, ich kann nur Tipps geben, möchte mich auf keinen Fall au/ in die Therapie mit Ihrem Arzt einmischen, . ja? (BLUTDRU2 18-22)

Im folgenden Beispiel wird trotz der Einschränkung (*nur Tipps)* dann doch die Einnahme des freiverkäuflichen Wirkstoffes *Acetylsalicylsäure* nahe gelegt.

[Beispiel: *Acetylsalicylsäure*]

MO: Aber ich kann ja nur/ ich kann ja nur Tipps geben.

AN: Ja

MO: Bitte verstehn Sie mich nicht falsch. Ich kenn Sie nich. Ich kann nur Tipps geben. Sie soll/ kann auch den/ das Gespräch mit dem Arzt

> nicht ersetzen. Und deswegen würd ich hier doch noch mal Rücksprache nehmen. Ob wir nicht was tun können, hier noch für die Blutverdünnung. Also dass die Blutplättchen nicht so verklumpen. Da is eben die Acetylsalicylsäure sehr geeignet. (ANGINA3 158-165)

Andere Tipps und Ratschläge sind weniger implikativ und risikobehaftet, außerdem weniger spezifisch, insofern sie für fast alle Zuschauer richtig sind: Bewegung und Sport, nicht rauchen, gesunde Ernährung, autogenes Training, Blutdruck messen usw. Manche werden durch recht genaue Handlungsanleitungen konkretisiert, z. B. wie man sein Gedächtnis trainieren kann; manche Tipps sind harmlos, wie etwa die Verwendung von Mitteln wie Rhododendronsalbe.

Was aber ist eigentlich genau ein *Tipp*? Die Wörterbücher geben an: „nützlicher Hinweis, guter Rat, der jemandem bei etwas hilft, Fingerzeig, Wink" (Duden Deutsches Universalwörterbuch 2001). Das Wort ist seit Ende des 19.Jh. zuerst bezeugt, und zwar im Bereich Börsensprache und Pferderennsport (Duden Herkunftswörterbuch 2001); es stammt von engl. *tip (*Anstoß, Andeutung, Gewinnhinweis) zum Verb *to tip* (leicht berühren, anstoßen).

In den beiden zuerst genannten Beispielen [*letzte Entscheidung]* und [*nur Tipps]* ist die Verwechselbarkeit des medialen Rats mit dem ärztlichen Rat im Arzt-Patient-Diskurs vorausgesetzt. Wie die illokutionäre Kraft eines Tipps von Dr. Gerhardt gesehen wird, ist aus seiner Kontrastierung mit *Sprechstunde*, ärztlicher *Entscheidung* und *Therapie* erschließbar sowie aus der von ihm genannten Voraussetzung des *Kennens als Patientin.* Die Illokution ist depotenziert, also schwächer als die eines ärztlichen Rats. Denn es fehlen Wissensvoraussetzungen für diese sprachliche Handlung und es fehlt das Element der Verantwortlichkeit des Ratgebers für die Folgen seines Rats. Dieser verliert seine Verbindlichkeit und so liegt die Verantwortung beim Hörer, wenn er dem Tipp entsprechend handelt.

Das Problem dieses Lösungsversuchs liegt darin, ob die Anrufer überhaupt Tipps und Ratschläge unterscheiden können – woran man zweifeln muss. Es bleibt aufseiten der Hörer zumindest offen, wie sie die erhaltenen Tipps hinsichtlich ihrer Verbindlichkeit, Verlässlichkeit und individuellen Zugeschnittenheit interpretieren. Denn sie werden immerhin von einem praktizierenden Arzt gegeben, der sich als Hausarzt im Fernsehen präsentiert, seine Sendung als Sprechstunde bezeichnet und seine Tipps in direkter telefonischer Interaktion mit individuellen Ratsuchenden formuliert. Dazu kommt, dass außer dem Wort *Tipp* auch die Benennungen *Rat* und *Empfehlung* (bzw. *raten* und *empfehlen*) häufig verwendet werden, und zwar ohne erkennbare Unterschiede der Bedeutung und Verwendung.

Durch die mediale Inszenierung wird also für die Adressaten die illokutionäre Kraft des Tipps potenziert, der Tipp verwandelt sich „unter der Hand" in einen ärztlichen Rat.

12.3 Mehrfachadressierung und Orientierungskonflikt

Noch ein anderer Problemkomplex lässt sich beim medialen Ratgeben in Call-in-Sendungen erkennen: Es besteht ein Orientierungskonflikt zwischen der Orientierung am einzelnen Ratsuchenden und der am allgemeinen Zuschauerinteresse bzw. am Vermittlungskonzept der Sendung.

12.3.1 Anliegen werden passend gemacht

Dieser Orientierungskonflikt, der aus der Mehrfachadressierung beim telefonischen Ratgeben resultiert, wird besonders virulent, wenn das Anliegen des Anrufers nicht gut zum Sendungsschwerpunkt passt. Entsprechend der Maxime „Was nicht passt, wird passend gemacht" besteht ein Lösungsversuch darin, das Anliegen so zu interpretieren und zu bearbeiten, dass es eben doch zum Sendungsthema passt oder zu passen scheint.

In einer Sendung im Rahmen einer „Herzwoche" ist auch ein Kardiologe anwesend. Ein Anrufer fragt, ob die Heiserkeit seiner Frau mit ihren Schilddrüsentabletten zusammenhängen könnte; der HNO-Arzt habe die Beschwerden als altersbedingt eingeschätzt.

[Beispiel: *Heiserkeit*]

MO: Also, . aus meiner Sicht würd ich jetzt mal sagen, das hat mit den Schilddrüsen . tabletten nichts zu tun, aber . es gibt durchaus eine Möglichkeit, und die hat wieder was mit dem Herz zu tun, und da ich jetzt schon ma den Herzspezialisten da habe, gebe ich jetzt mal gleich weiter, Heiserkeit kann auch vom Herzen kommen? (HERZWO1 133-139)

Der anwesende Kardiologe und Dr. Gerhardt weisen auf das Herz als mögliche Ursache hin und raten schließlich, wegen der Heiserkeit *auch das Herz abklären* zu lassen. Sie verengen also die medizinische Domäne der Diagnosefindung entsprechend dem Sendungsthema. Man fragt sich, wie der behandelnde Arzt reagieren wird, wenn die Patientin ihn daraufhin bittet, ihr Herz zu untersuchen: Dankbarkeit für den Hinweis? Ablehnung aufgrund seiner Kenntnis des Falls? Gekränktheit aufgrund von Bevormundung?

12.3.2 Der Anrufer wird zum Stichwortgeber

Ein anderer – sehr häufiger – Lösungsversuch besteht darin, ein passendes Stichwort in der Darstellung des Anrufers aufzugreifen. Dieses Verfahren wird z. T. auch explizit thematisiert. So greift Dr. Gerhardt während eines Telefonats der anwesenden Ernährungswissenschaftlerin mit einer Ratsuchenden ein *Stichwort* von ihr auf und leitet damit zur Präsentation verschiedener Lebensmittel über:

[Beispiel: *Stichwort*]

MO: Aber . das/ da is ja/ ist ja en gutes Stichwort. Sagen Sie mal, was bedeutet eigentlich . gesunde . Ernährung? Wir haben hier mal en bisschen was aufgebaut (ERNAEHR1 141-144)

Ähnlich nimmt der Arzt-Moderator im folgenden Beispiel den Begriff *Herzkranzgef*äße aus dem Ratschlag des anwesenden Kardiologen explizit auf und behandelt ihn als *Stichwort*, um die Lokalisierung der Herzkranzgefäße am Modell zu zeigen:

[Beispiel: *Herzkranzgefäße*]

MO	lange her. Ganz andere Geschichte, ja ja
EX	wieder eine andere) ( ) der Herzinfarkt ist ja eine Sache der

64

MO	Ja.
EX	Herzkranzgefäße. Und dann muss man ja abklären oder wissen, wie . ihre

65

MO	Stichwort Herzkranzgefäße, da
EX	Herzkranzgefäße vorher ausgesehen hat.

66

MO	können wir s vielleicht mal am Modell zeigen, wo die liegen.
EX	Ja.

67 (HERZWO1)

Im folgenden Beispiel wird *EKG* als Stichwort aufgegriffen und für die Zuschauer thematisch vertieft. Für den Anrufer jedoch wird dadurch keine neue Information vermittelt. Die anschließende Frage von Dr. Gerhardt zielt auf ein Wissen ab, das der Anrufer bereits mitgeteilt hatte; sie dient also nur der Rückorientierung auf das Gespräch mit dem Ratsuchenden.

[Beispiel: *EKG*]

MO	Ja. Ist denn äh:/ wird denn regelmäßig das . EKG? . kontrolliert?
AN	Ja, das EKG

124

MO	Also/ EKG, da h/ haben wir so n Gerät da
AN	wurde gemacht, auch mit Belastung,

125

MO	stehen, ganz einfach, das ist das sogenannte Ruhe-EKG, . und dann kann

126

MO	man natürlich auch ein Belastungs-EKG, das wird bei Ihnen wahrscheinlich

127

MO	auch regelmäßig durchgeführt werden?

128 (ANGINA2)

Das Problem dieses Lösungsversuchs besteht darin, dass der Ratsuchende zum Stichwortgeber für allgemeine Vermittlungsinteressen wird. Es kommt zu einer Unterbrechung in der Durchführung des Ratgebens und die Bearbeitung des Anliegens kann – wie man am Beispiel sieht – konfundiert werden.

12.3.3 Generalisierung auf Aspekte von allgemeinem Interesse

Die interaktiven Aufgaben, Anrufern individuellen Rat und dem Publikum allgemeine Informationen zu geben, sind schwer miteinander zu vereinbaren. Die Orientierung auf thematische Aspekte von allgemeinem Interesse wird z. B. erkennbar, wenn Dr. Gerhardt zum Abschluß einer Anrufsendung hervorhebt, dass nicht alle Anrufer befriedigt wurden, aber die wichtigen Aspekte des Sendungsthemas besprochen seien:

[Beispiel: *befriedigen*]

MO: Ja, liebe Zuschauer. Das wars, unser heutiges Thema . Bluthochdruck, . ich glaube/ . wir können natürlich nie alle . Anrufer befriedigen, aber ich glaube wir ham so das/ etwas sehr Wichtiges besprochen, die Medikamenteneinnahme, die Diät, das Kochsalz, die Medikamente, die Schwangerschaft . und äh auch die organischen Ursachen eben, dass die Niere eben das . zentrale Organ ist. (BLUTDRU2 92ff.)

Ähnlich im Hinblick auf die Vorbeugung von Herzinfarkt:

[Beispiel: *Sport*]

MO: Also Sport auf jeden Fall ja. Damit haben wir schon die zweite Säule zur Vorbeugung, nämlich . Ernährung und Sport. (ANGINA2 72-74)

Zur Lösung des Orientierungskonflikts werden Ratschläge für einzelne Anrufer verallgemeinert, hier für Angina-Pectoris-Patienten:

[Beispiel: *Antwort*]

MO: diese Antwort gilt ja auch für viele viele, die jetzt denken, Mensch, was kann ich denn gegen meine Angina Pectoris noch machen (ANGINA2 159-165)

Auch im folgenden Beispiel wird der konkrete Rat an die Anruferin auf alle *Angstpatienten* verallgemeinert:

[Beispiel: *Angstpatienten*]

MO: Nur,. der erste Schritt is wichtig, dass Sie sagen, ich: lass mich behandeln. Ich geh zu meiner Hausärztin, zu meinem Hausarzt. Frag, . machen Sie das? Überweisen Sie mich zum Psychotherapeuten? ((schluckt)) Und dann lautet die Devise Medikamente und Gespräch und nicht Medikamente statt Gespräche. Aber all die die das haben,

. und das ist jetzt bei dem Wetter auch ganz besonders/ immer bei Wetterwechsel sind die Angstpatienten stärker betroffen, auch äh depressive Patienten, das hängt ja auch eng miteinander zusammen. Lassen Sie sich behandeln, es ist behandelbar. (Offene 90-99)

Anliegen mehrerer Anrufer werden in der Bearbeitung zusammengefasst, wenn auf dem Laptop noch eine ähnliche Frage angezeigt ist (hier: Alternativen zur Pille):

[Beispiel: *ähnliche Frage*]

AN: Könn Sie mir . da n Rat geben.

MO: Kein Problem, ich seh nur Frau Riha aus Schwarzenberg. Das ist eine ähnliche Frage, deswegen würd ich sagen, . ähm Sie/ wir fragen jetzt Frau Riha noch, und ich beantwort dann diese beiden Fragen . komplett zusammen. Also, Frau Riha aus Schwarzenberg. (Sprechsl 10-14)

Es finden sich auch Exkurse zu Stichworten, die vom Arzt-Moderator selbst eingebracht werden, wie im folgenden Beispiel das Stichwort *Blutdruckselbstmessgerät*.

[Beispiel: *Manschetten*]

MO	Also ich würde Ihnen dr/ auf jeden Fall empfehlen, auch
AN	keine Tabletten.
266	
MO	mal ruhig zu einem Blutdruckselbstmessgerät zu greifen. Ihr Arzt kann
267	
MO	Ihnen das/ Ja? Jetzt gibt es auch verschiedene. Das is übrigens
AN	Ja, das hab ich, hm. Ja, ja.
268	
MO	auch ganz ganz wichtig, dass die Manschette stimmt, ja? Es sollte also so
269	
MO	sein, dass die Manschette hier am . Oberarm aufliegt. Und immer noch
270	
MO	genügend Platz ist für das Stethoskop zum Messen. Also hier das Stethoskop,
271	
MO	und hier oben drüber die Manschette. Wenn jetzt jemand/ . ich bin froh, dass
272	
MO	Sie mich drauf ansprechen, weil es sind oft auch Messfehler, wenn jetzt
273	
MO	jemand einen sehr dicken Oberarm hat, Bodybuilding oder Gewichts-
274	
MO	zunahme, dann sollte er eine breitere . und längere Manschette verwenden,
275	

MO	oder bei Kindern gibt es dann die . schmäleren . Manschetten, die hier, und

276

MO	die hier. Also es kann auch oft ein . Messfehler sein. A:ber . um noch mal

277

MO	zu Ihrer Frage zurückzukommen

278 (BLUTDRU)

Auf die Frage des Anrufers, bis wann ein Blutdruckwert tolerabel sei, initiiert der Arzt-Moderator einen Exkurs über das Blutdruckmessen, die verschiedenen Messgeräte und gibt Empfehlungen bzw. Erläuterungen für verschiedene Personengruppen. Er re-orientiert sich auch dann nicht am Anrufer, als dieser früh deutlich macht, dass er diese Empfehlung gar nicht benötige, da er im Besitz eines solchen Gerätes sei (*Ja, das hab ich*), bedankt sich in Fläche 272f. bei ihm sogar für die – vom Anrufer nie gestellte – Frage (*ich bin froh, dass Sie mich drauf ansprechen*).

Im folgenden Beispiel erhält der Anrufer eine kurze Diagnosemitteilung und wird dann zugunsten eines überblicksartigen Exkurses interaktiv *ausgekoppelt*:

[Beispiel: *Ursache*]

AN: Ist das jetzt der/ . ausschlaggebend durch die Nier/ chronische Nierenentzündung, dass ich den Bluthochdruck nicht in den Griff bekomme?

MO: Ja, das ist die Ursache. Die Niere ist das zentrale Organ überhaupt. (BLUTDRU 229ff.)

Es folgen allgemeine Ausführungen über die Niere, verschiedene Nierenerkrankungen und deren Auswirkungen auf den Blutdruck.

Dr. Gerhardt macht in einem Beispiel sogar einen Exkurs zum Thema Herzrhythmusstörungen, obwohl die Anruferin gerade bestätigt hat, dass bei ihrer Tochter *keine* vorlägen (Fläche 162). Er kündigt dann auch noch die nächste Sendung zu dem Thema an. Erst danach stellt er weitere Nachfragen an die Anruferin (Fläche 169):

[Beispiel: *Herzschlag*]

MO	schickt jetzt weiter. . Is ganz klar. Frage ist . hat sie Herzrhythmus-

161

MO	störungen. Das is schon mal etwas ganz Häufiges, was man
AN	Nein. Ja.

162

MO	einfach u/ unterschätzt, der Herz:schlag ist nicht regelmäßig. Und
AN	Hm

163

MO	in dem Moment kommt dann/ bekommt dann das Gehirn zu wenig Sauer-

164

MO	stoff und derjenige kippt um. . Sieht ganz dramatisch aus, is aber nich w/

165

MO	is dann - nich weiter schlimm. Meistens oder oft ist dann ein Schrittmacher

166

MO	oder die entsprechenden Medikamente notwendig.		Wir werden uns
AN		Hm Hm	

167

MO	demnächst übrigens in Gesundheit mit diesem Thema Herzrhythmus-

168

MO	störungen sehr intensiv beschäftigen. Dann is die Frage, wie sieht es

169 (OFFENE)

Im folgenden Beispiel lobt eine Studio-Ärztin die Darstellung eines Cholesterinproblems einer Anruferin als *ganz wunderbare Beobachtung*, was für diese als unempathisch und verwirrend erscheinen könnte:

[Beispiel: *Beobachtung*]

AN: Trotz äh . Heilfasten und eine Woche e/ eiweißarmer Ernährung hab ich ein Cholesterin von zwohundertzwoundneunzig, er ist dadurch noch gestiegen. […]

EX: Ja, das ist eine ganz wunderbare Beobachtung, die Sie da gemacht haben, und fast all meine Patienten, die zu mir kommen, sagen, ja aber ich mach das doch schon alles und trotzdem ist mein Cholesterin hoch, und das ist eben genau . das, was man unterscheiden muss. (CHOLES 131-144)

Die positive Bewertung der Ärztin lässt sich nur auf dem Hintergrund des allgemeinen Vermittlungsinteresses erklären: Die Problemdarstellung betrifft ein von vielen Patienten geäußertes Wissensdefizit und gibt der Ärztin Gelegenheit, über das durch Diät nicht beeinflussbare *endogene Cholesterin* zu sprechen.

Im folgenden Beispiel klagt ein Anrufer über Druck auf der Brust:

[Beispiel: *Lunge*]

MO		Ja.
AN	Ich bin zum Arzt gegangen.	Der hat mit mir ein EKG gemacht.

37

AN	Wunderbar. Gar kein Problem. Er hat meine Lunge, ich bin sehr starker

38

MO		Ooohohohoho! Herr Müller!	Da haben wir
AN	Raucher, muss ich sagen.		Ja.

39

AN	schon ein Riesenproblem. Ein riesen/ äh Risikofaktor, das Rauchen, . ja?

40

MO	Ja.
AN	Das is wahr. Das hatten wir ja gestern auch. Er hat aber trotzdem keinen

41

MO	Ja. Ich kann das vielleicht mal an/an
AN	Befund festgestellt, . mein Hausarzt.

42

MO	einem Beispiel zeigen . ähm die Entstehung einer solchen Angina Pectoris.

43

MO	Und da spielt das Nikotin eine große Rolle. Wir haben dazu auch Bilder .

44

MO	vorbereitet. Sie gucken mal bitte zu. Und dann
AN	Ich guck jetzt aufs Fernsehen.

45

MO	werden Sie vielleicht anschließend hoffe ich das Rauchen aufgeben.

46 (ANGINA3)

Dr. Gerhardt geht auf das Problem des Anrufers, dass er zwar Beschwerden, aber *keinen Befund* hat, zunächst gar nicht ein. Er unterstellt – passend zum Thema der Sendung –, dass es sich hier um *Angina Pectoris* handelt, und definiert das Problem um. So kann er – zuschauerorientiert – über das Rauchen als Risikofaktor und seine Wirkung auf die Herzkranzgefäße sprechen und vor dem Rauchen warnen.

In einigen Fällen wird der Ratsuchende für das Zuschauerinteresse und das thematische Vermittlungsinteresse der Sendung regelrecht instrumentalisiert. So äußert ein Anrufer, dass er drei frühere Herzinfarkte gut überstanden habe. Noch ehe er dazu kommt, sein Problem vorzutragen – er hat jetzt Rheuma bekommen – wird er von Dr. Gerhardt unterbrochen; dieser hat ihn als Prototypen eines interessanten und lehrreichen Falls klassifiziert und nutzt die Gelegenheit, ihn unter ausdrücklichem Rekurs auf die Interessen der Zuschauer zu seinen Handlungsstrategien zu befragen:

[Beispiel: *gelungen*]

MO	na gut Hat doch gute Aussichten ja: Ja.
AN	Ja. (und) es ist mir gelungen, die Durchblutung vom

204

MO	Ja.
AN	Herzmuskel wieder so zu verbessern, dass ich wieder . fast gesund war.

205

MO	Jetzt sagn Se mal, . wie alt sind Sie?
AN	Ich bin jetzt vierundsiebzig.

206

MO	Vierundsiebzig, und was haben Sie gemacht? Wie ist das gelungen?

207

MO	Das ist ja interessant für unsere Zuschauer, was haben Sie denn gemacht,

208

MO	sind Sie sportlich geworden oder?
AN	Ich bin

209 (HERZWO1)

Diese Erzählaufforderung kann für den Anrufer im Prinzip erfreulich sein, weil er von einem bekannten Arzt gelobt wird und er sich vor Publikum als kompetenter und erfahrener Herzinfarkpatient präsentieren kann, allerdings hat er keine Gewissheit und auch keine interaktive Kontrolle darüber, ob am Ende seiner Ausführungen auch noch Zeit für seine eigentliche Frage sein wird oder ob der Moderator sich freundlich bedankt und zum nächsten Anrufer übergeht.

12.3.4 Wissensvermittlung und Erläuterungen nur für das Publikum

Ein weiteres strukturelles Problem besteht darin, dass das medizinische Wissen der Ratsuchenden und das des Publikums insgesamt erheblich divergieren können. Besonders chronisch Kranke haben oft viel mehr Wissen über ihre Krankheit als Nicht- Betroffene, sie rufen häufig aus einem besonderem Interesse heraus mit hochspezifischen Fragen an, so dass der Rat z. T. auf hohem fachlichen Niveau erfolgen müsste, um ihrem Informationsbedürfnis gerecht zu werden. Andererseits nutzen gerade gut informierte Betroffene gern die Möglichkeit, mit durch das Fernsehen bekannten und mit dem Forschungsstand vertrauten Ärzten zu sprechen.

Das Wissen gut informierter Betroffener kann in der medialen Situation darum nicht problemlos als Grundlage für die Durchführung des Musters Ratgeben genutzt werden, da der Rat für die Zuschauer vermutlich unverständlich würde. Lösungsversuche bestehen darin, die von den Anrufern dargestellten Krankheiten, Medikamente und Therapieformen für die Zuschauer zu erläutern und verwendete Fachausdrücke zu übersetzen. In den folgenden Beispielen werden die Angaben der Anrufer zu ihren Medikamenten für die Zuschauer erläutert:

[Beispiel: *Herzmuskel*]

MO	wahrscheinlich auch Medikamente ein. Was nehmen Sie denn ein?
AN	Ja.

103

MO	Das ist für den Herzmuskel. Und weiter?
An	Novodigal und Erythmo/

104 (ANGINA3)

[Beispiel: *Entwässerungsmittel*]

AN	Also ich nehme wegen äh Herzkra/ kranzgefäß . äh verengung und so

77

MO	Ja, das ist ein Entwässerungs-
AN	weiter, . nehm ich also Fusit unter anderm.

78

MO	mittel. Ja.
AN	Ent/ Entwässerungsmittel, . weil ich also in den Beinen Wasser hatte

79 (SCHWITZN)

Im letzten Ausschnitt zeigt die Patientin in ihrer Reaktion deutlich, dass die Information *Entwässerungsmittel* für sie kein neues Wissen darstellt; sie interpretiert die Übersetzung des Arzt-Moderators, die an das Publikum adressiert ist, möglicherweise als eine kritische Nachfrage, da sie erklärend-rechtfertigend auf ihr Symptom hinweist (*weil ich also in den Beinen Wasser hatte*). Dieser Lösungsversuch des Moderators, eine „Simultan-Übersetzung" für die Zuschauer durchzuführen, birgt also durchaus Problempotenzial für die Interaktion mit den Anrufern.

Auch Kankheitsbezeichnungen werden in vergleichbarer Weise für das Publikum erläutert. Die Anruferin im folgenden Ausschnitt ist durch leidvollste Erfahrungen mit Ärzten zu einer Expertin ihrer Krankheit geworden:

[Beispiel: *inkontinent*]

AN	Also inkontinent bin ich geworden durch eine äußerst mangelhaft

1

AN	durchgeführte Unterleibsoperation. Ich wollt mich 1990 endoskopisch

2

AN	sterilisieren lassen. Dieser Frau/
MO	Teleskopisch heißt also mit dem Rohr .

3

AN	Ja. Ja, also die schonendste Variante, ne?
MO	sterilisieren lassen Ja, ja.

4

AN	Und . äh dieser Arzt hat mich nicht endoskopisch sterilisiert, im Gegenteil

5 (HARNINK1)

Die Anruferin verwendet hier mehrfach medizinische Fachbegriffe. Dr. Gerhardt übersetzt *endoskopisch* (hier als *teleskopisch* aufgenommen) durch *mit dem Rohr*, die Anruferin bewertet die Operationsvariante als *die schonendste*. Das ist von ihr aber weniger an die Zuschauer gerichtet, den Moderator unterstützend, sondern erfolgt – wie im obigen Beispiel [*Entwässerungsmittel*] –

eher erklärend-rechtfertigend, dass die nachfolgenden Ereignisse nicht durch ihr eigenes Versäumnis oder ihre Uninformiertheit ausgelöst wurden.

Auch Begründungen für einen Rat werden teilweise nicht auf den Ratsuchenden, sein Wissen und seinen konkreten Fall, sondern auf das Publikum zugeschnitten. So möchte eine Frau wissen, wie hoch die Gefahr sei, dass ihre Mutter aufgrund von Angina-Pectoris-Anfällen einen Herzinfarkt erleiden könnte. Dr. Gerhardt erkundigt sich nach dem Alter der Mutter, *sechzig*, und konstatiert, dass diese also *schon die Wechseljahre hinter sich* hat. Er rät, den Frauenarzt nach einem Östrogenpräparat zu fragen, begründet seinen Rat mit der Linderung von Wechseljahresbeschwerden, die in der Darstellung der Tochter allerdings nicht zur Debatte standen, und schließt erst später eine Begründung im Hinblick auf die Angina Pectoris an:

[Beispiel: *Östrogenpräparat*]

MO: Ob nicht ein Östrogenpräparat . dazu gegeben werden kann. Erstens mal gehts ihr dann besser von den Beschwerden . der Wechseljahre, also fliegende Hitze, auch Depressionen. Und äh Sie hat auch ein großes Risiko abgebaut bezüglich der Osteoporose. Und die Angina-Pectoris-Anfälle werden vielleicht auch weniger. (ANGINA3 14-19)

Solche Lösungsversuche für den Orientierungskonflikt – zwischen einer Orientierung am einzelnen Ratsuchenden oder an den Zuschauern insgesamt – werden dem Publikum gerecht, sind aus der Perspektive der Ratsuchenden jedoch unbefriedigend. Denn wenn das Ratgeben auf unzutreffenden Wissensvoraussetzungen operiert, wird der Zuschnitt auf das besondere Wissen und die Situation des Ratsuchenden verfehlt und die Individualität der Beratung reduziert.

12.4 Moderator und ärztlicher Ratgeber im Rollenkonflikt

Der Arzt-Moderator steht in einem systematischen Konflikt zwischen seiner Rolle als ratgebender Arzt und gleichzeitig Moderator der Sendung. Denn die unterschiedlichen Interaktionsaufgaben eines ärztlichen Ratgebers und eines Moderator sind nicht problemlos miteinander vereinbar. Ein Ratgeber muss sich am Ratsuchenden, an seinem Problem und Wissen orientieren. Ein Moderator muss sich am Publikum orientieren, den Bezug zu den Zuschauern herstellen und sie adressieren, für einen kohärenten Themenablauf und die Einhaltung der Sendezeit sorgen, verschiedene Sprecher und Experten einbeziehen, deren Beiträge sowie Filmeinspielungen koordinieren, Beiträge bewerten und für ihre Verständlichkeit sorgen (z. B. durch Umformulierungen und Zusammenfassungen).

Welche Probleme sich in Call-in-Gesprächen aus dem Rollenkonflikt ergeben, möchte ich im Folgenden zeigen.

12.4.1 Missverstehen des Anliegens

Als Folge der unterschiedlichen Interaktionsaufgaben missversteht der Arzt-Moderator des Öfteren das Anliegen von Ratsuchenden. Als ratgebender Arzt muss er deren Anliegen genau explorieren und verstehen, um sie angemessen bearbeiten zu können; als Moderator aber ist er für die Kontrolle des Themenablaufs verantwortlich und hat einen bestimmten thematischen Fokus, der aufrecht erhalten werden muss. Adäquates Verstehen der Anrufer wird durch die Themenfokussierung z. T. verhindert:

[Beispiel: Frau *Stegmeier*]

MO	Das ist auch der Sinn . von blutdruck . senkenden . Medikamenten. Ja,		
63			
MO	und wir haben jetzt auch schon die ersten . Anrufer da. Das/ ich begrüße		
64			
MO	Frau . Stegmeier aus Aalen. Frau Stegmeier, Ihre Frage bitteschön.		
65			
AN	Ja, ich hätt bloß gern a Frage, warum . der untere Wert immer runtergeht. .		
66			
MO	Der untere Wert, warum der?		Der un/ warum der untere
AN		Mit den Tabletten, jaa.	
67			
MO	Wert so wichtig ist.		Weil Sie haben gesagt, warum der untere Wert
AN		Wie bitte?	
68			
MO	so wichtig is? . Ja?		Nein, ich habe Ihre
AN		Das hab i jetz nicht verstanden, nein.	
69			
	o-- lachend ---o		
MO	Frage insgesamt nicht verstanden, Entschuldigung. Sie haben ird/ etwas		
70			
MO	wissen wollen für dem zweiten, dem unteren Wert.		
AN			Ja, der geht immer n
71			
MO			Dass der runtergeht, das
AN	bissle weit runter mit dene Tabletten, . wissen S?		
72			
MO	is in Ordnung. Der/		Macht nichts!
AN		Aber bissle zu weit. Siebenundsechzig oft.	
73			
MO	Macht nichts!		Nein, das macht nichts! Gell? Der zweite Wert
AN		Macht des nix. Gu:t, dankeschön!	
74			

MO	ist ganz ganz wichtig, warum? . Weil das die . Erholungsphase des Herzens

75

MO	ist, wo das Blut in das Herz fließt/ . also wenn man das hier so sieht,

76 (BLUTDRU)

Dr. Gerhardt rephrasiert die Frage der Anruferin falsch, nämlich entsprechend dem für ihn als Moderator relevanten Themenaspekt: die Wichtigkeit des unteren Blutdruckwertes. Die Anruferin zeigt deshalb Irritation (Fläche 68). Nach einer Sequenz über das gegenseitige Missverstehen wiederholt sie ihr Problem (Fläche 71f.). Dr. Gerhardt äußert eine deproblematisierende Einschätzung dazu, aber in minimaler Form, ohne Erläuterung oder Begründung. Die Anruferin formuliert noch einmal ihr Problem durch eine Einschätzung, die den Problemcharakter für sie deutlich macht (*zu weit*), und präzisiert ihre Beobachtungen (*Siebenundsechzig oft*). Auch dies weist Dr. Gerhardt ohne Erläuterung oder Begründung, also in traditionell patriarchaler Manier, zurück (*Macht nichts!*). Die Anruferin bestätigt diese Einschätzung und dankt ihm, beendet also das Gespräch. Dr. Gerhardt reagiert nicht korrespondierend mit Dank und/ oder Verabschiedung, sondern führt sein Thema, die *Wichtigkeit des unteren Blutdruckwertes,* das er selbst das ganze Gespräch über im Fokus hatte, mit Veranschaulichungen und Erklärungen fort.

Im folgenden Beispiel unterbricht Dr. Gerhardt die Krankheitsdarstellung eines Anrufers, bevor dieser sein Anliegen überhaupt formulieren kann.

[Beispiel: *Klinik*]

AN	ich hab folgende Frage, und zwar hab ich . äh ganz plötzlich en hohen

46

MO	Jaa.
AN	Blutdruck bekommen. Bin zum Arzt. Jetzt wurde in den Nieren . was

47

AN	festgestellt, die linke Niere, da is äh . eine Art Tumor. Da hab ich jetzt da

48

AN	durch de Harnleiter und so weiter die . die Untersuchung gemacht

49

MO	Ja
AN	gekriegt, unter Vollnarkose, hab jetzt auch eine Harnleiterschiene .

50

MO	Und Sie wollen jetzt wissen,
AN	noch liegen, die wieder rausgemacht wird.

51

MO	ob Sie sich operieren lassen sollen.
AN	Nee, und auf der rechten Niere, die

52

MO	Ja.
AN	soll nur noch zu zwanzig Prozent arbeiten. Weil ne Stenose da ist.

53

MO	Jaa.
AN	Und da hab ich gestern in der Sendung gehört, dass das ne Dame

54

MO	Ja.
AN	auch gehabt hat. Und/ aber wo hat die sich das machen lassen?

55

MO	((lacht)) Das is ne gute Frage. Äh, ich darf genau

56

[Auslassung 57-60]

MO	Klinik, für die is das kein Problem. Nur, Sie müssen das machen lassen,
AN	Ja, ja

61

MO	weil Sie ha:ben/. Sie gehören zu den zehn Prozent organische Ursache,

62

MO	und da würd ich das schon auf jeden Fall . mir machen lassen.

63 (BLUTDRU)

Dr. Gerhardt antizipiert in Fläche 51f. das Anliegen des Anrufers ganz im Sinne seines Themas Blutdruck und formuliert es vorwegnehmend selbst: *Und Sie wollen jetzt wissen, ob Sie sich operieren lassen sollen.* Diese Antizipation erweist sich jedoch als falsch. Auf die eigentliche Frage des Anrufers nach dem Namen der Klinik, in der eine tags zuvor gezeigte Patientin erfolgreich operiert wurde, darf er aber nicht antworten. Also gibt er dem Anrufer einen Rat, den dieser nicht braucht: Er kategorisiert ihn als Patienten mit organisch bedingtem Hochdruck und rät ihm zu einer Operation: *Sie müssen das machen lassen.* Aber genau dies war die Voraussetzung, unter der der Anrufer sich überhaupt gemeldet hatte.

Im folgenden Ausschnitt gratuliert Dr. Gerhardt vorschnell, ohne erst eine Problembeschreibung abzuwarten.

[Beispiel: *Glückwunsch*]

MO	Ja, guten Tag, hallo!
AN	Ich hatte im März sechsundneunzich eine Bypass-

91

MO	Wunderbar, Herzlichen
AN	operation, die sehr gut verlaufen ist, fühl mich sehr wohl,

92

MO	Glückwunsch!
AN	Jetzt wurde festgestellt, äh dass isch eine Halsarterien-

93

MO		Ja die/
AN	verengung zu circa fünfzisch Prozent habe,	was kann ich tun? .

94

MO		Gut . Herr Liem.	
AN	Operation ja oder nein? . Wann Operation?		
EX			. Ja, das muss

95 (HERZWO1)

Der Arzt-Moderator führt die Gespräche mit den Anrufern also z. T. unkonzentriert und mit Fehlinterpretationen der Anliegen; dadurch werden Schleifen mit Richtigstellungen und Wiederholungen notwendig. Dies erklärt sich offenbar daraus, dass er gleichzeitig seine Moderatorenaufgaben erfüllen muss, insbesondere die Themenkontrolle.

12.4.2 Drängen des Anrufers

Für den ratgebenden Arzt gilt die Handlungsmaxime, den Problemvortrag in der für den Ratsuchenden und die Problemlage erforderlichen Ausführlichkeit anzuhören, um das Problem bewerten und einschätzen zu können. Für den Moderator gilt die Maxime, die für den Anrufer verfügbare Sendungszeit einzuhalten und das Interesse des Publikums aufrecht zu erhalten. Wenn Anrufer ihr Problem nicht schnell und präzise genug vortragen, droht zu viel Zeit verbraucht zu werden und das Interesse der Zuschauer verlorenzugehen.

Ein Lösungsversuch für den Konflikt besteht darin, den Ratsuchenden nach einer bestimmten Zeit zu unterbrechen und auf Verbalisierung des spezifischen Wissensdefizits zu drängen. Dies geschieht in den folgenden Beispielen, nachdem die Anrufer ihre Vorgeschichte länger entwickelt haben; im ersten Beispiel weist der Arzt-Moderator dabei ausdrücklich auf das Zeitbudget hin.

[Beispiel: *Herr Kiriakis*]

MO: Herr Ki/ Ki/ Kiriakis, wenn Sie/ wenn Sie mir jetzt Ihre Frage nennen. Sonst verlieren wir so viel Zeit. (SPRECHS1 183-185)

[Beispiel: *Frau Kloß 1*]

AN: lag ich fünf Wochen danach im Krankenhaus,

MO: Frau Kloß, . ihre Frage!

AN: Ja, meine Frage ist folgendermaßen. Hätte ich diesen Herzinfarkt vielleicht nicht bekommen . äh, wenn ich äh (HERZWO1 40-43)

Frau Kloß erzählt, wird aber erneut unterbrochen:

MO: Frau Kloß! Ihre Frage is eigentlich/ Ihre äh . Vorgeschichte reicht . mir jetzt persönlich als/ als äh Hausarzt, und ich nehme an auch Herrn Kollege Liem. . Ja, Herr Liem, die Frage die sich ja stellt, . äh es is hier ein Herzinfarkt passiert nach einer Grauen-Star-Operation (HERZWO1 52-56)

Die Darstellung der Vorgeschichte der Anruferin wird als ausreichend bewertet, um als Hausarzt antworten zu können, und es wird die Vermutung geäußert, dass sie auch für Dr. Liem genügt. Dr. Gerhardt fasst für ihn und die Zuschauer die geschilderten Ereignisse und die Frage zusammen. Durch die unpersönliche Formulierung löst er sie dabei vom individuellen Erleben und macht sie zu einer allgemeinen Falldarstellung.

12.4.3 Zeitkontrolle

Eine spezielle Ausprägung des Konflikts zwischen Ratgeber- und Moderatorenrolle ist der Zeitkonflikt. Er wird deutlich, wenn Dr. Gerhardt durch eine Art lautes Denken deliberiert, wieviel Sendezeit noch übrig ist und ob er den nächsten Anrufer noch bedienen kann.

[Beispiel: *Herr Leinenbach*]

MO: Ja, jetzt kriegen wir vielleicht noch einen äh Hörer, der Herr Leinenbach (BLUTDRU 76f.)

[Beispiel: *Frau Holtz*]

MO: So, jetzt äh . aus Beuren die Frau Holtz, nein das schaffen wir jetzt nicht mehr . äh in der Z/ in der Kürze der Zeit (SPRECHS1 201-203)

Bei der Zeitkontrolle passieren aber gelegentlich Fehleinschätzungen. So nimmt Dr. Gerhardt noch eine Anruferin an, die einen Rat zum Herzfehler ihrer kleinen Tochter sucht. Ohne ihre Frage abzuwarten, nimmt er diese vorweg (*Jetzt wollen Sie wissen, was sie dagegen tun können*). Die Antizipation des Anliegens erweist sich als vorschnell, weil die Anruferin sehr spezifische Beobachtungen und Sorgen besprechen will. Als er dies erkennt, muss er das Telefonat abbrechen, verspricht aber einen Rückruf.

Eine andere Anruferin wird aufgerufen durch: *So, jetzt noch eine schnelle Frage aus Niederkastens*. Ob die Anruferin tatsächlich eine *schnelle Frage* hat, die sich in der restlichen Sendezeit noch bearbeiten lässt, ist aber nicht vorhersehbar. Die Formulierung verlangt der Ratsuchenden ab, sich an die Zeitplanung anzupassen, so dass sie ihr Anliegen möglicherweise nicht mehr angemessen entfalten kann. Damit werden Gesprächsbedingungen erzeugt, wie sie aus schlechter ärztlicher Praxis nur allzu bekannt sind.

12.4.4 Der Moderator als Fachkollege der medizinischen Experten

Eine spezielle Form des Rollenkonflikts schließlich ist die zwischen der Rolle als Moderator und als ärztlicher Kollege der eingeladenen Fachärzte und Experten. Wenn diese Fachärzte – meist mit dem Begriff *Kollegen* vorgestellt – von Dr. Gerhardt einbezogen werden, tendieren sie dazu, sich auch als Kollegen zu verhalten und mit ihm fachsprachlich zu reden. Als Moderator muss Dr. Gerhardt die Äußerungen dann nachbearbeiten und publikumsgerecht umformulieren. Dieses Problem ist allerdings nicht auf Call-ins beschränkt, sondern tritt in der Interaktion mit den im Studio anwesenden Experten systematisch auf und ist in den Kap. 7, 8 und 9 an den jeweiligen Stellen dargestellt.

12.5 Das Ausblenden sozialer Voraussetzungen und Absicherungen des Rats

Ratgeben setzt die Herstellung einer sozialen Basis voraus und erfordert handlungspraktische Absicherungen des Rats, die im Call-in aber nicht geleistet werden. Obwohl für diese Funktionen Zeit und Handlungsspielraum zur Verfügung gestellt werden müsste, ist dies in der Sendung konzeptionell nicht abgesichert und vermutlich auch nicht vorgesehen. Denn im Sinne der Informationsfunktion sollen die unterschiedlichen Aspekte des Sendungsthemas behandelt und im Sinne der Servicefunktion ein ausreichendes Spektrum unterschiedlicher Anliegen und Problemlagen bearbeitet werden.

Deshalb ist die Zeit pro Anruf kurz, meist 2-3 Minuten. Die übliche Eröffnungsphase von Telefongesprächen (Identifikation – Gegenidentifikation, Gruß – Gegengruß) ist z. T. in die Redaktion ausgelagert und in der Sendung verkürzt. Dr. Gerhardt beginnt in der Regel damit, die Anrufer mit Namen und Ort anzukündigen, um sie dann sofort zur *Frage* aufzufordern. Eine Vorstellung der Gesprächspartner ist nicht vorgesehen, soziale Formen wie Bekundungen von Anteilnahme oder Verabschiedungen fehlen oder sind auf ein Minimum reduziert.

Die Ratsuchenden erhalten wenig Handlungsspielraum um nachzufragen oder Initiativen zu entwickeln. Sie werden schnell in einen passiven Rezipientenstatus versetzt. Der Arzt-Moderator ist der „primäre Sprecher" (Quasthoff 1990), der die Macht über den Gesprächsverlauf hat – über die Organisation des Sprecherwechsels, die Themenentwicklung sowie die Gesprächsbeendigung. Was die Zeit- und Handlungsspielräume betrifft, so scheinen sich die Bedingungen in der ärztlichen Praxis in den Sendungen zu wiederholen. Studien haben gezeigt, dass Patienten beim Arzt durchschnittlich 1 Minute und 40 Sekunden Redezeit erhalten, um ihre Beschwerden zu schildern, und dass sie dabei nach durchschnittlich 22 Sekunden das erste Mal unterbrochen werden (Langewitz et al. 2002).

Besonders auffällig und kritisch ist die Beendigung der Gespräche. Hier fehlen in der Regel Evaluation und Bestätigung der medizinischen Ratschläge im Diskurs. Die Anrufer kommen am Ende fast nie mehr zu Wort. Es ist der Arzt-Moderator, der das Gespräch ohne Beipflichtung des Ratsuchenden und ohne dessen Bestätigung beendet, indem er von seinem Antwort-Turn gleich zum nächsten Anrufer überleitet.

Verständnissicherung und Absicherung des Rats fehlen also. Das Verstehen des Ratsuchenden, seine mentale Verarbeitung und Bewertung des Rats und die aus dem Gespräch gezogenen Konsequenzen werden für den Ratgeber nicht erkennbar. Ob der Anrufer den Rat und die Erläuterungen verstanden hat oder nicht, ob er den Rat annehmen kann oder nicht, ob und welche handlungspraktischen Konsequenzen er für sein Problem zieht, all das wird im Diskurs nicht kontrolliert, sondern ausgeblendet und scheint deshalb für den Arzt irrelevant zu sein. Der Zweck des Ratgebens, die konkrete Problemlösung durch einen Handlungsplan, wird nicht fokussiert und nicht gesichert. Der Ratsuchende wird damit als bloßer (verallgemeinerter) Krankheitsfall behandelt.

12.6 Zusammenfassung und Einordnung der Ergebnisse

Mediales Ratgeben in Call-in-Gesundheitssendungen erweist sich als ein strukturell widersprüchliches und störanfälliges sprachliches Handlungsmuster. Widersprüchlich ist die Inszenierung einer medizinischen Konsultation wie im Arzt-Patient-Diskurs und der Import entsprechender Handlungsmuster, ohne dass die institutionelle Einbindung ins Medizinsystem gegeben wäre, ohne dass die Zwecke einer ärztlichen Konsultation realisiert und die Erwartungen an eine solche erfüllt werden könnten. Durch die Inszenierung verwischen die Differenzen zwischen den kommunikativen Handlungen. Die Lösungsversuche des Arzt-Moderators, besonders der Ersatz ärztlichen Rats durch illokutiv depotenzierte *Tipps* lösen das Problem nicht wirklich.

12.6.1 Mediales Ratgeben gegenüber ärztlichen Gesprächsaufgaben

Besonders deutlich wird der Unterschied, wenn man das mediale Ratgeben einmal den ärztlichen Aufgaben gegenüberstellt, wie sie z. B. im „Manual ärztliche Gesprächsführung“ (Köhle 1998) aufgeführt werden – auch wenn in diesem Leitfaden für Ärzte das erwünschte Verhalten, nicht die übliche Realität dargestellt ist.

1. *Beziehung aufbauen* (Sicherheit in hilfreicher Beziehung anbieten)
2. *Anliegen anhören* (individuelle Wirklichkeit kennenlernen)
3. *Emotionen zulassen* (Dynamik der Gefühle verstehen)
4. *Details explorieren* (vom Patienten entworfenes Bild vervollständigen)
5. *Vorgehen abstimmen* (kooperative Beziehung aufbauen)
6. *Resümee ziehen* (Zeit zu Folgetermin überbrücken)

Aufgabe 1 fehlt im medialen Ratgeben praktisch ganz. Die Beziehung zu dem Arzt, der die Sendereihe moderiert, ist für die Ratsuchenden nur über das Medium Fernsehen vermittelt; ganz unbekannt sind ihnen die Experten im Studio.

Die Aufgaben *2, 3 und 4* werden aufgrund der medialen Distanz, der Orientierungskonflikte und der knapp budgetierten Zeit nur stark reduziert durchgeführt. Die Aufgaben *5 und 6* werden nicht erfüllt, weil der Zweck des medialen Ratgebens nicht in der medizinischen Behandlung und Heilung individueller Erkrankungen liegt.

12.6.2 Mediales Ratgeben in Call-ins gegenüber konventionellen Ratgebersendungen

Als strukturell störanfällig erweist sich das Gespräch mit den Ratsuchenden, weil es mehrfachadressiert ist und unterschiedlichen Zwecksetzungen genügen muss, die schwer in Einklang zu bringen sind. Deshalb ist das Handeln des Arzt-Moderators Orientierungs- und Rollenkonflikten ausgesetzt – zwischen dem Ratgeben für individuelle Anrufer und der öffentlichen Gesundheitsinformation für ein breites Publikum. Die Lösungsversuche für dieses Problem, die der Arzt-Moderator unternimmt, führen dazu, dass er vielleicht dem Publikum, nicht aber dem einzelnen Ratsuchenden ausreichend gerecht wird.

Das mediale Ratgeben kann als eine Weiterentwicklung des üblichen Magazinformats einer Ratgebersendung, nämlich des *anonymen Ratgebens* für ein breites Publikum (siehe *Abb. 12.1*) betrachtet werden.

Das anonyme Ratgeben vermittelt in monologischer Form vorgefertigte, hypothetische Ratschläge für nur antizipierte Probleme der Zuschauer als der potenziell Ratsuchenden; es hat den Zweck, durch medizinisches Wissen Veränderungen in ihrem gesundheitsbezogenen Wissen, ihren Einstellungen und Handlungsweisen zu bewirken.

Eine Beratungsstrategie mit vorgefertigtem Rat, die ein zielgerichtetes Hinführen und Festlegen auf den gegebenen Rat bezweckt, hat Schwitalla (1983) „einliniges Beraten" genannt:

> „Dieses Vorgehen, ungestört durch Nachfragen zu PLR (Erfassung der Lage und Person des Ratsuchers; GB) und ohne Interesse daran, wie der Rat ankommt, einen einmal gefassten Rat durch Begründungen vor- und nachzubereiten, nenne ich einlinig. Viele monologisch gegebene Ratschläge in Zeitschriften und Rundfunk-/Fernsehanstalten lassen sich auf diesen Typ zurückführen. Eine Möglichkeit der Nachfrage, des Akzeptierens oder Ablehnens von RS (Ratsucher; GB) entfällt ja ohnehin." (Schwitalla 1983, 341)

Schwabe (1999, 52ff.) zeigt, dass diese Beratungsstrategie im Expertengespräch oft als „Vortrag mit verteilten Rollen" (Ehlich/Rehbein 1986) realisiert wird, d. h. ein Vortrag, der auf zwei Sprecher verteilt ist.

Mediales Ratgeben

Call-in-Sendung ***(Ratgeben in direkter Interaktion)***	***konventionelle Ratgebersendung*** ***(anonymes Ratgeben)***
(partiell) individualisiertes Ratgeben	anonymes Ratgeben
(partiell) interaktiv (Telefongespräch)	monologisch
Ratschläge: für einzelne Zuschauer für aktuelle Probleme (partiell) aktuell entwickelt faktisch	für ein breites Publikum für antizipierte Probleme vorgefertigt hypothetisch
für aktuell Ratsuchende ⇩	für potenziell Ratsuchende ⇩
Einzelnen (partiell) konkrete Handlungspläne ermöglichen (individualisierte Serviceleistung)	Veränderungen in gesundheitsbezogenem Wissen/ Einstellungen/ Handlungsweisen der Zuschauer
Emotainment für die Zuschauer	

Abb. 12.1: Mediales Ratgeben in Call-ins und in konventionellen Ratgebersendungen

Die Weiterentwicklung zum medialen Ratgeben in direkter Interaktion mit einzelnen aktuell ratsuchenden Zuschauern verspricht eine individualisierte Serviceleistung und auch ein besseres Emotainment, weil persönliche Probleme und erlebnisbezogene Darstellungen in die Sendung intergriert werden. Es entsteht eine Zwitter- oder Hybridform, unterstützt durch die Personalunion von Ratgeber und Moderator. Zwar wird kein vorgefertigter Rat erteilt, aber Individualisierung und interaktive Form sind nicht voll ausgebildet. Der Ratgeber als primärer Sprecher dominiert in jeder Hinsicht den Gesprächsverlauf, er orientiert sich mindestens ebenso sehr am Zweck der öffentlichen Gesundheitsinformation wie daran, konkrete Handlungspläne für individuelle Ratsuchende zu entwickeln.

12.6.3 Mediales Ratgeben gegenüber Beratungsgesprächen

Insofern konzeptionell keine Etablierung einer sozialen Basis vorgesehen ist und insbesondere keine interaktive Absicherung des Rats und keine Steuerung der handlungspraktischen Konsequenzen, weicht das Muster auch deutlich vom normalen Beratungsgespräch ab.

Denn gleichgültig, welche Strukturanalysen man aus der Literatur heranzieht, sie alle enthalten eine solche *Absicherung* als Element. Das „Ablaufmuster von alltäglichen Kurzberatungen" von Schank (1981, 182-226), das er aus telefonischen Beratungen im Rundfunk gewonnen hat, enthält die Positionen „*Ratsuche = Entwerfen eines Handlungsplans zur Lösung des Problems*" als gemeinsame Aufgabe von Ratgeber und Ratsucher sowie „*Akzeptationshandlungen*" durch den Ratsucher. Schank fügt allerdings hinzu, dass Akzeptationshandlungen oft fehlen.

Wunderlich (1981) nennt als dritte der Aufgaben, die „in einer Situation des Ratschlagens" abgewickelt werden müssen:

> „B (der Ratsuchende; GB) wiederum muss dafür sorgen, dass A (der Ratgeber; GB) seine Akzeptationseinstellung bezüglich A's Antwort kennt. Nur wenn B akzeptiert, ist A nämlich aus der Aufgabe entlassen; wenn B nicht akzeptiert, muss A entweder einen neuen Ratschlag finden oder Gründe für den gegebenen Ratschlag anführen." (1981, 11)

Rehbein (1985, 362) nennt für das Muster „Beratung im akuten Fall" aufseiten des Ratsuchenden die beiden Positionen „Übernahme des ärztlichen Wissens (Rats)" als Ergebnis der mentalen Abfragetätigkeit sowie „*Beipflichten*"; aufseiten des Beraters nennt er „*Bestätigen*".

Kallmeyer (1985), der die „Aufgabenstruktur der Problembearbeitung im Beratungsgespräch" rekonstruiert, nennt die Aufgaben „*Lösungsverarbeitung*" (durch den Ratsucher) und „*Vorbereitung der Realisierung*" (durch Ratsucher und Ratgeber). Das „Handlungsschema von Beraten" nach Nothdurft/Reitemeier/Schröder (1994, 10), das an Beratungsgesprächen aus unterschiedlichen Zusammenhängen gewonnen wurde, enthält die Positionen „*Lösungsentwicklung und Lösungsverarbeitung*".

Wenn man das mediale Ratgeben auf der Folie von Beratungsgesprächen betrachtet, kann man also zugespitzt von einer *amputierten Form des Beratens* sprechen. Amputiert sind gerade diejenigen Elemente, die die Zweckerfüllung des Rats absichern, d. h. seine angemessene mentale Verarbeitung und die Bildung eines Handlungsplans zur Lösung des Problems.

12.6.4 Die Musterstruktur des medialen Ratgebens

Die ratsuchenden Anrufer nehmen es allerdings fast immer widerstandslos hin, dass eine Absicherung des Rats unterbleibt, ja vom Ratgeber geradezu unterbunden wird, dass eine soziale Basis nicht hergestellt wird und die Individualisierung zugunsten der öffentlichen Gesundheitsinformation reduziert ist. Dies kann als Indiz dafür gewertet werden, dass sie ein entsprechendes Musterwissen für die spezifische Form mediales Ratgeben besitzen – dass sie wissen, was sie erwarten können und was nicht, und dass sie den dominanten Zweck der öffentlichen Gesundheitsinformation akzeptieren.

Möglicherweise erscheint das mediale Ratgeben den Anrufern aufgrund des Musterwissens nicht so sehr als defizitäre Form des Beratens, sondern als eigenständige Form der Serviceleistung. Die Beliebtheit der Call-in-Sendungen spricht dafür, dass die Ratsuchenden ihre Servicefunktion trotz aller Probleme positiv wahrnehmen. Aus der Perspektive der übrigen Zuschauer ist die Verbindung aus allgemeinen Informationen und Darstellung persönlicher Probleme ohnehin weniger problematisch, sondern erhöht sogar den Unterhaltungs- und Aufmerksamkeitseffekt.

Die folgenden *Diagramme* (Abb. 12.2 und 12.3) fassen die Struktur des Musters noch einmal zusammen.

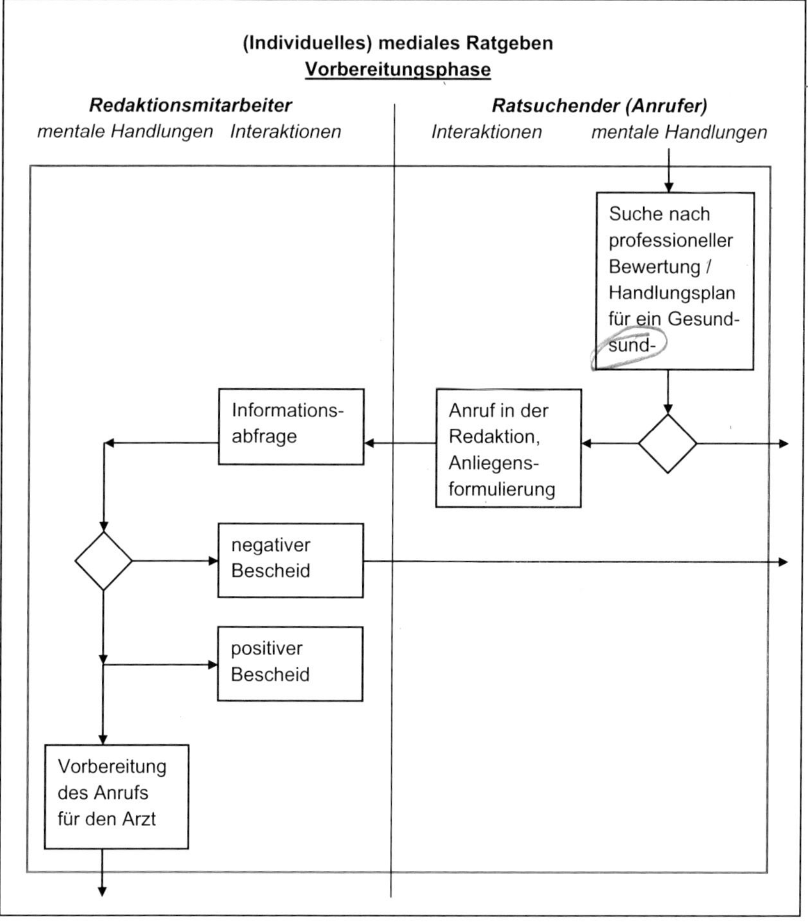

Abb. 12.2: Die Vorbereitungsphase des individuellen medialen Ratgebens

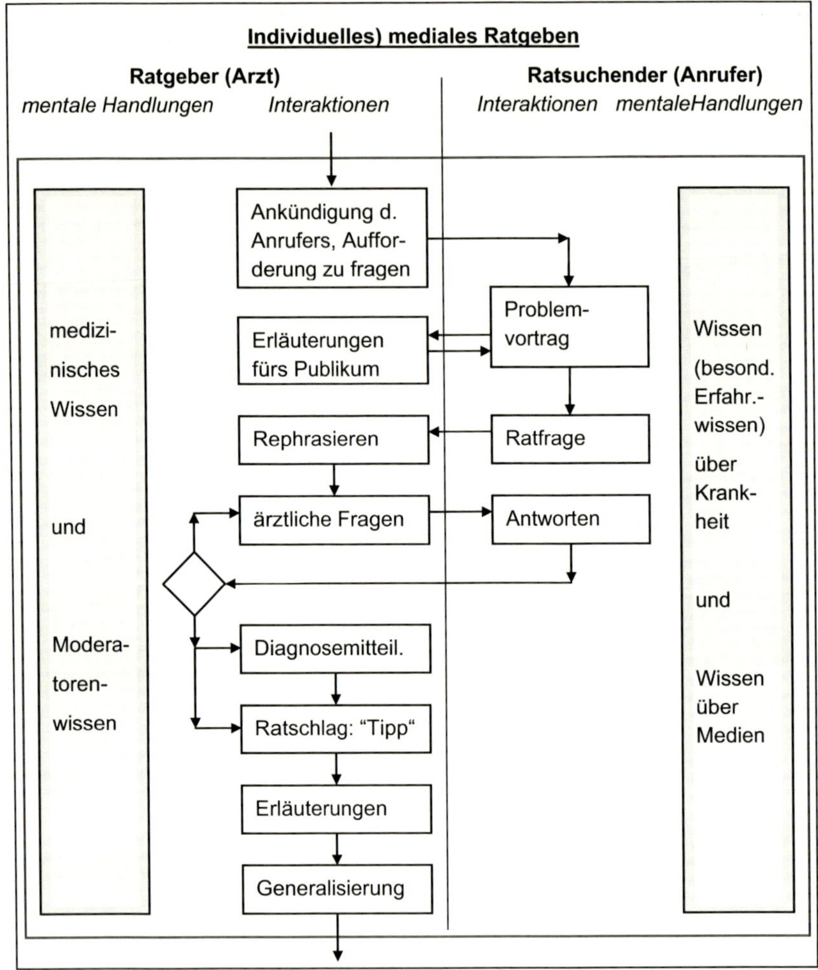

Abb. 12.3: Musterstruktur des individuellen medialen Ratgebens

12.6.5 Der Nutzen von Call-in-Sendungen

Die gefundenen Ergebnisse werfen die Frage nach dem praktischen Nutzen von Anrufsendungen auf. Trotz ihrer strukturellen Probleme haben Call-ins durchaus positive Funktionen für die Anrufer und können ihnen nützlich sein:

- als einfacher Weg, eine Vorabbewertung aktueller gesundheitlicher Probleme durch einen Experten zu erhalten,
- als Motivationshilfe, sich ggf. in ärztliche Behandlung zu begeben,
- als Unterstützung für das Gespräch mit den eigenen Ärzten,
- als eine gewisse Kontrolle der behandelnden Ärzte.

Auf der anderen Seite könnte der Nutzen der Call-ins sicherlich erheblich größer sein. Die Analysen legen hier folgende *Maßnahmen* nahe:

- Trennung der Funktionen und Aufgaben des ratgebenden Arztes und des Moderators,
- Verzicht auf die Inszenierung ärztlicher Konsultation in einer „Sprechstunde“,
- transparentere Darstellung dessen, was die Anrufer erwarten können,
- mehr Zeit und Handlungsspielraum für die einzelnen Ratsuchenden,
- interaktive Absicherung des Rats und Besprechung seiner handlungspraktischen Konsequenzen,
- längere Sendezeiten,
- deutlich erkennbare Trennung der Sendungsteile, die für öffentliche Gesundheitsinformation und für telefonisches Ratgeben reserviert sind.

12.7 Was sind die Alternativen?

Ich möchte abschließend einige Alternativen betrachten, die über die oben genannten Veränderungsmöglichkeiten hinausgehen und stärker mit strukturellen Veränderungen von Sendungsformat oder Konstellation in der Sendung verbunden sind.

12.7.1 Trennung von Moderatoren- und Expertenrolle

Eine Alternative stellen zunächst Magazin- oder Ratgebersendungen mit bloß anonymem Ratgeben dar, die Anrufmöglichkeiten erst *nach Ende* der Sendung anbieten. In diesen traditionellen Formaten fallen einige der beschriebenen Probleme weg, vor allem solche, die mit der Mehrfachadressierung sowie den Orientierungs- und Rollenkonflikten des Arzt-Moderators verbunden sind.

Ein anderer Kontrastfall liegt vor, wenn im Call-in Moderatoren- und Expertenrolle personell getrennt sind. In Sendungen, in denen nicht-ärztliche Moderatoren agieren, wie etwa im *ARD-Buffet*, ist es oft die Moderatorin, die kommunikativ aufseiten der Anrufer oder stellvertretend für sie handelt und sie unterstützt. Im folgenden Beispiel ergänzt die Moderatorin die Anruferfrage an den Facharzt von sich aus um die Frage, ob die Beschwerden besorgniserregend seien. Indem sie anstelle des Anrufers diesen handlungspraktisch zentralen Punkt anspricht und eine Antwort des Arztes hierzu herbeiführt, erhält der Anrufer den entscheidenden Hinweis, dass Beunruhigung und unmittelbare praktische Konsequenzen nicht notwendig sind.

[Beispiel: *Besorgnis*]

AN: Was kann das sein?

MO: Und ist das ein Anlass zur Besorgnis?

EX: Zunächst mal ist das . kein Anlass zur Besorgnis (KARDIOL1 23-24)

In den beiden folgenden Beispielen evaluiert und ratifiziert die Moderatorin stellvertretend für den Anrufer die (beruhigende) Auskunft des Experten. Dies zeigt, dass solche Ratifizierungen eigentlich erwartbar sind. Sie sind für die Moderatorin aus einer Position der Laienrolle heraus sicherlich einfacher möglich.

[Beispiel: *Beunruhigung*]

EX: so wie Sie das geschildert haben, glaub ich besteht kein Grund zur Beunruhigung.

MO: Das is gut, ((lacht)) wenn man das hört. Frau Bahm/ oder Herr Bahmhöfer . ist der nächste (KARDIOL1 66-68)

[Beispiel: *keine Sorge*]

EX: keine Sorge zu haben und nach oben kann man den Blutdruck immer eigentlich gut in den Griff bekommen.

MO: Aha. Wissen Sie was, jetzt langts sogar noch für eine, Frau (KARDIOL 232-234)

Auch in der Reihe *Hauptsache gesund* (MDR) findet in den Call-in-Sendungsteilen eine weitgehende Arbeitsteilung zwischen der Arzt-Moderatorin Dr. Franziska Rubin und den geladenen Experten statt. Anders als Dr. Gerhardt setzt Dr. Rubin aufgrund einer anderen Sendungskonzeption ihre Rolle als Ärztin nicht relevant und nimmt in keiner Weise eine Hausarzt-Rolle ein. Sie konzentriert sich auf die strukturierenden Aufgaben ihrer Moderatorenrolle und stellt sich besonders gegenüber dem jeweiligen Experten in der Rolle einer Nichtexpertin dar.

Die Arbeitsteilung zwischen Moderatorin und Experten führt im Call-in dazu, dass sich der Experte ganz auf die Beantwortung der Zuschauer-Fragen konzentrieren kann. Die Experten fühlen sich dann offenbar von der Aufgabe entlastet, das Fernsehpublikum und seine Interessen im Blick haben zu müssen, und sie schneiden ihre Antworten oft individuell auf die Anrufer, ihre Interessen und ihr Vorwissen zu. Das droht allerdings manchmal zu Lasten des Publikums zu gehen.

In einer Sendung von *Hauptsache gesund* zur Vogelgrippe z. B. möchte die erste Anruferin wissen, wie sicher die Tests zum *Virusnachweis* sind bzw. wie *die untere Nachweisgrenze* bei der *Viruslastbestimmung* aussieht. Schon die Formulierung ihrer Frage macht deutlich, dass sie sich bereits mit der Vogelgrippe und deren Testverfahren auseinandergesetzt hat und auf diesem Gebiet über ein größeres medizinisches Wissen verfügt als der normale Zuschauer. Moderatorin Rubin gibt die Frage an den geladenen Experten für Infektionsmedizin weiter. Der passt seine Antwort dem individuellen Wissensstand der Anruferin an:

[Beispiel: *Nachweisgrenze*]

EX: Es gibt mehrere verschiedene Testverfahren, die darauf beruhn, dass man das Erbgut des Erregers nachweist. Die . feinsten Testverfahren ham eine . Nachweisgrenze von ungefähr zehn Viren pro Milliliter Suspension/ also Lösung, die man einsetzt in Testverfahren, das is schon ne sehr sehr enge Nachweisgrenze, sehr niedrige Nachweisgrenze, sehr feiner Test also.

MO: Genau. W/ übrigens sehn wir den Test auch gleich noch. (HAUPGES)

Der Anruferin wird diese speziell auf sie zugeschnittene Antwort gerecht. Für die nicht vorinformierten Zuschauer allerdings wird – trotz der Erläuterungen des Experten – nicht dargestellt, wie der Test funktioniert und ob es sich dabei z. B. um ein Nachweisverfahren für Vögel, andere Tiere oder den Menschen handelt. Sie können die Informationen des Experten vermutlich nicht einordnen. Dies scheint auch die Moderatorin so zu beurteilen, denn sie kündigt an, dass der Test noch gezeigt wird. Auch hier besteht also ein Konflikt zwischen der Orientierung am Anrufer bzw. am Publikum – der allerdings eher zugunsten der Anruferin ausgeht. Durch die Ankündigung der Moderatorin wird dieser Konflikt teilweise entproblematisiert, was die wichtige regulierende Funktion von Moderatoren in Call-in-Sendungen deutlich macht.

Eine wieder andere Strategie von Moderatoren besteht darin, die Experten auf eine Publikumsorientierung zu verpflichten, ihnen also die Last der Mehrfachadressierung aufzubürden. So stellt z. B. in der Sendung *Gesundheit live* mit dem Wissenschaftsjournalisten Wiesinger als Moderator eine – ebenfalls sehr gut informierte – Anruferin eine komplexe Frage zu ihrer aktuellen Brustkrebsbehandlung an die anwesende Fachärztin (s. Kap. 7.2.3):

[Beispiel: *Herzeptin*]

AN: Ja . ich habe seit äh März/ hab ich äh auch einen . Mamma . tumor. Und der Herzeptinwert bei mir, der ist siebzehn Komma vier (null) Gramm. Und da stand äh, dass der sehr günstig ist, . und äh . also diese progesteronen und östrogenen Rezeptoren, äh die sind äh ungünstig. . Und jetzt hab ich schon sechs Chemotherapien bekommen, im Moment bekomme ich Bestrahlungen . und anschließend noch mal sechs Chemotherapien. Nun hab ich aber gleichzeitig auch noch MS [multiple Sklerose], . äh dadurch bin ich ein bisschen gehandikapt, ne? Durch die MS äh sagt man ja eigentlich, das Immunsystem muss runtergefahren werden, da hab ich äh gespritzt hier, und äh . ja durch den Tumor sagt man natürlich, das Immunsystem soll hochgepowert werden.

MO: Jetzt möchten Sie wissen/ .

AN: Ja, ob das Herzeptin eventuell auch für mich dann äh mit anzuwenden ist,

MO: Also, das is äh/

AN: und ob das dann eben äh für die MS äh eventuell auch schädlich ist dann.

MO: Also, ist ein ganzes Fragenbündel.

AN: Ja. (BRUSTKRE 1-18) (vereinfacht)

Da diese Frage recht komplex und ausführlich ausgefallen ist, reagiert der Moderator mit *Jetzt möchten Sie wissen* etwas ungeduldig, vermutlich auch, weil er der Expertin ja eine rasch beantwortbare Frage übergeben muss. Die Expertin antwortet der Anruferin sehr fachlich und ausführlich, so dass er verstehensregulierend eingreift:

[Beispiel: *allgemeiner*]

MO: Sie hat einen bestimmten Wert genannt, siebzehn Komma vier, wenn ich es richtig verstehe. Was ist darunter zu verstehen? Vielleicht können wir das mal ein bisschen allgemeiner auffassen für unsere Zuschauer. (BRUSTKRE 32-34)

Mit seiner Aufforderung (*allgemeiner auffassen*) steuert der Moderator die Aufmerksamkeit der Expertin in Richtung Zuschauerperspektive und entsprechend eine allgemeinere Beantwortung.

Man erkennt an diesen Beispielen, dass die Probleme der Mehrfachadressierung und die Orientierungskonflikte beim individuellen medialen Ratgeben in Call-ins immer auftreten und sich auch durch die Veränderung einiger struktureller Bedingungen nicht wirklich lösen, lediglich entschärfen lassen.

12.7.2 Fragen aus einem Saal-Publikum an eine Expertenrunde

Ein interessantes Kontrastformat zu Call-in-Sendungen wie bei *Gesundheit!* besitzt eine Sendung zu chronischen Schmerzen aus der Reihe *Sprechstunde*. Sie stellt einen Sonderfall dar, denn sie wurde nicht im Studio, sondern im Hörsaal eines Klinikums aufgenommen. Als Publikum sitzen dort zahlreiche Patienten, die an chronischen Schmerzen leiden. Auf dem Podium sind Ärzte unterschiedlicher Fachrichtungen versammelt, die alle mit Schmerztherapie befasst sind. Die Betroffenen aus dem Publikum können Fragen stellen, die die Arzt-Moderatorin Dr. Kühnemann aufnimmt und an die zuständigen Fachärzte weitergibt. (s. Kap. 10.4.2)

Das besondere mediale Setting stellt Dr. Kühnemann zu Beginn vor:

[Beispiel: *Spektrum*]

MO: Also, das Spektrum, das wir heute behandeln wollen von Rückenschmerzen . bis Trigeminusneuralgie, Rückenschmerzen, Tumorschmerzen, vieles andere mehr. Es ist riesengroß und deshalb haben wir gedacht, . wir lassen Sie mal wieder fragen, die Zuschauer direkt, und weil Sie das nicht von zu Hause können, sind wir hierher gegangen, und ich begrüße a:lle, die jetzt als Zuschauer . direkt hier bei uns sind, im großen Hörsaal der Kopfklinik des Klinikums Erlangen der Universität. Herzlich willkommen. (1CHRONSC 17-25)

Hier wird deutlich, dass die im Hörsaal anwesenden Betroffenen die Fernsehzuschauer gewissermaßen vertreten sollen und – anders, als dies dem Fernsehpublikum möglich ist – auch über den Themenschwerpunkt mitentscheiden sollen. Im Anschluss an die Ankündigung wird in der Tat eine Themensammlung beim Publikum gemacht und die Fragerunde mit dem am häufigsten genannten Schmerzgeschehen, nämlich Rückenschmerzen, begonnen.

Kühnemann nimmt ihre Moderatorenaufgaben ausführlich und nachdrücklich wahr. Sie versteht sich als Adressatin der Fragen aus dem Publikum und nimmt diese auf. Bevor sie sie an die Fachärzte weiterleitet, fasst sie die Frage paraphrasierend zusammen und leistet damit Verständnissicherung. Anschließend wählt sie einen der Spezialisten aus, an den die Frage gehen soll, und stellt diesen mit seiner Expertise vor. Erst danach wird die Frage vom Experten beantwortet.

Ein Zuschauer, der unter zunehmenden Schmerzen leidet, erkundigt sich nach neuen Behandlungsverfahren:

[Beispiel: *Grießinger1*]

ZU: es wird also für mich immer schlechter. Jetzt, die Frage, gibt es ein neues Medikament, oder was/ was kann man da in Zukunft tun?

MO: Dann heißt es also, Sie haben die Lär/ die Lähmung, die Sie im Fuß merken, nach dieser Operation an der Bandscheibe behalten. Und das ist sowohl ne Lähmungserscheinung, aber das, was Ihnen am meisten Probleme macht, also dieses wahnsinnige Brennen. Aber da frage ich jetzt gleich den Herrn Doktor Grießinger . Herr Doktor Grießinger ist Anästhesist, und man sagt heute Algesiologe, also jemand, der sich ganz speziell auch mit den Schmerzen beschäftigt. (1CHRONSCH 82-90)

Kühnemann nimmt die Darstellung des Zuschauers auf und reformuliert sie – noch in Abstimmung mit ihm – indem sie deutliche Gewichtungen setzt (*aber das, was Ihnen am meisten Probleme macht*), was die Antwort für den Experten deutlich erleichtert; dann übergibt sie an den ausgewählten Experten, Dr. Grießinger. Nachdem dieser seine Einschätzung zu neuen Verfahren formuliert hat, konkretisiert Kühnemann diese an einem Beispiel, das auch Laien bekannt ist (*Morphium*) und paraphrasiert die vom Experten formulierten neuen Erkenntnisse noch einmal:

[Beispiel: *Grießinger2*]

EX: was äh . Sie genommen haben, auch die Gruppe der Opioide, nachdem man ja lange Zeit glaubte, Opioide bei Nervenschmerzen helfen nicht oder soll man nicht einsetzten, ist ja hier auch ein grundlegender Wandel eingetreten.

MO: Am meisten bekannt ist <u>Mor</u>phium.

EX: Richtig.

MO: Das ist also dasjenige, was so ähm für alle erst einmal gestanden hat, und das meinen wir jetzt äh/ ähnlich, wenn wir von Opioiden oder Opiaten sprechen. Und dann sagen Sie also äh . man hat zwar früher gemeint gegen Nervenschmerzen wirkt diese Gruppe nicht, heute haben wir da andere Kenntnisse, aber wenn (1CHRONSCH 100-110)

Kühnemann moderiert also sowohl zwischen den Zuschauern und den Experten wie umgekehrt. Doch damit nicht genug: Im Anschluss an diesen Ausschnitt vertieft sie das Thema weiter. Aus ihrem Fachwissen heraus bezieht sie weitere der Spezialisten ein und befragt sie gezielt der Reihe nach – erst den Psychiater Dr. Löw und dann den Neurochirurgen Dr. Nissen. Dabei behält sie den Zuschauer, der die Frage gestellt hatte, mit seinen Beschwerden und seinem Anliegen erkennbar im Fokus.

[Beispiel: *Löw*]

MO: wir haben zwei Möglichkeiten, wir können so<u>wohl</u> Depressionen, aber auch <u>nur</u> Schmerzen behandeln. Es ist ne Frage der Do:sis, wie man diese Gruppe, und da frage ich den Herrn Doktor Löw weiter dann einsetzt . und hier müsste man wirklich den Pati<u>en</u>ten ja <u>ins</u>gesamt sehen, sagen, er hat nicht nur Schmerzen, er hat auch das. Wäre hier nicht ne <u>Kom</u>bination dann auch wirklich sinnvoll? (1CHRONSC 116-122)

[Beispiel: *Nissen*]

MO: aber einen habe ich noch bisher aufge/ ausgelassen, das ist der Doktor Nissen, und der hätte ganz bestimmt bei unserem Patienten, der vorhin klagte über sein Brennen und Lähmung vielleicht auch noch etwas dazu zu sagen, denn er ist <u>Neu</u>rochirurg, und bei <u>ganz</u> hartnäckigen Beschwerden haben wir ja auch nicht nur Medikamente. (1CHRONSC 144-150)

Auch in dieser Sendung finden bei der Beantwortung der individuellen Fragen Generalisierungen im Blick auf das gesamte Publikum statt. So thematisiert der Spezialist Dr. Grießinger z. B. eine handlungsleitende Maxime für Ärzte (*optimale Akutschmerztherapie*), Kühnemann zieht daraus die handlungspraktischen Konsequenz für die Zuschauer (*dass wir nicht immer so Recht haben*) und setzt eine dem Alltagswissen widersprechende Maxime zum Umgang mit Schmerz dagegen:

[Beispiel: *Chronifizierung*]

GR: das heißt, das . beste ist eine optimale Akutschmerztherapie für die jeweiligen Schmerz äh zustände . zu erreichen, um dann eine Chronifizierung schon mal ganz . zu verhindern, weil bei chronifizierten Schmerzen ist die Therapie . sicherlich sehr viel schwieriger.

MO: Und bedeu:tet das also, dass wir nicht immer so Recht haben, wenn wir lieber aushalten und sagen wir sollen doch ganz vorsichtig mit den Schmerzmitteln umgehen, und lieber weniger/ . heißt es, wenn, dann gezielt und auch richtig in der Dosis, und dann muss auch wieder Ruh sein? (2CHRONSC 233-238)

Kühnemann blockt aber auch zu breite oder spezielle Darstellungen von Patienten ab (*Wir wollen jetzt nicht zu sehr auf das einzelne Beispiel*) oder sie qualifiziert eine Frage aus dem Publikum als *wunderbar*, weil sie ihr Gelegenheit gibt, falsche Vorstellungen nicht nur des Fragenden, sondern auch *aller anderen* zu korrigieren:

[Beispiel: *Opiate*]

MO: obwohl das ganz wunderbar ist, dass Sie das fragen. Denn gerade wenn jemand auf Dauer . diese sogenannten Opiate nimmt, kann er Auto fahren, das heißt Gott sei Dank schränken die: eben nicht mehr ein. Es ist auch eine wichtige Botschaft . für alle anderen, das wird oft noch falsch vermittelt. (5CHRONSC 681-686)

Dennoch sind in dieser Sendung von *Sprechstunde* deutlich weniger der beschriebenen strukturellen Konflikte und Probleme zu erkennen als in den Call-in-Sendungen von *Gesundheit!*.

12.8 Fazit: Mediales Ratgeben – Probleme und Alternativen

Wie sich zeigt, lässt sich in Gesundheitssendungen ärztliches Ratgeben nicht einfach mit einer gut gemeinten, ermunternden Aufforderung *Rufen Sie uns an!* durchführen. Die Probleme, die der Import des Handlungsmusters *ärztliches Ratgeben* in eine Fernsehsendung erzeugt, sind beträchtlich.

Die *Anliegen* der Anrufer in Call-in-Sendungen sind vor allem Bitten um ärztlichen Rat zu aktuellen Gesundheitsproblemen, gelegentlich auch reine Informationsfragen zu unklaren Zusammenhängen, weil medizinisches Wissen fehlt oder weil sie die Einschätzungen ihrer Ärzte überprüfen möchten.

Der erste problematische Punkt dieses Sendungskonzepts ist, dass individueller är*ztlicher oder medizinischer Rat* vom Arzt-Moderator oder den geladenen Experten per Telefon gar nicht gegeben werden darf. Es werden daher lediglich *Tipps* formuliert, tentative Diagnosen gestellt, gelegentlich eine veränderte Therapie empfohlen, wobei nur Wirkstoffe und keine Medikamentennamen genannt werden – es bleibt aber völlig offen, wie weit diese Relativierungen von den Anrufern auch als solche wahrgenommen und beachtet werden.

Der zweite problematische Punkt ist, dass die *interaktiven Aufgaben*, Anrufern individuellen Rat und dem Publikum allgemeine Informationen zu geben, schwer miteinander zu vereinbaren sind. Problemlösungen des Arzt-Moderators sind, wenig passende Anliegen der Anrufer durch entsprechende Interpretation oder interaktive Bearbeitung passend zu machen oder aus den Darstellungen – manchmal vor dem eigentlichen Anliegen – ein passendes Stichwort aufzugreifen, das dann generalisiert oder zu einem Exkurs von allgemeinem Interesse ausgebaut wird. Das Problem für die Anrufer ist, dass sie keine interaktive Kontrolle ausüben können und nicht sicher sein können, ob zu ihren persönlichen Anliegen zurückgekehrt wird.

Im Call-in entsteht speziell für Arzt-Moderatoren ein besonders schwieriger *Rollenkonflikt*, weil die unterschiedlichen Interaktionsaufgaben eines ärztlichen Ratgebers und eines Moderators nicht problemlos miteinander vereinbar sind. Ein Ratgeber muss sich am Ratsuchenden, an seinem Problem und Wissen orientieren, ein Moderator ist für den Bezug zum Publikum und die thematische und zeitliche Koordination zuständig. In der Vielfalt der unterschiedlichen Aufgaben verläuft die Gesprächsführung der Arzt-Moderatoren z. T. unkonzentriert und fehlerhaft, z. B. werden Anrufer in ihren Anliegen missverstanden, sehr früh unterbrochen oder zur Knappheit gedrängt. Die Ratsuchenden erhalten wenig Handlungsspielraum, um nachzufragen oder Initiativen zu entwickeln. Bei der Beendigung der Gespräche fehlt fast immer die gemeinsame Evaluation und Bestätigung der medizinischen Ratschläge, so dass unklar bleibt, welche Konsequenzen aus dem Gespräch gezogen werden, ob die Ratschläge richtig verstanden und umgesetzt werden.

Ein dritter Problempunkt ist, dass gerade *gut informierte Betroffene* gern die Möglichkeit nutzen, mit ausgewiesenen Experten Kontakt aufzunehmen. Meist handelt es sich bei diesen Anrufern um chronisch Kranke mit großem Wissen und hochspezifischen Fragen, so dass der Rat z. T. auf hohem fachlichen Niveau erfolgen müsste, um ihrem Informationsbedürfnis gerecht zu werden. Die typischen Lösungsversuche des Arzt-Moderators, dargestellte Krankheiten, Medikamente und Therapieformen für die Zuschauer zu erläutern, werden vielleicht dem Publikum gerecht, bleiben aus der Perspektive dieser Ratsuchenden jedoch unbefriedigend.

Der *Nutzen* von Call-in-Sendungen als individuellem Service muss also sehr relativiert werden; er liegt vor allem darin, eine Bewertung gesundheitlicher Probleme durch einen Experten zu erhalten und sich Motivationshilfe oder Unterstützung für ein ärztliches Gespräch zu holen. Dieser Nutzen könnte durch *strukturelle Veränderungen* deutlich gesteigert werden: durch eine Trennung der Funktionen des ratgebenden Arztes und des Moderators, durch eine deutliche Trennung zwischen den Telefonaten und den für öffentliche Gesundheitsinformation reservierten Sendungsteilen und durch Vermeidung von Call-ins zu komplexen und hochspezifischen Themen. Hinsichtlich der Gesprächsführung wären mehr Zeit und Handlungsspielraum für die einzelnen Ratsuchenden und besonders eine interaktive Absicherung des Rats und Besprechung seiner handlungspraktischen Konsequenzen erforderlich.

Einzelne Sendungen, die unter *veränderten strukturellen Bedingungen* produziert wurden – wie die Sendung *Die Sprechstunde* zum Thema chronische Schmerzen mit der Arzt-Moderatorin Dr. Kühnemann, einer Expertenrunde und Publikum –, zeigen konkrete Möglichkeiten auf, das Angebot zur direkten Teilnahme wesentlich produktiver und zufriedenstellender für die ratsuchenden Betroffenen zu gestalten.

Zentral ist die angesprochene *Trennung der Interaktionsaufgaben.* Dr. Kühnemann ist – wie Dr. Gerhardt – Medizinerin und kann aufgrund ihres Fachwissens Fragen aus dem Publikum präzisieren, sie gezielt an die jeweils in Frage kommenden Fachärzte weitergeben und vertiefen, deren Antworten aus ihrem Fachwissen heraus steuern, interpretieren, für die Zuschauer weiterführen und bei Bedarf adressatengerecht übersetzen. Sie hat aber – anders als Dr. Gerhardt – neben den strukturierenden und organisierenden Moderatorenaufgaben nicht gleichzeitig noch die spezifischen medizinischen Informationen und Ratschläge zu vermitteln, sondern kann diese Aufgaben an andere Experten delegieren. Dies wirkt sich positiv auf die Qualität der Sendung aus, besonders darauf, wie die Anliegen der Ratsuchenden exploriert, aufgenommen und vertieft bearbeitet werden.

Die Sprechstunde ist mit 45 Minuten fast doppelt so lang wie *Gesundheit!*, wodurch für die Bearbeitung der einzelnen Fragen *mehr Zeit* zur Verfügung steht; sie können gründlicher durch mehrere Spezialisten aus unterschiedlichen fachlichen Perspektiven behandelt werden.

Ein weiterer Vorteil ist die Auswahl der *Zielgruppe* und deren *physische Präsenz*: Durch das Publikum, das aus Betroffenen besteht und im Hörsaal sitzt, ist die Zielgruppe der Ratsuchenden deutlicher vorselektiert und in der Wahrnehmung präsent; deshalb können die Fragenden stärker fokussiert und die Beiträge besser auf ihre Anliegen zugeschnitten werden.

Die Möglichkeiten scheinen sich zu verbessern, je weiter man den medialen Diskurs bzw. seine Bedingungen verlässt und zum Vergleich etwa das individuelle Ratgeben in *nicht-medialen öffentlichen Situationen* betrachtet, wie z. B. in Vortrags- und Seminarveranstaltungen, in denen medizinische und Gesundheitsinformationen einem Publikum vermittelt und einzelne Fragen beantwortet werden. Auch hier können die Zuhörer keine individualisierten ärztlichen Konsultationen erwarten. Die Zuhörerschaft ist aber in der Wahrnehmung präsent, ihre Reaktionen sind für die Experten beobachtbar, diese erhalten Feedback, so dass der Adressatenzuschnitt besser gelingen kann; Nachfragen und Initiativen sind leichter möglich, das Publikum gewinnt an interaktivem Gewicht.

13 Literaturverzeichnis

Anderson, Bob/Funnell, Martha M. (2005): The Art of Empowerment: Stories and Strategies for Diabetes Educators with CD-ROM. 2. Aufl. American Diabetes Association: U.S.

Antos, Gerd (1996): Laien-Linguistik. Studien zu Sprach- und Kommunikationsproblemen im Alltag. Am Beispiel von Sprachratgebern und Kommunikationstrainings. Tübingen: Niemeyer.

Appel, Andrea J. (1996): Gesundheit aus dem Fernseher? Die Gesundheits- bzw. Krankheitsvorstellungen in den Gesundheits- und Medizinreihen des deutschen Fernsehens. Unveröffentl. Magisterarbeit FU Berlin.

Appel, Andrea J. (2000): Patentrezepte per TV. Die Gesundheits- und Krankheitsvorstellungen in einschlägigen Informations- und Ratgebersendungen. In: Jazbinsek, Dieter (Hrsg.): Gesundheitskommunikation. Opladen: Westdeutscher Verlag. 96-114.

Arand, Manuela (2007): Zu oft verharmlost: die Zuckerkrankheit. Im Blickpunkt: Diabetes. In: Medical Tribune 12/2007, 28-30.

Ayaß, Ruth (2004): Konversationsanalytische Medienforschung. In: Medien- und Kommunikationswissenschaft, 52. Jg. (2004), H.1, 5-29.

Bailo, A. (1998): „Gesund und munter?“ Der tv-today-check: Drei Ärzte testen die Medizin-Magazine im Fernsehen. In: TV Today (1998), 24-30.

Barlösius, Eva (1999): Soziologie des Essens. Weinheim: Juventa.

Becker, Andrea (2001): Populärmedizinische Vermittlungstexte. Studien zur Geschichte und Gegenwart fachexterner Vermittlungsvarietäten. Tübingen: Niemeyer.

Becker-Mrotzek, Michael/Brünner, Gisela (1999): Gesprächsforschung für die Praxis: Ziele – Methoden – Ergebnisse. In: Stickel, Gerhard (Hrsg.): Sprache, Sprachwissenschaft, Öffentlichkeit. (= Institut für deutsche Sprache Jahrbuch 1998). Berlin/New York: de Gruyter. 172-193.

Becker-Mrotzek, Michael/Brünner, Gisela (Hrsg.) (2009): Analyse und Vermittlung von Gesprächskompetenz. Frankfurt: Peter Lang & Radolfzell: Verlag für Gesprächsforschung (www.verlag-gespraechsforschung.de). (1. Aufl. 2004).

Beneke, Jürgen (1992): Na, was fehlt ihm denn? Kommunikation in und mit der Autowerkstatt. In: Fiehler, Reinhard/Sucharowski, Wolfgang (Hrsg.): Kommunikationsberatung und Kommunikationstraining. Anwendungsfelder der Diskursforschung. Opladen: Westdeutscher Verlag. 212-233.

Birkner, Karin (2006): Subjektive Krankheitstheorien im Gespräch. In: Gesprächsforschung – Online-Zeitschrift zur verbalen Interaktion 7 (2006), 152-183. (http://www.gespraechsforschung-ozs.de/heft2006/ga-birkner.pdf)

Bischoff, Claus/Zenz, Helmuth (Hrsg.) (1989): Patientenkonzepte von Körper und Krankheit. Bern/Stuttgart: Hans Huber.

Bonfadelli, Heinz/Friemel, Thomas (2006): Kommunikationskampagnen im Gesundheitsbereich. Grundlagen und Anwendungen. Konstanz: UVK.

Borstnar, Niels/Pabst, Eckhardt/Wulff, Hans J. (2002): Einführung in die Film- und Fernsehwissenschaft. Konstanz: UVK.

Bromme, Rainer/Jucks, Regina/Rambow, Riklef (2004): Experten-Laien-Kommunikation im Wissensmanagement. In: Reinmann, Gabi/Mandl, Heinz (Hrsg): Der Mensch im Wissensmanagement. Psychologische Konzepte zum besseren Verständnis und Umgang mit Wissen. Göttingen: Hochgrefe. 176-188.

Brosius/Hans-Bernd/Koschel, Friederike/Haas, Alexander (2007): Methoden der empirischen Kommunikationsforschung. Eine Einführung. Wiesbaden: VS.

Brown, Brian/Crawford, Paul/Carter, Ronald (2006): Evidence-based Health Communication. McGraw Hill: Open University Press.

Brünner, Gisela (1999): Medientypische Aspekte der Kommunikation in medizinischen Fernsehsendungen. In: Bührig, Kristin/Matras,Yaron (Hrsg.): Sprachtheorie und sprachliches Handeln. Tübingen: Stauffenburg. 23-42.

Brünner, Gisela (2005): Arzt-Patient-Kommunikation als Experten-Laien-Kommunikation. In: Neises, Mechthild/Dietz, Susanne/Spranz-Fogasy, Thomas (Hrsg.): Psychosomatische Gesprächsführung in der Frauenheilkunde. Ein interdisziplinärer Ansatz zur verbalen Intervention. Stuttgart: Wissenschaftliche Verlagsgesellschaft. 90-109.

Brünner, Gisela (2005a): Kommunikation in institutionellen Lehr-Lern-Prozessen. Diskursanalytische Untersuchungen zu Instruktionen in der betrieblichen Ausbildung. Radolfzell: Verlag für Gesprächsforschung (www.verlag-gespraechsforschung.de) (Erstauflage Tübingen 1987: Gunter Narr).

Brünner, Gisela (2009): Die Verständigung zwischen Arzt und Patient als Experten-Laien-Kommunikation. In: Klusen, Norbert /Fließgarten, Anja/ Nebling, Thomas (Hrsg.): Informiert und selbstbestimmt. Der mündige Bürger als mündiger Patient. Baden-Baden: Nomos.170-188.

Brünner, Gisela (2009a): Analyse mündlicher Kommunikation. In: Becker-Mrotzek, Michael (Hrsg): Mündliche Kommunikation und Gesprächsdidaktik (= Deutschunterricht in Theorie und Praxis Bd. 3). Baltmannsweiler: Schneider Hohengehren. 61-75.

Brünner, Gisela/Fiehler, Reinhard/Kindt, Walther (Hrsg.) (2002): Angewandte Diskursforschung. 2 Bände. Bd. 1: Grundlagen und Beispielanalysen. Bd. 2: Methoden und Anwendungsbereiche. Radolfzell: www.verlag-gespraechsforschung.de.

Brünner, Gisela/Gülich, Elisabeth (2002): Verfahren der Veranschaulichung in der Experten-Laien-Kommunikation. In: Brünner, Gisela/Gülich, Elisabeth (Hrsg.): Krankheit verstehen. Interdisziplinäre Beiträge zur Sprache in Krankheitsdarstellungen. Bielefeld: Aisthesis. 17-94.

Brünner, Gisela/Gülich, Elisabeth (Hrsg.) (2002): Krankheit verstehen. Interdisziplinäre Beiträge zur Sprache in Krankheitsdarstellungen. Bielefeld: Aisthesis.

Brünner, Gisela/Lalouschek, Johanna (2010): Gesundheitsinformation im Fernsehen: gesunde Ernährung in klassischen und neuen Sendungsformaten. In: Dausendschön-Gay, Ulrich/Domke, Christine/Ohlhus, Sören (Hrsg.): Wissen in (Inter-)Aktion. Berlin: de Gruyter. 315-346.

Brünner, Gisela/Veit, Iris (2005): Bilder einer Krankheit – am Beispiel der Darstellung von Diabetes mellitus. Vortrag auf der GAL-Tagung Koblenz, 22.9.2005. Typoskript.

Bührig, Kristin (1996): Reformulierende Handlungen. Zur Analyse sprachlicher Adaptierungsprozesse in institutioneller Kommunikation. Tübingen: Gunter Narr.

Burger, Harald (1991): Das Gespräch in den Massenmedien. Berlin: de Gruyter.

Burger, Harald (2001): Gespräche in den Massenmedien. In: Brinker, Klaus et al. (Hrsg.) Text- und Gesprächslinguistik. Handbücher zur Sprach- und Kommunikationswissenschaft. 2. Halbband. Berlin/New York: de Gruyter. 1492-1505.

Busch, Albert (2005): Wissenskommunikation im Gesundheitswesen: Transferqualität in der Online-Gesundheitskommunikation. In: Antos, Gerd/Weber, Tilo (Hrsg.): Transferqualität. Bedingungen und Voraussetzungen für Effektivität, Effizienz, Erfolg des Wissenstransfers. Frankfurt a. M.: Peter Lang. 115-128.

Dieckmann, Walther (1981): Inszenierte Kommunikation. Zur symbolischen Funktion kommunikativer Verfahren in (politisch-)institutionellen Prozessen. In: Dieckmann, Walther (Hrsg.): Politische Sprache – politische Kommunikation. Heidelberg: Winter. 255-279.

Diederichs, Heike (1994): Zur Verständlichkeit von Wissenschaftssendungen. Siegen: Lumis-Schriften der Universität-Gesamthochschule Siegen, Sonderreihe Band V.

Drescher, Karl H. (1997): Erinnern und Verstehen von Massenmedien. Empirische Untersuchungen zur Text-Bild-Schere. Wien: WUV.

Duden Deutsches Universalwörterbuch (2001). 4. neu bearb. und erw. Aufl. Mannheim usw.: Dudenverlag.

Duden Herkunftswörterbuch (2001): Etymologie der deutschen Sprache. 3. völlig neu bear. und erw. Aufl. Mannheim usw.: Dudenverlag.

Ehlich, Konrad (1993): Hiat – a Transcription System for Discourse Data. In: Edwards, Jane/Lampert, Martin (Hrsg.): Talking Data. Hillsdale: Lawrence Erlbaum. 123-148.

Ehlich, Konrad (2009): Erklären verstehen – Erklären und Verstehen. In: Vogt, Rüdiger (Hrsg): Erklären. Gesprächsanalytische und fachdidaktische Perspektiven. Tübingen: Stauffenburg. 11-24.

Ehlich, Konrad/Rehbein, Jochen (1976): Halbinterpretative Arbeitstranskriptionen (HIAT). In: Linguistische Berichte 45 (1976), 21-41.

Ehlich, Konrad/Rehbein, Jochen (1977): Wissen, kommunikatives Handeln und die Schule. In: Goeppert, Herma C. (Hrsg.): Sprachverhalten im Unterricht. München: UTB. 36-114.

Ehlich, Konrad/Rehbein, Jochen (1981): Die Wiedergabe intonatorischer, nonverbaler und aktionaler Phänomene im Verfahren HIAT. In: Lange-Seidl, Annemarie (Hrsg.): Zeichenkonstitution. Akten des 2. Semiotischen Kolloquiums Regensburg 1978. Band II. 174-186.

Ehlich, Konrad/Rehbein, Jochen (1986): Muster und Institution. Tübingen: Gunter Narr.

Endres, Sibylle (2006): Vergessen steckt an! Ein Intensivexperiment zur Persuasionswirkung von Entertainment-Education am Beispiel der HIV/AIDS-Problematik in der „Lindenstraße" verglichen mit Informationssendungen. Unveröffentlichte Magisterarbeit LMU München.

Fahr, Andreas (2006): Involvement. In: Bentele, Günter/Brosius, Hans-Bernd/Jarren, Otfried (Hrsg.): Lexikon Kommunikations- und Medienwissenschaft. Wiesbaden: VS. 113.

Faller, Hermann (1989): Subjektive Krankheitstheorie des Herzinfarkts. In: Bischoff, Claus/Zenz, Helmuth (Hrsg.): Patientenkonzepte von Körper und Krankheit. Bern: Hans Huber. 49-59.

Faller, Hermann (1990): Subjektive Krankheitstheorie und Krankheitsverarbeitung bei Herzinfarktrehabilitanden. Frankfurt a. M.: Peter Lang.

Faltermaier, Toni (1991): Subjektive Theorien von Gesundheit: Stand der Forschung und Bedeutung für die Praxis. In: Flick, Uwe (Hrsg.): Alltagswissen über Gesundheit und Krankheit. Subjektive Theorien und soziale Repräsentationen. Heidelberg: Asanger. 45-58.

Faltermaier, Toni/Kühnlein, Irene/Burda-Viering, Martina (1998): Gesundheit im Alltag. Laienkompetenz in Gesundheitshandeln und Gesundheitsförderung. Weinheim: Juventa.

Fiehler, Reinhard (1990): Kommunikation und Emotion. Theoretische und empirische Untersuchungen zur Rolle von Emotionen in der verbalen Interaktion. Berlin: de Gruyter.

Flick, Uwe (1998): Wann fühlen wir uns gesund? Subjektive Vorstellungen von Gesundheit und Krankheit. Weinheim: Juventa.

Flick, Uwe (Hrsg.) (1991): Alltagswissen über Gesundheit und Krankheit. Subjektive Theorien und soziale Repräsentationen. Heidelberg: Asanger.

Furchner, Ingrid (1999): Medizinische Aufklärung im Fernsehen. Die Rolle der Moderatorin zwischen Expertin und Nichtexpertin. In: Becker-Mrotzek, Michael/Doppler, Christine (Hrsg.): Medium Sprache im Beruf. Eine Aufgabe für die Linguistik. Tübingen: Gunter Narr. 179-197.

Gesundheit in Deutschland (2006): Gesundheitsberichterstattung des Bundes. Berlin. (PDF: http://www.gbe-bund.de) (17.9.2009).

Gisler, Priska et al. (Hrsg.) 2004: Imaginierte Laien. Die Macht der Vorstellung in wissenschaftlichen Expertisen. Weilerswist: Velbrück Wissenschaft.

Gohl, Christine (2006): Begründen im Gespräch. Eine Untersuchung sprachlicher Praktiken zur Realisierung von Begründungen im gesprochenen Deutsch. Tübingen: Niemeyer.

Göpfert, Winfried (1990): Suchtprävention durch Massenmedien. In: Fischer, Heinz-Dietrich (Hrsg.): Publizistikwissenschaftler und Medizinkommunikation im deutschsprachigen Raum. Bochum. 115-127.

Gülich, Elisabeth (1999): „Experten" und „Laien". Der Umgang mit Kompetenzunterschieden am Beispiel medizinischer Kommunikation. In: Werkzeug Sprache. Sprachpolitik, Sprachfähigkeit, Sprache und Macht. Hrsg.: Union der deutschen Akademien der Wissenschaften. Hildesheim: Olms. 165-196.

Habscheid, Stephan (2001): Ratgebersendungen: Gesundheitsmagazine. In: Holly, Werner/Püschel, Ulrich/Bergmann, Jörg (Hrsg.): Der sprechende Zuschauer. Wie wir uns Fernsehen kommunikativ aneignen. Opladen: VS. 173-186.

Haferlach, Torsten (1994): Das Arzt-Patient Gespräch. Ärztliches Sprechen in Anamnese, Visite und Patientenaufklärung. München: Zuckschwerdt.

Hartog, Jennifer (1996): Das genetische Beratungsgespräch. Institutionalisierte Kommunikation zwischen Experten und Nicht-Experten. Tübingen: Gunter Narr.

Hepp, Andreas (1999): Cultural Studies und Medienanalyse. Eine Einführung. Opladen: VS.

Heritage, John (1985): Analyzing News Interviews. Aspects of the Production of Talk for an Overhearing Audience. In: van Dijk, Teun A. (ed.): Handbook of Discourse Analysis. Vol. 3: Discourse and Dialogue. London: Academic Press. 5-117.

Hohenstein, Christiane (2009): Interkulturelle Aspekte des Erklärens. In: Vogt, Rüdiger (Hrsg): Erklären. Gesprächsanalytische und fachdidaktische Perspektiven. Tübingen: Stauffenburg. 37-56.

Holly, Werner (1993): Zur Inszenierung von Konfrontation in politischen Fernsehinterviews. In: Grewenig, Adi (Hrsg.): Inszenierte Information. Politik und strategische Kommunikation in den Medien. Opladen: Westdeutscher Verlag. 164-197.

Holly, Werner (1996): Mündlichkeit im Fernsehen. In: Biere, Bernd Ulrich/ Hoberg, Rudolf (Hrsg.): Mündlichkeit und Schriftlichkeit im Fernsehen. Tübingen. 29-40.

Holly, Werner/Püschel, Ulrich/Bergmann, Jörg (Hrsg.) (2001): Der sprechende Zuschauer. Wie wir uns Fernsehen kommunikativ aneignen. Opladen: VS.

Holly, Werner/Habscheid, Stephan (2001): Gattungen als soziale Muster der Fernsehkommunikation. Zur Vermittlung von Massen- und Individualkommunikation. In: Sutter, Tilmann/Charlton, Michael (Hrsg.): Massenkommunikation, Interaktion und soziales Handeln. Opladen: VS. 214-233.

Holly, Werner/Püschel, Ulrich (Hrsg.) (1993): Medienrezeption als Aneignung. Methoden und Perspektiven qualitativer Medienforschung. Opladen: VS.

Iribarren, Carlos et al. (2000): Association of Hostility With Coronary Artery Calcification in Young Adults. The CARDIA Study. In: Journal of the American Medical Association (JAMA), Vol. 283 (2000), No. 19, 2546-2551.

Jazbinsek, Dietmar (2000): Gesundheitskommunikation. Erkundungen eines Forschungsfeldes. In: Jazbinsek, Dietmar (Hrsg.): Gesundheitskommunikation. Wiesbaden: VS. 11-31.

Jefferson, Gail/Lee, John R.E. (1981): The Rejection of Advice: Managing the Problematic Convergence of a 'Troubles-Telling' and a 'Service Encounter'. In: Journal of Pragmatics 5 (1981), 399-422.

Kallmeyer, Werner (1985): Handlungskonstitution im Gespräch. Dupont und sein Experte führen ein Beratungsgespräch. In: Gülich, Elisabeth/Kotschi, Thomas (Hrsg.): Grammatik, Konversation, Interaktion. Beiträge zum Romanistentag 1983. Tübingen: Niemeyer. 81-122.

Kalverkämper, Hartwig (1993): Das fachliche Bild. Zeichenprozesse in der Darstellung wissenschaftlicher Ergebnisse. In: Schröder, Hartmut (Hrsg.): Fachtextpragmatik. Tübingen: Gunter Narr. 215-238.

Kastner, Maria/Maasen, Sabine (1995): So bekommen Sie ihr Problem in den Griff. Genealogie der kommunikativen Praxis ‚Sexratgebersendung'. In: Fiehler, Reinhard/Metzing, Dieter (Hrsg.): Untersuchungen zur Kommunikationsstruktur. Bielefeld: Aisthesis. 21-84.

Keppler, Angela (1988): Beispiele in Gesprächen. Zu Form und Funktion exemplarischer Geschichten. In: Zeitschrift für Volkskunde 84 (1988), 39-57.

Keppler, Angelika (1994): Tischgespräche. Frankfurt a. M.: Suhrkamp.

Keppler, Angelika (2004): Media Communication and Social Interaction: Perspectives on Action Theory Based Reception Research. In: Renckstorf, Karsten et al. (eds): Action Theory and Communication Research. Recent Developments in Europe. Berlin: De Gruyter. 103-114.

Keppler, Angela (2006): Mediale Gegenwart. Eine Theorie des Fernsehens am Beispiel der Darstellung von Gewalt. Frankfurt a. M.: Suhrkamp.

Keppler, Angelika/Luckmann, Thomas (1991): Teaching: Conversational Transmission of Knowledge. In: Markova, Ivana/Foppa, Klaus (Hsg.): Asymmetries in Dialogue. Herfortshire: Harvester Wheatsheaf. 143-165.

Klemm, Michael (2000): Zuschauerkommunikation. Formen und Funktionen der alltäglichen kommunikativen Fernsehaneignung. Bern: Peter Lang.

Klusen, Norbert/Fließgarten, Anja/Nebling, Thomas (Hrsg.) (2009): Informiert und selbstbestimmt. Der mündige Bürger als mündiger Patient. Baden-Baden: Nomos.

Koc, Fevzi (2002): Medizin im Internet: Evidence-based-medicine und Qualitätsmanagement online, Berlin/Heidelberg: Springer.

Köck, Wolfram K. (1990): Wissenschaftstransfer durch Fernsehen: Ein Forschungsbericht. In: Freund, Bärbel/Meutsch, Dietrich (Hrsg): Fernsehjournalismus und die Wissenschaften. Wiesbaden: VS. 131-148.

Köhle, Karl (1998): Manual ärztliche Gesprächsführung. Institut und Poliklinik für Psychosomatik der Universität zu Köln.

Kreps, Gary L. (2003): Trends and Directions in Health Communication Research. In: Medien und Kommunikationswissenschaft 51 (2003), 3-4, Themenheft: Gesundheit in den Medien, 353-365.

Kretschmann, Carsten (2003): Wissenspopularisierung – ein altes, neues Forschungsfeld. In: Kretschmann, Carsten (Hrsg.): Wissenspopularisierung. Konzepte der Wissensverbreitung im Wandel. Berlin: Akademie. 7-22.

Kühn, Peter (1995): Mehrfachadressierung. Untersuchungen zur adressatenspezifischen Polyvalenz sprachlichen Handelns. Berlin: de Gruyter.

Kütemeyer, Mechthild (2006): Pflege und die Metaphern des Schmerzes. In: Abt-Zegelin, Angelika/Schnell, Martin (Hrsg.): Die Sprachen der Pflege. Wittener Schriften: Universität Witten-Herdecke. 120-128.

Lakoff, George/Johnson, Marc (1980/1998): Metaphors we Live by. Chicago and London: The University of Chicago Press. (Dt.: Leben in Metaphern. Konstruktion und Gebrauch von Sprachbildern. Heidelberg 1998: Auer).

Lakoff, George/Johnson, Marc (1999): Philosophy of the Flesh. The Embodied Mind and its Challenge to Western Thought. New York: Basic Books.

Lalouschek, Johanna (1997a): Das kontrollierte Verschwinden der Erzählerinnen in TV-Talkshows. In: Wiener Linguistische Gazette 60-61 (1997), 66-88. (Institut für Sprachwissenschaft der Universität Wien).

Lalouschek, Johanna (1997b): Mediale Enthüllungen und Instant-Therapie. Zur Inszenierung von Emotionalität und Nähe in TV-Talkshows. In: die Psychotherapeutin 6 (1997), 93-113. (download: www.forschungs-zone.net).

Lalouschek, Johanna (1999): Tabuthema Brustkrebs? Die diskursive Konstruktion von medizinischer und kultureller Bedeutung in Gesundheitssendungen des Fernsehens. Zeitschrift für Psychotherapie und Sozialwissenschaft 1/1999, 56-82.

Lalouschek, Johanna (2002): Frage-Antwort-Sequenzen im ärztlichen Gespräch. In: Brünner, Gisela/Fiehler, Reinhard/Kindt, Walther (Hrsg.): Angewandte Diskursforschung. Bd. 1: Grundlagen und Beispielanalysen. Radolfzell: www.verlag-gespraechsforschung.de. 155-173.

Lalouschek, Johanna (2005): Inszenierte Medizin. Ärztliche Kommunikation, Gesundheitsinformation und das Sprechen über Krankheit in Medizinsendungen und Talkshows. Radolfzell: www.verlag-gespraechsforschung.de.

Lalouschek, Johanna (2005a): Medizinische Konzepte und ärztliche Gesprächsführung – am Beispiel der psychosomatischen Anamnese. In: Neises, Mechthild/Ditz, Susanne/Spranz-Fogasy, Thomas (Hrsg.): Psychosomatische Gesprächsführung in der Frauenheilkunde. Ein interdisziplinärer

Ansatz zur verbalen Intervention. Stuttgart: Wissenschaftliche Verlagsgesellschaft. 48–72.

Lalouschek, Johanna/Brünner, Gisela (2010): Von der Selbstkasteiung zum Genuss. Zum Wandel der Diskurse über Diät und richtige Ernährung in Gesundheitssendungen des Fernsehens. In: de Cillia, Rudolf et al. (Hrsg.): Diskurs – Politik – Identität / Discourse – Politics – Identity. Festschrift für Ruth Wodak zum 60. Geburtstag. Tübingen: Stauffenburg. 137-148.

Lampert, Claudia (2003): Gesundheitsförderung durch Unterhaltung? Zum Potential des Entertainment-Education-Ansatzes für die Förderung des Gesundheitsbewusstseins. In: Medien und Kommunikationswissenschaft 51 (2003), 3-4, Themenheft: Gesundheit in den Medien, 461-477.

Langewitz, Wolf et al. (2002): Spontaneous Talking Time at Start of Consultation in Outpatient Clinic: Cohort Study. BMJ (2002), 325, 682-683.

Legato, Marianne (2002): Evas Rippe. Die Entdeckung der weiblichen Medizin. Köln: Kiepenheuer & Witsch.

Lerch, Johannes/Kramer, Patrick (1994): Laientheorien zu Krebs und Herzinfarkt. Münster: LIT.

Liebert, Wolf-Andreas (1997): Interaktion und Kognition. Die Herausbildung metaphorischer Denkmodelle in Gesprächen zwischen Wissenschaftlern und Wissenschaftsjournalisten. In: Biere, Bernd U./Liebert, Wolf-Andreas (Hrsg.): Metaphern, Medien, Wissenschaft. Zur Vermittlung der AIDS-Forschung in Presse und Rundfunk. Opladen: VS. 180-209.

Liebert, Wolf-Andreas (1999): Erhellende und mystifizierende Metaphern im Wissenschaftsjournalismus. In: Niederhauser, Jürg/Adamzik, Kirsten (Hrsg.): Wissenschaftssprache und Umgangssprache im Kontakt. Frankfurt a. M.: Peter Lang. 173-192.

Liebert, Wolf-Andreas (2002): Wissenstransformationen. Handlungssemantische Analysen von Wissenschafts- und Vermittlungstexten. Berlin/New York: de Gruyter.

Löning, Petra (1994): Versprachlichung von Wissensstrukturen bei Patienten. In: Redder, Angelika/Wiese, Ingrig (Hrsg.): Medizinische Kommunikation. Diskurspraxis, Diskursethik, Diskursanalyse. Opladen: VS. 97-114.

Löning, Petra (2001): Gespräche in der Medizin. In: Brinker, Klaus et al. (Hrsg.): Text- und Gesprächslinguistik. Handbücher zur Sprach- und Kommunikationswissenschaft. 2. Halbband. Berlin/New York: de Gruyter. 1576-1588.

Lücke, Stephanie (2007): Ernährung im Fernsehen. Eine Kultivierungsstudie zur Darstellung und Wirkung. Wiesbaden: VS.

Lupton, Deborah (1996): The Imperative of Health. Public Health and the Regulated Body. London: Sage.

Maibach, Edward/Parrott, Roxanne L. (Hrsg.) (1995): Designing Health Messages. Approaches from Communication Theory and Public Health Practice. Thousand Oaks: Sage.

Merschheim, Horst (1984): Medizin im Fernsehen. Probleme massenmedial vermittelter Gesundheitsberichterstattung – eine empirisch-analytische Studie. Bochum.

Milde, Jutta (2009): Vermitteln und Verstehen. Zur Verständlichkeit von Wissenschaftsfilmen im Fernsehen. Wiesbaden: VS.

Nebling, Thomas/Fliessgarten, Anja (2009): Wollen Patienten mündig sein? In: Klusen, Norbert/Fließgarten, Anja/Nebling, Thomas (Hrsg.): Informiert und selbstbestimmt. Der mündige Bürger als mündiger Patient. Baden-Baden: Nomos. 80-96.

Niederhauser, Jürg (1997): Das Schreiben populärwissenschaftlicher Texte als Transfer wissenschaftlicher Texte. In: Jakobs, Eva-Maria/Knorr, Dagmar (Hrsg.): Schreiben in den Wissenschaften. Frankfurt a. M.: Peter Lang. 107-122.

Niederhauser, Jürg (1999): Wissenschaftssprache und populärwissenschaftliche Vermittlung. Tübingen: Gunter Narr.

Nothdurft, Werner (1984): „... äh folgendes problem äh ...". Die interaktive Ausarbeitung „des Problems" in Beratungsgesprächen. Tübingen: Gunter Narr.

Nothdurft, Werner/Reitemeier, Ulrich/Schröder, Peter (1994): Beratungsgespräche. Analyse asymmetrischer Dialoge. Tübingen: Gunter Narr.

Partheymüller, Doris (1994): Moderatorenfragen in der populärwissenschaftlichen Vermittlung medizinischen Wissens – eine exemplarische Analyse. In: Redder, Angelika/Wiese, Ingrid (Hrsg.): Medizinische Kommunikation. Diskurspraxis, Diskursethik, Diskursanalyse. Opladen: VS. 132-143.

Picker Institute (2006): Setting Standards: the Views of Members of the Public and Doctors on the Standards of Care and Practice they Expect of Doctors. (PDF: http://www.pickereurope.org/item/document/43).

Pschyrembel (2004): Klinisches Wörterbuch. Berlin/New York: de Gruyter, 260. neu bearb. Aufl.

Public Health Forschung in Deutschland (1999): Hrsg.: Public-Health-Forschungsverbünde in der Deutschen Gesellschaft für Public Health e.V. Bern: Hans Huber.

Rehbein, Jochen (1984): Beschreiben, Berichten und Erzählen. In: Ehlich, Konrad (Hrsg.): Erzählen in der Schule. Tübingen: Gunter Narr. 67-124.

Rehbein, Jochen (1985): Medizinische Beratung türkischer Eltern. In: Rehbein, Jochen (Hrsg.): Interkulturelle Kommunikation. Tübingen: Gunter Narr. 349-419.

Rehbein, Jochen (1993): Ärztliches Fragen. In: Löning, Petra/Rehbein, Jochen (Hrsg.): Arzt-Patienten-Kommunikation. Analysen zu interdisziplinären Problemen des medizinischen Diskurses. Berlin/New York: de Gruyter. 311-364.

Rehbein, Jochen (1994a): Theorien, sprachwissenschaftlich betrachtet. In: Brünner, Gisela/Graefen, Gabriele (Hrsg.): Texte und Diskurse. Methoden und Forschungsergebnisse der Funktionalen Pragmatik. Opladen: Westdeutscher Verlag. 25-67.

Rehbein, Jochen (1994b): Zum Klassifizieren ärztlichen Fragens. In: Redder, Angelika/Wiese, Ingrid (Hrsg.): Medizinische Kommunikation. Diskurspraxis, Diskursethik, Diskursanalyse. Opladen: VS. 147-170.

Rehbein, Jochen/Löning, Petra (1995): Sprachliche Verständigungsprozesse in der Arzt-Patienten-Kommunikation. Linguistische Untersuchung von Gesprächen in der Facharzt-Praxis. Hamburg (= Arbeiten zur Mehrsprachigkeit 54).

Rose, Lotte (2007): Von Bananenschiffchen und Fähnchengurken. Kritische Anmerkungen zu Programmen der Gesundheitsförderung. In: klein & groß Nr. 4/2007, 7-11.

Rose, Lotte (2008): Essen und Überfressen – Anmerkungen zu kulturellen Aspekten der Nahrungsaufnahme. In: Henning Schmidt-Semisch, Friedrich Schorb (Hrsg.): Kreuzzug gegen Fette. Sozialwissenschaftliche Aspekte des gesellschaftlichen Umgangs mit Übergewicht und Adipositas. Wiesbaden: VS. 227-240.

Rössler, Patrick et al. (2006): Ernährung im Fernsehen. Darstellung und Wirkung: eine empirische Studie. München: Reinhard Fischer.

Schank, Gerd (1981): Untersuchungen zum Ablauf natürlicher Dialoge. München: Hueber.

Scholz, Esther/Göpfert, Winfried (1998): Wissenschaft im Fernsehen. Eine Vergleichsstudie 1992–1997. Forschungsbericht des Instituts für Publizistik- und Kommunikationswissenschaft der FU Berlin.

Schütte, Wilfried (1996): Boulvardisierung von Information: Streitgespräche oder Streitkultur im Fernsehen. In: Biere, Bernd U./Hoberg, Rudolf

(Hrsg.): Mündlichkeit und Schriftlichkeit im Fernsehen. Tübingen: Gunter Narr. 101-134.

Schwabe, Meike (1999): Gesundheitskommunikation im Fernsehen: Interaktionsformen in unterschiedlichen Sendungsformaten. Unveröffentl. Staatsarbeit Bielefeld.

Schwitalla, Johannes (1983): Die Beratungsstrategie „Einliniges Beraten". Zugleich ein Beitrag zur Typologie von Beratungsgesprächen. In: Rosengren, Inger (Hrsg.): Sprache und Pragmatik. Lunder Symposium 1982. Stockholm. (= Lunder germanistische Forschungen). 327-352.

Schwitalla, Johannes (1991): Das Illustrieren – eine narrative Textsorte mit zwei Varianten. In: Dittmann, Jürgen/Kästner, Hannes/Schwitalla, Johannes (Hrsg.): Erscheinungsformen der deutschen Sprache. Literatursprache, Alltagssprache, Gruppensprache, Fachsprache. Festschrift zum 60. Geburtstag von Hugo Steger. Berlin: Erich Schmidt. 189-204.

Seale, Clive (2002): Media & Health. London: Sage.

Spranz-Fogasy, Thomas (2005): Kommunikatives Handeln in ärztlichen Gesprächen – Gesprächseröffnung und Beschwerdenexploration. In: Neises, Mechthild/Ditz, Susanne/Spranz-Fogasy, Thomas (Hrsg.): Psychosomatische Gesprächsführung in der Frauenheilkunde. Ein interdisziplinärer Ansatz zur verbalen Intervention. Stuttgart: Wissenschaftliche Verlagsgesellschaft. 17-47.

Spreckels, Janet (2009): Erklären im Kontext: neue Perspektiven. In: Spreckels, Janet (Hrsg.): Erklären im Kontext. Baltmannsweiler: Schneider Hohengehren. 1-12.

Spreckels, Janet (Hrsg.) (2009): Erklären im Kontext. Neue Perspektiven aus der Gesprächs- und Unterrichtsforschung. Baltmannsweiler: Schneider Hohengehren.

Stöckl, Hartmut (2004): Die Sprache im Bild – Das Bild in der Sprache. Zur Verknüpfung von Sprache und Bild im massenmedialen Text. Konzepte, Theorien. Analysemethoden. Berlin/New York: de Gruyter.

Stodiek, Oskar (1992): Gesundheitsthemen zwischen Talk und Show. Empirisch-analytische Untersuchung der fernsehmedialen Medizinsendung GUT GEHT'S von RTL plus. Bochum: Brockmeyer. (= Medizinpublizistische Arbeiten 8).

Stuckenbrock, Anja (2009): Erklären – Zeigen – Demonstrieren. In: Spreckels, Janet (Hrsg.): Erklären im Kontext. Baltmannsweiler: Schneider Hohengehren. 160-176.

Tannen, Tarrell (2003): Media Giant and Foundation Team up to Fight HIV / AIDS. In: The Lancet 361 (2003), 1440-1441.

Verres, Rolf (1991): Gesundheitsforschung und Verantwortung. Gedanken zur Differenzierung und Vertiefung der Rekonstruktion subjektiver Gesundheits- und Krankheitstheorien. In: Flick, Uwe (Hrsg.): Alltagswissen über Gesundheit und Krankheit. Subjektive Theorien und soziale Repräsentationen. Heidelberg: Asanger. 305-317.

Vogt, Rüdiger (Hrsg.) (2009): Erklären. Gesprächsanalytische und fachdidaktische Perspektiven. Tübingen: Stauffenburg.

Vollmer, Helga (1998): Der weibliche Infarkt: Risikofaktor Nr.1. Berlin: Ullstein.

Wachau, Tatjana (1999): Wissenschaftssendungen: Abenteuer oder Langeweile? Diplomarbeit FU Berlin.

Wasem, Jürgen/Güther, Bernd (1999): Das Gesundheitssystem in Deutschland: Einstellungen und Erwartungen der Bevölkerung. Delphi – Studienreihe zur Zukunft des Gesundheitswesens. Neuss.

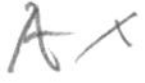
Weßler, Hartmut (1995): Mediale Gesundheitskommunikation. Ein Beitrag zur Gesundheitsföderung? Prävention, Zeitschrift für Gesundheitsförderung, Heft 2/1995, Schwerpunktheft: Gesundheitsberichterstattung, 59-62.

Winterhoff-Spurk, Peter (2001): Fernsehen. Fakten zur Medienwirkung. 2., vollst. überarb. und erg. Aufl. Bern: Hans Huber.

World Health Organization (1998): Health Promotion Glossary (http://www.who.int/hpr/NPH/docs/hp_glossary_en.pdf)

Wunderlich, Dieter (1981): Ein Sequenzmuster für Ratschläge – Analyse eines Beispiels. In: Metzing, Dieter (Hrsg.): Dialogmuster und Dialogprozesse. Hamburg: Buske. 1-30.

14 Anhang

14.1 Zur Transkription

Die Transkripte folgen dem System der *Halbinterpretativen Arbeitstranskriptionen (HIAT)* (Ehlich/Rehbein 1976, Ehlich 1993). HIAT verwendet eine *Partiturschreibweise*: Äußerungen verschiedener Sprecher stehen in getrennten Zeilen, die gemeinsam eine *Partiturfläche* bilden. Gleichzeitig Gesprochenes steht innerhalb einer Partiturfläche übereinander. Die einzelnen Flächen sind nummeriert.

Bis auf seltene (extra gekennzeichnete) Ausnahmen wurden folgende generalisierten *Sprechersiglen* (abgekürzten Sprecherbezeichnungen) verwendet:

MO: Moderator/in

EX: Experte/Expertin

BE: Betroffene/r

AB: Angehörige/r von Betroffenem

AN: Anrufer/in

SP: Filmsprecher/in

ZU: Zuschauer/in

Bei Bedarf kann ein Sprecher eine *weitere Zeile* in der Partiturfläche erhalten, in der die Intonation, nonverbale Kommunikation oder Kommentare zum Gesprochenen notiert werden (über dem betreffenden Äußerungsteil). Intonatorische Merkmale wie *leise*, *lachend* usw. werden gekennzeichnet, wenn sie auffällig und für die Bedeutung wichtig sind.

Satzzeichen wie Komma, Punkt, Frage- und Ausrufungszeichen markieren Intonationsverläufe und folgen nicht unbedingt den Interpunktionsregeln.

Dialektale oder stark umgangssprachliche Formen werden in *literarischer Umschrift* (also nicht orthographisch) wiedergegeben.

Aus Gründen der Lesbarkeit und des Platzbedarfs wurden einige *Vereinfachungen* vorgenommen:

- Bei Ausschnitten mit stark monologischem Charakter ist die Partiturschreibweise durch eine lineare Schreibweise ersetzt.
- Wo es nur auf die Darstellung eines Sprechers ankommt, sind die ggf. begleitenden Hörersignale weggelassen. Diese Transkriptausschnitte sind ausdrücklich als *vereinfacht* gekennzeichnet.
- Die Hörerrückmeldungen in den Ausschnitten haben praktisch alle eine fallend-steigende Intonation und bestätigende Bedeutung. Nur wenn dies ausnahmsweise nicht der Fall ist, werden Tonzeichen notiert.

14.2 Verwendete Transkriptionszeichen

Ich will/ ich bin	Äußerungs- oder Konstruktionsabbruch, Reparatur
( )	Wortlaut unverständlich
(Gefäße)	vermuteter Wortlaut
.	deklarativ (Aussage)
?	interrogativ (Frage)
!	exklamativ (Ausruf, Aufforderung u. ä.)
,	leichtes Absetzes mit stehendem oder leicht steigendem Intonationsverlauf in einer Äußerung
.	kurze Pause, kurzes Stocken im Redefluss (Pausenpunkte stehen immer mit Leerzeichen davor und danach)
. .	mittlere Pause
. . .	längere Pause (bis ca. 1 sec.)
((4 sec))	Pause in Sekunden (ab ca. 1 sec.)
gewa:rtet	auffällige Dehnung des Vokals
bei <u>bei</u>den sogar	auffällige Betonung von Silben oder Wörtern
<u>Nee</u>!!	besonders emphatische Betonung
((Einatmen))	hörbares Einatmen
((Ausatmen))	hörbares Ausatmen
((Lachen))	Lachen
((Knacken))	(knackendes) Geräusch

Intonatorische Kennzeichnungen über dem betreffenden Äußerungsteil

o---leise---o ein Versuch mal so eben	leises Sprechen (im markierten Bereich)
o------lachend------o ham das tatsächlich geglaubt	lachendes Sprechen (im markierten Bereich)
% kurzes Schnalzen so eine wunderschöne	kurzes Schnalzen (an der durch % markierten Stelle)

Hörerrückmeldungen

\ hm	fallende Intonation (komplexe Divergenz – *„das ist ja merkwürdig*“)
/ hm	steigende Intonation (Divergenz – *„wieso das denn?*“)
\/ hm	fallend-steigende Intonation (wenn zweisilbig gesprochen: hmhm mit \/ über dem zweiten hm) (Konvergenz – *„einverstanden*“)
– hm	gleichbleibende Intonation (Prä-Divergenz – *„vielleicht, aber*“)

14.3 Verzeichnis der zitierten Sendungen

ALLERG, ALLERG1-10	Knackpunkt am Mittwoch (MDR): Allergien, 22.05.96
ALLERG1-10 ALLERGIE	Gesundheit! (ZDF): Lebensmittelallergien, 24.07.97
ALLERGIS	Ilona Christen (RTL): Allergien, 01.08.97
ANGINA, ANGINA1	Gesundheit! (ZDF): Angina Pectoris, 05.11.96
ANGINA2, ANGINA3	Gesundheit! (ZDF): Call-in zu Angina Pectoris, 06.11.96
ARTERIKLE	Gesundheit! (ZDF): Arteriosklerose, 04.10.00
ASTH	Gesundheit! (ZDF): Asthma, 15.09.98
ASTHMA, ASTHMA1-3	Gesundheit! (ZDF): Asthma, 28.10.96
ASTMAF, ASTMAF1-4	Fliege (ARD): Asthma, 18.03.99
BLOCHDRU	Gesundheit! (ZDF): Bluthochdruck, 06.09.00
BLUT	Gesundheit! (ZDF): Bluthochdruck, 12.11.96
BLUTDRU, BLUTDRU2	Gesundheit! (ZDF): Call-in zu Bluthochdruck, 13.11.96
BLUTHOC	ZDF-Info Gesundheit: Bluthochdruck, 29.10.97
BLUTHOCH	Hör-Feature von Josef Stüer: Was Sie gegen Ihren hohen Blutdruck tun können, 1992
BRUSTKRE	Gesundheit live (n-tv): Brustkrebs, 04.10.01
BYPASS1-2	Gesundheitsmagazin Praxis (ZDF): Herz, 02.10.96

CHOLE2PT	Gesundheit! (ZDF): Sprechstunde Cholesterin, 21.03.01
CHOLES	Gesundheit! (ZDF): Cholesterin, 11.05.98
CHOLESPT	Gesundheit! (ZDF): Cholesterin, 12.03.01
CHOLEST1-2	Die Sprechstunde (BR): Cholesterin, 19.06.01
CHOLESTE	Gesundheit! (ZDF): Cholesterin, 01.07.97
CHRONSCH, 1-5CHRONSCH	Die Sprechstunde (BR): Chronische Schmerzen, 10.10.00
DIABET	Gesundheit! (ZDF): Richtig ernähren bei Diabetes, 17.11.97
DIABETES	Diabetes: Diabetes, 08.08.97
DIÄTEN	Gesundheit! (ZDF): Diäten, 26.02.98
DORTHERZ	Herzwoche Dortmund: Vorträge zu Herzinfarkt und Stress, 05.11.01
DORTHRZ2-3	Herzwoche Dortmund: Patientenforum mit Zuschauerfragen, 05.11.01
ERNAEHR1-2	Gesundheit! (ZDF): Call-in: Gesunde Ernährung, 19.11.97
FIBRINO2	Reihe „Dimensionen“: Fibrinogenarmes Blut, 27.06.96
FLIE_HZ	Fliege (ARD): Herzinfarkt, 15.06.99
FLIEGE, FLIEGE2	Fliege (ARD): Herzkrankheiten, 03.11.97
FLI-SCH, FLI-SCH1-4	Fliege (ARD): Leben nach dem Schlaganfall, 27.08.98
GEFÄSSERK	Gesundheit! (ZDF): Richtig ernähren bei Gefäßverkalkung, 20.11.97
GESCHLAG	Gesundheit! (ZDF): Schlaganfall, 04.09.00
GPRAXIS1-2	Gesundheitsmagazin Praxis (ZDF): Herz ist Trumpf, alles übers Herz, 24.01.97
GÜRTELRO	Gesundheit! (ZDF): Gürtelrose, 19.08.98
HARNINK, HARNINK1-5	Gesundheit! (ZDF): Harninkontinenz, 08.04.97
HAUPTGES	Hauptsache gesund (MDR): Vogelgrippe, mit Call-in, 23.02.06
HAUT1-9	Schiejok täglich (ORF 2): Was tun bei Hautkrankheiten?, 07.04.97

HERFLIEG	Fliege (ARD): Herzkrankheiten – So hilft die Natur, 4.08.00
HERZ1-11	Mittwochs live (WDR): Herz, 22.05.96
HERZFRAU	ARD-Buffet: Herzinfarkt bei Frauen, 16.11.98
HERZINF, HERZINF1-3	Gesundheit! (ZDF): Herzinfarkt, 12.12.96
HERZKREI	Gesundheit! (ZDF): Herz-Kreislauf-Erkrankungen, 10.08.98
HERZNA	Gesundheitsmagagzin Praxis (ZDF): Bypass-OP (live) & Herznacht im ZDF, 8.04.98
HERZSCHW	Gesundheit! (ZDF): Herzschwäche, 18.12.97
HERZWO1-2	Gesundheit! (ZDF): Call-in zu Herzwoche 1997, 05.11.97
HOMOCYST	Gesundheit! (ZDF): Homocystein, 23.03.98
HÖRSTURZ	Gesundheit! (ZDF): Hörsturz, 21.08.97
H-SCHWÄ1-3	Die Sprechstunde (BR): Herzschwäche, 17.04.01
INFARKT1-3	Schiejok täglich (ORF 2): Herzinfarkt, 11.04.96
INFARKTE	Gesundheit! (ZDF): Herzinfarkt, 29.01.98
IRRTÜMER	Die Sprechstunde (BR): Die größten Ernährungsirrtümer, 29.05.06
KAMPHERZ	Gesundheit! (ZDF): Kampf dem Herztod, 27.11.00
KARDIOLO, KARDIOL1	ARD-Buffet: Herz, mit Call-in, 06.11.98
LEBENSMI	Gesundheit! (ZDF): Lebensmittelallergien, 20.04.98
LUNGENEM	ARD-Buffett, Teledoktor: Lungenembolie, 26.08.98
MED_MEDIEN	Medizin und Medien, öffentliche Abendveranstaltung, 10.10.02
OFFEN _ SP	Gesundheit! (ZDF): Offene Sprechstunde, 09.07.97
OFFENE	Gesundheit! (ZDF): Offene Sprechstunde, 07.01.98
ORGAN1-4	live – ZDF-Talkshow (ZDF): Ersatzteillager Mensch, 11.05.95

PRAKREIS, PRAKREI1-2	Gesundheitsmagazin Praxis (ZDF): Herz-Kreislauf-Krankheiten, 03.11.99
QUARKS1-3	Quarks & Co. (WDR): Das Herz, 08.09.98
RW&OLIÖL	Die Sprechstunde (BR): Mit Olivenöl und Rotwein gegen den Herzinfarkt, 24.07.01
SCHLAG	Die Sprechstunde (BR): Schlaganfall, 10.07.01
SCHLAGAN, SCHLAGA2	Gesundheit! (ZDF): Schlaganfall, 01.08.97
SCHWITZN	Gesundheit! (ZDF): Call-In: Schwitzen, 07.05.97
SEDIABET	Gesundheit! (ZDF): Diabetes geht ins Auge, 14.06.00
SPRECH, SPRECH2	Die Sprechstunde (BR): Herzinfarkt, 28.10.97
SPRECHST, SPRECHS1	Gesundheit! (ZDF): Offene Sprechstunde, 29.04.98
WEISS	Gesundheit! (ZDF): Weißdorn bei Herzschwäche, 14.09.99
ZDF-ALLG, ZDF-ALL1-3	ZDF-Info Gesundheit: Nahrungsmittelallergien, 18.04.95

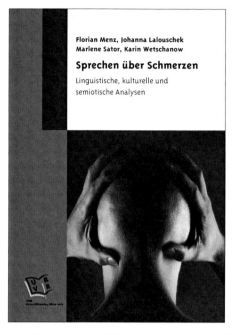

Florian Menz, Johanna Lalouschek,
Marlene Sator, Karin Wetschanow

Sprechen über Schmerzen

Linguistische, kulturelle und semiotische Analysen

2010 • 296 S., 22,5 x 16 cm

Paperback ISBN 978-3-940251-74-9
E-Book ISBN 978-3-940251-75-6

Dem *Sprechen über Schmerzen* kommt in der Diagnostik der traditionellen Medizin eine zentrale Rolle zu, denn Schmerzen gelten seit jeher als wichtige Krankheitssymptome. Die Kommunikation über Schmerzen gestaltet sich gleichwohl oft als schwierig, weil für eine subjektive Schmerzempfindung ein intersubjektiv nachvollziehbarer Ausdruck gefunden werden muss. Diese Schwierigkeit führt in der Kommunikation zwischen ÄrztInnen und PatientInnen häufig zu Problemen und Missverständnissen, die bisher zu wenig reflektiert wurden.

Wie artikulieren PatientInnen ihre Schmerzen? Wie drücken sie Schmerz körpersprachlich aus? Welche soziokulturellen Überformungen und geschlechtstypischen Unterschiede spielen dabei eine Rolle? Welchen Einfluss übt der institutionelle Kontext auf das Gespräch aus? Worauf kommt es MedizinerInnen in der Kommunikation über Schmerzen an? Auf welche Probleme stoßen ÄrztInnen und PatientInnen beim gemeinsamen Sprechen über Schmerzen?

In der linguistischen Diskursforschung zur Kommunikation zwischen ÄrztInnen und PatientInnen sind diese Fragestellungen bislang kaum bearbeitet worden. *Sprechen über Schmerzen* trägt dazu bei, diese Forschungslücke zu schließen. Die AutorInnen verbinden medizinische, kulturwissenschaftliche und semiotische Perspektiven mit empirischer Forschung, welche in detaillierte qualitative Analysen authentischer Gespräche und quantifizierende Auswertungen texttypbezogener und geschlechtstypischer Kategorien mündet.

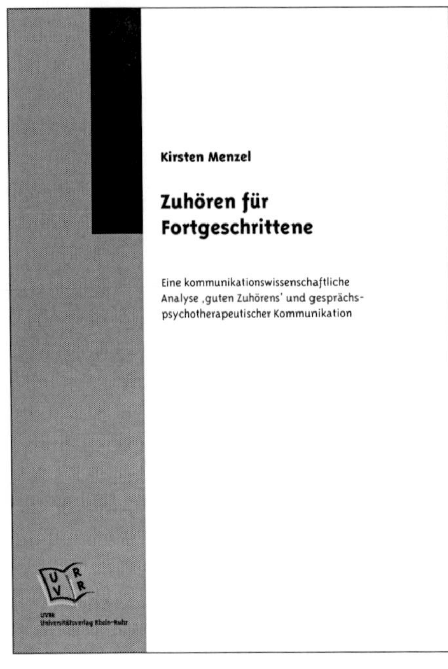

Kirsten Menzel

Zuhören für Fortgeschrittene

Eine kommunikationswissenschaftliche Analyse ‚guten Zuhörens' und gesprächspsychotherapeutischer Kommunikation

2008 • 142 S., 21 x 13,5 cm

Paperback ISBN 978-3-940251-25-1
E-Book ISBN 978-3-940251-26-8

Der Wunsch nach guten Zuhörern ist allgegenwärtig. Wer einen Blick in die Ratgeber-Regale von Büchereien und Buchhandlungen wirft, gewinnt diesen Eindruck. *Zuhören für Fortgeschrittene* ist jedoch keiner dieser Ratgeber für schlechte Zuhörer. Vielmehr wird anhand einer Analyse der ratgebenden Literatur die Frage beantwortet, was gemeinhin als ‚gutes Zuhören' gilt. Die üblichen Anleitungen zum guten Zuhören werden aus kommunikationswissenschaftlicher Sicht kritisch betrachtet.

Sind Gesprächspsychotherapeuten die idealen Zuhörer? Auch dieser Frage widmet sich das Buch, indem die Autorin die therapeutische und die alltägliche Kommunikationssituation vergleicht.

Eine kurze Prüfung des Zuhörverhaltens von Nacht-Talker Jürgen Domian schließt die kommunikationswissenschaftliche Arbeit ab, die zeigt, welche Bedürfnisse sich hinter dem Wunsch nach guten Zuhörern verbergen.